MD for PEET

일반화학추론

메가엠디 자연과학추론연구소 지음

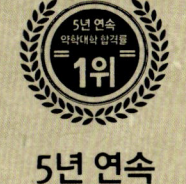

5년 연속
약학대학 합격률 1위

2018학년도 대비

**PEET에 적합한
M·DEET 기출문제집**

MEGA 411

CURRICULUM 4. PEET 문제풀이 완성 Ⅰ
SUBJECT 1. Chemistry
REVISION 1. 신규발간

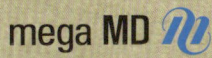

1등의 책임감 | mega MD

* 5년 연속, 합격률 1위
　(2012학년도~2016학년도)

MD for PEET
일반화학추론

발행	초판 1쇄 2017년 2월 28일
펴낸곳	메가엠디㈜
연구개발	이승훈 이재경 김세민
편집기획	한영미 김경희 박새미 신슬기 김주원 홍현정 김송이
판매영업	서우식 이은석 최성준 김영호 권택범

출판등록	2007년 12월 12일 제 322-2007-000308호
주소	(06643) 서울시 서초구 효령로 321, 덕원빌딩 8층
문의	도서 070-4014-5145 / 인·현강 1661-8587 / 팩스 02-537-5144
홈페이지	www.megamd.co.kr

ISBN	978-89-6634-396-6　93510
정가	24,000원

Copyright ⓒ 2017 메가엠디㈜

* 메가엠디㈜는 메가스터디교육㈜가 설립한 전문대학원입시교육 자회사입니다.
* 이 책은 저작권법에 따라 보호받는 저작물이므로 무단전재와 무단복제를 금지하며 책 내용의 전부 또는 일부를 이용하려면
　반드시 메가엠디㈜의 서면동의를 받아야 합니다.

2018학년도 대비

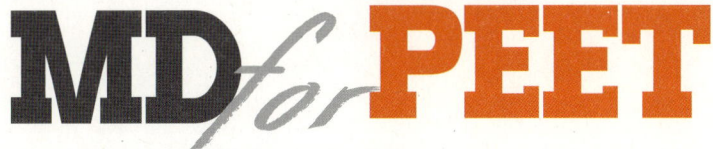

메가엠디 자연과학추론연구소 지음

mega MD

메가엠디는
당신의 꿈을 응원합니다

megaMD Roots for You, Your Victory!

MEGAMD PEET SERIES

9월	**10월**	**1월**	**2월**	**3월**	**6월**
BEST SELECTION+	**ALL ONE**	**OX 문제집**	**MD for PEET**	**단피트**	**FINAL** 적중 모의고사
국가시행시험 기출문제집	PEET 기출문제집	실전추론형 OX문제집	PEET에 적합한 M·DEET 기출문제집	단원별·단계별 문제집	실전형 시험지 (6회)
PEET 기본 완성	**PEET 기출 완성**	**PEET 개념 완성**	**PEET 문제풀이 완성 I**	**PEET 문제풀이 완성 II**	**PEET 실전 완성**

왜?
MD for PEET 인가?

PEET 고득점 완성을 위해
메가엠디 자연과학추론연구소가 M·DEET를 만났다!

"M·DEET 문제가 왜 PEET 수험생에게 중요한가요?"
"그 많은 M·DEET 문제를 모두 풀어봐야 할까요?"

PEET와 M·DEET는 출제 방식과 출제 과목/범위/유형이 유사합니다.
때문에 많은 수험생들이 M·DEET 기출문제를
PEET 기출문제 다음으로 중요하게 생각합니다.
하지만 길지 않은 수험기간 동안 총 15회(예비고사 포함)의
모든 M·DEET 문제를 학습할 수 없습니다.

PEET 고득점을 위한 효율적인 M·DEET 활용법

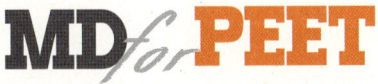

2009년부터 PEET/MEET/DEET만 연구한 메가엠디 자연과학추론연구소에서
PEET 출제 유형에 맞는 M·DEET 문제를 선별하여
난이도/단원별로 구성하였습니다.

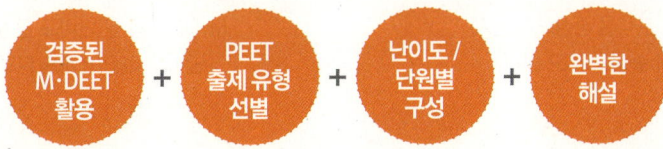

M·DEET로 PEET 일반화학추론 대비하기!
PEET vs M·DEET 출제 경향 비교

1) 출제 문항 내용 영역 분석 (총 출제 문항 기준)

※ 비율(%) 자료는 소수점 첫째 자리에서 반올림하여 표기

단원	PEET		M·DEET	
	문항 수	비율(%)	문항 수	비율(%)
Ⅰ. 화학식과 화학 반응식	7	4	-	-
Ⅱ. 원자 구조와 주기적 성질	14	8	18	6
Ⅲ. 화학 결합과 분자 구조	14	8	30	11
Ⅳ. 기체/액체/고체/용액	30	18	52	19
Ⅴ. 열화학	17	10	18	6
Ⅵ. 반응 속도	14	8	25	9
Ⅶ. 화학 평형	20	12	28	10
Ⅷ. 산과 염기	14	8	34	12
Ⅸ. 산화 환원 / 전기 화학	14	8	30	11
Ⅹ. 전이 금속과 배위 화학	14	8	26	9
Ⅺ. 화학 실험	7	4	16	6
합계	165	100	277	100

※ M·DEET의 핵화학 및 재료화학 단원의 경우, 2017학년도부터 범위에서 제외됨

📝 M·DEET에서는 화학식과 화학 반응식 단원이 따로 구분되어 있지는 않지만 산화와 환원, 산과 염기, 반응 속도, 화학 평형 등의 단원에서 이를 기본으로 하여 문제를 해결하기 때문에 PEET의 출제 범위에서 크게 벗어나지 않는다. 화학 과목은 특히 PEET와 M·DEET의 출제 범위 및 단원별 출제 비율이 유사하다.

[출제 유형]

**암기형보다는
자료해석과 분석 중심**

PEET와 M·DEET 모두 화학 과목의 특성을 반영하여 단순 암기형 문항보다는 도표나 그래프 등의 자료 해석과 분석을 중심으로 문제 해결력, 사고력 측정에 중점을 두고 있다.

[출제 난이도]

**M·DEET 상 난이도
≒ PEET 중상 난이도**

전반적으로 PEET의 난이도에 비해 M·DEET의 난이도가 비교적 낮게 출제되는 경향이 있다. M·DEET의 상 난이도 문항이 PEET의 중상 난이도 이상에 해당된다고 할 수 있다.

📝 M·DEET 기출문항을 통해 PEET에 출제되는 기본 이론을 정리하고, 다양한 문제풀이를 통해 PEET 문항에 대한 분석 및 추론 능력을 향상시킬 수 있다.

2) 출제 문항 비교 분석

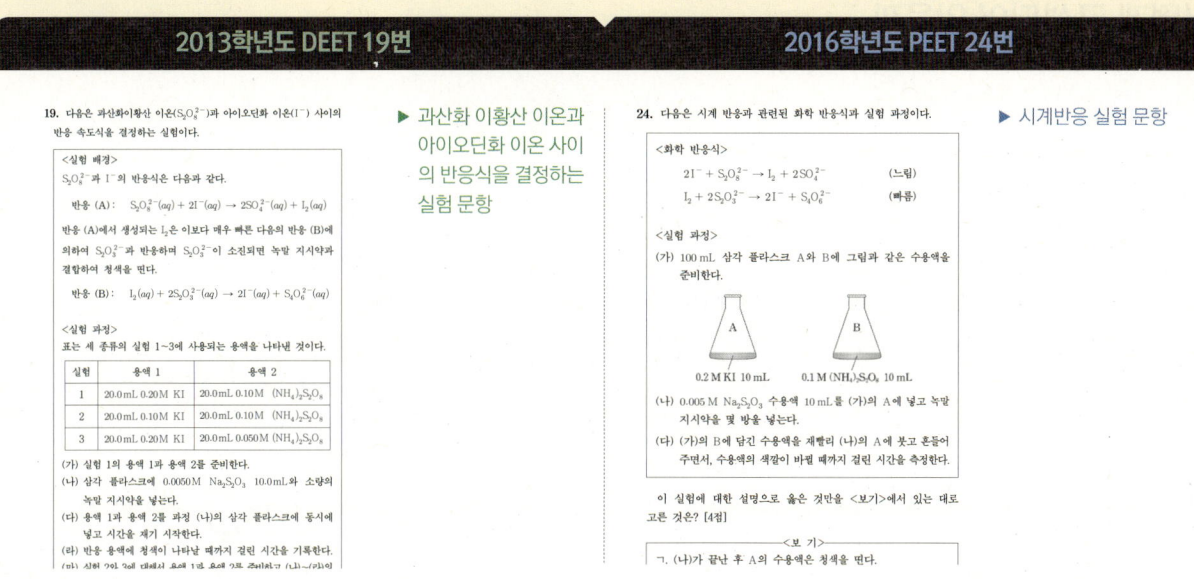

▶ 두 문항 모두 녹말지시약을 사용하여 동일한 화학 반응을 진행하는 실험으로, 녹말지시약의 색 변화와 과산화 이황산 이온과 아이오딘화 이온 사이의 반응에 대한 전반적인 이해를 요구하므로 출제 문항의 유사성이 매우 높다고 할 수 있다.

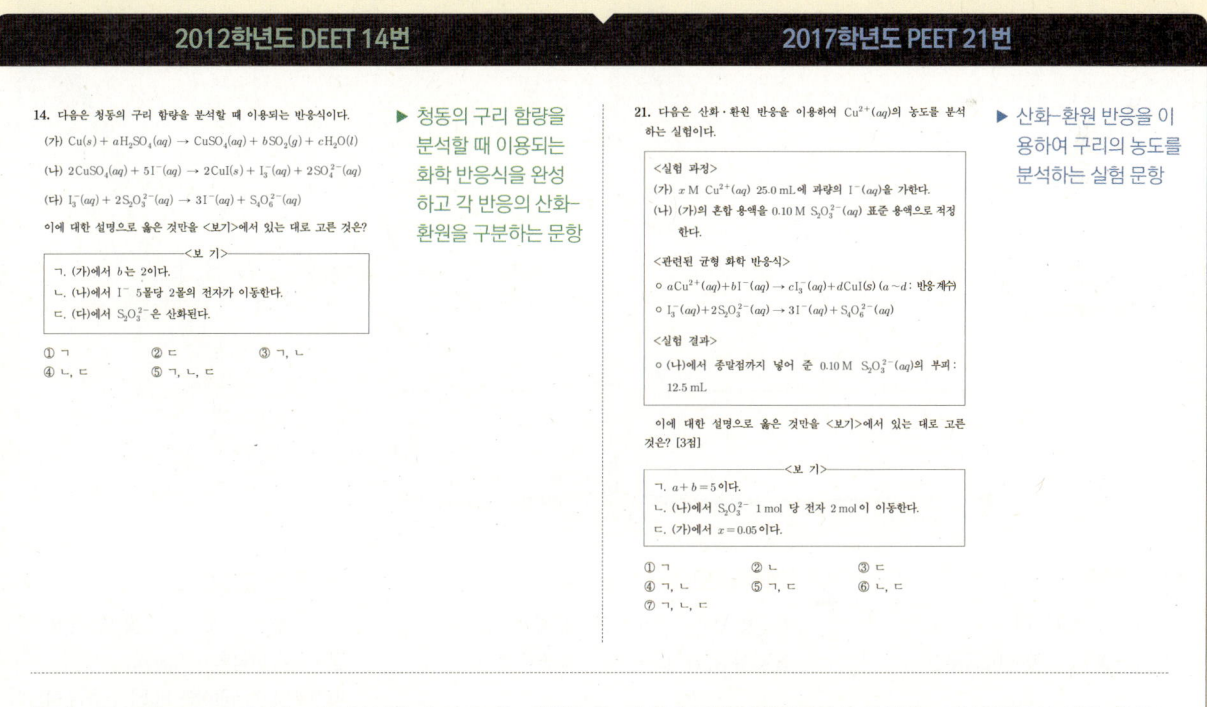

▶ 두 문항 모두 구리의 농도를 분석할 때 사용되는 실험으로, 관련된 균형 화학반응식을 완성하고 각 화합물의 산화-환원 반응에 대한 전반적인 이해를 요구하므로 출제 문항의 유사성이 매우 높다고 할 수 있다.

교재 구성

2018 MEGAMD PEET

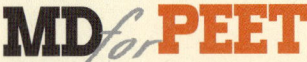
어떻게 구성되어 있을까

문제편

PEET 출제 유형에 맞는 M·DEET 문제 선별 수록
개인별 학습 진도에 따라 활용 가능한 난이도/단원별 구성

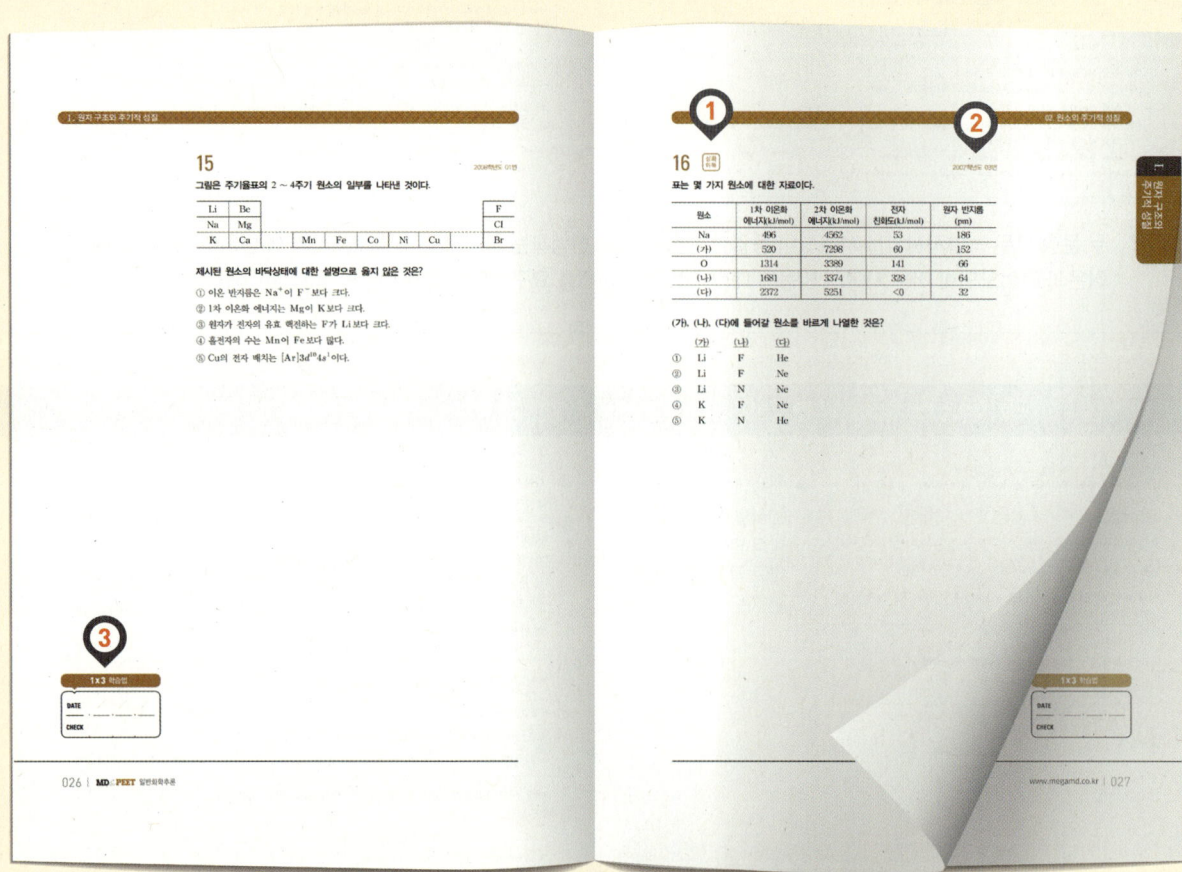

1 난이도
PEET 본고사 대비
M·DEET 문항 난이도 구분

2 기출년도 표시 (치의학 홀수 기준)
문항별 M·DEET 출제 연도를 참고하여
출제 유형, 난이도 등 PEET 학습에 활용

3 1x3 학습법
PEET 핵심이론 및 문제적용 포인트를
완벽하게 파악할 수 있도록
메가엠디가 제안하는 PEET 고득점 학습법

교재 구성

해설편

메가엠디 자연과학추론연구소에서 제공하는 오역, 오류 없는 완벽해설
출제 의도 및 문항을 완벽하게 이해할 수 있도록 자료해석, 정답해설, 오답해설 등 다각면 문항 분석 풀이

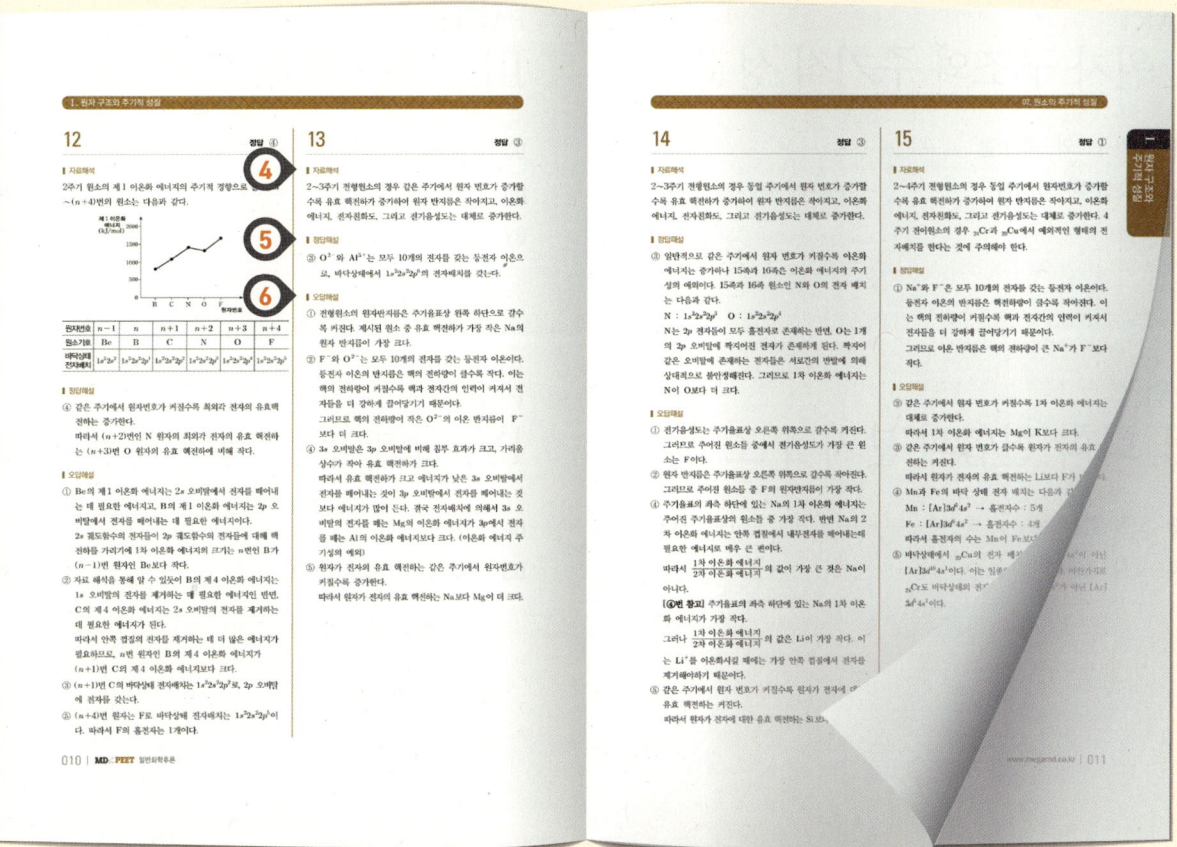

4 자료해석
해당 문항의 핵심 내용을 설명한 자료해석으로 문항의 출제 의도와 학습 주안점 파악

5 정답해설
출제자의 의도에 근거하여 문제의 정답을 찾는 방법과 정답이 도출되는 과정을 담은 상세한 해설로 실제 시험에서 답을 찾아내는 훈련

6 오답해설
정답이 아닌 오답에 대한 근거를 짚어보고 오답을 걸러내는 연습을 반복

www.megamd.co.kr

MD for PEET

- **PEET vs M·DEET** | M·DEET로 PEET 일반화학추론 대비하기! **PEET vs M·DEET** 출제 경향 비교
- **교재 구성** | 2018학년도 PEET 고득점을 위한 MD for PEET 활용법

PART I. 원자 구조와 주기적 성질

01 원자 구조와 스펙트럼 ········· 012
02 원소의 주기적 성질 ·········· 018

PART II. 화학 결합과 분자 구조

03 고전 결합 이론 ············ 032
04 분자 오비탈 이론 ··········· 048

PART III. 기체/액체/고체/용액

05 기체 ··················· 064
06 액체, 고체, 상평형 ·········· 079
07 용액 ··················· 097

PART IV. 열화학

08 반응열 ················· 114
09 열역학 ················· 124

PART V. 반응 속도

10 반응 속도식 144
11 메커니즘과 충돌 이론 152

PART VI. 화학 평형

12 화학 평형 172
13 용해 평형 188

PART VII. 산과 염기

14 산과 염기 198

PART VIII. 산화 환원 / 전기 화학

15 산화 환원 232
16 전기 화학 243

PART IX. 전이 금속과 배위 화학

17 배위 화합물의 구조 266
18 결정장 이론 277

PART X. 일반화학 실험

19 일반화학 실험 296

2018 학년도 대비

MD for PEET
일반화학추론

2018 MEGAMD
PHARMACY EDUCATION ELIGIBILITY TEST

PART I
원자 구조와 주기적 성질

01   원자 구조와 스펙트럼

02   원소의 주기적 성질

01

다음은 원자 $^{14}_{7}\text{N}$의 바닥 상태(N)와 들뜬 상태(N^*)의 전자 배치를 나타낸 것이다.

$$\text{N}: 1s^22s^22p^3 \quad \text{N}^*: 1s^22s^22p^23s^1$$

이에 대한 설명으로 옳지 않은 것은?

① N의 중성자 개수는 7이다.
② N^*의 양성자 개수는 7이다.
③ N은 상자기성이다.
④ N과 N^*의 원자 크기는 같다.
⑤ 일차 이온화 에너지는 N이 N^*보다 크다.

02

2017학년도 예비검사 01번

바닥 상태의 $^{12}_{6}C$ 원자에 대한 설명으로 옳지 <u>않은</u> 것은?

① 중성자의 개수는 6이다.
② 양성자의 개수는 12이다.
③ 전자 배치는 $1s^2 2s^2 2p^2$이다.
④ 원자가 전자의 개수는 4이다.
⑤ 상자기성이다.

03

그림은 주양자수(n)가 각각 1, 2, 3인 수소 원자 오비탈 (가)~(다)의 방사 방향 확률 분포 함수 $f(r)$를 나타낸 것이다.

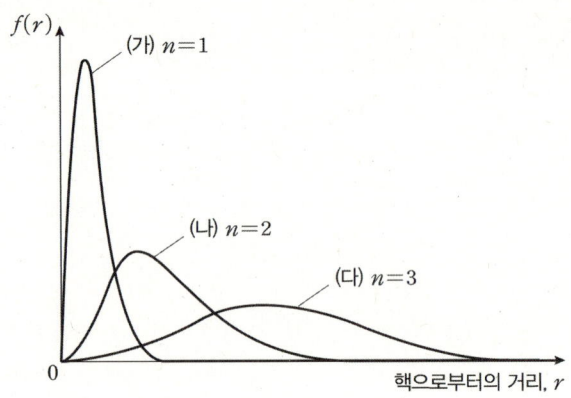

오비탈 (가)~(다)에 대한 설명으로 옳지 않은 것은?

① (가)의 자기 양자수(m_l)는 0이다.
② (나)는 구형이다.
③ (다)의 각운동량 양자수(l)는 2이다.
④ (다)는 2개의 마디를 갖는다.
⑤ (가)와 (나)의 에너지 간격은 (나)와 (다)의 에너지 간격보다 크다.

04

그림 (가)와 (나)는 수소 원자의 두 가지 원자 오비탈의 모양과 방사 방향 확률 분포 함수 $f(r)$를 각각 나타낸 것이다.

(가)
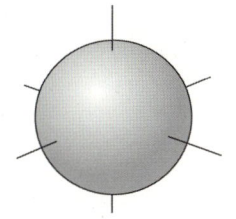

(나)
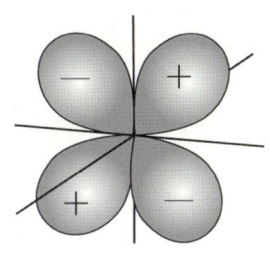

수소 원자 오비탈 (가)와 (나)에 대한 설명으로 옳은 것만을 〈보기〉에서 있는 대로 고른 것은?

─── 보기 ───
ㄱ. (가)는 $4s$ 오비탈을 나타낸다.
ㄴ. 전체 마디 면의 수는 (가)와 (나)의 오비탈이 같다.
ㄷ. 에너지 준위는 (가)의 오비탈이 (나)의 오비탈보다 낮다.

① ㄱ   ② ㄴ   ③ ㄱ, ㄷ
④ ㄴ, ㄷ   ⑤ ㄱ, ㄴ, ㄷ

I. 원자 구조와 주기적 성질

05 [심화 이해]

2005학년도 예비검사 04번

수소 기체를 전기 방전시켜 얻은 수소 원자의 방출 스펙트럼에서 102.6nm, 121.6nm, 656.5nm의 분광선이 관찰되었다. 그림은 수소 원자의 에너지 준위와 관찰된 각 분광선에 대응하는 전이를 나타낸 것이다.

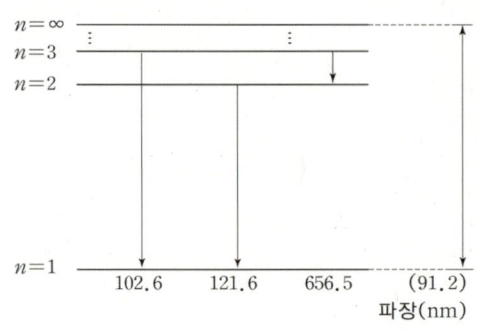

바닥상태의 수소 원자에 빛을 쪼였을 때 흡수할 수 있는 빛의 파장과 전자를 방출시킬 수 있는 빛의 파장을 바르게 짝지은 것은?

	흡수	전자 방출
①	87.5 nm, 102.6 nm	87.5 nm
②	87.5 nm, 102.6 nm	112.1 nm
③	87.5 nm, 656.5 nm	87.5 nm
④	102.6 nm, 656.5 nm	102.6 nm
⑤	112.1 nm, 656.5 nm	112.1 nm

06

2005학년도 09번

표는 몇 가지 원자 또는 단원자 이온에 관한 자료이다.

	(가)	(나)	(다)	(라)
양성자의 수	8	9	11	12
중성자의 수	8	10	12	12
전자의 수	10	9	11	10

위의 표로부터 추론한 것 중 옳은 것을 〈보기〉에서 모두 고른 것은?

― 보기 ―
ㄱ. 반지름이 가장 작은 것은 (가)이다.
ㄴ. (나)와 (다)는 1 : 1의 비로 이온성 화합물을 형성한다.
ㄷ. 기체 상태에서 전자를 얻을 때 가장 큰 에너지를 내놓는 것은 (라)이다.

① ㄱ　　② ㄴ　　③ ㄱ, ㄴ
④ ㄴ, ㄷ　　⑤ ㄱ, ㄴ, ㄷ

07

N^{3-}, F^-, Na^+, Mg^{2+}은 바닥 상태에서 동일한 전자 배치를 갖는다. 이들 이온에 대한 설명으로 옳은 것만을 〈보기〉에서 있는 대로 고른 것은?

─────── ● 보기 ● ───────

ㄱ. 전자 배치는 $1s^2 2s^2 2p^6$이다.
ㄴ. 이온 반지름은 Mg^{2+}이 Na^+보다 크다.
ㄷ. 이온 반지름은 N^{3-}이 F^-보다 크다.

① ㄱ ② ㄴ ③ ㄱ, ㄷ
④ ㄴ, ㄷ ⑤ ㄱ, ㄴ, ㄷ

08

2017학년도 02번

표는 주기율표 2주기와 3주기 원소의 안정한 이온을 나타낸 것이다.

주기 \ 족	1	2	...	16	17
2	Li^+	Be^{2+}	...	O^{2-}	F^-
3	Na^+	Mg^{2+}	...	S^{2-}	Cl^-

이온의 바닥 상태에 대한 설명으로 옳은 것만을 <보기>에서 있는 대로 고른 것은?

─── 보기 ───
ㄱ. 전자 배치는 Mg^{2+}과 O^{2-}이 같다.
ㄴ. 반지름은 Cl^-이 S^{2-}보다 크다.
ㄷ. Be^{2+}에서 한 개의 전자를 제거하는 데 필요한 최소 에너지는 Li^+에서보다 크다.

① ㄱ ② ㄴ ③ ㄱ, ㄷ
④ ㄴ, ㄷ ⑤ ㄱ, ㄴ, ㄷ

09

표는 3주기 원소인 Si, P, S의 이온화 에너지를 나타낸 것이다.

원자	이온화 에너지(kJ/mol)			
	1차	2차	3차	4차
Si	780	1575	3220	4350
P	1060	1890	(나)	4950
S	(가)	2260	3375	4560

이에 대한 설명으로 옳은 것만을 〈보기〉에서 있는 대로 고른 것은?

— 보기 —

ㄱ. (가)는 1060보다 크다.
ㄴ. (나)는 3220보다 작다.
ㄷ. 바닥 상태 P^+의 전자 친화도의 절댓값은 1060 kJ/mol이다.

① ㄱ   ② ㄴ   ③ ㄱ, ㄷ
④ ㄴ, ㄷ   ⑤ ㄱ, ㄴ, ㄷ

10

다음은 O, Na, S 원자의 바닥 상태 전자 배치이고, 그림은 각 원자의 전자 친화도와 최외각 전자에 대한 유효 핵전하를 나타낸 것이다. (가)~(다)는 세 원자 중 하나에 해당한다.

$$O : 1s^2 2s^2 2p^4$$
$$Na : 1s^2 2s^2 2p^6 3s^1$$
$$S : 1s^2 2s^2 2p^6 3s^2 3p^4$$

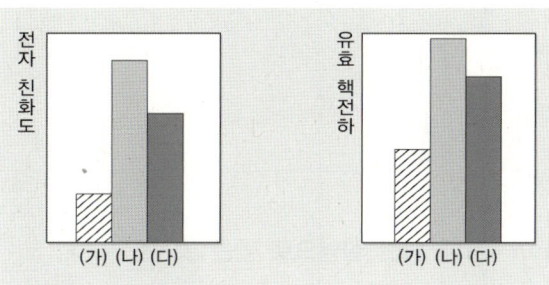

세 원자를 (가), (나), (다)와 옳게 짝지은 것은?

	(가)	(나)	(다)
①	O	Na	S
②	Na	O	S
③	Na	S	O
④	S	Na	O
⑤	S	O	Na

11

그림은 원자 번호가 연속인 2, 3 주기 원자 A~J의 전자 친화도를 원자 번호순으로 나타낸 것이다.

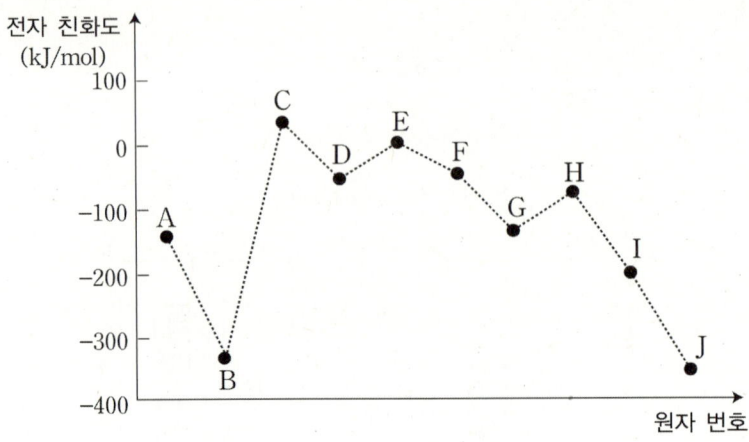

바닥 상태의 원자 A~J에 대한 설명으로 옳은 것은?

① A와 E는 1 : 2 이온 화합물을 만든다.
② 전기 음성도는 B가 J보다 작다.
③ 제 2 이온화 에너지가 가장 큰 원자는 E이다.
④ E의 원자가 전자 오비탈의 마디면 수는 2이다.
⑤ 원자 반지름은 G가 H보다 작다.

12

그림은 주기율표 2주기 원소의 일부에 대하여 원자 번호에 따른 제 1 이온화 에너지를 나타낸 것이다.

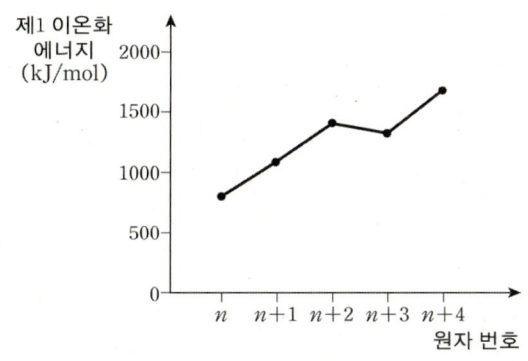

원소의 바닥 상태 원자에 대한 설명으로 옳은 것은?

① 제1 이온화 에너지는 $n-1$번 원자가 n번 원자보다 작다.
② 제4 이온화 에너지는 n번 원자가 $n+1$번 원자보다 작다.
③ $n+1$번 원자는 $2p$ 오비탈에 전자를 갖지 않는다.
④ 최외각 전자의 유효 핵전하는 $n+2$번 원자가 $n+3$번 원자보다 작다.
⑤ $n+4$번 원자는 홀전자를 2개 갖는다.

13

다음은 주기율표 2, 3주기 원소의 일부를 제시한 것이다.

주기＼족	1	2		13	14	15	16	17	18
2							O	F	
3	Na	Mg		Al					

제시한 원소의 바닥 상태에 대한 설명으로 옳은 것은?

① 원자 반지름은 Al이 가장 크다.
② 이온 반지름은 F^-이 O^{2-}보다 크다.
③ 전자 배치는 O^{2-}과 Al^{3+}이 서로 같다.
④ 제 1 이온화 에너지는 Al이 Mg보다 크다.
⑤ 원자가 전자의 유효 핵전하는 Na이 Mg보다 크다.

14

2009학년도 01번

다음은 주기율표의 2, 3주기 원소를 나타낸 것이다.

주기 \ 족	1	2	13	14	15	16	17
2	Li	Be	B	C	N	O	F
3	Na	Mg	Al	Si	P	S	Cl

위에서 제시한 원소의 바닥 상태에 대한 설명으로 옳은 것은?

① 전기음성도는 Cl가 가장 크다.
② 원자 반지름은 Li이 가장 작다.
③ 1차 이온화 에너지는 N가 O보다 크다.
④ $\dfrac{1차\ 이온화\ 에너지}{2차\ 이온화\ 에너지}$ 의 값은 Na이 가장 크다.
⑤ 원자가 전자에 대한 유효 핵전하는 Si가 P보다 크다.

15

2008학년도 01번

그림은 주기율표의 2 ~ 4주기 원소의 일부를 나타낸 것이다.

Li	Be							F
Na	Mg							Cl
K	Ca		Mn	Fe	Co	Ni	Cu	Br

제시된 원소의 바닥상태에 대한 설명으로 옳지 않은 것은?

① 이온 반지름은 Na^+이 F^-보다 크다.
② 1차 이온화 에너지는 Mg이 K보다 크다.
③ 원자가 전자의 유효 핵전하는 F가 Li보다 크다.
④ 홀전자의 수는 Mn이 Fe보다 많다.
⑤ Cu의 전자 배치는 $[Ar]3d^{10}4s^1$이다.

16

2007학년도 03번

표는 몇 가지 원소에 대한 자료이다.

원소	1차 이온화 에너지(kJ/mol)	2차 이온화 에너지(kJ/mol)	전자 친화도(kJ/mol)	원자 반지름 (pm)
Na	496	4562	53	186
(가)	520	7298	60	152
O	1314	3389	141	66
(나)	1681	3374	328	64
(다)	2372	5251	<0	32

(가), (나), (다)에 들어갈 원소를 바르게 나열한 것은?

	(가)	(나)	(다)
①	Li	F	He
②	Li	F	Ne
③	Li	N	Ne
④	K	F	Ne
⑤	K	N	He

17

다음은 기체 상태에 있는 어떤 원소 M의 원자 또는 이온의 전자 배치이다.

$$M^+ : 1s^2 2s^2 2p^6$$
$$M : 1s^2 2s^2 2p^6 3s^1$$
$$M^* : 1s^2 2s^2 2p^6 4p^1$$
$$M^- : 1s^2 2s^2 2p^6 3s^2$$

위의 전자 배치로부터 옳게 추론한 것을 〈보기〉에서 모두 고른 것은?

― 보기 ―
ㄱ. M보다 M^*의 원자 반지름이 더 크다.
ㄴ. M보다 M^*의 일차 이온화 에너지가 더 크다.
ㄷ. $M^- \rightarrow M$보다 $M \rightarrow M^+$ 과정에 더 많은 에너지가 필요하다.

① ㄱ   ② ㄴ   ③ ㄷ
④ ㄱ, ㄷ ⑤ ㄴ, ㄷ

18

2005학년도 예비검사 03번

표는 세 가지 알칼리 금속에 대한 자료이다.

원소	원자 반지름 (pm)	이온화 에너지 (kJ/mol)	전자 친화도 (kJ/mol)	$\Delta G_f^\circ [M^+(aq)]$ (kJ/mol)
Li	152	520	60	-293
Na	186	496	53	-262
K	227	419	48	-283

자료를 근거로 추론할 때 옳은 것을 〈보기〉에서 모두 고른 것은?

― 보기 ―

ㄱ. 기체 상태에서의 환원력 : Li < Na < K
ㄴ. 표준 환원 전위 : Li < K < Na
ㄷ. 전기음성도 : Li < Na < K

① ㄱ ② ㄴ ③ ㄷ
④ ㄱ, ㄴ ⑤ ㄱ, ㄴ, ㄷ

2018 학년도 대비

MD for PEET
일반화학추론

2018 MEGAMD
PHARMACY EDUCATION ELIGIBILITY TEST

PART II
화학 결합과 분자 구조

03 고전 결합 이론

04 분자 오비탈 이론

01

2017학년도 03번

가장 타당한 루이스 구조를 근거로, 원자가 껍질 전자쌍 반발 이론과 원자가 결합 이론을 적용하여 다음 화학종에 대해 설명한 것으로 옳은 것만을 〈보기〉에서 있는 대로 고른 것은?

$$NO_2 \qquad NO_2^+ \qquad NO_2^-$$

― 보기 ―

ㄱ. NO_2는 굽은형 구조이다.
ㄴ. NO_2^+에서 N은 sp 혼성 오비탈을 갖는다.
ㄷ. 결합각 ∠ONO는 NO_2^-이 NO_2보다 크다.

① ㄱ ② ㄷ ③ ㄱ, ㄴ
④ ㄴ, ㄷ ⑤ ㄱ, ㄴ, ㄷ

02

2017학년도 예비검사 03번

N_2O 분자의 원자 배열 순서는 NNO이다. 가장 타당한 루이스 구조를 근거로, 원자가 껍질 전자쌍 반발 이론과 원자가 결합 이론을 적용하여 이 분자에 대해 설명한 것으로 옳지 않은 것은?

① 직선형 분자이다.
② 2개의 π 결합이 있다.
③ 산소의 형식 전하는 0이다.
④ 모든 원자는 팔전자 규칙을 만족한다.
⑤ 중심의 질소는 sp 혼성 오비탈을 갖는다.

03

2017학년도 예비검사 05번

그림은 25℃, 1 atm에서 동핵 이원자 분자의 원자 핵간 거리에 따른 퍼텐셜 에너지를 나타낸 것이다. (R_0은 분자의 퍼텐셜 에너지가 최소일 때의 핵간 거리이다.)

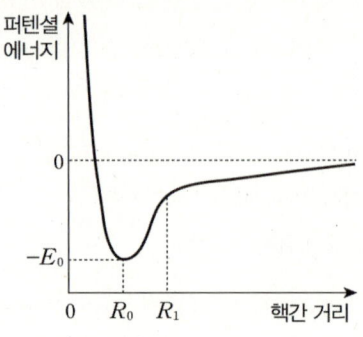

이에 대한 설명으로 옳은 것만을 〈보기〉에서 있는 대로 고른 것은? (단, N_A는 아보가드로 수이다.)

— 보기 —

ㄱ. $N_A \times E_0$은 분자의 표준 생성 엔탈피와 같다.
ㄴ. R_0은 F_2가 Cl_2보다 작다.
ㄷ. 핵간 거리 R_1에서 분자의 쌍극자 모멘트는 0이 아니다.

① ㄱ ② ㄴ ③ ㄱ, ㄷ
④ ㄴ, ㄷ ⑤ ㄱ, ㄴ, ㄷ

04

2016학년도 02번

다음은 원자 H, C, N, O가 분자식에 나열된 순서대로 결합된 세 가지 분자이다. 이 분자들은 고리형이 아니다.

HOCN   HNCO   HCNO

가장 타당한 루이스 구조를 근거로, 원자가 껍질 전자쌍 반발 이론과 원자가 결합 이론을 적용하여 세 분자를 설명한 것으로 옳은 것은?

① HOCN은 직선형이다.
② HNCO에서 C는 sp^2 혼성 오비탈을 갖는다.
③ HCNO에서 O는 3개의 비공유 전자쌍을 갖는다.
④ C와 N 사이의 결합은 모두 삼중 결합이다.
⑤ N의 형식 전하는 모두 같다.

05

다음은 탄소 원자 두 개를 포함하는 탄화 수소 이온이다.

$$H_2CCH^+ \qquad H_3CCH_2^+ \qquad H_3CCH_2^-$$

가장 타당한 루이스 구조를 근거로, 원자가 껍질 전자쌍 반발 이론과 원자가 결합 이론을 적용하여 세 이온에 대해 설명한 것으로 옳지 않은 것은?

① H_2CCH^+에서 CH^+의 탄소 원자는 sp 혼성 오비탈을 갖는다.
② $H_3CCH_2^+$에서 CCH_2^+ 부분은 삼각 평면 구조를 갖는다.
③ $H_3CCH_2^-$은 비공유 전자쌍을 갖지 않는다.
④ 결합각 $\angle(H-C-H)$는 H_2CCH^+에서가 $H_3CCH_2^-$의 CH_2^-에서보다 크다.
⑤ 두 탄소 간의 결합 차수가 가장 큰 것은 H_2CCH^+이다.

06

다음은 XeF_4과 SbF_5가 반응하여 이온 화합물 $XeF_3^+SbF_6^-$을 생성하는 반응식이다.

$$XeF_4(g) + SbF_5(g) \rightarrow XeF_3^+SbF_6^-(s)$$

원자가 껍질 전자쌍 반발 이론과 원자가 결합 이론을 적용하여 반응에 관련된 Xe 화합물을 설명한 것으로 옳은 것은?

① XeF_4은 정사면체 구조 분자이다.

② XeF_4의 Xe은 sp^3d 혼성 오비탈을 만든다.

③ XeF_3^+에서 결합각($\angle F-Xe-F$)은 120°이다.

④ XeF_3^+의 가장 안정한 루이스 구조에서 Xe의 형식 전하는 0이다.

⑤ Xe에 있는 비공유 전자쌍의 수는 XeF_4과 XeF_3^+이 같다.

07

다음은 중심 원자가 다른 3가지 플루오린화 화합물이다.

$$BF_3 \quad PF_3 \quad ClF_3$$

원자가 껍질 전자쌍 반발(VSEPR) 이론과 원자가 결합 이론을 적용한 이 분자에 대한 설명으로 옳지 않은 것은?

① BF_3는 평면 구조를 갖는다.
② PF_3는 쌍극자 모멘트를 갖는다.
③ ClF_3에서 $Cl-F$ 결합 길이는 모두 같다.
④ 결합각은 $(\angle F-B-F)$가 $(\angle F-P-F)$보다 크다.
⑤ 중심 원자의 혼성 오비탈에서 p 오비탈 성분은 BF_3가 PF_3보다 적다.

08

다음은 세 개의 원자로 구성된 이온이다.

$$N_3^- \qquad NO_2^- \qquad I_3^-$$

가장 타당한 루이스 구조를 근거로 하여 세 이온에 대해서 설명한 것으로 옳은 것만을 〈보기〉에서 있는 대로 고른 것은?

──── 보기 ────

ㄱ. 중심 원자의 비공유 전자쌍의 수는 $I_3^- > NO_2^- > N_3^-$ 이다.

ㄴ. 중심 원자의 형식 전하 값은 $N_3^- > NO_2^- > I_3^-$ 이다.

ㄷ. 세 이온은 모두 선형 구조를 갖는다.

① ㄱ ② ㄷ ③ ㄱ, ㄴ
④ ㄴ, ㄷ ⑤ ㄱ, ㄴ, ㄷ

09

다음은 황화수소로부터 황산이 만들어지는 일련의 화학 반응식이다.

$$2H_2S + 3O_2 \rightarrow 2SO_2 + 2H_2O$$
$$2SO_2 + O_2 \rightarrow 2SO_3$$
$$SO_3 + H_2O \rightarrow H_2SO_4$$

이 반응식에 있는 황 화합물에 대한 설명으로 옳은 것은?

① SO_2의 구조는 굽은 형이다.
② SO_3의 구조는 삼각뿔 형이다.
③ H_2S에서 S는 sp^2 혼성 오비탈을 만든다.
④ H_2SO_4에서 S는 sp^3d^2 혼성 오비탈을 만든다.
⑤ H_2SO_4에서 S와 O 사이의 결합 길이는 모두 같다.

10

분자의 루이스(Lewis) 구조를 그리고, 원자가 껍질 전자쌍 반발(VSEPR) 이론을 적용하여 분자의 기하학적 구조를 예측하였다. 각 분자식에 해당하는 루이스 구조와 기하학적 구조가 옳지 않은 것은? (단, 공명 구조가 가능한 경우에는 기여도가 가장 큰 루이스 구조를 표시하였다.)

	분자식	루이스 구조	기하학적 구조
①	CO_2	:Ö=C=Ö:	직선형
②	O_3	:Ö–Ö=Ö:	굽은형
③	SF_4	:F̈–S̈(–F̈:)–F̈: (F 네 개)	정사면체형
④	N_2O	:N≡N–Ö:	직선형
⑤	PCl_5	Cl 다섯 개가 P에 결합	삼각쌍뿔형

11

여러 염화인의 구조에 대한 설명으로 옳은 것을 〈보기〉에서 모두 고른 것은?

- 보기 -

ㄱ. PCl_3 분자의 기하구조는 삼각 피라미드형이다.

ㄴ. PCl_4^- 이온의 기하구조는 시소(seesaw)형이다.

ㄷ. PCl_5 분자의 기하구조에서 P-Cl의 결합 길이는 모두 같다.

① ㄱ
② ㄱ, ㄴ
③ ㄱ, ㄷ
④ ㄴ, ㄷ
⑤ ㄱ, ㄴ, ㄷ

12

2015학년도 02번

다음은 S를 중심 원자로 하는 세 가지 화합물이다.

$(CH_3)_2S$ $(CH_3)_2SO$ $(CH_3)_2SO_2$

가장 타당한 루이스 구조를 근거로, 위의 세 화합물에 원자가 껍질 전자쌍 반발 이론과 원자가 결합 이론을 적용하여 설명한 것으로 옳지 않은 것은?

① $(CH_3)_2S$에서 S는 sp^3 혼성 오비탈을 갖는다.
② $(CH_3)_2SO$에서 S의 비공유 전자쌍은 1개이다.
③ $(CH_3)_2SO_2$에서 O의 형식 전하는 서로 같다.
④ S의 산화수는 $(CH_3)_2SO$가 $(CH_3)_2SO_2$보다 작다.
⑤ 결합각 ∠(C-S-C)는 $(CH_3)_2S$에서가 $(CH_3)_2SO_2$에서보다 크다.

13 심화이해

다음 세 화학종의 가장 타당한 루이스 구조를 근거로, 원자가 껍질 전자쌍 반발 이론과 원자가 결합 이론을 적용하여 설명한 것으로 옳지 <u>않은</u> 것은?

$$NCO^- \quad SO_3^{2-} \quad SOCl_2$$

① NCO^- 의 구조는 직선형이다.
② SO_3^{2-} 의 모든 원자는 한 평면에 존재한다.
③ $SOCl_2$에서 중심 원자의 혼성은 sp^3 이다.
④ NCO^- 와 $SOCl_2$에서 산소의 형식 전하는 서로 다르다.
⑤ 세 화학종은 모두 π 결합을 가진다.

14

그림은 질소 분자로부터 생성되는 몇 가지 질소 화학종의 합성 경로를 나타낸 것이다.

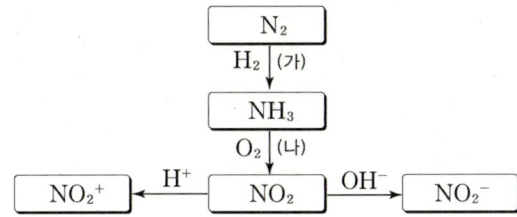

위의 질소 화학종에 대한 설명으로 옳지 않은 것은?

① 경로 (가)에서 N의 산화수는 0에서 −3으로 바뀐다.
② 경로 (나)에서 N의 혼성 궤도함수는 sp^3에서 sp^2로 바뀐다.
③ NO_2^-의 루이스 구조에서 N의 형식 전하는 0이다.
④ NO의 결합 길이는 NO_2^-이 가장 짧다.
⑤ 결합각 ∠ONO는 NO_2^+이 가장 크다.

15 [심화이해]

2007학년도 02번

다음은 CO_2가 물에 녹아 이루어지는 화학 평형 반응식이다.

$$CO_2 + H_2O \rightleftarrows H_2CO_3$$
$$H_2CO_3 + H_2O \rightleftarrows HCO_3^- + H_3O^+$$
$$HCO_3^- + H_2O \rightleftarrows CO_3^{2-} + H_3O^+$$

위 평형 반응식에 있는 분자와 이온들의 화학 결합과 구조를 설명한 것으로 옳은 것은?

① H_3O^+에서 $H-O-H$ 결합각은 $109.5°$이다.

② HCO_3^-의 루이스 구조는 $\left[\text{H-}\ddot{\underset{}{\text{O}}}\text{-}\underset{}{\overset{:\ddot{\text{O}}:}{\text{C}}}\text{-}\ddot{\underset{}{\text{O}}}: \right]^{-1}$ 이다.

③ H_2CO_3에서 탄소-산소 사이의 결합 길이는 모두 같다.

④ CO_2의 탄소에서는 sp 혼성 오비탈이 σ 결합에 참여한다.

⑤ CO_3^{2-}의 실제 구조에는 단일 결합 2개와 이중 결합 1개가 있다.

16

2005학년도 15번

반응 (가)는 Xe의 플루오린 화합물을 만드는 반응이다. 이러한 플루오린 화합물은 반응 (나), (다)와 같이 안정한 화합물과도 잘 반응한다.

(가) $Xe(g) + 2F_2(g) \rightarrow XeF_4(g)$
(나) $XeF_4(s) + Pt(s) \rightarrow Xe(g) + PtF_4(s)$
(다) $XeF_4 + [N(CH_3)_4]F \rightarrow [N(CH_3)_4]XeF_5$

이 반응에 대한 설명 중 옳은 것을 〈보기〉에서 모두 고른 것은?

보기

ㄱ. 반응 (가)의 생성물인 $XeF_4(g)$의 구조는 평면사각형이다.
ㄴ. 반응 (나)에서 $XeF_4(s)$는 산화제로 작용한다.
ㄷ. 반응 (다)의 생성물인 $[XeF_5]^-$에서 Xe의 고립 전자쌍은 1개이다.

① ㄱ　　　② ㄷ　　　③ ㄱ, ㄴ
④ ㄴ, ㄷ　　⑤ ㄱ, ㄴ, ㄷ

17

그림은 이원자 분자 B_2, C_2, N_2의 일반적인 분자 궤도함수의 에너지 준위 일부를 나타낸 것이다.

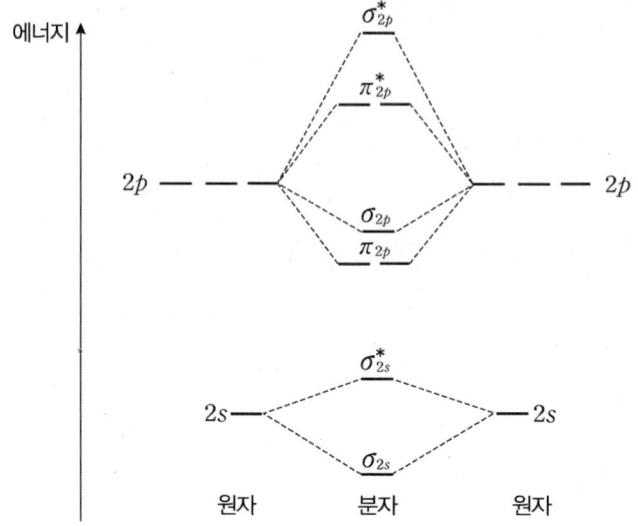

위의 그림에 근거하여 바닥 상태의 B_2, C_2, N_2에 대해 설명한 것으로 옳은 것만을 〈보기〉에서 있는 대로 고른 것은?

• 보기 •

ㄱ. B_2는 반자기성이다.
ㄴ. C_2에서 가장 높은 에너지를 갖는 전자는 π_{2p} 궤도함수에 있다.
ㄷ. B_2와 N_2에서 반결합성 궤도함수에 있는 전자 개수는 같다.

① ㄱ　　　　② ㄷ　　　　③ ㄱ, ㄴ
④ ㄴ, ㄷ　　　⑤ ㄱ, ㄴ, ㄷ

18

그림은 질소(N)의 원자 오비탈로부터 만들어진 N_2 분자 궤도함수의 에너지 준위 일부를 나타낸 것이다.

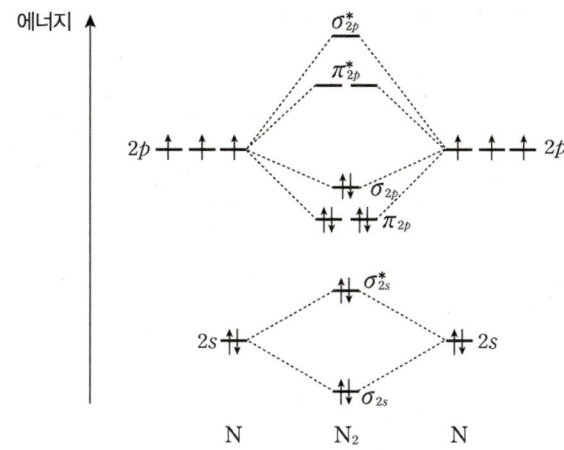

분자 궤도함수 이론을 근거로 바닥 상태의 세 화학종 N_2, N_2^+, N_2^- 에 대하여 설명한 것으로 옳지 않은 것은? (단, 원자, 분자, 이온에 전자가 제거되거나 추가되어도 궤도함수의 에너지는 변하지 않는다고 가정한다.)

① N_2는 반자기성이다.

② N_2^+의 결합 차수는 2.5이다.

③ 결합 길이는 N_2^- 가 N_2보다 크다.

④ 1차 이온화 에너지는 N_2^- 가 N_2보다 크다.

⑤ 반결합 궤도함수에 있는 전자 개수는 N_2^- 가 N_2^+ 보다 많다.

19

그림은 탄소(C)의 원자 오비탈로부터 만들어진 C_2의 분자 오비탈 에너지 준위의 일부를 나타낸 것이다.

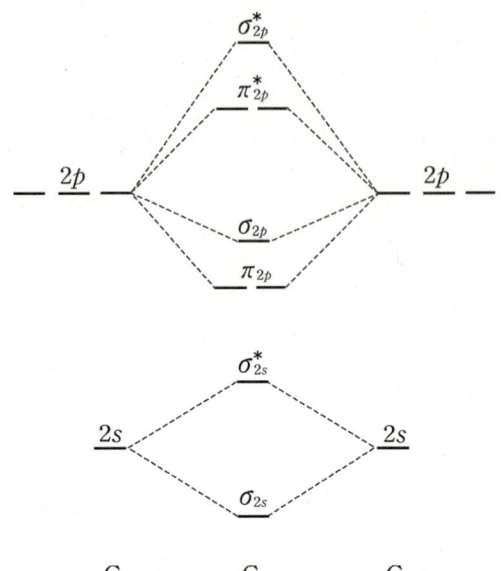

이 그림을 이용하여 바닥 상태의 C, C_2, C_2^{2-}에 대해 설명한 것으로 옳은 것만을 〈보기〉에서 있는 대로 고른 것은?

─── 보기 ───

ㄱ. C_2는 상자성이다.
ㄴ. 1차 이온화 에너지는 C_2가 C보다 작다.
ㄷ. 결합 세기는 C_2가 C_2^{2-}보다 작다.

① ㄱ ② ㄴ ③ ㄷ
④ ㄱ, ㄴ ⑤ ㄴ, ㄷ

20

2013학년도 05번

표는 질소 화학종과 관련된 열화학 자료를 나타내고, 그림은 N의 원자 오비탈로부터 만들어진 N_2의 분자 오비탈 에너지 준위를 나타낸 것이다.

N(g)의 1차 이온화 에너지	1400 kJ/mol
$N_2(g)$의 1차 이온화 에너지	(가)
$N_2(g)$의 결합 에너지	932 kJ/mol
$N_2^+(g)$의 결합 에너지	(나)

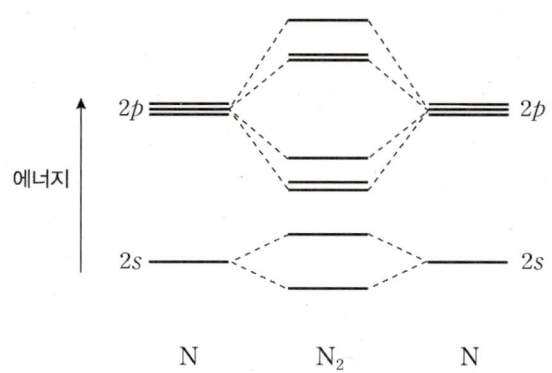

이에 대한 설명으로 옳은 것만을 〈보기〉에서 있는 대로 고른 것은? (단, 이온화는 오비탈의 에너지 준위를 변화시키지 않는다.)

─── 보기 ───

ㄱ. (가)는 1400 kJ/mol보다 작다.
ㄴ. (나)는 932 kJ/mol보다 작다.
ㄷ. 바닥 상태의 N_2^+에서 가장 높은 에너지를 갖는 전자는 π 오비탈을 점유한다.

① ㄱ ② ㄴ ③ ㄱ, ㄷ
④ ㄴ, ㄷ ⑤ ㄱ, ㄴ, ㄷ

21

2006학년도 06번

그림은 두 산소 원자의 $2p$ 오비탈로부터 만들어지는 산소 분자의 분자 오비탈 6가지를 모두 나타낸 것이다. 그림에서 ●와 ○는 산소 원자의 핵을 나타낸다.

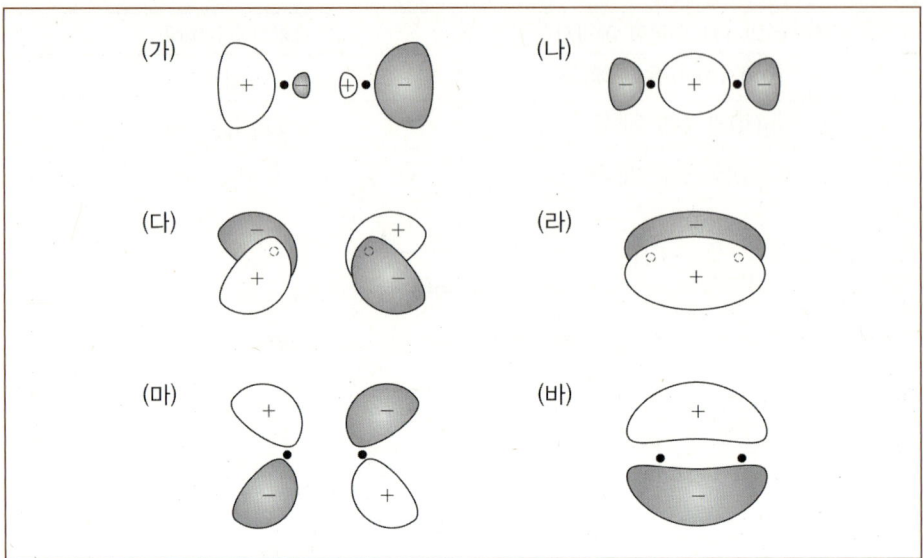

이 분자 오비탈에 대한 설명으로 옳은 것은?

① +와 −는 전하 부호를 나타낸다.
② (가)는 결합형 σ 오비탈이다.
③ (나)의 에너지 준위가 가장 높다.
④ (다)보다 (바)의 에너지 준위가 낮다.
⑤ 바닥상태에서 (마)에는 전자 2개가 배치된다.

22

2005학년도 예비검사 05번

그림은 산소 분자의 분자 궤도함수(MO)를 나타낸 것이다.

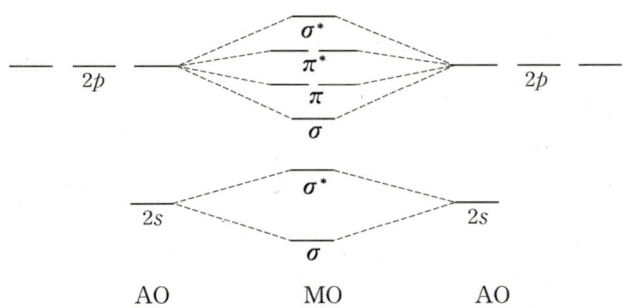

그림을 근거로 바닥상태에 있는 네 가지 화학종 O_2, O_2^+, O_2^-, O_2^{2-} 의 성질에 대해 추론한 것 중 옳은 것을 〈보기〉에서 모두 고른 것은?

---- 보기 ----

ㄱ. 반자기성을 나타내는 것은 O_2^{2-} 뿐이다.
ㄴ. 결합 길이가 가장 짧은 것은 중성 분자인 O_2이다.
ㄷ. 가장 큰 기준 진동수를 가지는 것은 O_2^+이다.

① ㄱ ② ㄴ ③ ㄱ, ㄷ
④ ㄴ, ㄷ ⑤ ㄱ, ㄴ, ㄷ

23

그림은 O와 H 원자 오비탈을 조합하여 얻은 OH 분자 오비탈의 에너지 준위와 바닥 상태 전자 배치의 일부를 나타낸 것이다.

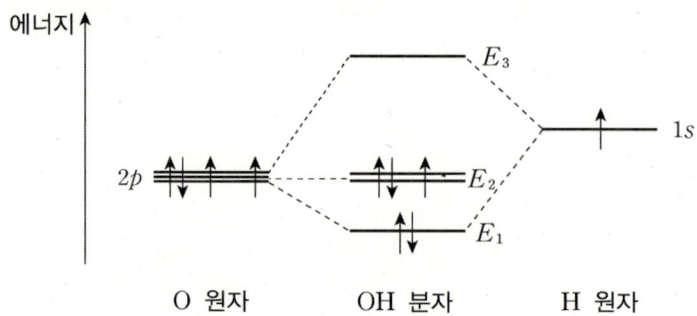

이에 대한 설명으로 옳지 <u>않은</u> 것은?

① OH의 제1 이온화 에너지는 H의 이온화 에너지보다 크다.
② 바닥 상태 OH의 결합 차수는 0.5이다.
③ E_1에 해당하는 분자 오비탈에는 O의 $2p$ 성분이 H의 $1s$ 성분보다 많다.
④ E_2는 비결합성 분자 오비탈의 에너지 준위이다.
⑤ E_3에 해당하는 분자 오비탈에는 H와 O 원자 사이에 마디면이 있다.

24

2011학년도 04번

그림은 C와 O의 원자 오비탈로부터 만들어진 CO의 분자 궤도함수 에너지 준위의 일부를 나타낸 것이다.

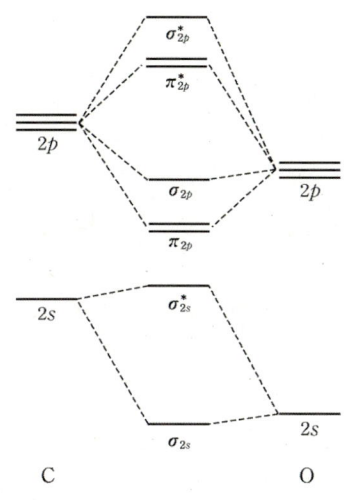

이에 대한 설명으로 옳은 것만을 〈보기〉에서 있는 대로 고른 것은?

──── 보기 ────

ㄱ. 바닥 상태에서 CO 분자의 결합 차수는 2이다.

ㄴ. σ_{2s} 궤도함수에는 C의 $2s$ 오비탈 성분보다 O의 $2s$ 오비탈 성분이 많다.

ㄷ. π_{2p}와 π_{2p}^* 궤도함수의 마디 면의 수는 같다.

① ㄱ ② ㄴ ③ ㄷ
④ ㄱ, ㄴ ⑤ ㄴ, ㄷ

25

2009학년도 03번

그림은 2주기 원소로 구성된 2원자 분자의 두 가지 분자 궤도함수 모형을 나타낸 것이다.

그림의 분자 궤도함수 모형을 고려할 때, 다음에 제시된 화학종의 바닥상태에 대한 설명으로 옳은 것은?

CO CN CN$^-$ O$_2$ O$_2^+$

① 결합 차수는 O$_2$가 가장 크다.
② 이온 화학종은 모두 상자성이다.
③ CN$^-$의 결합 차수는 CO보다 크다.
④ π_{2p}^*에 전자가 배치되어 있는 화학종은 2개이다.
⑤ CN의 결합성 궤도함수에 있는 전자는 모두 6개이다.

26

그림은 이핵 이원자 분자 AB의 분자궤도함수 에너지 준위와 전자 배치를 나타낸 것이다.

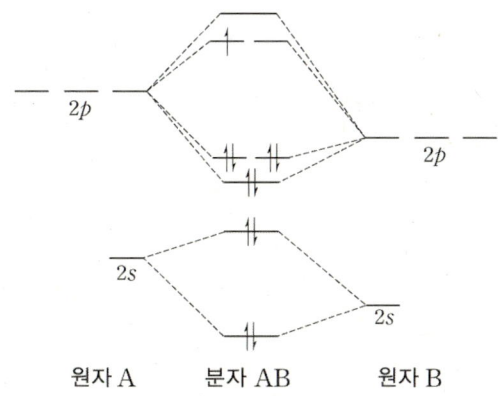

원자 A   분자 AB   원자 B

원자 A와 B의 원자가전자 수의 합은 11개이다. 위의 그림으로부터 바닥상태에 있는 원자 A, B와 중성분자 AB의 성질에 대해 추론한 것 중 옳은 것을 〈보기〉에서 모두 고른 것은?

• 보기 •

ㄱ. 원자 A는 원자 B보다 전기음성도가 더 크다.
ㄴ. 반결합성 σ궤도함수(σ^*)에 있는 전자는 1개이다.
ㄷ. A – B 간의 결합은 주로 $2p$ 전자들에 의한 것이다.

① ㄱ   ② ㄴ   ③ ㄷ
④ ㄱ, ㄴ   ⑤ ㄴ, ㄷ

27

2015학년도 03번

그림은 원자 오비탈을 조합하여 만든 분자 오비탈의 에너지 준위 중 일부를 도표로 나타낸 것이며 CN과 CO 분자에 적용될 수 있다.

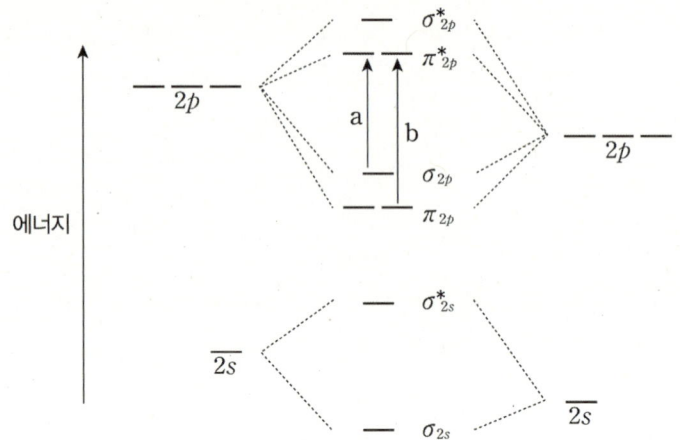

이 도표를 이용하여 바닥 상태의 CN과 CO에 대해 설명한 것으로 옳은 것만을 <보기>에서 있는 대로 고른 것은?

---- 보기 ----

ㄱ. 전자 친화도의 절댓값은 CN이 CO보다 크다.
ㄴ. CN에서 전자 전이 a가 일어나면 결합 거리는 감소한다.
ㄷ. CO에서 전자 전이 b가 일어나면 전자 밀도는 C에서 감소하고 O에서 증가한다.

① ㄱ ② ㄷ ③ ㄱ, ㄴ
④ ㄴ, ㄷ ⑤ ㄱ, ㄴ, ㄷ

28

2014학년도 03번

그림은 H의 $1s$와 F의 $2p$ 원자 궤도함수의 에너지 준위를 나타내며, 점선 안의 영역 (가)는 이 원자 궤도함수로부터 형성되는 모든 분자 궤도함수만을 포함한다. HF의 두 원자는 z축 상에 놓여있다.

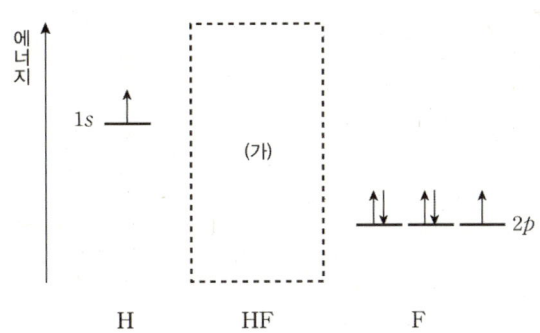

이에 대한 설명으로 옳은 것만을 〈보기〉에서 있는 대로 고른 것은?

─── 보기 ───
ㄱ. 1차 이온화 에너지는 H 원자가 F 원자보다 작다.
ㄴ. (가)에는 3개의 분자 궤도함수가 있다.
ㄷ. (가)의 σ 분자 궤도함수는 H $1s$와 F $2p_z$ 원자 궤도함수의 겹침으로 형성된다.

① ㄴ ② ㄷ ③ ㄱ, ㄴ
④ ㄱ, ㄷ ⑤ ㄱ, ㄴ, ㄷ

29

그림 (가)는 벤젠(C_6H_6)의 원자가 결합 모형을 나타낸 것이고, (나)는 (가)의 탄소 $2p$ 오비탈로 만들어진 π 분자 궤도함수의 에너지 준위와 바닥상태의 전자 배치를 나타낸 것이다.

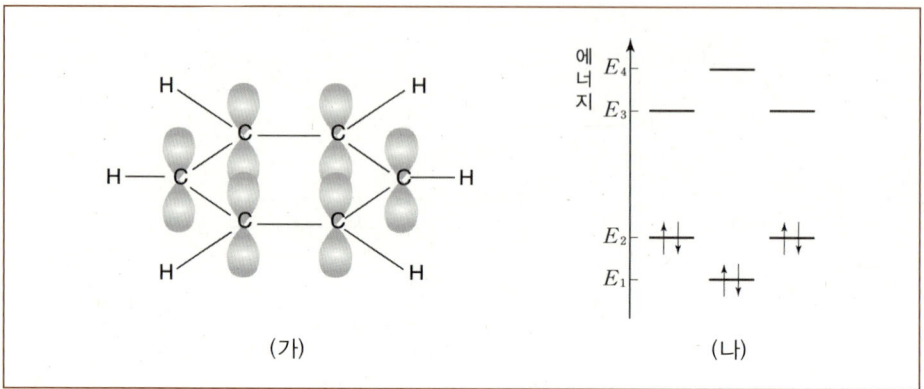

(가)   (나)

바닥상태의 벤젠에 대한 설명으로 옳은 것은?

① (가)에는 6개의 π 결합이 있다.
② (가)에서 탄소 원자는 sp^2 혼성 궤도함수를 만든다.
③ (나)에서 E_2의 전자가 E_3로 여기하면 탄소-탄소 평균 결합 길이는 감소한다.
④ (나)에서 E_1의 π 분자 궤도함수는 반결합성 궤도함수이다.
⑤ 상자기성 물질이다.

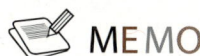

2018학년도 대비

MD for PEET
일반화학추론

2018 MEGAMD
PHARMACY EDUCATION ELIGIBILITY TEST

PART III
기체/액체/고체/용액

05	기체
06	액체, 고체, 상평형
07	용액

01

이상 기체(ideal gas)에 대한 설명으로 옳은 것만을 〈보기〉에서 있는 대로 고른 것은? (단, n, P, V, T는 각각 기체의 몰수, 압력, 부피, 절대 온도이다.)

─── 보기 ───

ㄱ. 기체 입자의 충돌은 완전 탄성이다.
ㄴ. 기체 입자 사이에 분산력이 작용한다.
ㄷ. P와 T가 일정할 때 V는 n에 비례한다.

① ㄱ   ② ㄴ   ③ ㄱ, ㄷ
④ ㄴ, ㄷ   ⑤ ㄱ, ㄴ, ㄷ

02

그림은 온도가 각각 $300\,\text{K}$와 T_1일 때 어떤 기체 1몰에 대하여 압력에 따른 압축인자($Z = \dfrac{PV}{RT}$)를 나타낸 것이다.

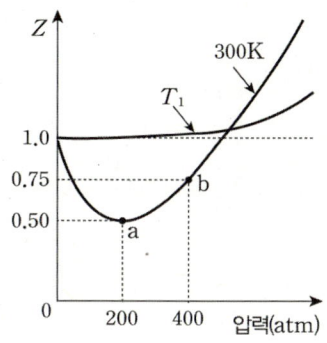

이에 대한 설명으로 옳은 것만을 〈보기〉에서 있는 대로 고른 것은?

───── 보기 ─────

ㄱ. $300\,\text{K}$보다 T_1에서 이상 기체에 가까운 거동을 보인다.

ㄴ. T_1은 $300\,\text{K}$보다 높다.

ㄷ. a에서의 부피 : b에서의 부피 $= 4 : 3$이다.

① ㄱ   ② ㄷ   ③ ㄱ, ㄴ
④ ㄴ, ㄷ   ⑤ ㄱ, ㄴ, ㄷ

03

그림 (가)는 고정된 두 막에 의해 영역 (Ⅰ), (Ⅱ), (Ⅲ)으로 분리된 밀폐 용기에 기체 A와 B를 채운 초기 상태를 나타낸 것이다. 그림 (나)는 두 분리막을 A와 B가 모두 통과할 수 있는 투과막과 B만 통과할 수 있는 반투막으로 각각 변환시킨 후 평형에 도달된 최종 상태를 나타낸 것이다. 이 과정에서 온도는 일정하게 유지하였다.

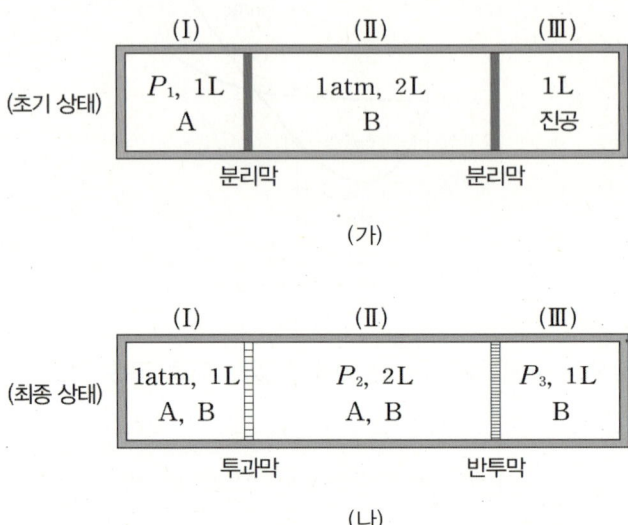

이에 대한 설명으로 옳은 것만을 〈보기〉에서 있는 대로 고른 것은? (단, 모든 기체는 이상 기체로 거동한다.)

---- 보기 ----

ㄱ. P_1은 1atm이다.

ㄴ. P_3은 $\frac{1}{2}$ atm이다.

ㄷ. 최종 상태에서 혼합 기체의 몰수는 영역 (Ⅰ)이 영역 (Ⅱ)의 $\frac{1}{2}$ 배이다.

① ㄱ   ② ㄷ   ③ ㄱ, ㄴ
④ ㄴ, ㄷ   ⑤ ㄱ, ㄴ, ㄷ

04

2014학년도 05번

그림은 강철 실린더의 내부를 고정된 경계막으로 분리한 후, 실린더 안에 기체를 채운 상태를 나타낸 것이다.

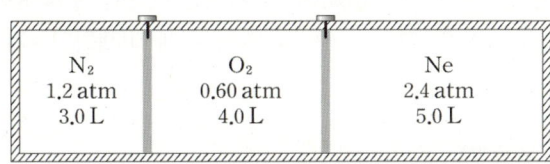

고정 장치를 제거하고 등온 조건에서 경계막의 이동을 허용하여 평형에 도달하게 하였을 때, 이 평형 상태에 대한 설명으로 옳은 것만을 〈보기〉에서 있는 대로 고른 것은? (단, 기체는 이상 기체로 거동하며, 실린더 벽과 경계막을 통과하지 못한다.)

──── 보기 ────

ㄱ. N_2의 압력은 1.8 atm이다.
ㄴ. O_2의 부피는 1.6 L이다.
ㄷ. 밀도가 가장 큰 기체는 O_2이다.

① ㄱ ② ㄴ ③ ㄱ, ㄷ
④ ㄴ, ㄷ ⑤ ㄱ, ㄴ, ㄷ

05

그림 (가)는 부피 V인 실린더에 A 기체가, 부피 $2V$인 반응 용기에 B 기체가 들어 있는 것을, 그림 (나)는 콕을 열고 피스톤을 밀어 A와 B를 섞었을 때 반응이 진행되기 전을, 그림 (다)는 A와 B가 반응하여 C 기체를 생성한 후를 분자 모형을 사용하여 나타낸 것이다. A~C의 분자 수는 각 모형 수에 비례하고 (가)~(다)의 온도는 같다.

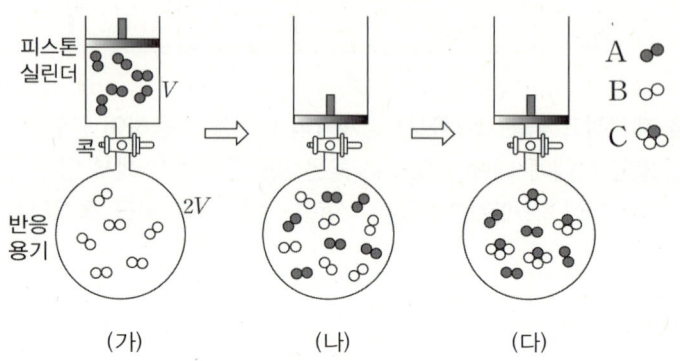

기체의 분자 운동론을 적용하여 이에 대해 설명한 것으로 옳은 것만을 〈보기〉에서 있는 대로 고른 것은? (단, 연결관의 부피는 무시한다.)

─ 보기 ─
ㄱ. A 분자의 평균 운동 에너지는 (가)에서가 (다)에서보다 크다.
ㄴ. (가)에서 실린더 내부의 A의 압력은 (나)에서 B의 부분 압력과 같다.
ㄷ. 제곱 평균 제곱근 속력(root mean square speed)은 (나)에서의 B가 (다)에서의 C보다 크다.

① ㄱ ② ㄷ ③ ㄱ, ㄴ
④ ㄴ, ㄷ ⑤ ㄱ, ㄴ, ㄷ

06

2007학년도 04번

그림과 같이 NO, O_2, Ar을 서로 다른 용기에 저장하였다.

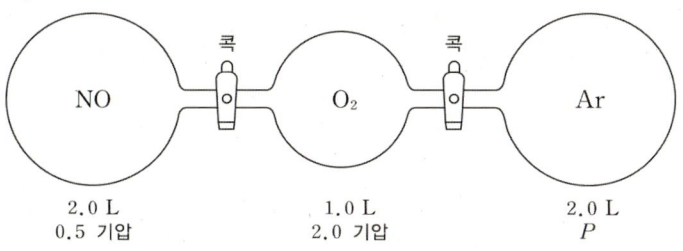

두 개의 콕을 모두 열면 NO는 다음과 같이 완전히 반응하여 NO_2가 되며, Ar은 반응에 참가하지 않는다.

$$2NO(g) + O_2(g) \rightarrow 2NO_2(g)$$

Ar의 초기 압력이 P일 때, 반응 후 기체의 상태에 대한 설명으로 옳은 것을 〈보기〉에서 모두 고른 것은? (단, 온도는 일정하게 유지되었으며, 반응 후 모든 기체는 이상 기체로 행동한다.)

— 보기 —

ㄱ. P가 0.5 기압일 때 전체 압력은 0.8 기압이다.

ㄴ. P가 0.5 기압일 때 NO_2의 분압은 0.2 기압이다.

ㄷ. NO_2의 분압은 Ar의 초기 압력 P와 무관하다.

① ㄱ 　② ㄴ 　③ ㄷ
④ ㄱ, ㄷ 　⑤ ㄴ, ㄷ

07

부피가 1L인 용기 A와 부피가 2L인 용기 B는 질소만 통과할 수 있는 여과 장치와 콕으로 연결되어 있다. 그림 (가)에서 용기 A는 메테인(CH_4)과 질소(N_2)의 부분 압력이 각각 0.3 기압과 0.9 기압인 상태이고, 용기 B는 진공 상태이다. 그림 (나)는 콕을 열어 평형에 도달한 상태이다.

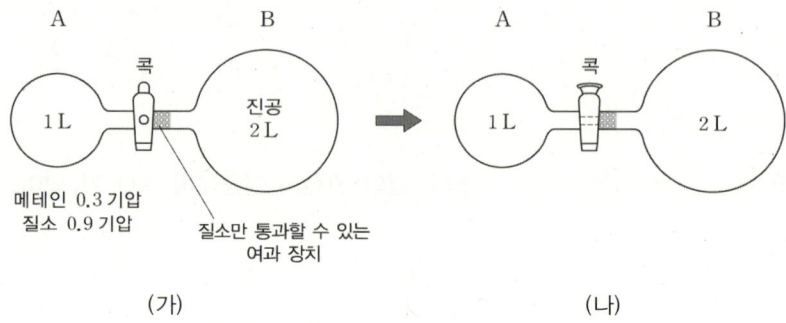

(가)   (나)

이 실험에 대한 설명으로 옳은 것을 〈보기〉에서 모두 고른 것은? (단, 모든 기체는 이상 기체로 행동하고, 모든 과정에서 온도는 일정하게 유지된다.)

―― 보기 ――
ㄱ. (가)에서 (나)로 가는 과정에서 내부 에너지의 변화는 없다.
ㄴ. (나)에서 용기 A에 있는 메테인의 몰분율은 0.5이다.
ㄷ. (나)에서 용기 B에 있는 질소의 부분 압력은 0.4 기압이다.

① ㄱ ② ㄷ ③ ㄱ, ㄴ
④ ㄱ, ㄷ ⑤ ㄴ, ㄷ

08

2010학년도 08번

그림은 기체 A와 B가 각각 0.40기압, 0.60기압으로 실린더에 들어 있는 반응전의 상태를 나타낸 것이다.

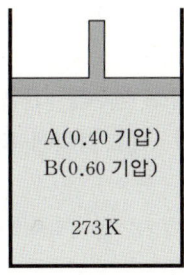

A(0.40 기압)
B(0.60 기압)

273 K

273 K, 1 기압이 유지된 상태에서 한계 반응물이 완전히 소모될 때까지 다음 화학 반응식과 같이 A와 B가 반응하였다.

$$2A(g) + B(g) \rightarrow 2C(g)$$

이에 대한 설명으로 옳은 것만을 〈보기〉에서 있는 대로 고른 것은? (단, A와 B의 몰질량은 각각 $60 g/$몰과 $30 g/$몰이고, 모든 기체는 이상 기체이며, 273 K에서 $RT = 22.4$ 기압·L/몰이다.)

─● 보기 ●─

ㄱ. 반응 전 혼합 기체의 밀도는 $2.0 g/L$이다.
ㄴ. 반응 후 기체 C의 부분 압력은 0.5 기압이다.
ㄷ. 반응 후 혼합 기체의 부피는 반응 전보다 작다.

① ㄱ ② ㄷ ③ ㄱ, ㄴ
④ ㄴ, ㄷ ⑤ ㄱ, ㄴ, ㄷ

09

다음의 반데르발스 식에서 P, V_m, T, R는 각각 기체의 압력, 몰부피, 절대 온도, 기체 상수이고 a와 b는 반데르발스 상수이다.

$$\left(P + \frac{a}{V_m^2}\right)(V_m - b) = RT$$

그림 (가)는 기체 A~C의 반데르발스 상수를 나타낸 것이고, 그림 (나)는 200 K에서 기체 A~C의 압축 인자(PV_m/RT)를 압력에 따라 나타낸 것이다.

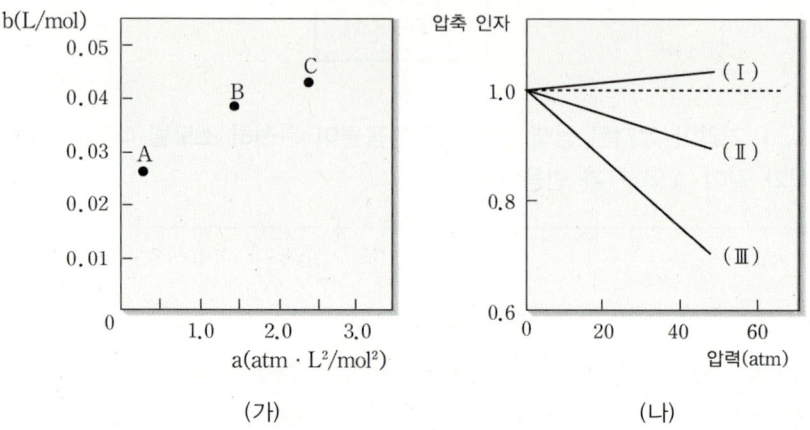

(가) (나)

이에 대한 설명으로 옳은 것만을 〈보기〉에서 있는 대로 고른 것은?

— 보기 —

ㄱ. (Ⅰ)은 기체 C의 압축 인자를 나타낸다.
ㄴ. 20 atm에서 몰부피는 기체 B가 이상 기체보다 크다.
ㄷ. 분자 자체의 부피가 가장 작은 것은 기체 A이다.

① ㄱ ② ㄷ ③ ㄱ, ㄴ
④ ㄴ, ㄷ ⑤ ㄱ, ㄴ, ㄷ

10

다음은 일상생활이나 실험실에서 관찰한 기체와 관련된 현상들이다. 실제 기체의 성질이 이상 기체와 다르다는 것을 보여 주는 것은?

① 고무풍선에 든 헬륨(He) 기체가 빠져 나간다.
② 온도를 높이면 찌그러진 탁구공이 부풀어 오른다.
③ 열기구 내의 공기를 가열하면 열기구가 위로 올라간다.
④ 온도를 낮추면 산소 기체가 응축되어 액체 산소가 된다.
⑤ 일정한 온도에서 기체에 가하는 압력을 높이면 부피가 감소한다.

11

2008학년도 03번

그림은 절대 온도 T_0에서 밀폐된 용기 속에 같은 몰수로 들어 있는 이상 기체 A와 B의 속도 분포를 나타낸 것이다. v_{rms}는 제곱 평균 제곱근 속도(root mean square speed)이다.

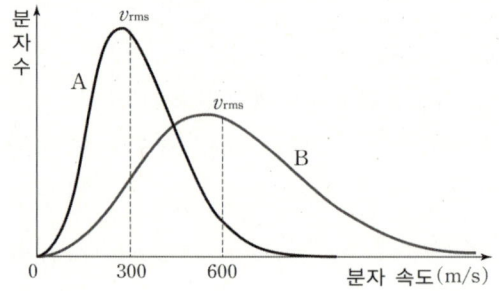

이에 대한 설명으로 옳은 것은?

① 분자량은 A가 B의 4배이다.
② 평균 운동 에너지는 B가 A의 2배이다.
③ 온도를 $2T_0$로 높이면 각 기체의 v_{rms}는 2배가 된다.
④ 용기에 미세한 구멍을 낼 경우 기체의 분출 속도는 B가 A의 4배이다.
⑤ 일정한 온도에서 용기의 부피를 2배로 증가시키면 각 기체의 v_{rms}는 2배가 된다.

12

이상 기체 A의 몰질량은 이상 기체 B의 2배이다. 일정 압력에서 동일 질량의 기체 A와 기체 B의 온도에 따른 성질을 옳게 나타낸 것은? (단, A와 B는 단원자 분자 기체이다.)

①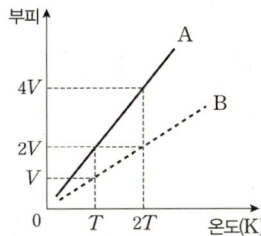

②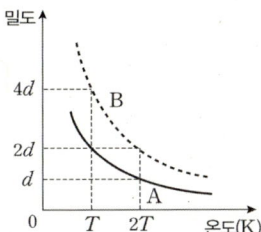

③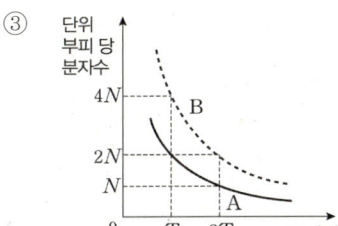

④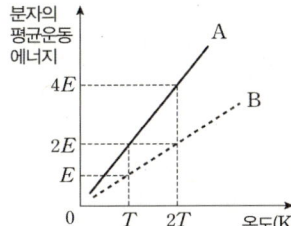

⑤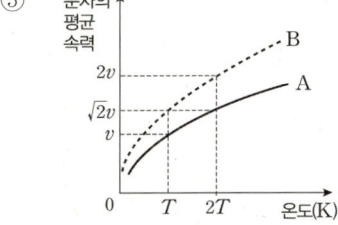

13

2011학년도 10번

그림은 온도 T에서 기체상과 평형을 이루고 액체 A와 압력이 P인 기체 B가 두 개의 2L 용기에 각각 들어 있는 상태 I을 나타낸 것이다. 두 용기를 연결하는 관은 콕으로 닫혀 있다. 상태 I에서 콕을 열어 평형에 도달한 상태 II를 얻고, 상태 II를 $\frac{3}{2}T$까지 가열하여 평형에 도달한 상태 III을 얻었다. 온도 T와 $\frac{3}{2}T$에서 A의 증기압은 각각 P와 $2P$이다.

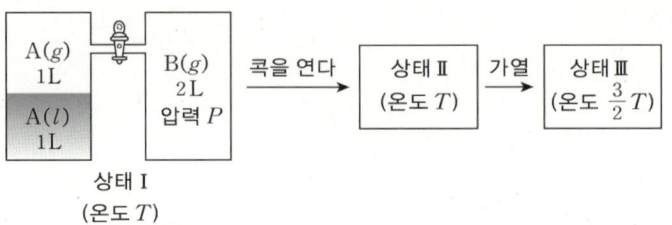

상태 I~III에 대한 설명으로 옳은 것만을 〈보기〉에서 있는 대로 고른 것은? (단, 액체 A의 부피 변화와 연결관의 부피는 무시하고, B(g)는 A(l)에 용해되지 않으며 A와 B는 서로 반응하지 않는다. B의 압력이 A의 증기압에 주는 영향은 무시하며, 기체는 이상 기체 상태 방정식을 따른다.)

• 보기 •

ㄱ. I에서 몰수는 A(g)가 B(g)보다 작다.
ㄴ. II에서 혼합 기체의 전체 압력은 P이다.
ㄷ. A(g)의 몰수는 III이 I의 4배이다.

① ㄴ ② ㄷ ③ ㄱ, ㄴ
④ ㄱ, ㄷ ⑤ ㄱ, ㄴ, ㄷ

14

2009학년도 04번

그림 (가)는 N_2와 CH_4 기체에 대하여 온도와 압력에 따른 압축 인자(Z)의 변화를 나타낸 것이고, 그림 (나)는 그림 (가)에 표시된 N_2의 상태 A를 나타낸 것이다.

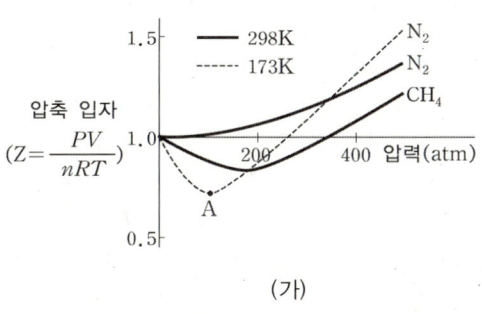 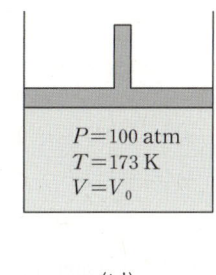

(가)　　　　　　　　　(나)

이에 대한 설명으로 옳은 것만을 〈보기〉에서 있는 대로 고른 것은?

― 보기 ―

ㄱ. 298 K, 400 atm에서 CH_4은 N_2보다 이상 기체에 가까운 거동을 보인다.

ㄴ. 그림 (나)에서 173 K, 200 atm으로 변하면 부피는 $\frac{1}{2}V_0$보다 작아진다.

ㄷ. 그림 (나)에서 298 K, 100 atm으로 변하면 부피는 $\frac{298}{173}V_0$보다 커진다.

① ㄴ 　　② ㄷ 　　③ ㄱ, ㄴ
④ ㄱ, ㄷ　　⑤ ㄱ, ㄴ, ㄷ

15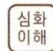

2006학년도 08번

25°C에서 공기가 주입된 풍선을 −190°C로 유지되는 냉각 장치에 넣어 부피가 더 이상 줄어들지 않을 때까지 두었다. 표는 25°C에서 풍선에 주입된 공기를 구성하는 물질의 성분비와 정상 끓는점, 정상 녹는점을 나타낸 것이다.

성분	질소	산소	이산화탄소	아르곤	수증기
성분비(부피%)	78.0	20.7	0.03	0.09	1.18
정상 끓는점(°C)	−196	−183	−78°C에서 승화	−186	100
정상 녹는점(°C)	−210	−219		−189	0

풍선의 최종 상태에 대한 설명으로 옳은 것을 〈보기〉에서 모두 고른 것은? (단, 전체 과정에서 풍선의 내부 압력은 1기압이다.)

― 보기 ―

ㄱ. 질소의 부분 압력은 0.78 기압이다.
ㄴ. 풍선의 부피는 처음 부피의 78%이다.
ㄷ. 풍선 속에는 고체, 액체, 기체 상태의 물질이 존재한다.

① ㄱ ② ㄷ ③ ㄱ, ㄴ
④ ㄱ, ㄷ ⑤ ㄴ, ㄷ

16

그림은 알루미늄(Al) 결정의 입방 단위 세포를 구성하는 모든 원자들의 위치를 나타낸 것이다. A와 C는 단위 세포의 마주보는 두 면이고 B는 단위 세포를 이등분하는 단면이다.

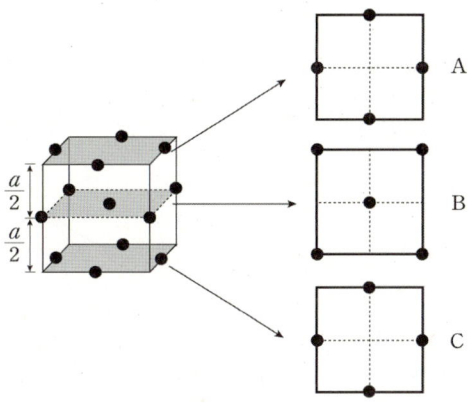

Al 결정에 대한 설명으로 옳은 것만을 〈보기〉에서 있는 대로 고른 것은?

—— 보기 ——

ㄱ. 원자의 배위수는 4이다.

ㄴ. 단위 세포 당 원자 개수는 6이다.

ㄷ. 원자 사이의 최단 거리는 $\frac{\sqrt{2}}{2}a$이다.

① ㄱ   ② ㄷ   ③ ㄱ, ㄴ
④ ㄴ, ㄷ   ⑤ ㄱ, ㄴ, ㄷ

17

그림은 철(Fe)의 상평형도이고, 1개의 액체상과 4개의 고체상을 나타내며, a는 상전이의 방향을 나타낸다.

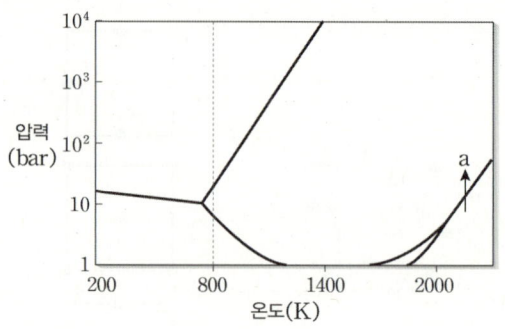

제시된 온도와 압력 범위에서 나타나는 철의 물리적 성질에 대한 설명으로 옳은 것만을 〈보기〉에서 있는 대로 고른 것은?

---• 보기 •---

ㄱ. 삼중점은 2개다.
ㄴ. a의 상전이가 일어나는 동안 부피는 증가한다.
ㄷ. 800 K에서 철은 압력에 관계없이 고체상이다.

① ㄱ ② ㄴ ③ ㄱ, ㄷ
④ ㄴ, ㄷ ⑤ ㄱ, ㄴ, ㄷ

18

그림은 황의 상그림을 나타낸 것이다.

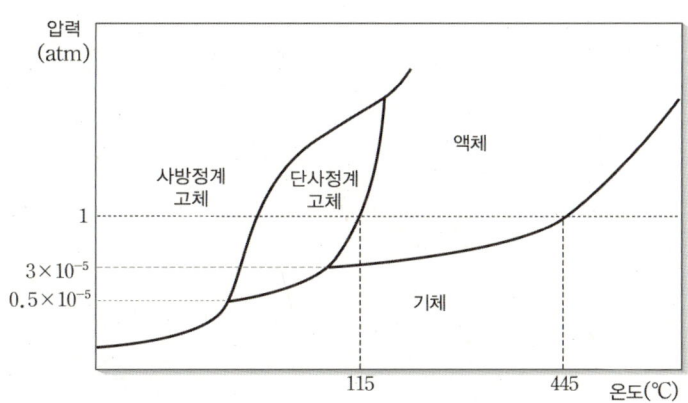

위의 상그림으로부터 황의 상변화에 대해 설명한 것으로 옳은 것만을 〈보기〉에서 있는 대로 고른 것은?

— 보기 —

ㄱ. 200℃에서 황의 증기압은 1 atm보다 낮다.
ㄴ. 사방정계에서 단사정계로 상전이할 때 부피가 감소한다.
ㄷ. 1×10^{-5} atm에서 단사정계 황을 가열할 때 일어나는 상변화는 승화이다.

① ㄱ　　② ㄴ　　③ ㄱ, ㄷ
④ ㄴ, ㄷ　　⑤ ㄱ, ㄴ, ㄷ

19

그림은 헬륨의 온도와 압력의 변화에 따른 상평형을 나타낸 것이다.

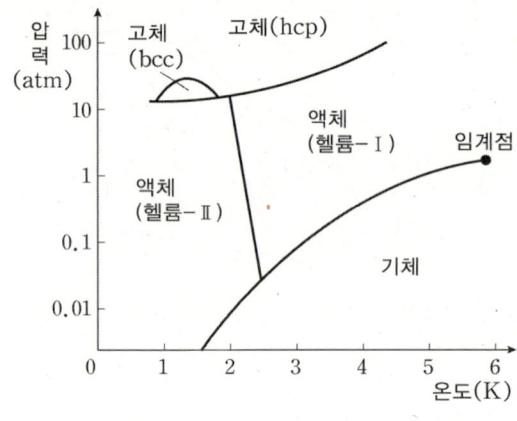

그림에 대한 설명으로 옳은 것을 〈보기〉에서 모두 고른 것은?

— 보기 —

ㄱ. 고체 헬륨은 승화되지 않는다.
ㄴ. 액체 헬륨-Ⅰ이 헬륨-Ⅱ로 변할 때 밀도가 증가한다.
ㄷ. 액체 헬륨-Ⅱ가 존재하는 최고 온도는 약 2.5 K이다.

① ㄱ　　② ㄱ, ㄴ　　③ ㄱ, ㄷ
④ ㄴ, ㄷ　　⑤ ㄱ, ㄴ, ㄷ

20

주족 원소 수소화물의 정상 끓는점 크기를 비교하였다. 그 차이에 대한 주요 원인을 설명한 것으로 옳지 않은 것은?

	정상 끓는점	주요 원인
①	$CH_4 < SiH_4$	$Si-H$ 보다 $C-H$ 의 결합 에너지가 크다.
②	$SiH_4 < HCl$	HCl 은 극성이고, SiH_4 는 비극성이다.
③	$H_2S < H_2O$	H_2O 는 강한 수소 결합을 한다.
④	$HF < H_2O$	H_2O 는 한 분자당 수소 결합의 개수가 더 많다.
⑤	$HCl < HBr$	HBr 보다 HCl 의 편극성이 작다.

21

2005학년도 예비검사 14번

Clausius-Clapeyron식을 이용하여 증기압의 온도 의존성을 예측할 수 있다.

$$\ln(P_{증기}) = -\frac{\Delta H_{증발}}{R}\left(\frac{1}{T}\right) + 상수$$

그래프는 네 가지 분자성 물질 A, B, C, D의 증기압을 온도에 따라 나타낸 것이다.

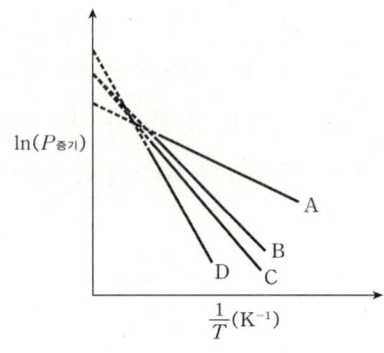

자료에 대한 해석으로 옳은 것을 〈보기〉에서 모두 고른 것은?

―― 보기 ――

ㄱ. 동일한 조건에서 증발 엔탈피가 가장 큰 물질은 A이다.
ㄴ. C_2H_5OH이 B라고 하면 $C_2H_5OC_2H_5$는 C 또는 D이다.
ㄷ. 동일한 조건에서 분자간 인력이 가장 큰 물질은 D이다.

① ㄱ　　　　② ㄴ　　　　③ ㄷ
④ ㄱ, ㄴ　　　⑤ ㄴ, ㄷ

22

그림은 두 가지 이온성 고체 X와 Y의 단위 세포를 나타낸 것이다. X는 음이온(○)이 면심 입방으로 배열되어 있고 틈새에 형성된 모든 팔면체 구멍에 양이온(•)이 채워진 구조이다. Y는 음이온이 면심 입방으로 배열되어 있고 틈새에 형성된 모든 사면체 구멍에 양이온이 채워진 구조이다.

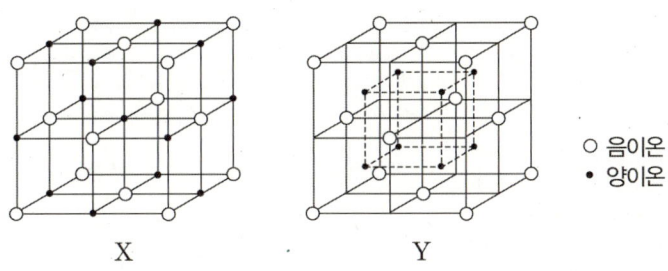

○ 음이온
• 양이온

X   Y

표는 X와 Y의 구조적 특성을 나타낸 것이다.

	X	Y
단위 세포 당 양이온의 수	(가)	8
양이온의 전하	+2	(나)
음이온의 전하	−2	−2
음이온의 배위수	6	(다)
음이온의 배위 구조	팔면체	입방체

(가)~(다)를 옳게 짝을 지은 것은?

	(가)	(나)	(다)
①	4	+1	4
②	4	+1	8
③	4	+2	8
④	8	+2	4
⑤	8	+2	8

23

2015학년도 12번

그림은 금속 M이 단순 입방, 체심 입방, 면심 입방 구조를 이룰 경우 각 결정에 대한 단위 세포를 나타낸 것이다. M 원자(●) 사이의 최단 거리는 모든 구조에서 같다.

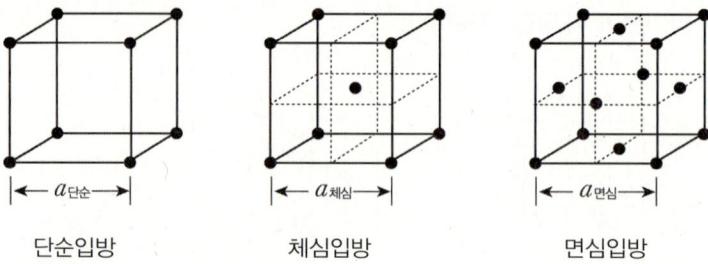

이에 대한 설명으로 옳은 것은?

① 단순 입방 구조는 최조밀 쌓임이다.
② 체심 입방 구조의 단위 세포에는 3개의 원자가 들어 있다.
③ 면심 입방 구조 단위 세포의 꼭짓점 원자와 면 중심 원자의 최인접 원자 개수는 다르다.
④ 밀도는 면심 입방 구조가 단순 입방 구조의 $\sqrt{2}$ 배이다.
⑤ $a_{체심}$은 $a_{단순}$의 $\sqrt{3}$ 배이다.

24

그림 A는 CsCl의 단위 세포로 정육면체의 중심에 Cs^+ 이온이 있고 각 꼭짓점에 Cl^- 이온이 있다. 그림 B는 인접한 4개의 단위 세포에서 Cs^+ 이온만을 나타낸 것이다.

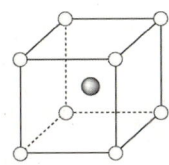 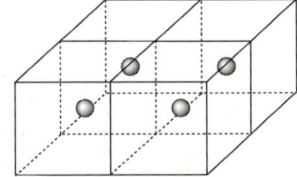

CsCl의 결정 구조에서 Cs^+ 이온에 가장 가까이 있는 Cs^+ 이온의 개수와 두번째로 가까이 있는 Cs^+ 이온의 개수의 합은?

① 12
② 14
③ 16
④ 18
⑤ 26

25

2008학년도 10번

그림 (가)는 원자의 입방 조밀 쌓임으로 형성된 면심입방격자 단위세포에 원자의 위치를 구(●)로 나타낸 모형이다. 그림 (나)는 이 격자에서 인접한 4개의 원자가 만드는 정사면체 배열과 인접한 6개의 원자가 만드는 정팔면체 배열을 나타낸 것이다. 정사면체와 정팔면체 배열의 중심에는 다른 원자나 이온이 놓일 수 있는 빈 공간이 있다. 이를 각각 정사면체 구멍과 정팔면체 구멍이라고 한다.

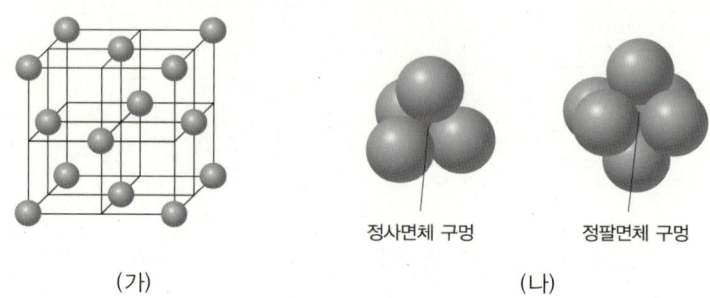

(가)   정사면체 구멍   정팔면체 구멍
         (나)

이에 대한 설명으로 옳은 것은?

① 원자의 배위수는 6이다.
② 단위 세포 안에 있는 원자의 개수는 8이다.
③ 정사면체 구멍이 정팔면체 구멍보다 크다.
④ 단위 세포 안에 있는 정사면체 구멍은 8개이다.
⑤ 단위 세포 안에 있는 정팔면체 구멍은 6개이다.

26

2012학년도 19번

그림 (가)는 철(Fe)의 상그림이고, 그림 (나)는 육방 조밀 쌓임의 격자 구조를 나타낸 것이다.

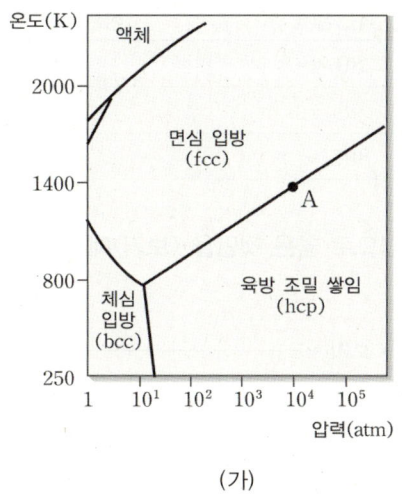

(가)

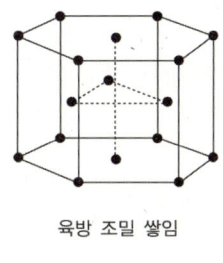

육방 조밀 쌓임

(나)

이에 대한 설명으로 옳은 것만을 〈보기〉에서 있는 대로 고른 것은?

• 보기 •

ㄱ. 1 atm, 298 K에서 단위 세포의 한 변의 길이는 철 원자 반지름의 $\dfrac{4}{\sqrt{3}}$ 배이다.

ㄴ. 1 atm에서 철의 단위 세포당 원자 개수는 298 K일 때가 1400 K일 때보다 1개가 적다.

ㄷ. 점 A에서 상전이가 일어날 때 철의 배위수는 변하지 않는다.

① ㄱ   ② ㄴ   ③ ㄱ, ㄷ
④ ㄴ, ㄷ   ⑤ ㄱ, ㄴ, ㄷ

27

표는 세 가지 물질 A, B, C의 정상 녹는점과 정상 끓는점을 나타낸 것이다. A, B, C는 소듐(Na), 염화 소듐(NaCl), 나프탈렌($C_{10}H_8$) 중의 하나이다.

물질	정상 녹는점(℃)	정상 끓는점(℃)
A	80	218
B	98	883
C	801	1465

25℃, 1기압에서 이 물질에 대한 설명으로 옳은 것만을 〈보기〉에서 있는 대로 고른 것은?

───── 보기 ─────
ㄱ. A는 분자성 고체이다.
ㄴ. B는 이온 결합성 고체이다.
ㄷ. 전기 전도도는 C가 가장 크다.

① ㄱ   ② ㄴ   ③ ㄷ
④ ㄱ, ㄴ   ⑤ ㄱ, ㄷ

28

그림 (가)는 물질 X의 상그림을, 그림 (나)는 서로 다른 압력 A와 B에서 일정량의 X에 대해 얻어진 가열 곡선을 나타낸 것이다.

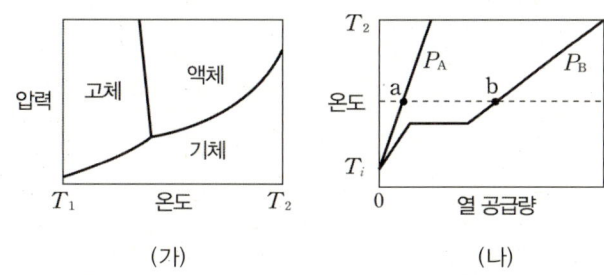

(가)   (나)

이에 대한 설명으로 옳지 <u>않은</u> 것은? (단, T_i, P_A, P_B는 그림 (가)의 온도와 압력 범위 내에 있으며 X의 상태에 따른 비열의 크기는 액체＞고체＞기체이다.)

① T_i는 삼중점의 온도보다 낮다.
② P_A는 P_B보다 낮다.
③ P_B에서 녹는점은 T_i보다 높다.
④ 엔트로피는 a에서가 b에서보다 작다.
⑤ X의 녹는점은 압력이 높을수록 낮다.

29

그림은 물의 상평형 도표를, 표는 물의 열역학 상수를 나타낸 것이다.

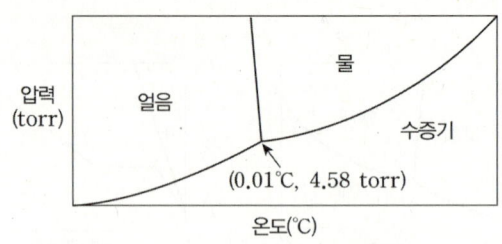

얼음의 용융열	6.0 kJ/mol
물의 기화열	41.0 kJ/mol
물의 비열	4.2 J/g·℃

고립된 10 L의 진공 용기에 0℃인 물과 얼음을 각각 3몰씩 넣은 후 평형 상태에 도달되게 하였다. 평형 상태에 대한 설명으로 옳은 것만을 〈보기〉에서 있는 대로 고른 것은? (단, 얼음과 수증기의 비열은 물의 비열과 같다.)

─── 보기 ───

ㄱ. 수증기가 존재한다.
ㄴ. 온도는 0.01℃이다.
ㄷ. 얼음의 양은 처음보다 많다.

① ㄱ　　② ㄷ　　③ ㄱ, ㄴ
④ ㄴ, ㄷ　　⑤ ㄱ, ㄴ, ㄷ

30 [심화이해]

2009학년도 05번

다음은 어떤 물질의 물리적 성질을 측정하는 실험에서 얻은 결과이다.

- 239.80 K 에서 액체의 증기압은 1 atm 이었다.
- 대기압이 1 atm 일 때 액체의 어는점은 195.45 K 이었다.
- 실험한 온도와 압력 범위에서 고체의 밀도는 항상 액체보다 높았다.
- 190 K 의 평형에서는 기체와 고체만 존재하였고, 이 고체의 증기압은 0.035 atm 이었다.

이 결과로부터 알 수 있는 것 중 옳은 것만을 〈보기〉에서 있는 대로 고른 것은? (단, 실험한 온도와 압력 범위 내에서는 고체, 액체, 기체의 세 가지 상만 존재한다.)

보기

ㄱ. 삼중점의 온도는 195.45 K 보다 낮다.
ㄴ. 삼중점에서 이 물질의 증기압은 0.035 atm 보다 높다.
ㄷ. 200 K, 1 atm 에서 이 물질은 액체상이 가장 안정하다.

① ㄱ   ② ㄴ   ③ ㄱ, ㄷ
④ ㄴ, ㄷ   ⑤ ㄱ, ㄴ, ㄷ

31

석영과 실리카 유리는 SiO_2의 조성을 가지고 있다. 그림은 3차원 Si−O−Si 골격을 가지는 석영과 실리카 유리의 단면 구조를 모식적으로 나타낸 것이다. 그래프는 액체 상태의 용융 실리카가 냉각되면서 석영이나 실리카 유리를 형성할 때 온도에 따른 부피 변화를 나타낸 것이다.

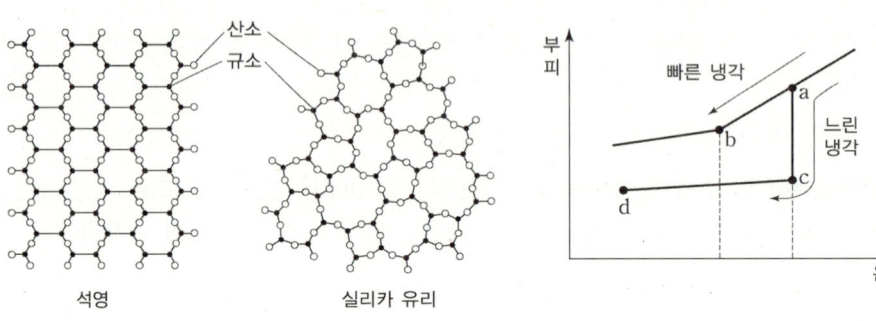

위 자료에 대한 설명으로 옳은 것을 〈보기〉에서 모두 고른 것은?

―● 보기 ●―

ㄱ. 석영의 각 규소 원자는 3개의 산소 원자와 결합한다.
ㄴ. 구간 a−b에서는 과냉각된 액체상이 존재한다.
ㄷ. 과정 a → c → d에서 석영이 만들어진다.

① ㄱ ② ㄷ ③ ㄱ, ㄴ
④ ㄴ, ㄷ ⑤ ㄱ, ㄴ, ㄷ

32

어떤 화학자가 지름 $10\,\text{mm}$인 구형의 금(Au) 덩어리를 모두 지름 $10\,\text{nm}\,(1\,\text{nm} = 1 \times 10^{-9}\,\text{m})$인 구형의 나노 입자로 만들었다. 금덩어리는 면심 입방(fcc) 단위 세포(unit cell)를 가진다. 표는 금덩어리와 나노 입자 1개 당 존재하는 원자 개수와 공간 점유율을 나타낸 것이다.

	금덩어리	나노 입자
원자 개수	약 3.1×10^{22}	약 3.1×10^4
공간 점유율(%)	74	74

금 결정의 구조적 특성에 대한 설명으로 옳은 것을 〈보기〉에서 모두 고른 것은?

- 보기 -

ㄱ. 덩어리와 나노 입자에서 금 원자의 배위수는 모두 6이다.
ㄴ. 금 결정의 단위 세포에서 한 변의 길이는 원자 반지름의 두 배이다.
ㄷ. 금 나노 입자들의 표면적 합은 덩어리였을 때에 비해 10^6배 증가하였다.

① ㄱ ② ㄴ ③ ㄷ
④ ㄱ, ㄴ ⑤ ㄴ, ㄷ

33 [심화이해]

2005학년도 예비검사 07번

금속의 성질은 원자 간의 결합과 공간 배열에 밀접한 관련이 있다. 그림은 면심입방구조를, 표는 금속의 구조에 따른 공간 점유율과 철의 구조에 따른 밀도를 나타낸 것이다.

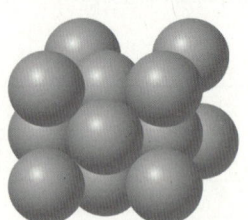

면심 입방구조

금속의 구조	단순 입방	체심 입방	면심 입방
공간 점유율(%)	52	68	74

철의 구조	α형	γ형	δ형
온도	906℃ 이하	906~1401℃	1401℃ 이상
밀도(g/cm³)	7.9	8.6	약 7.9

자료에 근거하여 철의 구조를 설명한 것으로 옳은 것을 〈보기〉에서 모두 고른 것은?

─── 보기 ───

ㄱ. 1200℃에서 철의 배위수는 8이다.
ㄴ. 상온에서 철의 단위 세포에는 2개의 원자가 있다.
ㄷ. α형에서 γ형으로 바뀔 때 단위 세포 한 변의 길이는 증가한다.

① ㄱ   ② ㄴ   ③ ㄷ
④ ㄱ, ㄴ   ⑤ ㄴ, ㄷ

34

다음은 선형 포화 탄화수소 계열 화합물들의 화학식과 명칭을 나타낸 것이다.

탄소수	화학식	명칭
2	CH_3CH_3	에테인(ethane)
4	$CH_3CH_2CH_2CH_3$	뷰테인(butane)
6	$CH_3CH_2CH_2CH_2CH_2CH_3$	헥세인(hexane)
⋮	⋮	⋮
$2n$	$-(CH_2-CH_2)_n-$	폴리에틸렌(PE, $n > 1,000$)

위 화합물들의 성질에 관한 설명 중 옳은 것을 〈보기〉에서 모두 고른 것은?

보기

ㄱ. 분자 간 인력은 분산력(dispersion force)이다.
ㄴ. 탄소수 증가에 따라 순차적으로 기체, 액체, 고체가 된다.
ㄷ. 폴리에틸렌 용액에서는 빛의 경로가 보이는 틴달 현상을 관찰할 수 없다.
ㄹ. n이 서로 다른 폴리에틸렌을 같은 질량만큼 녹인 용액의 삼투압은 n이 클수록 낮다.

① ㄱ, ㄴ　　② ㄱ, ㄷ　　③ ㄴ, ㄷ
④ ㄷ, ㄹ　　⑤ ㄱ, ㄴ, ㄹ

35

그림은 일정 온도에서 이황화 탄소(CS_2)와 아세톤의 혼합 용액에서 CS_2의 몰분율에 따른 각 성분의 증기압과 혼합 용액의 증기압을 나타낸 것이다.

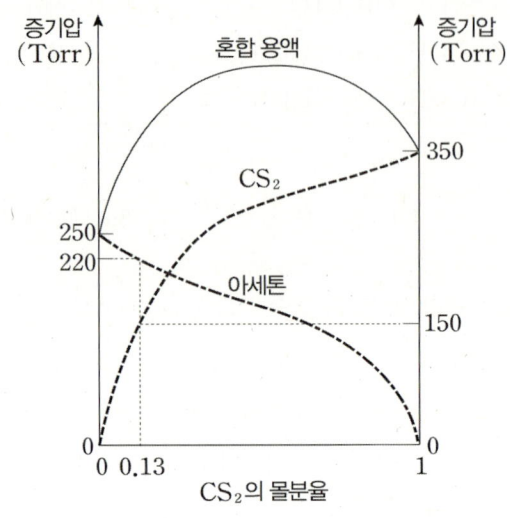

이에 대한 설명으로 옳은 것은?

① 혼합 용액은 라울의 법칙을 만족한다.
② 순수한 아세톤의 증기압은 350 Torr이다.
③ 혼합 용액에서의 CS_2 몰분율이 0.13일 때 증기에서의 아세톤 몰분율은 $\dfrac{150}{370}$이다.
④ 분자간 인력은 CS_2-CS_2가 아세톤-아세톤보다 크다.
⑤ 분자간 인력은 CS_2-아세톤이 CS_2-CS_2와 아세톤-아세톤의 평균값보다 작다.

36

그림은 액체 A와 액체 B의 혼합 용액에서 B의 몰분율(x_B)에 따른 각 성분의 증기압(----)과 전체 증기압(—)을 나타낸 것이다.

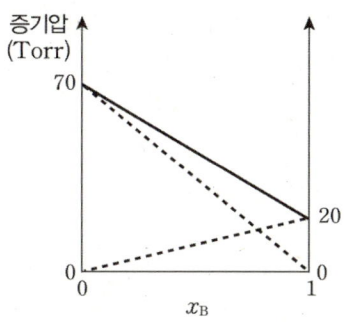

이에 대한 설명으로 옳지 않은 것은?

① 혼합 용액은 이상 용액이다.
② 순수한 액체 B의 증기압은 20 Torr이다.
③ 분자 사이의 인력은 B가 A보다 크다.
④ 액체 A 2몰과 액체 B 3몰 혼합 용액의 전체 증기압은 50 Torr이다.
⑤ $x_B = 0.4$일 때 증기에서 B의 몰분율은 0.16이다.

37

그림 (가)는 농도가 다른 비휘발성 용질의 수용액 100 mL와 300 mL를 각각 담고 있는 비커 A와 B가 밀폐된 용기에 들어 있는 상태를, 그림 (나)는 이 두 용액이 평형에 도달했을 때의 상태를 나타낸 것이다. 그림 (나)에서 비커 A와 B 용액의 부피는 각각 300 mL와 100 mL이며 비커 B 용액의 농도는 1.0 M이고 밀도는 1.05 g/mL이다. 용질과 물의 몰질량은 각각 60 g/mol과 18 g/mol이며, 온도는 일정하고 이 온도에서 순수한 물의 증기압은 100 Torr이다.

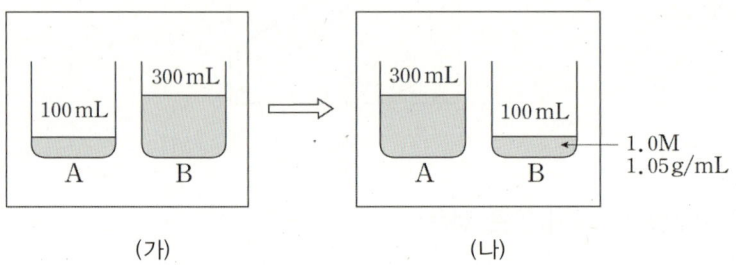

(가)　　　　　(나)

이에 대한 설명으로 옳은 것만을 〈보기〉에서 있는 대로 고른 것은? (단, 용액은 이상용액이다.)

―― 보기 ――

ㄱ. (나)에서 용질의 양은 비커 A에서가 비커 B에서의 3배이다.
ㄴ. (가)에서 비커 A 용액의 농도는 3.0M이다.
ㄷ. (나)에서 수용액의 증기압은 $\frac{55}{56} \times 100$ Torr이다.

① ㄱ　　　　② ㄷ　　　　③ ㄱ, ㄴ
④ ㄴ, ㄷ　　　⑤ ㄱ, ㄴ, ㄷ

38

그림은 25°C에서 액체 A와 액체 B가 혼합된 용액의 증기압을 A의 몰분율(χ_A)에 대해서 나타낸 것이다. χ_A가 a인 혼합 용액과 평형을 이루고 있는 증기에서 A의 부분 압력과 B의 부분 압력은 같다.

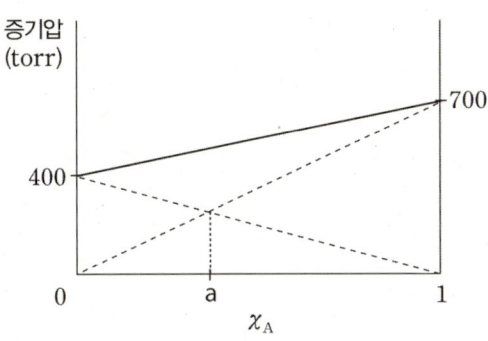

이에 대한 설명으로 옳은 것만을 〈보기〉에서 있는 대로 고른 것은? (단, 혼합 용액은 이상 용액이고 증기는 이상 기체이다.)

---- 보기 ----

ㄱ. 분자간 인력은 A가 B보다 크다.
ㄴ. a는 $\frac{4}{11}$이다.
ㄷ. 증기압이 550 torr인 증기에서 A의 부분 압력은 275 torr이다.

---

① ㄴ ② ㄷ ③ ㄱ, ㄴ
④ ㄱ, ㄷ ⑤ ㄱ, ㄴ, ㄷ

39

표는 온도 T_1과 T_2에서 순수한 액체 A와 B의 증기압을 나타낸다.

액체	증기압(Torr)	
	T_1	T_2
A	30	70
B	20	40

그림은 온도 T_1의 밀폐 용기에서 액체상과 증기상이 평형을 이루고 있는 것을 나타낸다. 액체상에서는 A와 B의 질량비($\frac{m_A}{m_B}$)가 $\frac{1}{2}$이고 증기상에서는 A의 분압(P_A)과 B의 분압(P_B)이 같다.

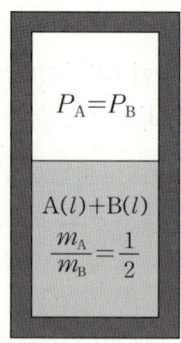

이에 대한 설명으로 옳은 것만을 〈보기〉에서 있는 대로 고른 것은? (단, A와 B의 혼합 용액은 이상 용액이고, 증기는 이상 기체로 행동한다.)

─── 보기 ───

ㄱ. T_1의 평형에서 증기의 총압력은 26 Torr이다.

ㄴ. $\frac{A의 분자량}{B의 분자량}$은 $\frac{3}{4}$이다.

ㄷ. 온도를 T_2로 올려 평형에 도달하면 증기상의 분압은 A가 B보다 크다.

① ㄱ   ② ㄷ   ③ ㄱ, ㄴ
④ ㄴ, ㄷ   ⑤ ㄱ, ㄴ, ㄷ

40

그림은 35 ℃의 클로로포름과 아세톤 혼합 용액에서 클로로포름의 몰 분율에 따른 각 성분의 증기압을 나타낸 것이다. 점선(……)은 혼합 용액이 이상 용액이라고 가정할 때 각 성분의 증기압을 나타낸 것이다.

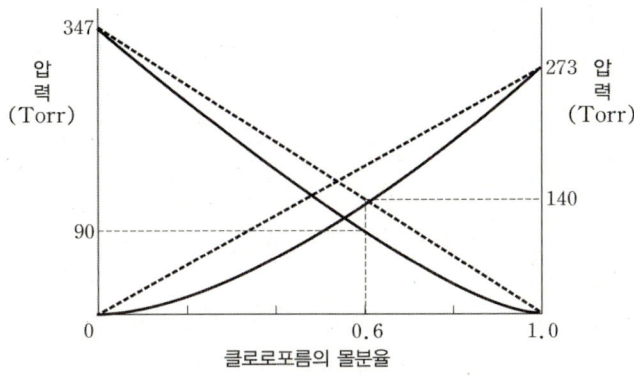

이에 대한 설명으로 옳은 것을 〈보기〉에서 모두 고른 것은?

─── 보기 ───

ㄱ. 아세톤 분자 사이의 인력은 클로로포름 분자 사이의 인력보다 크다.

ㄴ. 아세톤과 클로로포름 분자 사이의 인력은 아세톤 분자 사이의 인력이나 클로로포름 분자 사이의 인력보다 크다.

ㄷ. 클로로포름의 몰분율이 0.6인 용액과 평형을 이루고 있는 증기 속에서 클로로포름의 몰분율은 $\frac{9}{23}$이다.

① ㄱ   ② ㄴ   ③ ㄱ, ㄷ
④ ㄴ, ㄷ   ⑤ ㄱ, ㄴ, ㄷ

41

2016학년도 06번

표는 벤젠과 사염화 탄소 각각의 성질과, 이 두 용매에 용질 A를 각각 녹인 용액 1과 용액 2의 조성과 어는점 내림을 나타낸 것이다.

	밀도(g/cm^3)	어는점 내림 상수(℃·kg/mol)
벤젠	0.80	5.1
사염화 탄소	1.6	(가)

	용액의 조성	어는점 내림(℃)
용액 1	벤젠 0.10L + A 10.0g	5.1
용액 2	사염화 탄소 0.10L + A 10.0g	15

이에 대한 설명으로 옳은 것만을 〈보기〉에서 있는 대로 고른 것은? (단, 온도에 따른 밀도의 변화는 없고, A는 용액에서 해리하거나 서로 결합하지 않으며 용액은 이상 용액이다.)

─────── 보기 ───────

ㄱ. 용액 1의 몰랄 농도는 $1.0\ m$이다.

ㄴ. A의 분자량은 $\dfrac{10}{0.1}$이다.

ㄷ. (가)는 30이다.

① ㄱ   ② ㄷ   ③ ㄱ, ㄴ
④ ㄱ, ㄷ   ⑤ ㄴ, ㄷ

42

2009학년도 07번

표는 어떤 수용액에 함유된 성분의 조성을 나타낸 것이다.

이온	Na^+	Mg^{2+}	Cl^-	SO_4^{2-}
몰랄 농도(m)	0.065	0.030	0.085	0.020

이 수용액에 대한 설명으로 옳은 것만을 〈보기〉에서 있는 대로 고른 것은? (단, 수용액은 이상 용액이라 가정하고, 물의 몰랄 어는점내림 상수는 $K_f = 1.9\,\text{K} \cdot \text{kg/mol}$이고 몰랄 끓는점오름 상수는 $K_b = 0.50\,\text{K} \cdot \text{kg/mol}$이다.)

---• 보기 •---

ㄱ. 이 수용액의 정상 어는점은 순수한 물보다 0.38℃ 낮다.
ㄴ. 이 수용액의 정상 끓는점은 순수한 물보다 0.13℃ 높다.
ㄷ. 같은 온도에서 이 수용액의 증기압은 순수한 물에 비하여 낮다.

① ㄱ   ② ㄴ   ③ ㄱ, ㄷ
④ ㄴ, ㄷ   ⑤ ㄱ, ㄴ, ㄷ

43

그림은 300 K에서 비전해질 화합물 1.0 g이 녹아 있는 수용액 100 mL가 유리관 안에서 반투막을 경계로 물과 평형을 이루고 있는 상태를 나타낸 것이다. 이 때 피스톤이 용액에 가한 압력으로 측정된 삼투압은 0.041기압이다.

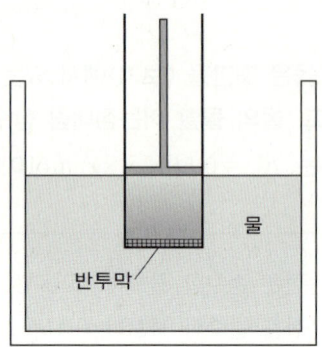

일정한 대기압에서, 이에 대한 설명으로 옳은 것만을 〈보기〉에서 있는 대로 고른 것은? (단, 용액은 이상 용액이며, 온도 변화에 따른 액체 및 용기의 팽창과 화합물의 용해도 변화는 무시한다.)

─── 보기 ───

ㄱ. 화합물의 몰질량은 6.0×10^3 g/몰이다.
ㄴ. 온도를 330 K로 높이면 용액의 삼투압은 증가한다.
ㄷ. 피스톤이 가한 압력이 감소하면 용액의 농도는 감소한다.

① ㄱ ② ㄷ ③ ㄱ, ㄴ
④ ㄴ, ㄷ ⑤ ㄱ, ㄴ, ㄷ

44

2012학년도 06번

이온 화합물 AX와 BY는 물에 녹아 각각 A^+과 X^- 그리고 B^+과 Y^-으로 완전히 해리하고, A^+과 Y^-은 AY로 완전히 침전한다. 0.0100 mol AX를 물 50.0 g에 녹인 용액과 x g의 BY를 물 50.0 g에 녹인 용액을 서로 섞어 혼합 용액을 만들었다. 그림은 이 혼합 용액의 어는점을 1 기압에서 측정하여 x 값에 따라 나타낸 것이다.

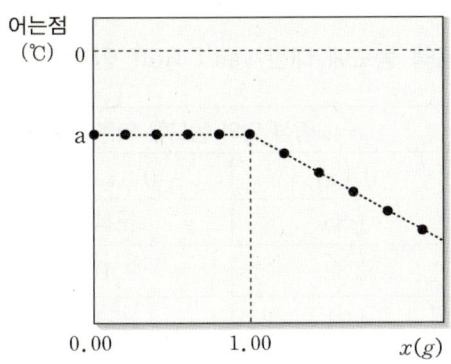

이에 대한 설명으로 옳은 것만을 〈보기〉에서 있는 대로 고른 것은? (단, 물의 어는점 내림 상수는 1.86 ℃·kg/mol이고 혼합 용액은 이상 용액으로 행동한다.)

─── 보기 ───

ㄱ. 그림에서 a는 -0.200×1.86이다.

ㄴ. BY의 화학식량은 2.00×10^2 g/mol이다.

ㄷ. x가 1.50일 때 혼합 용액의 어는점은 -0.300×1.86 ℃이다.

① ㄱ   ② ㄴ   ③ ㄱ, ㄷ
④ ㄴ, ㄷ   ⑤ ㄱ, ㄴ, ㄷ

45

2005학년도 06번

van't Hoff 인자는 염의 수용액에서 측정한 어는점내림(ΔT_f) 값을 그 염이 비전해질이라고 가정하여 계산한 어는점내림 값으로 나눈 것이다.

$$\text{van't Hoff 인자} = \frac{(\Delta T_f)_{측정값}}{(\Delta T_f)_{비전해질로 가정했을 때 계산값}}$$

표는 중성 염들의 수용액 농도에 대한 van't Hoff 인자이다. (m: 몰랄 농도)

	중성 염의 농도에 따른 van't Hoff 인자		
	$0.1\,m$	$0.01\,m$	$0.001\,m$
염 MX	1.85	1.94	1.98
염 M$_2$Y	2.32	2.70	2.84
염 NY	1.21	1.53	1.82

양이온 M과 N, 음이온 X와 Y의 전하는 일정하다고 가정할 때, 표로부터 추론한 것 중 옳은 것은?

① M과 N 금속 이온의 전하 비는 1 : 1이다.
② $0.1\,m$ MX 수용액은 $0.1\,m$ M$_2$Y 수용액보다 더 높은 증기압을 갖는다.
③ 농도에 따라 van't Hoff 인자가 변하는 것은 이온의 크기가 변하기 때문이다.
④ $0.01\,m$ MX 수용액의 ΔT_f는 $0.01\,m$ NY 수용액의 ΔT_f보다 작다.
⑤ NY 용액의 농도를 더 묽게 하면 van't Hoff 인자는 4에 가까워진다.

46

2011학년도 11번

표는 25°C에서 3가지 수용액의 삼투압을 나타낸 것이다. 25°C에서 RT는 24.5 atm · L/mol이다.

	수용액 1.0L당 용해된 용질의 양	삼투압(atm)
용액 I	x mol AX	0.0020×24.5
용액 II	0.40 g B	0.0020×24.5
용액 III	0.0020 mol AX + 0.0020 mol B	0.0050×24.5

AX는 수용액에서 $A^+(aq)$과 $X^-(aq)$으로 완전히 해리한다. 수용액에 용해된 비전해질 $B(aq)$는 $A^+(aq)$과 다음과 같이 반응하며 25°C에서 이 반응의 평형 상수는 K_{BA^+}이다.

$$B(aq) + A^+(aq) \rightleftarrows BA^+(aq)$$

이에 대한 설명으로 옳은 것만을 〈보기〉에서 있는 대로 고른 것은? (단, 전해질 용액에서 이온 사이의 상호 작용은 무시한다.)

─── 보기 ───

ㄱ. 용액 I에서 x는 0.0020이다.
ㄴ. B의 몰질량은 200 g/mol이다.
ㄷ. K_{BA^+}는 1.0×10^3이다.

① ㄱ ② ㄴ ③ ㄱ, ㄷ
④ ㄴ, ㄷ ⑤ ㄱ, ㄴ, ㄷ

47 2008학년도 04번

그림 (가)는 반투막을 사이에 두고 물질 A의 포화 수용액, 물, 물질 B의 포화 수용액이 온도 T_0에서 평형을 이루고 있는 상태를 나타낸 것이다. 반투막은 물만 선택적으로 투과하고, h_1과 h_2는 평형에 도달했을 때 수면의 높이 차이다.

그림 (나)는 물에 대한 A와 B의 용해도를 나타낸 것으로, B의 용해도는 온도에 관계없이 일정하다.

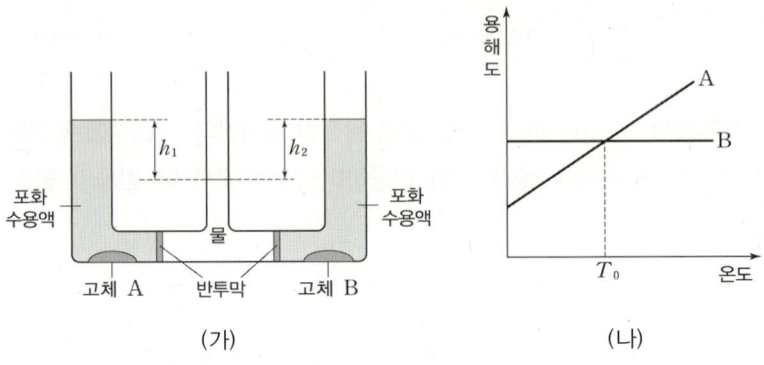

이에 대한 설명으로 옳은 것을 〈보기〉에서 모두 고른 것은? (단, 수용액과 물의 밀도는 같고 온도에 따른 밀도 변화는 없으며, 고체의 양이 충분하여 두 수용액의 포화 상태가 항상 유지된다고 가정한다.)

―― 보기 ――

ㄱ. 온도를 올리면 h_1은 증가한다.
ㄴ. 온도를 올려도 h_2는 변하지 않는다.
ㄷ. A의 수용액에 압력을 가해도 h_2는 변하지 않는다.

① ㄱ   ② ㄴ   ③ ㄱ, ㄴ
④ ㄱ, ㄷ   ⑤ ㄴ, ㄷ

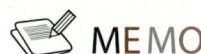

2018 학년도 대비
MD *for* **PEET**
일반화학추론

2018 MEGAMD
PHARMACY EDUCATION ELIGIBILITY TEST

PART IV
열화학

08 반응열
09 열역학

01

다음은 25℃에서 $C_3H_6(g)$의 연소 반응에 대한 열화학 반응식을 나타낸 것이다.

$$C_3H_6(g) + \frac{9}{2}O_2(g) \rightarrow 3CO_2(g) + 3H_2O(l) \qquad \Delta H° = -2060 \text{ kJ}$$

$CO_2(g)$와 $H_2O(l)$의 표준 생성 엔탈피($\Delta H_f°$)는 각각 -390 kJ/mol과 -290 kJ/mol이다. 이 반응에 대해 설명한 것으로 옳은 것만을 〈보기〉에서 있는 대로 고른 것은?

─── 보기 ───

ㄱ. 엔트로피는 증가한다.
ㄴ. $C_3H_6(g)$의 표준 생성 엔탈피는 20 kJ/mol이다.
ㄷ. 표준 내부 에너지 변화($\Delta E°$) > 표준 반응 엔탈피($\Delta H°$)이다.

① ㄱ   ② ㄴ   ③ ㄱ, ㄷ
④ ㄴ, ㄷ   ⑤ ㄱ, ㄴ, ㄷ

02

표는 25℃에서 흑연과 다이아몬드의 열화학 자료를 나타낸 것이다.

	$C(s, 흑연)$	$C(s, 다이아몬드)$
표준 생성 자유 에너지 $\Delta G°_{생성}$ (kJ/mol)	0	2.9
표준 엔트로피 $\Delta S°$ (J/mol·K)	(가)	2.4
표준 연소 엔탈피 $\Delta H_{연소}$ (kJ/mol)	−393.5	−395.4

위의 자료를 근거로 옳게 설명한 것만을 <보기>에서 있는 대로 고른 것은?

— 보기 —

ㄱ. $CO_2(g)$의 표준 생성 엔탈피는 $-393.5\,\text{kJ/mol}$이다.
ㄴ. 다이아몬드의 표준 생성 엔탈피는 $1.9\,\text{kJ/mol}$이다.
ㄷ. (가)는 2.4보다 작다.

① ㄱ ② ㄷ ③ ㄱ, ㄴ
④ ㄴ, ㄷ ⑤ ㄱ, ㄴ, ㄷ

03

다음은 LiBr과 KBr의 용해 엔탈피를 측정하는 실험이다.

⟨실험 과정⟩
(가) 두 개의 단열 용기를 준비하고, 각각에 20.0℃의 물 100.0g을 넣는다.
(나) 과정 (가)의 용기에 LiBr 8.7g(0.10몰)과 KBr 11.9g(0.10몰)을 각각 넣어 완전히 용해될 때까지 온도의 변화를 관찰한다.
(다) 과정 (나)의 용액 각각에 대해 온도가 일정해진 후 온도를 기록한다.

⟨실험 결과⟩
- 과정 (다)에서 LiBr 수용액과 KBr 수용액의 온도는 각각 30.7℃ 와 15.7℃ 이다.

이에 대한 설명으로 옳은 것만을 ⟨보기⟩에서 있는 대로 고른 것은? (단, LiBr 수용액과 KBr 수용액의 비열은 $4.2\,\mathrm{J/g\cdot℃}$ 이다.)

─── 보기 ───
ㄱ. LiBr의 용해 엔탈피는 $-\dfrac{108.7\times 4.2\times 10.7}{0.10}\,\mathrm{J/mol}$이다.
ㄴ. KBr의 용해는 흡열 반응이다.
ㄷ. KBr의 용해 엔트로피는 0보다 작다.

① ㄱ ② ㄷ ③ ㄱ, ㄴ
④ ㄴ, ㄷ ⑤ ㄱ, ㄴ, ㄷ

04

그림은 25℃에서 $CO_2(g)$와 관련된 반응 경로와 각 단계의 표준 반응 엔탈피($\Delta H°$)를 나타낸 것이다.

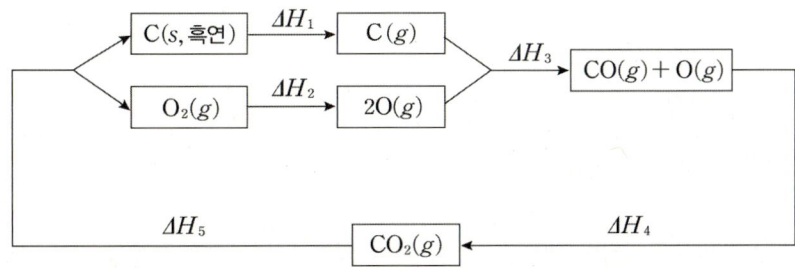

이에 대한 설명으로 옳은 것만을 〈보기〉에서 있는 대로 고른 것은?

---- 보기 ----

ㄱ. $CO_2(g)$의 표준 생성 엔탈피는 $-\Delta H_5$이다.

ㄴ. $CO_2(g)$의 총 결합 에너지는 $\Delta H_3 + \Delta H_4$이다.

ㄷ. $CO(g)$의 표준 연소 엔탈피는 $-(\Delta H_4 + \frac{1}{2}\Delta H_2)$이다.

① ㄱ   ② ㄴ   ③ ㄱ, ㄷ
④ ㄴ, ㄷ   ⑤ ㄱ, ㄴ, ㄷ

05

표는 25℃ 표준 상태에서 4가지 물질의 생성 및 연소 엔탈피를 나타낸 것이다.

	표준 생성 엔탈피(kJ/mol)	표준 연소 엔탈피(kJ/mol)
$H_2O(l)$	(가)	−
$C(s, 흑연)$	−	−390
$CH_3CH_2OH(l)$	−280	−1370
$CH_3OCH_3(l)$	−	−1460

이에 대한 설명으로 옳은 것만을 〈보기〉에서 있는 대로 고른 것은?

───── 보기 ─────

ㄱ. $CO_2(g)$의 표준 생성 엔탈피는 $-390\,kJ/mol$이다.

ㄴ. (가)는 −290이다.

ㄷ. $CH_3CH_2OH(l) \rightarrow CH_3OCH_3(l)$의 표준 반응 엔탈피는 $90\,kJ/mol$이다.

① ㄴ   ② ㄷ   ③ ㄱ, ㄴ
④ ㄱ, ㄷ   ⑤ ㄱ, ㄴ, ㄷ

06

다음은 화합물들의 표준 생성 엔탈피(ΔH_f°) 자료를 이용하여 열화학 반응의 개념을 도식화한 것이다.

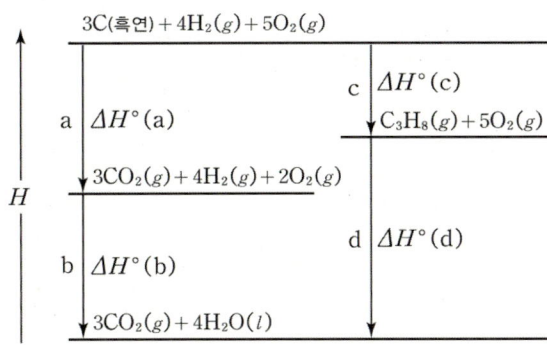

이 개념도에 대한 설명 중 옳은 것을 〈보기〉에서 모두 고른 것은?

• 보기 •

ㄱ. $\Delta H^\circ(c)$는 $C_3H_8(g)$의 $-\Delta H_f^\circ$이다.

ㄴ. $\Delta H^\circ(b)$는 $H_2O(l)$의 ΔH_f°의 4배이다.

ㄷ. 위 개념도로부터 $3CO_2(g) + 4H_2(g) \rightarrow C_3H_8(g) + 3O_2(g)$의 ΔH°를 구할 수 있다.

---

① ㄱ ② ㄴ ③ ㄱ, ㄷ
④ ㄴ, ㄷ ⑤ ㄱ, ㄴ, ㄷ

07

2014학년도 07번

그림은 포름알데히드(CH_2O)의 분해 경로와 각 단계의 표준 반응 엔탈피($\Delta H°$)를 나타낸 것이다.

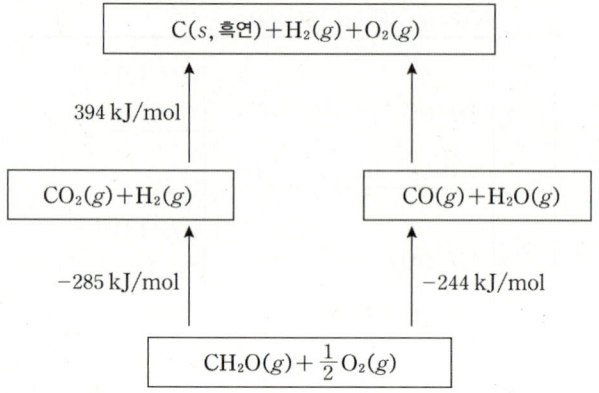

이에 대한 설명으로 옳은 것만을 〈보기〉에서 있는 대로 고른 것은? (단, $H_2O(g)$의 표준 생성 엔탈피($\Delta H_f°$)는 $-242\,kJ/mol$이다.)

---- 보기 ----

ㄱ. $\Delta H_f°[CH_2O(g)] = -109\,kJ/mol$이다.

ㄴ. $\Delta H_f°[CO_2(g)] > \Delta H_f°[CO(g)]$이다.

ㄷ. $CO_2(g)$에서 C와 O 원자 간 결합의 평균 결합 에너지는 $197\,kJ/mol$이다.

① ㄱ ② ㄴ ③ ㄱ, ㄷ
④ ㄴ, ㄷ ⑤ ㄱ, ㄴ, ㄷ

08 [심화이해]

2013학년도 08번

그림은 25℃, 표준 상태에서 메테인(CH_4)이 생성되는 반응 경로와 각 단계의 반응열을, 표는 25℃에서 관련 화학종의 표준 생성 엔탈피(ΔH_f°)를 나타낸 것이다.

$$4H(g) + C(g) \xrightarrow{\Delta H_3}$$
$$\uparrow \Delta H_1 \quad \uparrow \Delta H_2 \quad CH_4(g)$$
$$2H_2(g) + C(s, 흑연) \xrightarrow{\Delta H_4}$$

화학종	ΔH_f° (kJ/mol)
$H(g)$	220
$C(g)$	720
$CH_4(g)$	−80

이에 대한 설명으로 옳은 것만을 〈보기〉에서 있는 대로 고른 것은?

─── 보기 ───

ㄱ. ΔH_3는 $CH_4(g)$의 표준 생성 엔탈피이다.

ㄴ. ΔH_1은 ΔH_2보다 크다.

ㄷ. C−H 결합의 평균 결합 에너지는 420 kJ/mol이다.

① ㄱ ② ㄴ ③ ㄱ, ㄷ
④ ㄴ, ㄷ ⑤ ㄱ, ㄴ, ㄷ

09

H$_2$(g), CH$_4$(g), C$_2$H$_5$OH(l)의 연소 반응은 각각 (가)~(다)와 같으며, 표는 관련된 화합물의 분자량과 표준 생성 엔탈피(ΔH_f°)를 나타낸 것이다.

(가) H$_2$(g) + $\frac{1}{2}$O$_2$(g) → H$_2$O(l)

(나) CH$_4$(g) + 2O$_2$(g) → CO$_2$(g) + 2H$_2$O(l)

(다) C$_2$H$_5$OH(l) + 3O$_2$(g) → 2CO$_2$(g) + 3H$_2$O(l)

화합물	분자량(g/mol)	ΔH_f° (kJ/mol)
CH$_4$(g)	16	-75
C$_2$H$_5$OH(l)	46	-278
CO$_2$(g)	44	-394
H$_2$O(l)	18	-286

25℃ 표준 상태에서 H$_2$(g), CH$_4$(g), C$_2$H$_5$OH(l)의 연소 반응에 대한 설명으로 옳은 것을 〈보기〉에서 모두 고른 것은?

— 보기 —

ㄱ. 반응 (다)에서 엔트로피가 감소한다.
ㄴ. 그램 당 연소열이 가장 큰 것은 H$_2$(g)이다.
ㄷ. 연소열 당 이산화탄소 배출량이 가장 큰 것은 CH$_4$(g)이다.

① ㄱ　　② ㄷ　　③ ㄱ, ㄴ
④ ㄴ, ㄷ　　⑤ ㄱ, ㄴ, ㄷ

10

2011학년도 14번

표는 25℃에서의 몇 가지 화학종에 대한 열화학 자료를 나타낸 것이다.

	(단위 : kJ/mol)
Na(s)의 표준 승화 엔탈피	110
Na(g)의 제1 이온화 에너지	490
$O^{2-}(g)$의 표준 생성 엔탈피	900
$O_2(g)$의 결합 엔탈피	500
$Na_2O(s)$의 격자 에너지	2480

이 자료로부터 25℃에서의 표준 생성 엔탈피와 표준 반응 엔탈피를 구한 것으로 옳은 것만을 〈보기〉에서 있는 대로 고른 것은? (단, 25℃에서 $e^-(g)$의 표준 생성 엔탈피는 0이다.)

― 보기 ―

ㄱ. $Na^+(g)$의 표준 생성 엔탈피는 380kJ/mol이다.
ㄴ. $Na_2O(s)$의 표준 생성 엔탈피는 -380kJ/mol이다.
ㄷ. $O(g)+2e^-(g) \rightarrow O^{2-}(g)$의 표준 반응 엔탈피는 650kJ/mol이다.

① ㄴ   ② ㄷ   ③ ㄱ, ㄷ
④ ㄴ, ㄷ   ⑤ ㄱ, ㄴ, ㄷ

11

다음은 이온성 고체 MX의 수용액 형성에 대한 열역학 함수 중, 격자 엔탈피($\Delta H_{격자}$), 수화 엔탈피($\Delta H_{수화}$), 용해 엔탈피($\Delta H_{용해}$), 용해 자유 에너지($\Delta G_{용해}$)에 해당하는 반응식이다.

$$MX(s) \rightarrow M^+(g) + X^-(g) \qquad \Delta H_{격자}$$
$$M^+(g) + X^-(g) \rightarrow M^+(aq) + X^-(aq) \qquad \Delta H_{수화}$$
$$MX(s) \rightarrow M^+(aq) + X^-(aq) \qquad \Delta H_{용해}, \Delta G_{용해}$$

표는 25 °C에서 암염(rock salt) 구조를 갖는 고체에 대한 $|\Delta H_{격자}|$, $|\Delta H_{수화}|$, $\Delta H_{용해}$, $\Delta G_{용해}$를 나타낸 것이다.

(단위: kJ/mol)

	$|\Delta H_{격자}|$	$|\Delta H_{수화}|$	$\Delta H_{용해}$	$\Delta G_{용해}$
NaCl	(가)	784	+3.9	—
NaF	929	(나)	+1.9	+7.9
LiCl	861	898	(다)	—

이에 대한 설명으로 옳은 것은?

① (가) > 861이다.
② (나) < 784이다.
③ (다) > 0이다.
④ NaCl이 물에 용해될 때 열이 방출된다.
⑤ NaF가 물에 용해될 때 엔트로피가 감소한다.

12

2011학년도 09번

부피가 25L, 압력이 1.0atm인 1.0mol의 이상 기체가 그림과 같은 과정을 거쳐 처음 상태로 돌아온다.

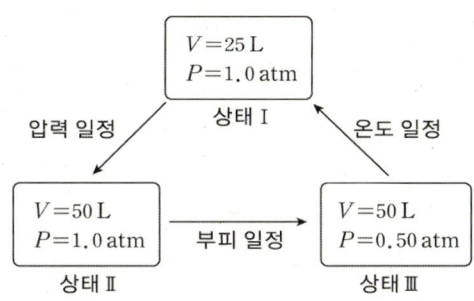

이에 대한 설명으로 옳은 것만을 〈보기〉에서 있는 대로 고른 것은?

• 보기 •

ㄱ. 기체의 엔트로피는 상태 Ⅰ이 상태 Ⅱ보다 작다.
ㄴ. 상태 Ⅱ에서 상태 Ⅲ으로 변할 때, 기체가 하는 일은 0이다.
ㄷ. 기체의 내부 에너지는 상태 Ⅰ과 상태 Ⅲ이 같다.

---

① ㄱ ② ㄷ ③ ㄱ, ㄴ
④ ㄴ, ㄷ ⑤ ㄱ, ㄴ, ㄷ

13

그림은 부피가 V_0인 이상 기체 1몰이 온도 T_0 K에서 가역적으로 등온 팽창하여 부피가 $2V_0$로 변하는 과정을 나타낸 것이다.

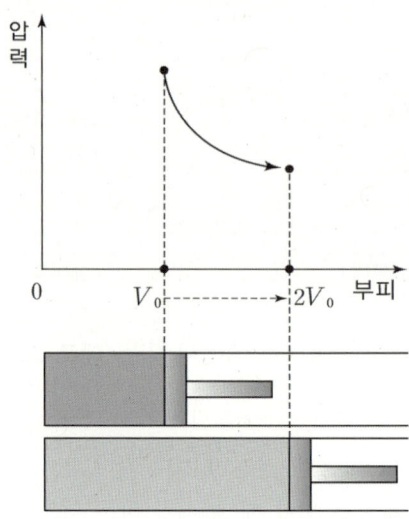

이 과정에 대한 설명으로 옳은 것만을 〈보기〉에서 있는 대로 고른 것은? (단, R은 기체 상수이다.)

― 보기 ―

ㄱ. 기체가 한 일은 $2RT_0$이다.
ㄴ. 기체의 내부 에너지 변화는 0이다.
ㄷ. 기체의 엔트로피 변화는 0보다 크다.

① ㄱ　　② ㄴ　　③ ㄱ, ㄷ
④ ㄴ, ㄷ　　⑤ ㄱ, ㄴ, ㄷ

14

표는 H_2O에 관한 열화학 자료이다.

몰열용량(J/K · mol)	
$H_2O(s)$	38
$H_2O(l)$	75
$H_2O(g)$	34

상전이 엔탈피(kJ/mol)	
용융	6
증발	41

1 기압에서 $-50°C$인 일정량의 얼음을 단위 시간당 일정한 열량을 가하여 $150°C$까지 변화시킬 때의 가열 곡선으로 가장 적절한 것은?

①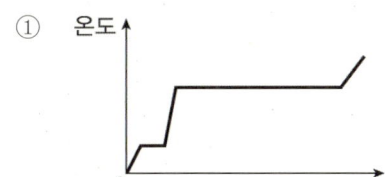

②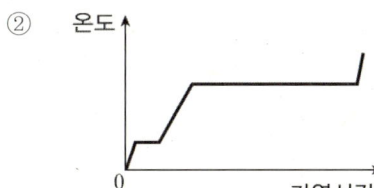

③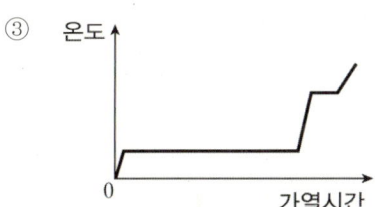

④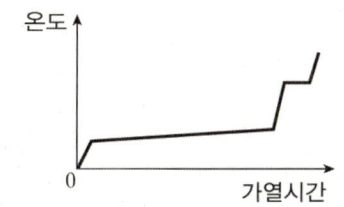

⑤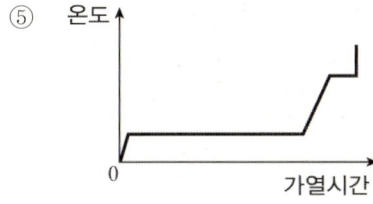

15

그림은 1기압에서 산소(O_2)의 표준 몰 엔트로피($S°$)를 온도에 따라 나타낸 것이다.

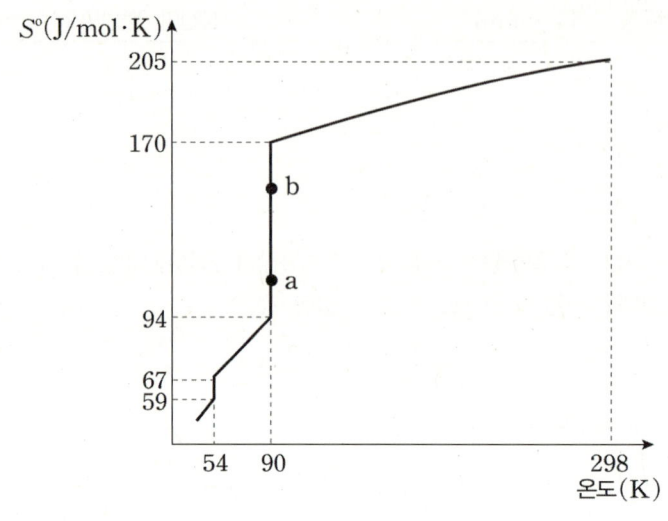

50 K에서 고체 상태인 산소가 액체를 거쳐 기체 상태로 변환하는 과정에 대한 설명으로 옳은 것만을 〈보기〉에서 있는 대로 고른 것은?

───── 보기 ─────

ㄱ. 70 K에서 O_2의 물리적 상태는 액체이다.

ㄴ. a → b 과정의 자유 에너지 변화(ΔG)는 0보다 작다.

ㄷ. 끓는점에서 O_2의 표준 기화 엔탈피($\Delta H°_{기화}$)는 (90×76) J/mol이다.

① ㄴ   ② ㄷ   ③ ㄱ, ㄴ
④ ㄱ, ㄷ   ⑤ ㄱ, ㄴ, ㄷ

16

2006학년도 11번

그림은 1 몰의 액체 사염화탄소(CCl_4)가 정상 끓는점(76.8℃)에서 완전히 기화되는 계의 상태 변화를 나타낸 것이다.

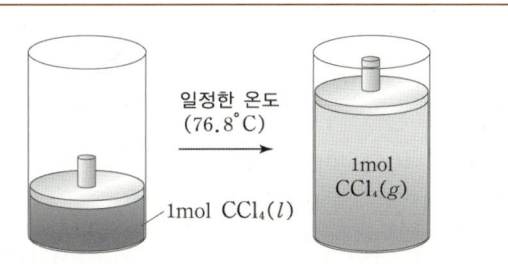

〈계의 상태가 변할 때의 조건과 자료〉
- 온도와 압력은 일정하게 유지된다.
- 기체는 이상 기체 법칙을 따른다.
- 사염화 탄소의 기화열($\Delta H_{기화}$)은 29.8 kJ/mol이다.
- 기화 과정에서 계가 주위에 한 일은 2.9 kJ이다.

이 계의 상태 변화에 대한 설명으로 옳은 것을 〈보기〉에서 모두 고른 것은?

― 보기 ―
ㄱ. 계의 엔트로피는 증가한다.
ㄴ. 기화된 기체의 부피는 22.4 L이다.
ㄷ. 계는 주위로부터 32.7 kJ의 에너지를 흡수한다.
ㄹ. 사염화 탄소의 내부 에너지는 26.9 kJ 증가한다.

① ㄱ, ㄴ ② ㄱ, ㄹ ③ ㄴ, ㄷ
④ ㄱ, ㄷ, ㄹ ⑤ ㄴ, ㄷ, ㄹ

17

2012학년도 10번

표는 25℃에서 NH_3와 H_2에 대한 열화학 자료를 나타낸 것이다.

(단위: kJ/mol)

$NH_3(g)$의 표준 생성 엔탈피	-50
$H_2(g)$의 표준 연소 엔탈피	-290

다음은 암모니아의 연소 반응식이다.

$$4NH_3(g) + 3O_2(g) \rightarrow 2N_2(g) + 6H_2O(l)$$

25℃에서 이 반응에 대한 설명으로 옳은 것만을 〈보기〉에서 있는 대로 고른 것은? (단, 표준 반응 엔탈피와 표준 반응 엔트로피는 온도에 따라 변하지 않는다.)

─── 보기 ───

ㄱ. 표준 반응 엔탈피($\Delta H°$)는 -1540 kJ이다.
ㄴ. 표준 반응 내부 에너지 크기($|\Delta E°|$)는 표준 반응 엔탈피 크기($|\Delta H°|$)보다 크다.
ㄷ. 온도를 올리면 반응의 자발성이 증가한다.

① ㄱ ② ㄷ ③ ㄱ, ㄴ
④ ㄴ, ㄷ ⑤ ㄱ, ㄴ, ㄷ

18

다음은 298K에서 메테인(CH_4)의 연소에 대한 열화학 반응식이다.

$$CH_4(g) + 2O_2(g) \rightarrow CO_2(g) + 2H_2O(l) \qquad \Delta H° = -890 \text{ kJ}$$

이 반응에 대한 설명으로 옳은 것만을 〈보기〉에서 있는 대로 고른 것은?

─── 보기 ───

ㄱ. 반응 엔트로피($\Delta S°$)는 0보다 작다.
ㄴ. 내부 에너지 변화량은 $\Delta H°$와 같다.
ㄷ. CH_4 0.5몰과 O_2 1몰의 반응이 주위에 할 수 있는 일의 최대량은 445 kJ이다.

① ㄱ 　② ㄷ 　③ ㄱ, ㄴ
④ ㄴ, ㄷ　⑤ ㄱ, ㄴ, ㄷ

19

그림은 액체 A와 B의 증기압($P_{증기}$)과 온도의 관계를 나타낸 것이다. 표는 300 K에서 액체 A와 B, 그리고 A와 B를 1 : 1 몰비로 혼합한 용액 C의 증기압을 나타낸 것이다. 액체 A와 B의 정상 끓는점은 각각 400 K와 350 K이다.

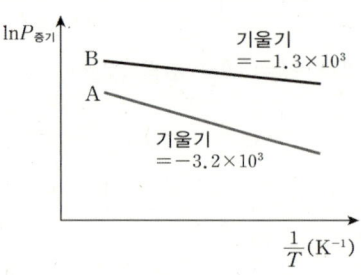

시료	증기압(Torr)
액체 A	50
액체 B	400
용액 C	210

이에 대한 설명으로 옳은 것만을 〈보기〉에서 있는 대로 고른 것은?

― 보기 ―

ㄱ. 증발 엔탈피($\Delta H_{증발}$)는 A가 B보다 크다.

ㄴ. 300 K에서 용액 C를 만들 때 열이 발생한다.

ㄷ. 정상 끓는점에서 증발 엔트로피($\Delta S_{증발}$)는 A가 B보다 크다.

① ㄱ ② ㄷ ③ ㄱ, ㄴ
④ ㄴ, ㄷ ⑤ ㄱ, ㄴ, ㄷ

20

2015학년도 09번

다음은 I^-과 $(S)-2-\text{iodooctane}$이 반응해서 $(R)-2-\text{iodooctane}$과 I^-이 되는 화학 반응식이고, 그림은 반응 좌표에 따른 에너지를 나타낸 것이다.

$$I^- + (S)-2-\text{iodooctane} \rightleftarrows (R)-2-\text{iodooctane} + I^-$$

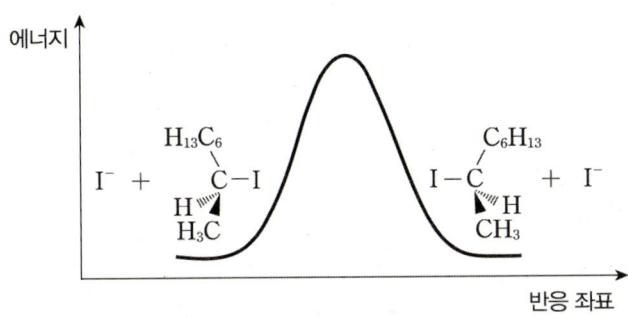

반응이 평형에 도달한 후 온도를 올려도 그 값이 변하지 않는 것만을 <보기>에서 있는 대로 고른 것은?

─── 보기 ───

ㄱ. 평형 상수
ㄴ. 반응 엔트로피
ㄷ. 정반응 속도 상수

① ㄱ
② ㄷ
③ ㄱ, ㄴ
④ ㄴ, ㄷ
⑤ ㄱ, ㄴ, ㄷ

21

엔탈피 변화로 반응의 자발성을 예측하기 위해서 일정하게 유지되어야 할 열역학 변수를 〈보기〉에서 모두 고른 것은?

―― 보기 ――
ㄱ. 압력 ㄴ. 부피
ㄷ. 엔트로피 ㄹ. 온도

① ㄱ, ㄴ
② ㄱ, ㄷ
③ ㄴ, ㄷ
④ ㄴ, ㄹ
⑤ ㄷ, ㄹ

22

그림은 1기압에서 이온 결합 화합물 XY에 가해진 열량에 따른 XY 시료의 온도를 나타낸 것이다. 고체 XY 1.0g을 A에서부터 가열하여 실선을 따라 B, C, D, E에 도달하게 한 후, 서서히 냉각시켰더니 실선을 따라 D, F에 도달한 후, 비가역인 임의의 경로로 B에 도달하였다. XY의 정상 녹는점은 340K이고 F에서 XY는 과냉각 액체 상태이다.

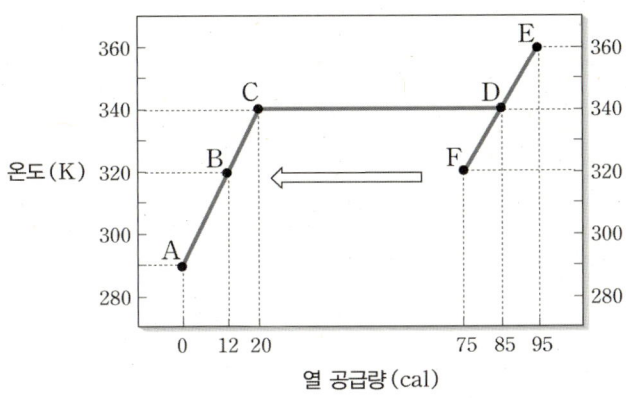

XY에 대한 설명으로 옳은 것만을 〈보기〉에서 있는 대로 고른 것은? (단, 모든 과정에서 XY의 부피와 표면적의 변화는 없다.)

─── 보기 ───

ㄱ. 액체 상태의 비열은 $0.50\,\text{cal/g}\cdot\text{K}$이다.

ㄴ. $C \to F$ 과정에서 내부 에너지 변화(ΔE)는 $+55\,\text{cal}$이다.

ㄷ. $F \to B$ 과정에서 엔트로피 변화(ΔS)는 $\dfrac{\text{엔탈피 변화}(\Delta H)}{320\text{K}}$와 같다.

① ㄱ   ② ㄷ   ③ ㄱ, ㄴ
④ ㄴ, ㄷ   ⑤ ㄱ, ㄴ, ㄷ

23

다음은 300K, 1기압에서 어떤 반응에 대한 반응식과 표준 반응 엔탈피($\Delta H°$), 표준 반응 엔트로피($\Delta S°$)이다.

$$A + B \rightarrow C + D \qquad \Delta H° = -10 \text{ kJ}, \ \Delta S° = 100 \text{ J/K}$$

이 반응에 대한 설명으로 옳은 것을 〈보기〉에서 모두 고른 것은? (단, 반응 과정에서 부피의 변화는 없다.)

─── 보기 ───

ㄱ. 자발적인 반응이다.
ㄴ. A와 B를 각각 1 몰씩 반응시켜 최대로 얻을 수 있는 일의 양은 40 kJ이다.
ㄷ. A와 B의 양을 각각 두 배로 늘려 반응시켜도 엔트로피 변화량은 같다.

① ㄱ ② ㄷ ③ ㄱ, ㄴ
④ ㄴ, ㄷ ⑤ ㄱ, ㄴ, ㄷ

24 [심화 이해]

2016학년도 13번

다음은 25℃에서 산 HA의 해리와 물의 자체 이온화 반응에 대한 열화학 반응식이다.

$$HA(aq) + H_2O(l) \rightleftharpoons H_3O^+(aq) + A^-(aq) \quad \Delta H_1°$$
$$2H_2O(l) \rightleftharpoons H_3O^+(aq) + OH^-(aq) \quad \Delta H_2° = 57.1\,kJ$$

그림은 HA의 온도에 따른 산 해리 상수(K_a)를 나타낸 것이다.

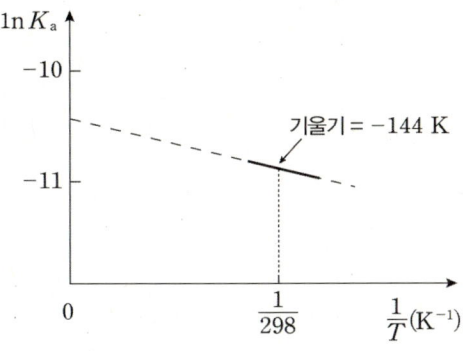

25℃에서 이에 대한 설명으로 옳은 것만을 〈보기〉에서 있는 대로 고른 것은? (단, 기체 상수 $R = 8.31\,J/mol·K$이다.)

─── 보기 ●───

ㄱ. $\Delta H_1°$는 0보다 크다.
ㄴ. HA의 산 해리 반응의 표준 반응 엔트로피($\Delta S°$)는 0보다 크다.
ㄷ. 강염기에 의한 HA의 중화 엔탈피는 $(144 \times 8.31 \times 10^{-3} + 57.1)\,kJ/mol$이다.

① ㄱ   ② ㄷ   ③ ㄱ, ㄴ
④ ㄴ, ㄷ   ⑤ ㄱ, ㄴ, ㄷ

25

온도 T에서의 표준 반응 엔탈피, 표준 반응 자유 에너지, 표준 반응 엔트로피는 각각 $\Delta H°(T)$, $\Delta G°(T)$, $\Delta S°(T)$로 나타낸다. 그림은 어떤 반응의 $\Delta H°(T)$와 $\Delta G°(T)$를 온도에 따라 나타낸 것이다.

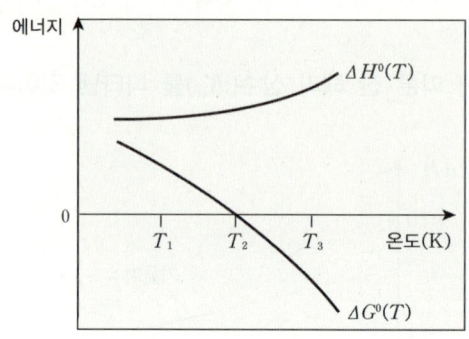

이 반응에 대한 설명으로 옳은 것만을 〈보기〉에서 있는 대로 고른 것은?

〈보기〉

ㄱ. 온도 T_1인 표준 상태에서 발열 반응이다.

ㄴ. $\Delta S°(T_2)$는 $\dfrac{\Delta H°(T_2)}{T_2}$이다.

ㄷ. T_3에서 평형 상수는 1보다 크다.

① ㄱ ② ㄴ ③ ㄱ, ㄷ
④ ㄴ, ㄷ ⑤ ㄱ, ㄴ, ㄷ

26

그림은 반응 $A(g) + 3B(g) \rightleftharpoons 2C(g)$에 대한 평형 상수 K_p의 온도 의존성을 나타낸 것이다.

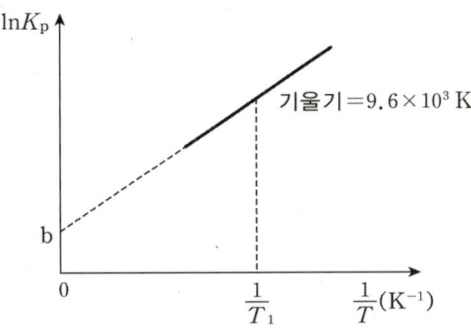

이 반응에 대한 설명으로 옳은 것만을 〈보기〉에서 있는 대로 고른 것은? (단, 기체 상수 R는 $8.31 \text{ J/K} \cdot \text{mol}$이다.)

― 보기 ―

ㄱ. $\ln K_p$ 축의 절편 b는 음의 값을 갖는다.
ㄴ. 온도 T_1에서 표준 반응 엔탈피($\Delta H°$)는 $-9.6 \times 8.31 \text{ kJ/mol}$ 이다.
ㄷ. 온도 T_1에서 정반응에 의한 주위의 엔트로피 변화($\Delta S_{주위}$)는 양의 값이다.

① ㄱ   ② ㄴ   ③ ㄱ, ㄷ
④ ㄴ, ㄷ   ⑤ ㄱ, ㄴ, ㄷ

27

산화 구리(I)로부터 금속 구리를 얻을 수 있는지를 알아보기 위하여 아래의 두 반응을 검토하였다.

(가) $Cu_2O(s) \rightarrow 2Cu(s) + \frac{1}{2}O_2(g)$

$\Delta G°_{298} = +146 \text{ kJ}$ $\Delta H°_{298} = +169 \text{ kJ}$

(나) $C(흑연) + \frac{1}{2}O_2(g) \rightarrow CO(g)$

$\Delta G°_{298} = -137 \text{ kJ}$ $\Delta H°_{298} = -111 \text{ kJ}$

위의 자료로부터 추론한 것 중 옳은 것을 〈보기〉에서 모두 고른 것은?

─── 보기 ───

ㄱ. 298 K 에서 반응 (가)는 자발적 발열 반응이다.
ㄴ. 반응 (나)의 과정에서는 엔트로피가 증가한다.
ㄷ. 온도를 높이더라도 산화 구리(I)로부터 금속 구리를 얻을 수 없다.

① ㄱ ② ㄴ ③ ㄷ
④ ㄱ, ㄷ ⑤ ㄴ, ㄷ

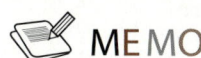

2018 학년도 대비

MD for PEET
일반화학추론

2018 MEGAMD
PHARMACY EDUCATION ELIGIBILITY TEST

PART V
반응 속도

10	반응 속도식
11	메커니즘과 충돌이론

01

그림은 반응물 A가 생성물 P로 변환되는 반응에 대해 온도 T_1과 T_2에서 반응물 A의 농도를 시간에 따라 나타낸 것이다.

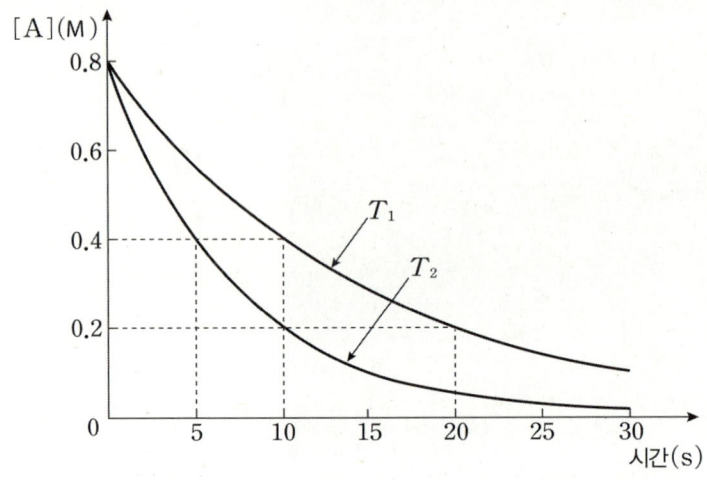

이에 대한 설명으로 옳은 것만을 〈보기〉에서 있는 대로 고른 것은?

─── 보기 ───

ㄱ. T_1에서 반응 속도 상수는 $\frac{\ln 2}{10} s^{-1}$이다.

ㄴ. T_2에서 반응 속도 상수는 T_1에서의 2배이다.

ㄷ. 10초에서의 반응 속도는 T_2에서가 T_1에서보다 크다.

① ㄱ   ② ㄷ   ③ ㄱ, ㄴ
④ ㄴ, ㄷ   ⑤ ㄱ, ㄴ, ㄷ

02

2013학년도 13번

다음은 에스터($RCOOR'$)가 아민($R''NH_2$)과 반응하여 아마이드($RCONHR''$)를 생성하는 화학 반응식이다.

$$RCOOR' + R''NH_2 \xrightarrow{k} RCONHR'' + HOR'$$

반응 속도식은 $v = k[R''NH_2]^n[RCOOR']$이며 k는 반응 속도 상수이고 n은 $R''NH_2$에 대한 반응 차수이다. 에스터에 비해 아민이 과량 존재하는 반응 조건에서 겉보기 반응 속도 상수 k_{obs}는 $k[R''NH_2]^n$이다.

그림은 에스터의 초기 농도가 동일하고 아민의 초기 농도($[R''NH_2]_0$)가 에스터의 농도에 비해 매우 클 때, 여러 가지 $[R''NH_2]_0$ 조건에서 구한 k_{obs}를 $[R''NH_2]_0$에 대해 나타낸 것이다.

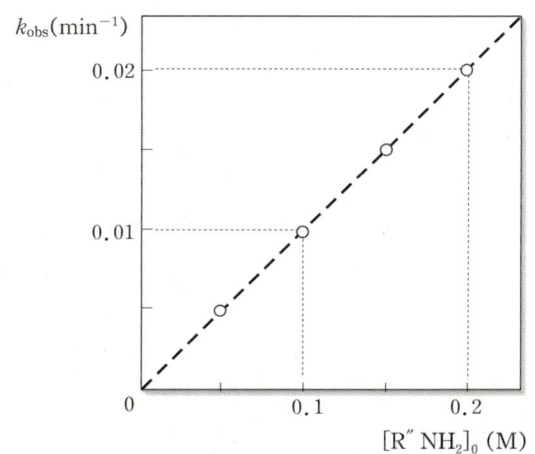

이에 대한 설명으로 옳은 것만을 〈보기〉에서 있는 대로 고른 것은?

---- 보기 ----

ㄱ. n은 1이다.

ㄴ. k는 $0.01 M^{-1} \cdot min^{-1}$이다.

ㄷ. $RCOOR'$의 반감기는 $[R''NH_2]_0$에 관계없이 일정하다.

---

① ㄱ   ② ㄴ   ③ ㄱ, ㄷ
④ ㄴ, ㄷ   ⑤ ㄱ, ㄴ, ㄷ

03

2011학년도 16번

A는 다음 반응식과 같이 분해되어 B와 C를 생성한다.

$$2A(g) \rightarrow B(g) + 2C(g)$$

표는 서로 다른 두 온도에서 반응 용기에 A만을 넣어 시작된 반응의 반응 속도 상수와 시간에 따른 A의 부분 압력을 나타낸 것이다. 각 실험 과정에서 온도와 부피는 일정하게 유지되었다.

	온도	반응 속도 상수	A의 부분 압력		
			초기	1분 후	2분 후
실험 I	T_1	k_1	P_0	$\frac{1}{2}P_0$	$\frac{1}{4}P_0$
실험 II	T_2	k_2	P_0	–	$\frac{1}{2}P_0$

이 실험에 대한 설명으로 옳은 것만을 〈보기〉에서 있는 대로 고른 것은? (단, T_1과 T_2에서 반응 메커니즘은 같다.)

― 보기 ―

ㄱ. 분해 반응은 1차 반응이다.

ㄴ. 실험 I에서 2분 후 기체의 전체 압력은 $\frac{11}{8}P_0$이다.

ㄷ. k_1은 k_2의 2배이다.

① ㄱ　　　② ㄷ　　　③ ㄱ, ㄴ
④ ㄴ, ㄷ　　⑤ ㄱ, ㄴ, ㄷ

04

2014학년도 12번

반응 A → P에서 반응물의 초기 농도 $[A]_0 = 0.40M$일 때 연속적인 반감기($t_{1/2}$)를 측정하여 다음과 같은 결과를 얻었다.

〈실험 결과〉

• 시간에 따른 [A]의 변화

$$[A]_0 \xrightarrow{t_{1/2}=10분} \frac{[A]_0}{2} \xrightarrow{t_{1/2}=20분} \frac{[A]_0}{4} \xrightarrow{t_{1/2}=40분} \frac{[A]_0}{8}$$

이에 대한 설명으로 옳은 것만을 〈보기〉에서 있는 대로 고른 것은?

보기

ㄱ. 150분이 경과한 후의 반응물의 농도는 $0.025\,M$이다.

ㄴ. $[A] = \dfrac{3}{4}[A]_0$이 되는 데 걸리는 시간을 $t_{3/4}$이라 하면, $\dfrac{t_{1/2}}{t_{3/4}}$의 값은 $[A]_0$에 관계없이 일정하다.

ㄷ. 초기 농도 $[A]_0 = 0.50M$이면 $t_{1/2}$는 12.5분이다.

① ㄱ　　　　　② ㄷ　　　　　③ ㄱ, ㄴ
④ ㄴ, ㄷ　　　⑤ ㄱ, ㄴ, ㄷ

05

다음 반응에 대하여 그림은 온도 T_1과 T_2에서 시간에 따른 NO_2의 농도를 $\dfrac{1}{[NO_2]}$로 나타낸 것이다. k는 반응 속도 상수이며, 반응 속도는 CO의 농도와 무관하다.

$$NO_2(g) + CO(g) \xrightarrow{k} NO(g) + CO_2(g)$$

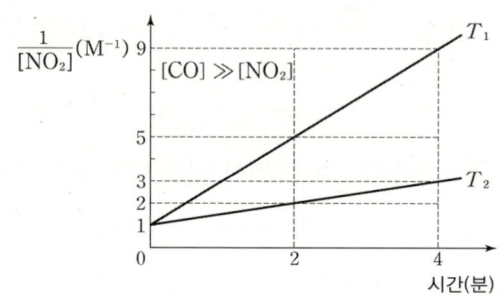

이 반응에 대한 설명으로 옳은 것은?

① CO에 대해서 1차 반응이다.
② NO_2의 반감기는 NO_2의 농도에 의존하지 않는다.
③ T_1에서의 반응 속도 상수는 T_2에서의 반응 속도 상수의 2배이다.
④ 반응 시작 후 2분에서 T_1에서의 반응 속도는 T_2에서보다 작다.
⑤ 단일 단계 반응이다.

06 _{심화이해}

2010학년도 17번

다음은 화합물 A와 B의 화학 반응식과 반응 속도식이다. m과 n은 반응 차수이고, k는 반응 속도 상수이다.

$$A + 2B \rightarrow C$$
$$-\frac{d[A]}{dt} = k[A]^m[B]^n$$

그림은 B의 초기 농도가 $[B]_0$, $2[B]_0$, $3[B]_0$일 때 반응 시간에 따른 A의 농도 변화를 $\ln\frac{[A]}{[A]_0}$로 나타낸 것이다. $[B]_0$는 A의 초기 농도 $[A]_0$에 비하여 매우 크다.

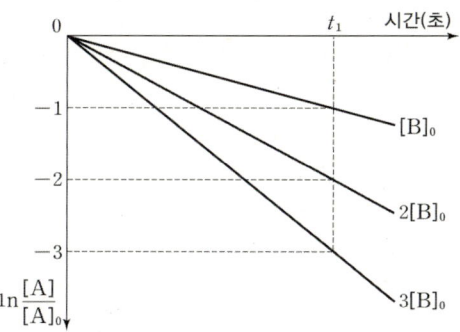

m, n, k를 나타낸 것으로 옳은 것만을 〈보기〉에서 있는 대로 고른 것은?

─────── • 보기 • ───────

ㄱ. m은 1이다.

ㄴ. n은 1이다.

ㄷ. k는 $\dfrac{1}{t_1[B]_0}$이다.

① ㄱ ② ㄷ ③ ㄱ, ㄴ
④ ㄴ, ㄷ ⑤ ㄱ, ㄴ, ㄷ

07

500℃에서 다음 기체 반응에 대한 실험을 수행하였다.

$$A(g) + B(g) \rightarrow 2C(g)$$

그래프 (가)는 $[B]_0 \gg [A]_0$인 조건에서 $[A]$와 시간 사이의 관계를, 그래프 (나)는 $[A]_0 \gg [B]_0$인 조건에서 $\dfrac{1}{[B]}$과 시간 사이의 관계를 나타낸다. (단, $[A]_0$와 $[B]_0$는 각각 A와 B의 초기 농도이다.)

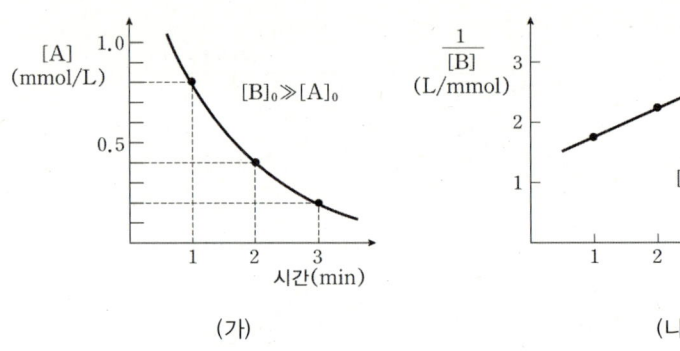

(가)   (나)

실험 결과를 설명한 것으로 옳지 <u>않은</u> 것은?

① 속도 법칙은 $v = k[A][B]$이다.
② 반응은 A에 대하여 1차 반응이다.
③ B의 반감기는 B의 농도에 반비례한다.
④ 반응이 진행됨에 따라 반응 속도가 느려진다.
⑤ 그래프 (나)의 기울기로부터 속도 상수 k를 구할 수 있다.

08

2007학년도 06번

표는 두 온도에서 측정한 $A(g) \rightleftarrows B(g)$ 단일 단계 반응의 정반응 속도 상수와 평형 상수 값을 나타낸 것이다.

온도(K)	정반응 속도 상수(s^{-1})	평형 상수
200	1.00	2.72
400	2.72	1.00

이에 대한 설명으로 옳은 것을 〈보기〉에서 모두 고른 것은? (단, 기체 상수 $R = 8.31$ J/mol·K, $\ln 2.72 = 1$로 한다.)

─── 보기 ───

ㄱ. 정반응은 발열 반응이다.

ㄴ. 400 K에서 역반응 속도 상수는 $\dfrac{1}{2.72} s^{-1}$이다.

ㄷ. 역반응의 활성화 에너지는 9.97 kJ/mol이다.

① ㄱ ② ㄷ ③ ㄱ, ㄴ
④ ㄱ, ㄷ ⑤ ㄴ, ㄷ

09

다음은 어떤 기체상 반응에 대해 제안된 메커니즘이다.

단계 (1) $NO_2 + NO_2 \xrightarrow{k_1} NO + NO_3$ (느림)

단계 (2) $NO_3 + CO \xrightarrow{k_2} NO_2 + CO_2$ (빠름)

이 반응에 대한 설명으로 옳은 것은?

① NO_2와 CO가 2:1의 몰비로 반응한다.
② NO_2에 대한 반응 차수는 2이다.
③ 반응 차수는 3이다.
④ 반응 속도 상수는 $k_1 \times k_2$이다.
⑤ NO는 반응 중간체이다.

10

2017학년도 예비검사 13번

다음은 일산화 질소(NO)의 분해 과정에 대해 제안된 반응 메커니즘이며, 사전 평형(pre-equilibrium) 근사법을 적용한 전체 반응의 속도 상수는 k이다.

단계 (1) : $2NO(g) \underset{k_{-1}}{\overset{k_1}{\rightleftarrows}} N_2O_2(g)$ (빠름)

단계 (2) : $N_2O_2(g) + H_2(g) \overset{k_2}{\longrightarrow} N_2O(g) + H_2O(g)$ (느림)

단계 (3) : $N_2O(g) + H_2(g) \overset{k_3}{\longrightarrow} N_2(g) + H_2O(g)$ (빠름)

이 반응에 대한 설명으로 옳은 것만을 〈보기〉에서 있는 대로 고른 것은?

• 보기 •

ㄱ. NO 1몰이 반응할 때 H_2O 1몰이 생성된다.

ㄴ. k의 단위는 $M^{-2} \cdot s^{-1}$이다.

ㄷ. H_2의 농도를 2배로 하면 반응 속도는 4배가 된다.

① ㄱ ② ㄷ ③ ㄱ, ㄴ
④ ㄴ, ㄷ ⑤ ㄱ, ㄴ, ㄷ

11

표는 반응 A(g) + B(g) → C(g)에 대하여 300 K와 400 K에서 A와 B의 초기 농도를 변화시켜 측정한 초기 반응 속도를 나타낸 것이다.

온도(K)	[A]초기(M)	[B]초기(M)	초기 반응 속도(M·s^{-1})
300	0.10	0.10	2.0×10^{-3}
	0.20	0.10	8.0×10^{-3}
	0.10	0.20	4.0×10^{-3}
400	0.10	0.20	4.0

이에 대한 설명으로 옳은 것만을 〈보기〉에서 있는 대로 고른 것은? (단, 기체 상수 R=8.31 J/mol·K 이다.)

―― 보기 ――

ㄱ. A에 대한 반응 차수는 2이다.
ㄴ. 300 K에서 반응 속도 상수(k)는 $2.0\,\text{M}^{-2}\text{s}^{-1}$이다.
ㄷ. 반응의 활성화 에너지는 $(1.2 \times 8.31 \times \ln 1000)$ kJ/mol이다.

① ㄱ   ② ㄷ   ③ ㄱ, ㄴ
④ ㄴ, ㄷ   ⑤ ㄱ, ㄴ, ㄷ

12

2014학년도 11번

다음은 $CHCl_3$와 Cl_2의 기체상 반응에 대해 제안된 메커니즘이다.

단계 1 $Cl_2 \underset{k_{-1}}{\overset{k_1}{\rightleftharpoons}} \cdot Cl + \cdot Cl$ (빠른 평형)

단계 2 $\cdot Cl + CHCl_3 \xrightarrow{k_2} HCl + \cdot CCl_3$ (느림)

단계 3 $\cdot Cl + \cdot CCl_3 \xrightarrow{k_3} CCl_4$ (빠름)

이에 대한 설명으로 옳지 <u>않은</u> 것은?

① 전체 반응은 $CHCl_3 + Cl_2 \rightarrow CCl_4 + HCl$이다.

② 반응의 속도결정 단계는 단계 2이다.

③ 반응의 속도 법칙은 Cl_2에 대해 1차, $CHCl_3$에 대해 $\frac{1}{2}$차이다.

④ $\cdot Cl$과 $\cdot CCl_3$는 모두 중간체이다.

⑤ 단계 3은 이분자 반응이다.

13

다음 반응에 대하여 표는 초기 분압에 따른 반응 속도를, 그림은 반응 속도 상수(k)의 온도 의존성을 나타낸 것이다.

$$A(g) + 2B(g) \xrightarrow{k} C(g)$$

실험	초기 P_A(atm)	초기 P_B(atm)	C의 초기 생성 속도(atm/s)
1	0.500	0.500	5.00×10^{-3}
2	0.500	1.00	1.00×10^{-2}
3	1.00	1.00	4.00×10^{-2}

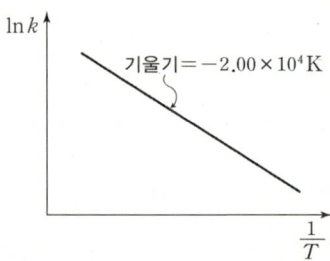

이 반응에 대한 설명으로 옳은 것만을 〈보기〉에서 있는 대로 고른 것은?

─── 보기 ───

ㄱ. A에 대한 2차 반응이다.
ㄴ. 반응 속도 상수 값은 $4.00 \times 10^{-2}/\text{atm}^2 \cdot \text{s}$ 이다.
ㄷ. 활성화 에너지는 $166 \, \text{kJ/mol}$ 이다.

① ㄱ 　② ㄷ 　③ ㄱ, ㄴ
④ ㄴ, ㄷ 　⑤ ㄱ, ㄴ, ㄷ

14

다음은 NO_2Cl이 NO_2와 Cl_2로 분해되는 반응 메커니즘이다.

> 단계 (1) :　　$NO_2Cl \xrightarrow{k_1} NO_2 + Cl$　(느림)
>
> 단계 (2) : $Cl + NO_2Cl \xrightarrow{k_2} NO_2 + Cl_2$　(빠름)
> ──────────────────────────────
> 전체 반응 :　　$2NO_2Cl \xrightarrow{k} 2NO_2 + Cl_2$
>
> (k_1, k_2, k : 각 반응의 반응 속도 상수)

이에 대한 설명으로 옳은 것을 〈보기〉에서 모두 고른 것은?

──────────── • 보기 • ────────────

ㄱ. $k = k_1 \cdot k_2$이다.
ㄴ. Cl은 반응 중간체이다.
ㄷ. 전체 반응은 NO_2Cl에 대해 2차 반응이다.

① ㄱ　　　② ㄴ　　　③ ㄱ, ㄴ
④ ㄱ, ㄷ　　⑤ ㄴ, ㄷ

15

그림은 A로부터 P가 생성되는 반응에 대하여 촉매를 사용하지 않은 경우(…)와 촉매 B를 사용한 경우(—)의 반응 좌표에 따른 퍼텐셜 에너지를 나타낸 것이다.

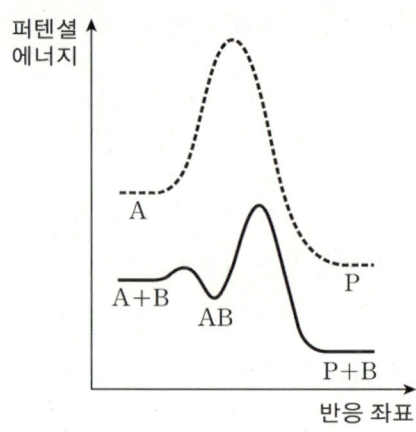

촉매 B를 사용한 전체 반응에 대한 설명으로 옳은 것만을 〈보기〉에서 있는 대로 고른 것은?

───── 보기 ─────

ㄱ. 반응 AB → P + B가 속도 결정 단계이다.
ㄴ. AB는 전이 상태(활성화물)이다.
ㄷ. 정반응과 역반응의 속도는 모두 촉매를 사용하지 않은 반응보다 빠르다.

① ㄱ ② ㄴ ③ ㄱ, ㄷ
④ ㄴ, ㄷ ⑤ ㄱ, ㄴ, ㄷ

16

2006학년도 19번

그림은 $aX(g) \rightarrow bY(g)$ 반응이 서로 다른 두 온도에서 일어날 때 X의 농도를 시간에 따라 나타낸 것이다.

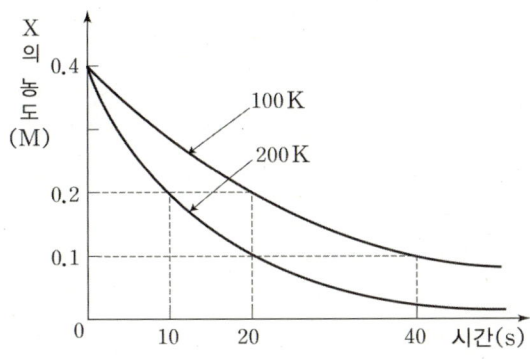

이 반응에 대한 설명으로 옳은 것을 〈보기〉에서 모두 고른 것은? (단, R은 기체 상수이고, $\ln 2 = 0.7$로 한다.)

─────── 보기 ───────

ㄱ. 이 반응은 X에 대해 1차 반응이다.
ㄴ. 100K에서의 반응 속도 상수는 $3.5 \times 10^{-2} \text{s}^{-1}$이다.
ㄷ. 활성화 에너지는 $140R$이다.

① ㄱ ② ㄴ ③ ㄷ
④ ㄱ, ㄴ ⑤ ㄱ, ㄴ, ㄷ

17

그림 (가)와 (나)는 A → P 반응에 대하여 각각 촉매가 없을 때와 촉매가 있을 때 A의 농도를 시간에 따라 나타낸 것이다.

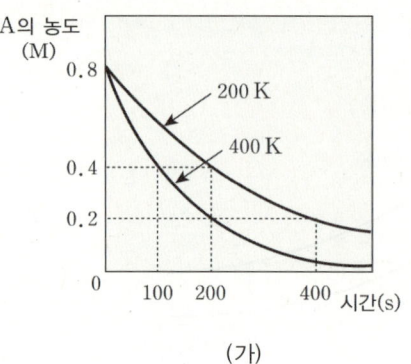
(가)

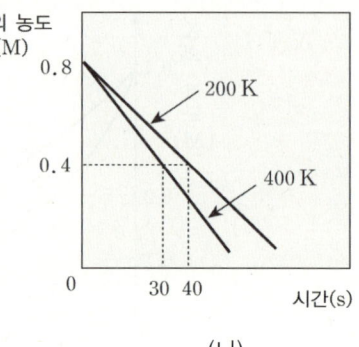
(나)

이 반응에 대한 설명으로 옳은 것만을 〈보기〉에서 있는 대로 고른 것은? (단, 기체 상수 R는 $8.31\,\text{J/mol·K}$ 이다.)

---- 보기 ----

ㄱ. (가)의 200 K에서 반응 속도 상수는 $\dfrac{\ln 2}{200}\,\text{s}^{-1}$ 이다.

ㄴ. (나)에서 활성화 에너지는 $\ln \dfrac{4}{3} \times 400 \times 8.31\,\text{J/mol}$ 이다.

ㄷ. (나)에서 반감기는 A의 초기 농도에 반비례한다.

① ㄱ ② ㄷ ③ ㄱ, ㄴ
④ ㄴ, ㄷ ⑤ ㄱ, ㄴ, ㄷ

18

2016학년도 11번

다음은 어떤 반응의 제안된 메커니즘이며 사전평형(pre-equilibrium) 근사법을 적용한 전체 반응 속도 상수는 k이다.

단계 1 $A + B \underset{k_{-1}}{\overset{k_1}{\rightleftarrows}} C$ (빠름)

단계 2 $C + D \xrightarrow{k_2} E$ (느림)

이에 대한 설명으로 옳은 것만을 〈보기〉에서 있는 대로 고른 것은?

― 보기 ―

ㄱ. C는 촉매이다.
ㄴ. 단계 2의 반응 속도는 $k_2[C][D]$이다.
ㄷ. 전체 반응 속도는 $k[A][B][C][D]$이다.

① ㄴ　　② ㄷ　　③ ㄱ, ㄴ
④ ㄱ, ㄷ　　⑤ ㄴ, ㄷ

19

2012학년도 11번

다음은 A + B → C 반응에 대한 반응 메커니즘이다.

$$\text{단계 (1)} : A \underset{k_{-1}}{\overset{k_1}{\rightleftharpoons}} 2D \quad \text{(빠른 평형)}$$

$$\text{단계 (2)} : D + B \xrightarrow{k_2} E \quad \text{(느림)}$$

$$\text{단계 (3)} : D + E \xrightarrow{k_3} C \quad \text{(빠름)}$$

사전평형(pre-equilibrium) 근사법을 사용하여 반응 속도 상수가 k인 전체 반응 속도 (v)를 다음과 같이 나타낼 수 있다.

$$v = k[A]^m[B]^n$$

이 반응에 대한 설명으로 옳은 것만을 〈보기〉에서 있는 대로 고른 것은? (단, 단계 (2)에서 B가 소멸되는 속도와 단계 (3)에서 C가 생성되는 속도는 같다.)

─── 보기 ───

ㄱ. k_1과 k_{-1}의 단위는 같다.

ㄴ. $m + n$은 1.5이다.

ㄷ. k는 $k_2\left(\dfrac{k_1}{k_{-1}}\right)^{\frac{1}{2}}$이다.

① ㄱ ② ㄴ ③ ㄷ
④ ㄱ, ㄴ ⑤ ㄴ, ㄷ

20

2005학년도 예비검사 18번

표는 반응 $2Q_3(g) \rightarrow 3Q_2(g)$의 메커니즘과 각 단계의 활성화 에너지를 나타낸 것이다.

	반응 메커니즘	활성화 에너지(kJ/mol)
단계 (1)	$Q_3 \rightarrow Q + Q_2$	20
단계 (1)의 역반응	$Q + Q_2 \rightarrow Q_3$	10
단계 (2)	$Q + Q_3 \rightarrow 2Q_2$	50

자료에 대한 해석으로 옳은 것을 〈보기〉에서 모두 고른 것은?

― 보기 ―

ㄱ. 전체 반응의 활성화 에너지는 $60\,\text{kJ/mol}$ 이다.
ㄴ. Q_3의 소멸 속도와 Q_2의 생성 속도는 같다.
ㄷ. Q_3의 압력을 2배로 증가시키면 반응 속도는 2배 빨라진다.
ㄹ. 온도를 올리면 단계 (1)의 반응 속도는 역반응의 반응 속도보다 빠르게 증가한다.

① ㄱ, ㄴ　　② ㄱ, ㄹ　　③ ㄴ, ㄷ
④ ㄷ, ㄹ　　⑤ ㄱ, ㄷ, ㄹ

21

다음은 기체상에서 일어나는 CH_3CHO의 열분해 반응 메커니즘의 일부이다.

> 단계 (1) : $\cdot CH_3 + CH_3CHO \rightarrow CH_4 + CH_3CO \cdot$
> 단계 (2) : $CH_3CO \cdot \rightarrow \cdot CH_3 + CO$
> 전체 반응 : $CH_3CHO \rightarrow CH_4 + CO$

이 반응과 메커니즘에 대한 설명 중 옳지 않은 것은?

① $\cdot CH_3$는 라디칼이다.
② $CH_3CO \cdot$는 반응 중간체이다.
③ 단계 (1)은 이분자 반응이다.
④ 이 반응은 연쇄 반응(chain reaction)이다.
⑤ 전체 반응은 $CH_3CO \cdot$에 대해 1차 반응이다.

22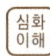

2017학년도 예비검사 12번

반응물 A가 생성물 P로 변환되는 반응에 대하여, 그림 (가)와 (나)는 100 K와 200 K 에서 각각 $[A]$와 $\dfrac{1}{[A]}$을 시간에 따라 나타낸 것이다.

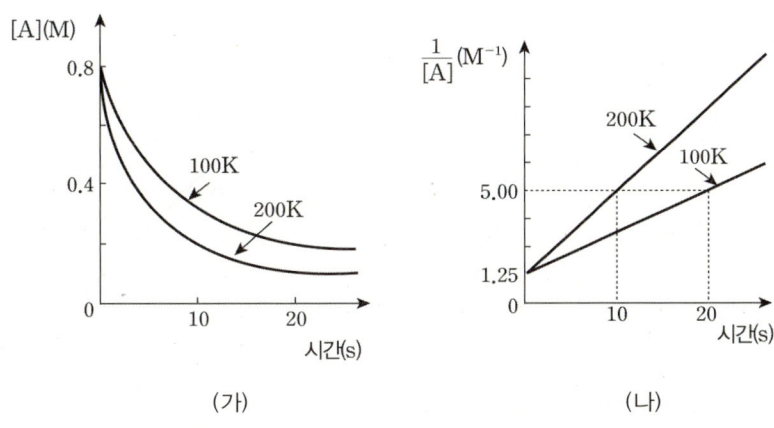

(가)   (나)

이 반응에 대한 설명으로 옳은 것만을 〈보기〉에서 있는 대로 고른 것은? (단, 기체 상수 R는 $8.31\,\mathrm{J/mol\cdot K}$이다.)

— 보기 —

ㄱ. 반응 차수는 2이다.
ㄴ. 200 K에서 반응 속도 상수는 $0.375\,\mathrm{M^{-1}\cdot s^{-1}}$이다.
ㄷ. 활성화 에너지는 $(\ln 2 \times 8.31 \times 200)\,\mathrm{J/mol}$이다.

① ㄱ   ② ㄴ   ③ ㄱ, ㄷ
④ ㄴ, ㄷ   ⑤ ㄱ, ㄴ, ㄷ

23 2015학년도 10번

그림은 R → P 반응에서 일정량의 촉매 X와 촉매 Y를 사용했을 때 280 K와 300 K에서 시간에 따른 R의 농도 변화를 각각 나타낸 것이다.

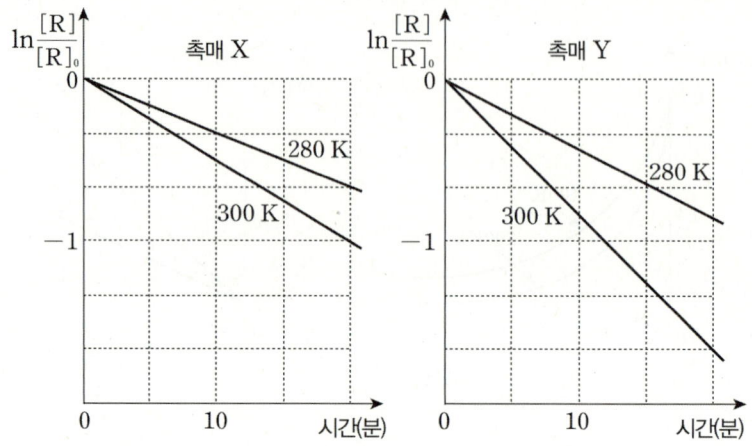

이에 대한 설명으로 옳은 것만을 〈보기〉에서 있는 대로 고른 것은?

---- 보기 ----

ㄱ. 반응 차수는 R에 대해서 1이다.
ㄴ. 280K에서 반응 속도 상수는 촉매 X를 사용할 때가 촉매 Y를 사용할 때보다 작다.
ㄷ. 반응의 활성화 에너지는 촉매 X를 사용할 때가 촉매 Y를 사용할 때보다 작다.

① ㄱ ② ㄷ ③ ㄱ, ㄴ
④ ㄴ, ㄷ ⑤ ㄱ, ㄴ, ㄷ

24

다음은 어떤 기체상 반응의 메커니즘을 나타낸 것이다.

$$A(g) \xrightarrow{k_1} B(g)$$

$$B(g) \xrightarrow{k_2} C(g) \quad (k_1 > k_2)$$

시간에 따른 A~C의 상대적인 농도 변화를 나타낸 그래프로 옳은 것은? (단, k_1과 k_2는 각 단계 반응의 반응 속도 상수이고, B와 C의 초기 농도는 0이다.)

①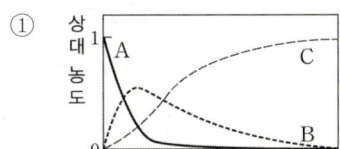

②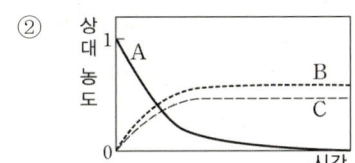

③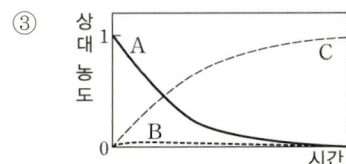

④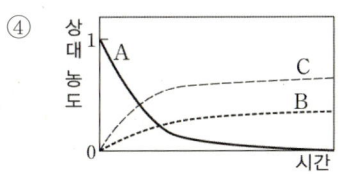

⑤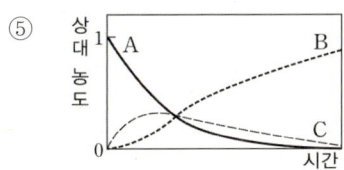

25

2005학년도 05번

반응 속도 상수(k)의 온도 의존성은 Arrhenius 식 $k = Ae^{-\frac{E_a}{RT}}$ 로 나타낼 수 있다. 다음은 두 반응에 대한 Arrhenius 인자를 나타낸 것이다.

반응	$A(\text{s}^{-1})$	E_a(kJ/mol)
(1) $N_2O(g) \rightarrow N_2(g) + O(g)$	7.94×10^{11}	250
(2) $2N_2O_5(g) \rightarrow 4NO_2(g) + O_2(g)$	4.94×10^{13}	103

이 자료로부터 추론한 것 중 옳은 것을 〈보기〉에서 모두 고른 것은?

―――――● 보기 ●―――――

ㄱ. 반응 (1)은 1차 반응이고 반응 (2)는 2차 반응이다.

ㄴ. $\frac{1}{T}$에 대한 $\ln k$ 그래프에서 반응 (1)의 기울기의 절댓값은 반응 (2)의 경우보다 크다.

ㄷ. 온도를 높이면 반응 (1)과 반응 (2)의 속도 상수의 비 $\frac{k(1)}{k(2)}$은 증가한다.

① ㄱ ② ㄴ ③ ㄱ, ㄴ
④ ㄱ, ㄷ ⑤ ㄴ, ㄷ

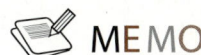

2018 학년도 대비

MD for PEET
일반화학추론

2018 MEGAMD
PHARMACY EDUCATION ELIGIBILITY TEST

PART VI

화학 평형

| 12 | 화학 평형 |
| 13 | 용해 평형 |

01

다음은 온도 T에서 탄산 칼슘($CaCO_3$)의 분해 반응에 대한 열화학 반응식과 평형 상수를 나타낸 것이다.

$$CaCO_3(s) \rightleftarrows CaO(s) + CO_2(g)$$
$$\Delta H° = 178\,kJ, \ \Delta S° = 163\,J/K, \ K_p = 1$$

온도 T와 부피 V에서 이 반응의 평형에 대해 설명한 것으로 옳지 않은 것은? (단, $\Delta H°$와 $\Delta S°$는 온도에 무관하게 일정하다고 가정하고, 전 과정에서 $CaCO_3(s)$은 남아 있다.)

① CO_2의 압력은 $1\,atm$이다.
② $\Delta G° < 0$이다.
③ T는 $1000\,K$보다 높다.
④ $CaO(s)$을 추가해도 평형에서 CO_2의 압력은 변하지 않는다.
⑤ 계의 부피가 $\dfrac{V}{2}$일 때도 평형에서 CO_2의 압력은 변하지 않는다.

02

2017학년도 예비검사 09번

다음은 기체 화합물 A가 B와 C로 분해되는 반응식이고, 그림은 반응물과 생성물의 시간에 따른 부분 압력의 변화를 나타낸 것이다.

$$a\mathrm{A}(g) \rightleftarrows b\mathrm{B}(g)+\mathrm{C}(g)$$

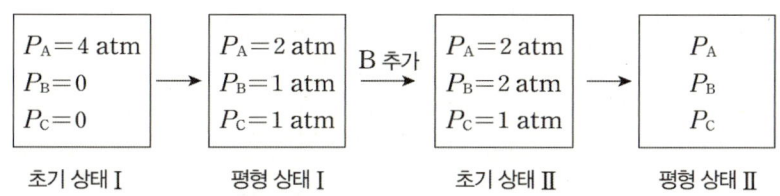

이에 대한 설명으로 옳은 것만을 〈보기〉에서 있는 대로 고른 것은? (단, 반응 과정에서 온도와 부피는 일정하다.)

───── 보기 ─────

ㄱ. $a:b=1:2$이다.

ㄴ. 평형 상수 K_p는 0.5이다.

ㄷ. 평형 상태 Ⅱ에서 P_A는 2.4 atm이다.

① ㄱ   ② ㄷ   ③ ㄱ, ㄴ
④ ㄴ, ㄷ   ⑤ ㄱ, ㄴ, ㄷ

03

2016학년도 09번

다음은 기체 A, B, C의 열화학 반응식이다.

$$2A(g) + B(g) \rightleftharpoons 2C(g) \quad \Delta H° > 0$$

그림은 반응의 초기 상태 (가)와 반응 후 부피가 감소한 평형 상태 (나)를 나타낸 것이다. 전체 과정에서 외부 압력과 온도는 일정하게 유지된다.

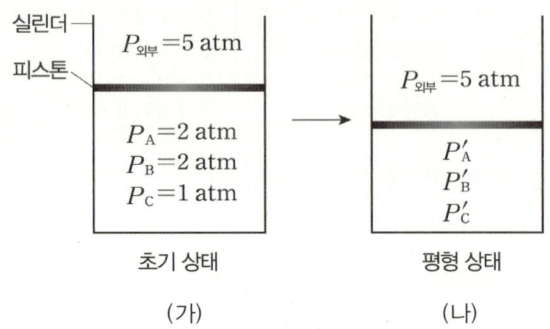

이에 대한 설명으로 옳은 것만을 〈보기〉에서 있는 대로 고른 것은? (단, 피스톤의 무게는 무시하고 실린더와의 마찰은 없다.)

― 보기 ―

ㄱ. 반응의 평형 상수(K_p)는 $\frac{1}{8}$보다 작다.

ㄴ. (가) → (나)의 과정에서 내부 에너지 변화량($|\Delta E|$)은 엔탈피 변화량($|\Delta H|$)보다 크다.

ㄷ. (나)의 상태에서 불활성 기체를 실린더에 넣으면 알짜 반응은 생성물에서 반응물 쪽으로 일어난다.

① ㄱ ② ㄴ ③ ㄱ, ㄷ
④ ㄴ, ㄷ ⑤ ㄱ, ㄴ, ㄷ

04

2015학년도 06번

다음은 기체 A와 B가 반응하여 기체 C를 생성하는 열화학 반응식이다.

$$A(g) + B(g) \rightleftarrows C(g) \qquad \Delta H° < 0$$

그림 (가)는 기체 A, B, C가 압력 P_1과 부피 V_1인 조건에서 평형을 이루고 있는 상태를, 그림 (나)는 기체 A가 첨가된 후 압력 P_2와 부피 V_2인 조건으로 새로운 평형에 도달한 상태를 나타낸 것이다. 전체 과정에서 온도는 일정하게 유지되었다.

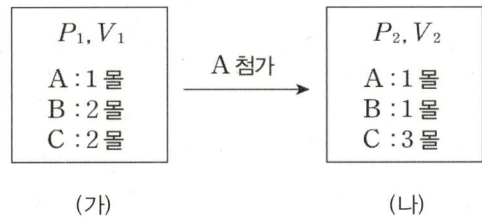

이에 대한 설명으로 옳은 것만을 〈보기〉에서 있는 대로 고른 것은? (단, 기체 A, B, C는 이상 기체로 거동한다.)

── 보기 ──

ㄱ. 첨가한 A의 몰수는 1이다.
ㄴ. P_2는 $3P_1$이다.
ㄷ. 온도를 올리면 반응의 평형 상수는 커진다.

① ㄱ ② ㄷ ③ ㄱ, ㄴ
④ ㄴ, ㄷ ⑤ ㄱ, ㄴ, ㄷ

05

다음은 Cl_2와 NO가 반응하여 $NOCl$을 생성하는 반응식이다.

$$Cl_2(g) + 2NO(g) \rightleftarrows 2NOCl(g)$$

부피가 같은 용기 (가)~(마)에 각각 표에 주어진 조성의 혼합물을 넣은 후 450 K에서 평형에 도달하게 하였다.

	초기 Cl_2 몰수	초기 NO 몰수	초기 $NOCl$ 몰수
(가)	0.20	0	0.80
(나)	0.25	0.10	0.70
(다)	0.30	0.25	0.55
(라)	0.40	0.40	0.40
(마)	0.60	0.80	0

평형 상태에서 (가)~(마) 중 한 용기 안의 혼합물 조성이 나머지 4개에서와 다르게 나타났다. 나머지 4개와 평형 조성이 다른 것은?

① (가) ② (나) ③ (다)
④ (라) ⑤ (마)

06

2013학년도 10번

그림 (가)와 (나)는 298 K와 373 K에서 A(g) ⇌ B(g) 반응계의 자유 에너지(G)를 B의 몰분율에 따라 각각 나타낸 것이다.

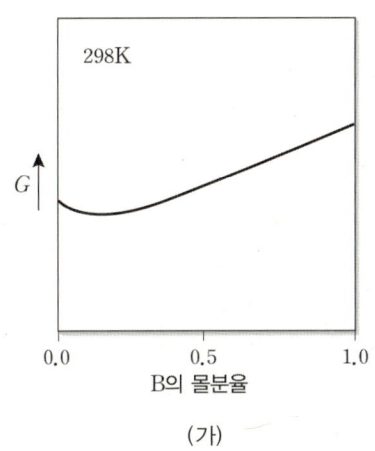
(가)

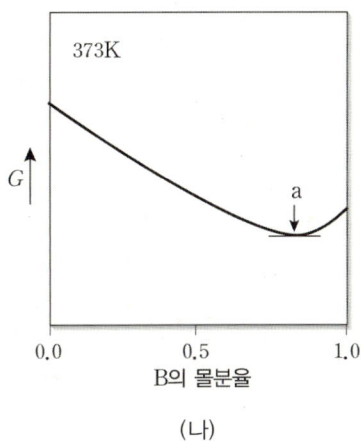
(나)

이 반응에 대한 설명으로 옳은 것만을 〈보기〉에서 있는 대로 고른 것은? (단, 주어진 온도 구간에서 반응 엔탈피와 반응 엔트로피는 일정하다.)

─────── • 보기 • ───────
ㄱ. 정반응은 흡열 반응이다.
ㄴ. 298 K에서 A(g)와 B(g)의 부분 압력이 각각 1기압일 때 역반응이 정반응보다 우세하다.
ㄷ. 그림 (나)의 최저점 a에서 표준 반응 자유 에너지($\Delta G°$)는 0이다.

① ㄴ　　② ㄷ　　③ ㄱ, ㄴ
④ ㄱ, ㄷ　　⑤ ㄱ, ㄴ, ㄷ

07

다음은 A가 반응해서 B와 C를 생성하는 열화학 반응식이다.

$$aA \rightleftarrows B + cC \qquad \Delta H° < 0$$

25℃에서 평형을 이루고 있는 A~C 혼합 용액의 온도를 시간 t_1에서 T℃로 변화시켜 새로운 평형에 도달하게 하였다. 그림은 A~C의 농도를 시간에 따라 나타낸 것이다.

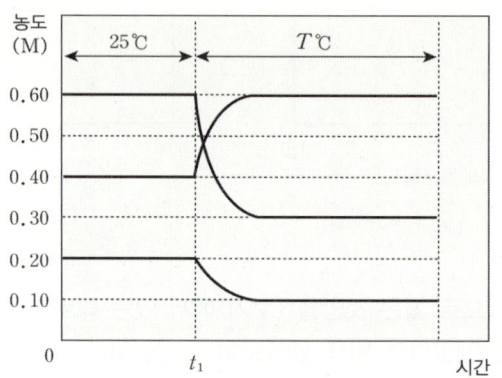

이에 대한 설명으로 옳은 것만을 〈보기〉에서 있는 대로 고른 것은? (단, 반응계수 a와 c는 정수이고 $\Delta H°$는 온도에 따라 변하지 않는다.)

---- 보기 ----

ㄱ. c는 3이다.

ㄴ. T는 25보다 작다.

ㄷ. T℃에서 평형 상수는 1.5×10^{-2}이다.

① ㄱ ② ㄷ ③ ㄱ, ㄴ
④ ㄴ, ㄷ ⑤ ㄱ, ㄴ, ㄷ

08

그림은 $aX \rightleftarrows bY$ 반응에서 X와 Y의 농도를 시간에 따라 나타낸 것이다. 25℃에서 X만 있는 상태로부터 반응이 시작하여 평형에 도달한 후, 시간 t_1에서 온도를 55℃로 증가시켰더니 새로운 평형에 도달하였다.

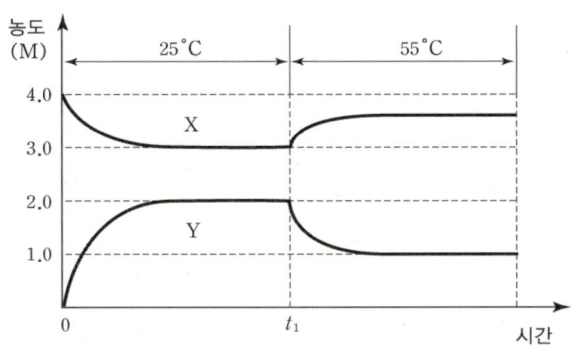

위의 반응에 대한 설명으로 옳은 것을 〈보기〉에서 모두 고른 것은?

───── 보기 ─────

ㄱ. 정반응은 발열 반응이다.

ㄴ. 25℃에서의 평형 상수는 $\frac{2}{3}$이다.

ㄷ. 55℃에서의 평형 상수는 25℃에서의 값보다 크다.

① ㄱ   ② ㄷ   ③ ㄱ, ㄴ
④ ㄴ, ㄷ   ⑤ ㄱ, ㄴ, ㄷ

09

2008학년도 06번

다음 반응에 대해서 그림 (가)는 정반응 속도 상수(k_1)와 절대 온도(T)의 관계를, 그림 (나)는 평형 상수(K)와 절대 온도의 관계를 나타낸 것이다.

$$A + B \underset{}{\overset{k_1}{\rightleftharpoons}} C + D$$

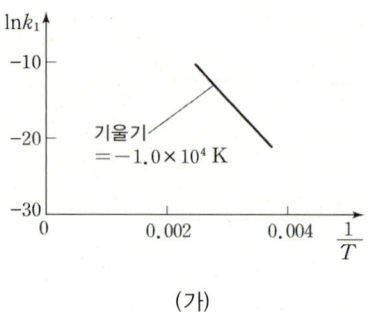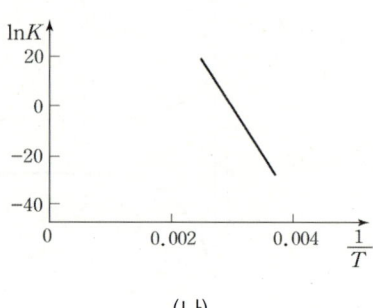

(가) (나)

이 반응의 정반응에 대한 설명으로 옳은 것을 〈보기〉에서 모두 고른 것은?

---- 보기 ----

ㄱ. 활성화 에너지는 $83\,kJ/mol$이다.

ㄴ. 발열 반응이다.

ㄷ. 엔트로피가 증가하는 반응이다.

---

① ㄱ   ② ㄴ   ③ ㄱ, ㄷ
④ ㄴ, ㄷ   ⑤ ㄱ, ㄴ, ㄷ

10

2009학년도 16번

표는 아래 반응에 관련된 물질에 대한 25℃에서의 표준 생성 엔탈피(ΔH_f°)와 표준 엔트로피(S°)를 나타낸 것이다.

$$A(g) + 3B(g) \rightleftarrows 2C(g)$$

화합물	ΔH_f° (kJ/mol)	S° (J/K·mol)
A(g)	0	200
B(g)	0	100
C(g)	-50	150

이 자료로부터 추론한 것 중 옳은 것만을 〈보기〉에서 있는 대로 고른 것은? (단, 반응 엔탈피와 반응 엔트로피는 온도에 따라 변하지 않는다.)

─── 보기 ───

ㄱ. 25℃에서 평형 상수는 1보다 크다.
ㄴ. 온도를 올리면 평형 상수는 증가한다.
ㄷ. 300℃, 표준 상태에서 정반응은 비자발적이다.

① ㄱ ② ㄴ ③ ㄱ, ㄷ
④ ㄴ, ㄷ ⑤ ㄱ, ㄴ, ㄷ

11

그림은 인체 내에서 글루타메이트(glutamate)가 효소(glutamine synthetase)와 ATP의 도움으로 글루타민(glutamine)이 되는 과정을 보인 것이다.

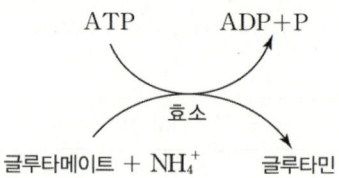

| 글루타메이트 + NH_4^+ ⇌ 글루타민 | $K_1 = 2.0 \times 10^{-3}$ |
| ATP ⇌ ATP + P (phosphate) | $K_2 = 1.5 \times 10^5$ |

전체 과정에 대한 추론으로 옳은 것을 〈보기〉에서 모두 고른 것은?

― 보기 ―

ㄱ. 평형 상수 K는 3.0×10^2이다.
ㄴ. 표준 자유 에너지 변화는 0보다 크다($\Delta G° > 0$).
ㄷ. ATP는 촉매로 작용한다.

① ㄱ ② ㄴ ③ ㄷ
④ ㄱ, ㄷ ⑤ ㄴ, ㄷ

12

2009학년도 06번

52.0 g의 고체 A를 진공 상태의 10.0 L 반응 용기에 넣고 가열하였더니, 다음과 같이 평형에 도달하였다. 평형에서 반응 용기의 온도는 609 K이고, 반응의 평형 상수 K_p는 0.25이다.

$$2\,\mathrm{A}(s) \underset{k_{-1}}{\overset{k_1}{\rightleftharpoons}} \mathrm{B}(s) + \mathrm{C}(g) + \mathrm{D}(g) \qquad K_p = 0.25$$

표는 A ~ D의 몰질량을 나타낸 것이다.

	A	B	C	D
몰질량(g/mol)	104.0	126.0	64.0	18.0

이에 대한 설명으로 옳지 않은 것은? (단, 기체 상수 R과 절대 온도 609 K의 곱은 50.0 atm·L/mol이고, 고체의 부피는 무시하며, C와 D는 이상 기체로 가정한다.)

① 이 평형 상태에서 C와 D의 분압은 각각 0.50 atm이다.
② 이 평형 상태에서 존재하는 B의 질량은 12.6 g이다.
③ 온도를 609 K보다 높이면 k_1과 k_{-1} 값이 모두 커진다.
④ 반응 용기의 부피를 두 배로 증가시키면 새로운 평형에서 C와 D의 분압은 감소한다.
⑤ 반응 용기에 고체 A 52.0 g을 첨가해도 반응 용기에 존재하는 B의 질량은 변하지 않는다.

13 심화이해

2008학년도 05번

PCl₅를 진공 상태의 반응 용기에 넣고 가열하였더니 다음과 같이 반응이 평형에 도달하였다.

$$PCl_5(g) \rightleftarrows PCl_3(g) + Cl_2(g) \quad \Delta H > 0$$

평형에서 반응 용기의 온도는 600 K, 압력은 3.0기압, 부피는 8.21 L이며 Cl₂ 기체의 몰분율은 0.40이었다. 이 평형 상태에 대한 설명으로 옳은 것은? (단, 모든 기체는 이상 기체로 행동한다.)

① PCl₅의 몰수는 0.10몰이다.
② 평형 상수(K_p)는 0.80이다.
③ Cl₂를 첨가하면 PCl₃의 양은 증가한다.
④ 일정한 압력에서 온도를 높이면 PCl₅의 몰분율은 증가한다.
⑤ 일정한 온도에서 반응 용기를 압축하여 압력을 높이면 평형 상수는 감소한다.

14

2011학년도 06번

다음은 기체 A가 2B로 분해되는 열화학 반응식이다.

$$A(g) \rightleftarrows 2B(g) \qquad \Delta H > 0$$

용기의 부피가 V_1, 온도가 T_1인 평형 Ⅰ에서 부피를 V_2로 변화시켜 평형 Ⅱ에 도달되게 한 후 온도를 T_2로 변화시켜 새로운 평형 Ⅲ에 도달되게 하였다. 그림은 평형 상태 Ⅰ~Ⅲ의 용기 내 A와 B의 입자 수를 모형으로 나타낸 것이다. 그림에서 ●●는 A를, ●는 B를 나타낸다.

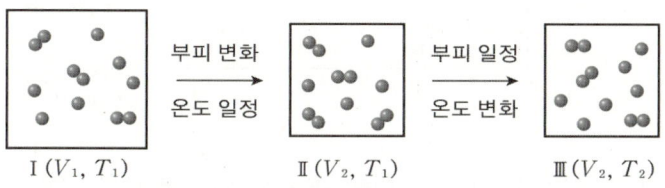

평형 상태 Ⅰ~Ⅲ에 대한 설명으로 옳은 것만을 〈보기〉에서 있는 대로 고른 것은?

─── 보기 ───

ㄱ. V_2는 V_1의 $\dfrac{1}{3}$배이다.

ㄴ. T_2는 T_1보다 작다.

ㄷ. Ⅰ과 Ⅲ의 평형 상수 K_c는 같다.

① ㄱ   ② ㄷ   ③ ㄱ, ㄴ
④ ㄱ, ㄷ   ⑤ ㄴ, ㄷ

15

2010학년도 09번

그림은 $2X(g) \rightleftharpoons Y(g)$ 반응에서 전체 압력을 시간에 따라 나타낸 것이다. 초기에 기체 X는 330 K에서 6.0 기압으로 존재한다. B 시점에서 온도를 300 K로 낮추었다.

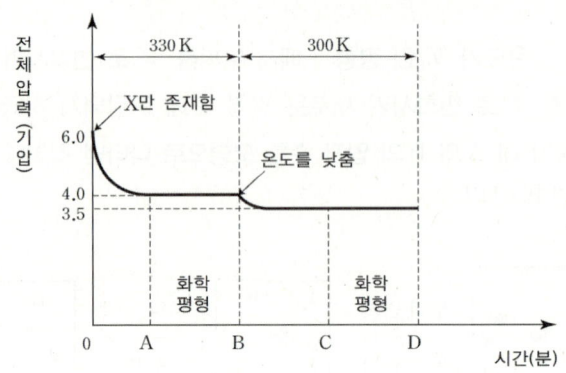

위의 반응에 대한 설명으로 옳은 것만을 〈보기〉에서 있는 대로 고른 것은?

───── • 보기 • ─────

ㄱ. AB 구간에서 Y의 몰분율은 0.5이다.
ㄴ. BC 구간에서 자유 에너지 변화(ΔG)는 0보다 크다.
ㄷ. CD 구간에서 평형 상수 (K_p)는 3.5이다.

① ㄱ ② ㄴ ③ ㄱ, ㄷ
④ ㄴ, ㄷ ⑤ ㄱ, ㄴ, ㄷ

16

자동차에서 배출된 NO는 대기 중의 산소와 반응하여 산성비 및 광화학 스모그를 유발하는 NO_2로 변한다.

$$2NO(g) + O_2(g) \rightleftarrows 2NO_2(g)$$
$$25℃에서 \ \Delta H° = -114 kJ, \ K = 1.0 \times 10^{12}$$

위 반응에 대한 설명 중 옳지 <u>않은</u> 것은?

① 25℃에서 정반응은 자발적이다.
② 온도가 올라가면 평형상수 K는 1보다 작아질 수 있다.
③ NO와 O_2가 반응하여 평형상태로 갈 때 우주의 엔트로피는 증가한다.
④ 일정 부피의 평형 혼합물에 Ar을 가하면 NO_2의 부분압력은 증가한다.
⑤ 25℃에서 2기압의 NO와 1기압의 O_2가 반응하여 평형에 도달했을 때 NO의 부분압력은 2×10^{-4} 기압이다.

17

다음은 $AgCl(s)$의 용해와 관련된 평형 반응식이다.

$$AgCl(s) \rightleftharpoons Ag^+(aq) + Cl^-(aq) \qquad K_{sp} = 2.0 \times 10^{-10}$$
$$Ag^+(aq) + Cl^-(aq) \rightleftharpoons AgCl(aq) \qquad K_1 = 2.0 \times 10^3$$
$$AgCl(aq) + Cl^-(aq) \rightleftharpoons AgCl_2^-(aq) \qquad K_2 = 1.0 \times 10^2$$

$AgCl(s)$을 물에 용해시킨 용액 1과 $0.10\,M$ $NaCl$ 수용액에 용해시킨 용액 2에 대한 설명으로 옳은 것만을 〈보기〉에서 있는 대로 고른 것은? (단, 평형 상태에서 $AgCl(s)$이 남아있다.)

― 보기 ―

ㄱ. $Ag^+(aq)$의 농도는 용액 1이 용액 2보다 크다.
ㄴ. $AgCl(aq)$의 농도는 두 용액에서 같다.
ㄷ. $AgCl_2^-(aq)$의 농도는 용액 2가 용액 1보다 크다.

① ㄱ 　　　② ㄷ 　　　③ ㄱ, ㄴ
④ ㄴ, ㄷ 　　⑤ ㄱ, ㄴ, ㄷ

18

그림은 AgCl로 포화된 수용액 100 mL에 3.0M NH_3 수용액을 가했을 때, 넣어 준 NH_3 수용액의 부피에 대해서 생성된 $Ag(NH_3)_2^+$의 농도를 나타낸 것이다.

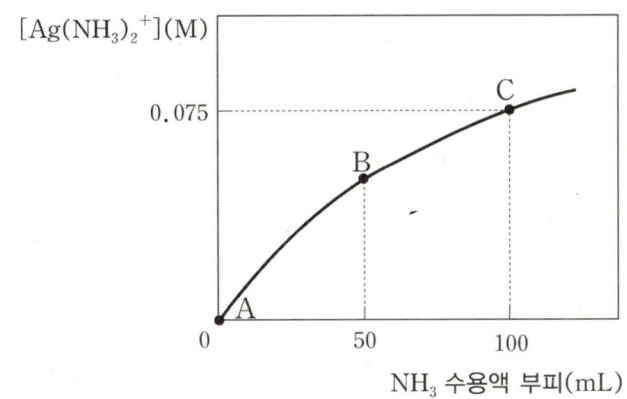

표는 수용액에서 Ag^+와 관련된 평형 반응식과 평형 상수이다.

$AgCl(s) \rightleftharpoons Ag^+(aq) + Cl^-(aq)$	$K_{sp} = 1.8 \times 10^{-10}$
$Ag^+(aq) + NH_3(aq) \rightleftharpoons Ag(NH_3)^+(aq)$	$K_1 = 2.1 \times 10^3$
$Ag(NH_3)^+(aq) + NH_3(aq) \rightleftharpoons Ag(NH_3)_2^+(aq)$	$K_2 = 8.1 \times 10^3$

이에 대한 설명으로 옳은 것만을 〈보기〉에서 있는 대로 고른 것은? (단, 모든 과정에서 용액은 $AgCl(s)$과 평형을 유지한다.)

- 보기 -

ㄱ. A에서 Ag^+과 Cl^-의 농도는 같다.
ㄴ. Ag^+의 농도는 C에서가 B에서보다 크다.
ㄷ. C에서 Cl^-의 농도는 2×0.075 M이다.

① ㄱ   ② ㄴ   ③ ㄱ, ㄷ
④ ㄴ, ㄷ   ⑤ ㄱ, ㄴ, ㄷ

19

2012학년도 13번

표와 같이 KI 수용액과 $AgNO_3$ 수용액을 혼합하여 2가지 용액 A와 B를 만든다.

용액 A	0.10 M KI 50 mL + 0.10 M $AgNO_3$ V mL
용액 B	0.010 M KI 50 mL + 0.010 M $AgNO_3$ V mL

용액 A와 용액 B에서 Ag^+의 몰농도를 각각 aM과 bM이라고 할 때, 이에 대한 설명으로 옳은 것만을 〈보기〉에서 있는 대로 고른 것은? (단, AgI의 용해도곱 상수는 8.3×10^{-17}이다.)

─── • 보기 • ───

ㄱ. V가 20일 때 a는 b보다 크다.
ㄴ. V가 50일 때 a는 b보다 크다.
ㄷ. V가 60일 때 a는 b보다 크다.

① ㄱ ② ㄷ ③ ㄱ, ㄴ
④ ㄴ, ㄷ ⑤ ㄱ, ㄴ, ㄷ

20

2006학년도 10번

옥살산칼슘(CaC_2O_4)은 신장에 생기는 결석 성분 중 하나이다. 옥살산칼슘의 용해와 관련된 반응식은 다음과 같다.

$$CaC_2O_4(s) \rightleftarrows Ca^{2+}(aq) + C_2O_4^{2-}(aq) \qquad K_{sp} = 1.7 \times 10^{-9}$$

$$H_2C_2O_4(aq) \rightleftarrows H^+(aq) + HC_2O_4^-(aq) \qquad K_{a1} = 5.6 \times 10^{-2}$$

$$HC_2O_4^-(aq) \rightleftarrows H^+(aq) + C_2O_4^{2-}(aq) \qquad K_{a2} = 5.4 \times 10^{-5}$$

과량의 고체 옥살산칼슘으로 포화된 수용액에서 옥살산칼슘의 용해도에 대한 설명으로 옳은 것은? (단, 용해도의 단위는 mol/L 이다.)

① 물을 첨가하면 용해도가 증가한다.
② 묽은 염산을 첨가하면 용해도가 감소한다.
③ 질산소듐($NaNO_3$)을 첨가하면 용해도가 감소한다.
④ 용해도는 Ca^{2+}과 $C_2O_4^{2-}$의 몰농도를 합한 값과 같다.
⑤ 옥살산소듐($Na_2C_2O_4$)을 첨가하면 용해도가 감소한다.

21

25℃ 수용액에서 브로민화 은(AgBr)과 브로민화 납(PbBr₂)은 다음과 같은 평형을 이룬다.

$$AgBr(s) \rightleftarrows Ag^+(aq) + Br^-(aq) \qquad K_{sp} = 4.9 \times 10^{-13}$$
$$PbBr_2(s) \rightleftarrows Pb^{2+}(aq) + 2Br^-(aq) \qquad K_{sp} = 4.9 \times 10^{-6}$$

은 이온과 납 이온이 0.10 M씩 함께 녹아 있는 수용액에 브로민화 이온(Br^-)을 가하여 한 금속 이온만을 선택적으로 침전시키려고 한다. 옳은 것을 〈보기〉에서 모두 고른 것은?

― 보기 ―

ㄱ. 순수한 물에 대한 AgBr의 몰 용해도는 7.0×10^{-7} M이다.
ㄴ. 한 금속 이온만을 선택적으로 침전시킬 수 있는 브로민화 이온의 최대 농도는 0.0070 M이다.
ㄷ. 수용액에 소량의 질산을 가하면 침전되는 금속 이온의 양은 감소한다.

① ㄱ ② ㄱ, ㄴ ③ ㄱ, ㄷ
④ ㄴ, ㄷ ⑤ ㄱ, ㄴ, ㄷ

22

2016학년도 18번

다음은 인공 뼈와 치아 소재로 이용되는 인회석(apatite)에 대한 내용이다.

> 인회석은 화학식이 $Ca_5(PO_4)_3X$인 인산염 광물이다. 대표적인 인회석으로는 수산화 인회석($X = OH$)과 플루오르화 인회석($X = F$)이 있다. 인회석의 물에서의 용해 평형 반응식과 25℃에서의 용해도곱 상수(K_{sp})는 다음과 같다.
>
> $$Ca_5(PO_4)_3OH(s) \rightleftarrows 5Ca^{2+}(aq) + 3PO_4^{3-}(aq) + OH^-(aq)$$
> $$K_{sp} = 2.3 \times 10^{-59}$$
>
> $$Ca_5(PO_4)_3F(s) \rightleftarrows 5Ca^{2+}(aq) + 3PO_4^{3-}(aq) + F^-(aq)$$
> $$K_{sp} = 3.2 \times 10^{-60}$$
>
> 치아의 바깥층은 치밀한 구조의 수산화 인회석으로 이루어져 있어 치아를 보호한다. 수산화 인회석은 불용성 화합물이지만 산성 용액에서는 용해도가 증가하여 치아가 손상된다. 이것을 예방하는 한 방법은 수산화 인회석의 OH^- 이온을 F^- 이온으로 치환시켜 플루오르화 인회석으로 변환시키는 것이다.

25℃에서 이에 대한 설명으로 옳지 않은 것은?

① 물에 대한 용해도는 플루오르화 인회석이 수산화 인회석보다 작다.
② 플루오르화 인회석의 용해도는 산성 용액에서가 중성 용액에서 보다 크다.
③ F^-가 OH^-보다 약한 염기이기 때문에 산성 용액에서 용해도가 플루오르화 인회석이 수산화 인회석보다 작다.
④ $Ca_5(PO_4)_3OH(s) + F^-(aq) \rightleftarrows Ca_5(PO_4)_3F(s) + OH^-(aq)$ 반응의 평형 상수는 $\frac{3.2}{23}$이다.
⑤ 수산화 인회석의 용해도곱 상수 식은 $K_{sp} = [Ca^{2+}]^5[PO_4^{3-}]^3[OH^-]$이다.

23

그림은 25℃에서 난용성염 AgBr과 $PbBr_2$ 각각의 포화 수용액에서의 양이온 농도 $[M^{n+}]$와 음이온 농도 $[Br^-]$의 상관관계를 나타낸 것이다.

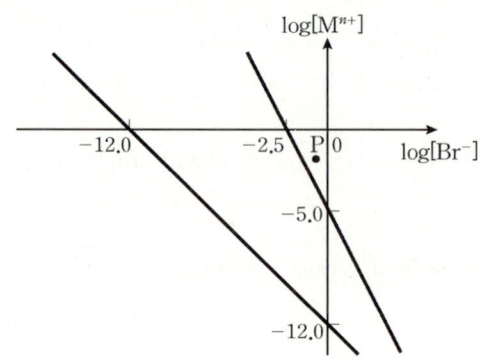

이에 대한 설명으로 옳은 것만을 <보기>에서 있는 대로 고른 것은?

---- 보기 ----

ㄱ. $PbBr_2$의 용해도곱 상수 $K_{sp} = 1 \times 10^{-5}$이다.
ㄴ. P에서 AgBr과 $PbBr_2$ 수용액 각각에 침전이 존재한다.
ㄷ. $PbCO_3$에 대한 직선의 기울기는 AgBr의 직선 기울기와 같다.

① ㄱ ② ㄴ ③ ㄱ, ㄷ
④ ㄴ, ㄷ ⑤ ㄱ, ㄴ, ㄷ

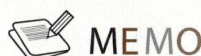

2018 학년도 대비

MD for PEET

일반화학추론

2018 MEGAMD
PHARMACY EDUCATION ELIGIBILITY TEST

PART VII

산과 염기

14   산과 염기

01

2007학년도 01번

다음은 0.1 M 암모니아(NH_3) 수용액에서의 평형 반응식과 염기 해리 상수(K_b)이다.

$$NH_3(aq) + H_2O(l) \rightleftharpoons NH_4^+(aq) + OH^-(aq) \qquad K_b = 1.8 \times 10^{-5}$$

이에 대한 설명으로 옳지 않은 것은?

① NH_4^+는 NH_3의 짝산이다.

② OH^-는 NH_3보다 센 염기이다.

③ H_2O는 브뢴스테드-로우리 산이다.

④ NH_3의 농도는 NH_4^+의 농도보다 크다.

⑤ 이 용액을 묽게 하면 암모니아의 이온화도는 감소한다.

02

$(CH_3)_2S$와 BCl_3가 반응하여 $(CH_3)_2SBCl_3$를 생성한다. 표는 이 반응의 반응물과 생성물에 대한 자료이다.

$$(CH_3)_2S + BCl_3 \rightarrow (CH_3)_2SBCl_3$$

화합물	몰질량(g/mol)	정상 녹는점 (℃)	정상 끓는점 (℃)
$(CH_3)_2S$	62.1	−83	37
BCl_3	117.2	−107	13
$(CH_3)_2SBCl_3$	179.3	89	−

위의 자료에 대해 옳게 설명한 것은?

① $(CH_3)_2S$는 루이스 산으로 작용한다.
② 반응 과정에서 엔트로피는 증가한다.
③ 25℃, 1기압에서 BCl_3는 액체로 존재한다.
④ $(CH_3)_2S$와 BCl_3는 1 : 1의 질량비로 반응한다.
⑤ $(CH_3)_2SBCl_3$의 B(붕소)는 옥테트 규칙을 따른다.

03

Brönsted-Lowry 일양성자 산·염기의 행동에 관한 설명 중 옳지 않은 것은?

① 약염기의 짝산은 물보다 강한 산이다.
② 농도가 1×10^{-8} M인 강산 수용액의 pH는 8이다.
③ 모든 산-염기 적정의 지시약은 약산 혹은 약염기이다.
④ 약산의 농도(< 0.1 M)가 낮아질수록 해리되는 비율은 증가한다.
⑤ 약산과 강염기로부터 생성된 염이 녹은 수용액의 pH는 7보다 크다.

04

비슷한 구조의 화합물도 여러 요인에 의해 산으로서의 세기가 달라진다. 수용액에서 산의 세기를 비교한 것으로 옳은 것은?

① $HI < HF$
② $HBrO < HClO$
③ $H_3O^+ < NH_4^+$
④ $H_2S < H_2O$
⑤ $H_2SO_4 < H_2SO_3$

05

삼양성자산 H_3A는 다음과 같이 해리한다.

$$H_3A(aq) \rightleftarrows H_2A^-(aq) + H^+(aq) \qquad K_{a1} = 1.0 \times 10^{-4}$$
$$H_2A^-(aq) \rightleftarrows HA^{2-}(aq) + H^+(aq) \qquad K_{a2} = 1.0 \times 1.0^{-8}$$
$$HA^{2-}(aq) \rightleftarrows A^{3-}(aq) + H^+(aq) \qquad K_{a3} = 1.0 \times 1.0^{-12}$$

1.0 M H_3A 수용액의 평형에서의 H_3A, H_2A^-, HA^{2-}, A^{3-}, H^+의 농도를 구한 것으로 옳지 <u>않은</u> 것은?

① $[H_3A] = 0.99\,M$

② $[H_2A^-] = 1.0 \times 10^{-2}\,M$

③ $[HA^{2-}] = 1.0 \times 10^{-8}\,M$

④ $[A^{3-}] = 1.0 \times 10^{-12}\,M$

⑤ $[H^+] = 1.0 \times 10^{-2}\,M$

06

그림은 25°C에서 산 HA와 HB 수용액의 몰농도에 따른 pH를 나타낸 것이다.

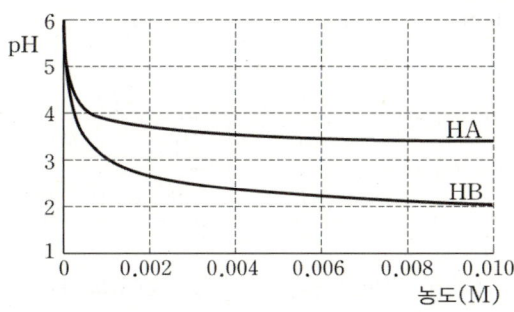

이에 대한 설명으로 옳은 것은?

① HA는 HB보다 센 산이다.
② 0.010 M 수용액에서 HB의 이온화도는 0.10이다.
③ 농도가 1.0×10^{-8} M인 HA 수용액의 pH는 8.0이다.
④ HA의 이온화 상수는 농도가 높을수록 커진다.
⑤ HA와 HB의 이온화도 차이는 농도가 낮을수록 줄어든다.

07

2009학년도 18번

표는 25°C에서의 몇 가지 산의 해리 상수를 나타낸 것이다.

산 \ 해리상수	K_{a1}	K_{a2}	K_{a3}
H_2CO_3	4.3×10^{-7}	5.6×10^{-11}	
H_2SO_4	매우 크다	1.2×10^{-2}	
H_3PO_4	7.5×10^{-3}	6.2×10^{-8}	4.8×10^{-13}

이 자료를 이용하여 추론한 것으로 옳은 것만을 〈보기〉에서 있는 대로 고른 것은?

― 보기 ―

ㄱ. 0.1M $NaHCO_3$ 용액은 염기성이다.

ㄴ. 0.1M H_2SO_4 용액에서 H^+ 이온의 농도는 0.2M이다.

ㄷ. 0.1M Na_3PO_4 용액의 pH는 0.1M Na_2CO_3 용액의 pH보다 낮다.

① ㄱ   ② ㄷ   ③ ㄱ, ㄴ
④ ㄴ, ㄷ   ⑤ ㄱ, ㄴ, ㄷ

08

2016학년도 14번

표는 아인산(H_3PO_3)과 인산(H_3PO_4)의 구조식과 $25°C$ 수용액에서의 산 해리 상수(K_a)를 나타낸 것이다.

산	구조식	pK_{a1}	pK_{a2}	pK_{a3}
H_3PO_3	$\begin{array}{c} O \\ \parallel \\ H-P-OH \\ \vert \\ OH \end{array}$	1.8	6.2	
H_3PO_4	$\begin{array}{c} O \\ \parallel \\ HO-P-OH \\ \vert \\ OH \end{array}$	2.2	7.2	12.6

$25°C$에서 이에 대한 설명으로 옳은 것만을 〈보기〉에서 있는 대로 고른 것은?

─── 보기 ●───

ㄱ. H_3PO_3은 삼양성자 산이다.

ㄴ. 0.1M Na_2HPO_3 수용액의 pH는 7보다 낮다.

ㄷ. 0.1M NaH_2PO_4 수용액의 pH는 4.7이다.

① ㄴ   ② ㄷ   ③ ㄱ, ㄴ
④ ㄱ, ㄷ   ⑤ ㄴ, ㄷ

09

다음은 0.10 M NH_3 수용액의 평형 반응식과 평형 상수이다.

$$NH_3(aq) + H_2O(l) \rightleftharpoons NH_4^+(aq) + OH^-(aq) \qquad K_b = 1.8 \times 10^{-5}$$

$$H_2O(l) \rightleftharpoons H^+(aq) + OH^-(aq) \qquad K_w = 1.0 \times 10^{-14}$$

이에 대한 설명으로 옳지 <u>않은</u> 것은?

① NH_4^+의 짝염기는 OH^-이다.

② NH_4^+은 H_2O보다 강산이다.

③ NH_4^+의 산 해리 상수 K_a는 $\dfrac{1.0 \times 10^{-14}}{1.8 \times 10^{-5}}$이다.

④ NH_3와 NH_4^+의 농도 합은 0.10 M 이다.

⑤ H^+과 NH_4^+의 농도 합은 OH^-의 농도와 같다.

10

그림은 25°C에서 약산 HA(산 해리 상수 K_a) 수용액 100.0 mL를 0.20 M NaOH 표준용액으로 적정할 때의 이론적인 적정 곡선을 나타낸 것이다. 사용한 지시약 HIn (산 해리 상수 K_{IN})의 pK_{IN}는 8.40이다.

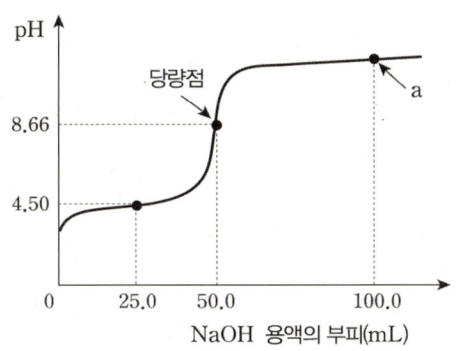

이에 대한 설명으로 옳지 <u>않은</u> 것은? (단, 25°C에서 물의 자체 이온화 상수 K_w는 1.0×10^{-14}이다.)

① 적정 반응식 $HA(aq) + OH^-(aq) \rightleftharpoons A^-(aq) + H_2O(l)$의 평형 상수는 $\dfrac{K_a}{K_w}$이다.

② HA 수용액의 농도는 0.10 M이다.

③ HA의 pK_a는 4.50이다.

④ 당량점에서 지시약의 $\dfrac{[In^-]}{[HIn]} > 1$이다.

⑤ a에서의 pH는 13.0이다.

11

그림은 HOCl($pK_a = 7.55$)과 NaOCl의 혼합 수용액에서 pH에 따른 [HOCl]의 분율($\frac{[HOCl]}{[HOCl]+[OCl^-]}$)을 나타낸 것이다. 모든 혼합 용액에서 [HOCl] + [OCl$^-$] = 0.10 M 이다.

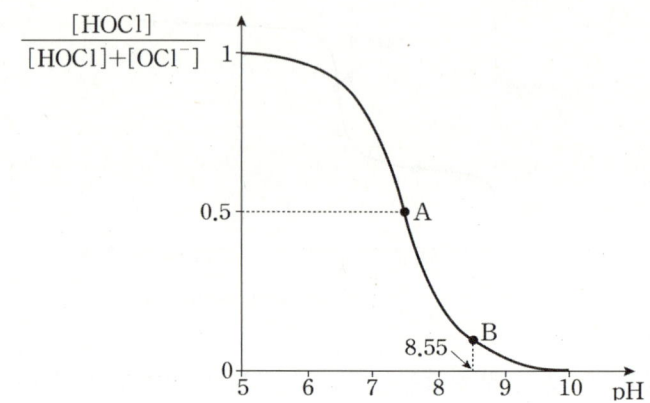

25°C에서 이에 대한 설명으로 옳지 <u>않은</u> 것은?

① [OCl$^-$]의 pK_b는 6.45이다.
② A에 해당하는 용액이 가장 큰 완충 용량을 가진다.
③ B에 해당하는 용액에서 $\frac{[OCl^-]}{[HOCl]}$는 10이다.
④ A에 해당하는 용액 1.0 L에 1.0 M HCl 1.0 mL를 첨가하면 pH는 $7.55 + \log\frac{49}{51}$ 가 된다.
⑤ B에 해당하는 용액을 10배 희석하면 pH가 1만큼 증가한다.

12

2013학년도 11번

다음은 제산제의 주성분인 탄산수소 소듐($NaHCO_3$, 화학식량 $84.0\,g/mol$)의 제산 반응식이다.

$$NaHCO_3(aq) + HCl(aq) \rightarrow NaCl(aq) + H_2O(l) + CO_2(g)$$

제산제 중 $NaHCO_3$의 함량을 알아보기 위해 다음과 같은 실험을 하였다.

<실험 과정>
(가) 제산제를 막자사발에 갈아 약 $0.1\,g$을 취하여 $0.001\,g$까지 질량을 측정한 후, 삼각 플라스크에 넣고 $25\,mL$의 증류수를 더하여 잘 분산시킨다.
(나) $0.100\,M$ HCl 표준 용액 $25.0\,mL$를 정확하게 측정하여 과정 (가)의 삼각플라스크에 서서히 넣고, 끓기 시작할 때까지 가열한 후 식힌다. 이때 용액이 끓어서 튀어나가지 않도록 조심한다.
(다) 페놀프탈레인 지시약 2~3 방울을 과정 (나)의 용액에 넣고 뷰렛을 사용하여 $0.100\,M$ NaOH 표준 용액으로 적정한다.

<실험 결과>
• 종말점까지 넣어 준 NaOH 표준 용액의 부피는 $15.0\,mL$이다.

이에 대한 설명으로 옳은 것만을 <보기>에서 있는 대로 고른 것은? (단, 제산제에는 $NaHCO_3$ 외의 다른 산 또는 염기는 없다.)

• 보기 •
ㄱ. 과정 (나)에서 용액을 가열하는 이유는 용액 중의 CO_2를 제거하기 위한 것이다.
ㄴ. 과정 (다)의 알짜 이온 반응식은 $H^+(aq) + OH^-(aq) \rightarrow H_2O(l)$이다.
ㄷ. 실험 결과로부터 계산한 $NaHCO_3$의 양은 $0.084\,g$이다.

① ㄱ ② ㄷ ③ ㄱ, ㄴ
④ ㄴ, ㄷ ⑤ ㄱ, ㄴ, ㄷ

13

2006학년도 13번

0.010 M 아세트산($K_a = 1.8 \times 10^{-5}$) 수용액의 pH는 3.4이다. 이 아세트산 수용액 10.0 mL를 각각 취하여 〈보기〉와 같은 3가지 혼합 용액을 만들었다.

---- 보기 ----

ㄱ. pH가 3.4인 시트르산 완충 용액 10.0 mL와 혼합한 용액

ㄴ. 0.010 M 포름산($K_a = 1.8 \times 10^{-4}$) 수용액 10.0 mL와 혼합한 용액

ㄷ. 1.0×10^{-4} M 염산 10.0 mL와 혼합한 용액

이 혼합 용액에서 아세트산 이온의 평형 농도를 옳게 비교한 것은?

① ㄱ < ㄴ < ㄷ   ② ㄴ < ㄱ < ㄷ   ③ ㄴ < ㄷ < ㄱ
④ ㄷ < ㄱ < ㄴ   ⑤ ㄷ < ㄴ < ㄱ

14

2009학년도 15번

생화학적 완충 용액의 제조에 사용되는 트리스(Tris)는 약한 염기($pK_b = 5.9$)로 다음과 같이 산과 반응한다.

$$\text{Tris}(aq) + \text{H}^+(aq) \rightleftarrows \text{TrisH}^+(aq)$$

0.010 M 트리스 용액에 소량의 진한 염산을 첨가하여 제조한 완충 용액의 pH를 측정하였더니 7.1이었다. 이 용액에 대한 설명으로 옳은 것만을 〈보기〉에서 있는 대로 고른 것은?

─── 보기 ───
ㄱ. 이 용액을 희석하면 완충 용량은 증가한다.
ㄴ. 이 용액에 존재하는 TrisH^+의 농도는 Tris 농도의 10배이다.
ㄷ. 이 용액은 산에 대한 완충 효과가 염기에 대한 완충 효과보다 크다.

① ㄱ   　② ㄴ   　③ ㄷ
④ ㄱ, ㄷ　⑤ ㄴ, ㄷ

15

2005학년도 예비검사 12번

소량의 산이나 염기를 첨가하여도 pH가 거의 일정하게 유지되는 용액을 완충 용액이라 한다. 농도가 다른 말론산($HOOCCH_2COOH$, $pK_{a1} = 2.8$, $pK_{a2} = 5.7$) 수용액 100 mL와 NaOH 수용액 100 mL를 섞어 몇 가지 혼합 용액을 만들었다. 각 혼합 용액에 진한 염산 0.20 mL를 넣었을 때 pH의 변화가 가장 작은 용액은?

	말론산의 농도	NaOH의 농도
①	0.20 M	0.10 M
②	0.20 M	0.30 M
③	0.20 M	0.40 M
④	0.40 M	0.40 M
⑤	0.40 M	0.60 M

16

2012학년도 15번

다음은 옥살산($H_2C_2O_4$) 수용액의 평형 반응식과 $25\,^\circ C$에서의 pK_a 값이다.

$$H_2C_2O_4(aq) \rightleftarrows H^+(aq) + HC_2O_4^-(aq) \qquad pK_{a1} = 1.3$$

$$HC_2O_4^-(aq) \rightleftarrows H^+(aq) + C_2O_4^{2-}(aq) \qquad pK_{a2} = 4.3$$

$25\,^\circ C$에서 옥살산과 짝염기 수용액에 대한 설명으로 옳은 것만을 〈보기〉에서 있는 대로 고른 것은?

─── 보기 ───

ㄱ. $1.00\,M$ $Na_2C_2O_4$ 수용액과 $1.00\,M$ HCl 수용액을 같은 부피로 혼합한 용액은 pH가 4.3인 완충 용액이다.

ㄴ. pH가 4.0인 옥살산 완충 용액에 가장 많이 존재하는 음이온은 $HC_2O_4^-$이다.

ㄷ. $1.00\,M$ $Na_2C_2O_4$과 $1.00\,M$ $H_2C_2O_4$을 같은 부피로 혼합한 수용액의 pH는 2.8보다 크다.

① ㄱ ② ㄴ ③ ㄱ, ㄷ
④ ㄴ, ㄷ ⑤ ㄱ, ㄴ, ㄷ

17

그림은 25°C에서 약산 HA 수용액과 약산 HB 수용액의 pH에 따른 각 산의 산 해리도 $\dfrac{[A^-]}{[HA]+[A^-]}$ 와 $\dfrac{[B^-]}{[HB]+[B^-]}$ 를 나타낸 것이다.

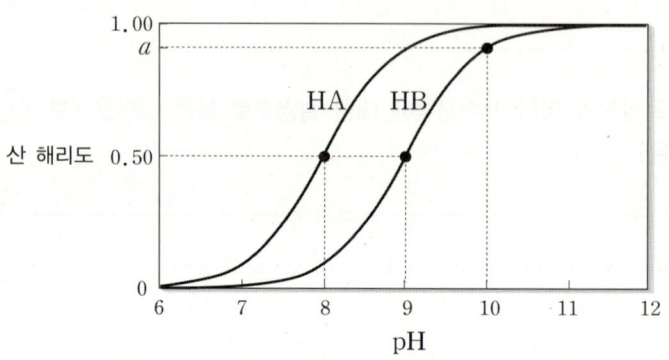

이에 대한 설명으로 옳은 것만을 〈보기〉에서 있는 대로 고른 것은?

─── 보기 ───

ㄱ. 산 해리 상수(K_a)는 HA가 HB보다 크다.

ㄴ. 0.10 M NaB 수용액의 pH는 12이다.

ㄷ. pH 10에서 HB의 산 해리도 a는 $\dfrac{9}{10}$이다.

① ㄱ ② ㄴ ③ ㄱ, ㄷ
④ ㄴ, ㄷ ⑤ ㄱ, ㄴ, ㄷ

18

2011학년도 13번

25°C에서 1.0L당 약산과 짝염기가 각각 1.0mol이 들어 있는 pH가 7.0인 완충용액이 있다. 그림은 이 용액 1.0L에 1.0M HCl 수용액을 가한 경우와 1.0M NaOH 수용액을 가한 경우의 부피에 따른 용액의 pH를 함께 나타낸 것이다.

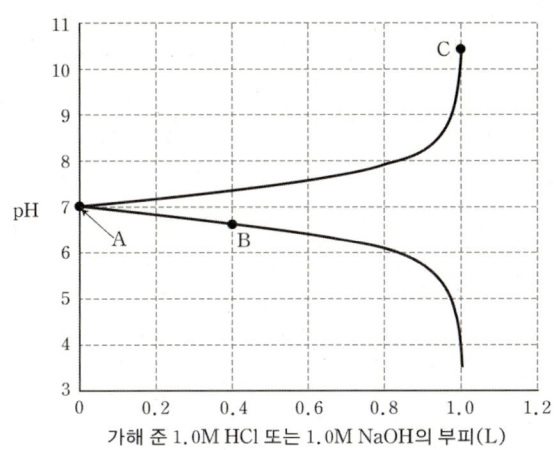

이에 대한 설명으로 옳은 것만을 〈보기〉에서 있는 대로 고른 것은?

― 보기 ―

ㄱ. 짝염기의 염기 해리 상수 K_b는 1.0×10^{-7}이다.
ㄴ. A의 용액과 C의 용액을 혼합한 용액의 pH는 $7.0 + \log 2$이다.
ㄷ. A∼C의 용액 중 완충 용량이 가장 큰 것은 B의 용액이다.

① ㄱ ② ㄴ ③ ㄱ, ㄷ
④ ㄴ, ㄷ ⑤ ㄱ, ㄴ, ㄷ

19

2009학년도 13번

다음은 어떤 일양성자 산(HA, $pK_a = 5.0$)의 중화 적정 실험 과정과 몇 가지 지시약의 변색 범위를 나타낸 표이다.

⟨실험 과정⟩

(가) HA 0.600 g을 100 mL 부피 플라스크에 넣고 증류수를 가하여 완전히 녹인 후 눈금까지 채웠다.

(나) 위 용액 25.0 mL를 취하여 100 mL 삼각 플라스크에 넣은 다음 지시약 2~3 방울을 넣었다.

(다) 0.100 M NaOH 용액을 뷰렛에 넣고 적정하였더니 적정 시약 25.0 mL가 들어갔을 때 변색되었다.

⟨지시약의 변색 범위⟩

지시약	산 형태의 색	변색 범위(pH)	염기 형태의 색
메틸오렌지	빨강	3.2~4.4	노랑
메틸레드	빨강	4.8~6.0	노랑
리트머스	빨강	5.0~8.0	파랑
페놀프탈레인	무색	8.2~10.0	분홍

이에 대한 설명으로 옳은 것만을 ⟨보기⟩에서 있는 대로 고른 것은?

• 보기 •

ㄱ. HA의 몰질량은 60.0 g/mol이다.
ㄴ. (가)의 용액에 메틸오렌지 지시약을 가하면 노란색을 띤다.
ㄷ. (나)의 지시약으로 가장 알맞은 것은 메틸레드이다.

① ㄱ ② ㄴ ③ ㄱ, ㄷ
④ ㄴ, ㄷ ⑤ ㄱ, ㄴ, ㄷ

20

2014학년도 13번

그림은 미지의 약염기 B_1과 B_2 각각의 수용액 50.0 mL를 1.00 M HCl로 적정할 때의 적정 곡선을 나타낸 것이다. B_1과 B_2의 적정에서 당량점까지 가해진 HCl의 부피는 각각 10.0 mL, 20.0 mL 이다.

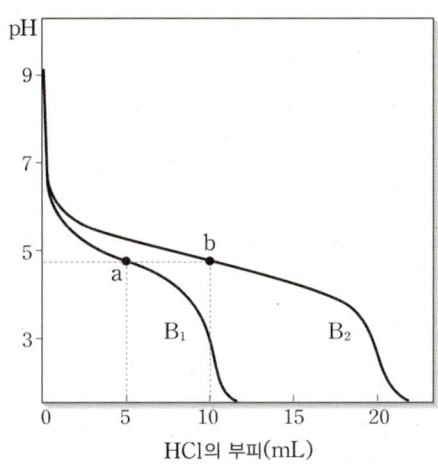

이에 대한 설명으로 옳은 것만을 〈보기〉에서 있는 대로 고른 것은?

───── 보기 ─────

ㄱ. B_1 수용액의 초기 농도는 0.200 M이다.
ㄴ. B_1H^+와 B_2H^+의 산해리 상수(K_a)는 서로 같다.
ㄷ. 완충 용량은 a의 용액이 b의 용액보다 적다.

① ㄱ 　② ㄴ 　③ ㄱ, ㄷ
④ ㄴ, ㄷ 　⑤ ㄱ, ㄴ, ㄷ

21

표는 25°C에서 세 가지 다양성자산의 산 해리 상수를 나타낸 것이고, 그림 (가)~(다)는 농도가 0.1M인 세 가지 산 수용액 25.0 mL를 각각 0.10 M NaOH 표준 용액으로 적정할 때 얻어지는 적정 곡선을 임의의 순서로 나타낸 것이다.

	K_{a1}	K_{a2}	K_{a3}
H_2SO_4	1×10^2	1.0×10^{-2}	–
$H_2C_2O_4$	5.6×10^{-2}	5.4×10^{-5}	–
H_3PO_4	7.1×10^{-3}	6.3×10^{-8}	4.5×10^{-13}

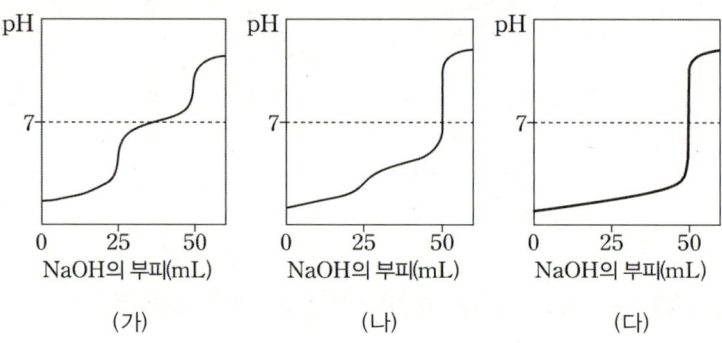

(가)　　　　　(나)　　　　　(다)

적정 곡선 (가)~(다)와 산 용액이 옳게 짝을 지은 것은?

	(가)	(나)	(다)
①	H_3PO_4	H_2SO_4	$H_2C_2O_4$
②	H_3PO_4	$H_2C_2O_4$	H_2SO_4
③	H_2SO_4	H_3PO_4	$H_2C_2O_4$
④	H_2SO_4	$H_2C_2O_4$	H_3PO_4
⑤	$H_2C_2O_4$	H_3PO_4	H_2SO_4

22

2005학년도 17번

이양성자산 H_2A 는 아래와 같이 두 개의 평형 반응을 보인다.

$$H_2A\,(aq) \rightleftarrows HA^-(aq) + H^+(aq) \qquad pK_{a1} = 4.0$$
$$HA^-(aq) \rightleftarrows A^{2-}(aq) + H^+(aq) \qquad pK_{a2} = 10.0$$

이를 근거하여 다음 각 상황에 대하여 추론한 것으로 옳지 <u>않은</u> 것은?

① $0.1\,M$ H_2A 수용액에는 A^{2-} 이온이 존재한다.
② H_2A 수용액을 $NaOH$로 적정할 때, $pH = 4$ 근처에서 완충 용액의 성질이 관찰된다.
③ H_2A 수용액을 $NaOH$로 적정할 때, $pH = 7$에서 위의 화학종 중 농도가 가장 큰 것은 HA^- 이온이다.
④ H_2A 수용액을 $NaOH$로 적정할 때, 2차 당량점은 $pH = 10$에서 관찰된다.
⑤ $0.1\,M$ $NaHA$인 수용액에서 H_2A의 농도는 A^{2-} 이온의 농도와 같다.

23 [심화이해]

2011학년도 07번

어떤 아민 화합물 $R-NH_2$을 HCl 수용액과 반응시키면 $R-NH_3^+Cl^-$이 생성된다. 다음은 $R-NH_2$ 수용액의 평형 반응식과 25°C에서의 염기 해리 상수이다.

$$R-NH_2(aq) + H_2O(l) \rightleftarrows R-NH_3^+(aq) + OH^-(aq)$$
$$K_b = 1.0 \times 10^{-5}$$

25°C의 0.10 M $R-NH_2$ 수용액과 0.10 M $R-NH_3^+Cl^-$ 수용액에 대한 설명으로 옳은 것만을 〈보기〉에서 있는 대로 고른 것은? (단, $R-NH_3^+$은 일양성자산이다.)

• 보기 •

ㄱ. $R-NH_2$ 수용액에서 $R-NH_2$의 이온화도는 0.10%이다.

ㄴ. $R-NH_3^+Cl^-$ 수용액의 pH는 5.0이다.

ㄷ. $R-NH_3^+Cl^-$ 수용액을 0.10 M NaOH 수용액으로 적정하였을 때, 당량점에서의 pH는 9.0이다.

① ㄱ　　　② ㄴ　　　③ ㄱ, ㄷ
④ ㄴ, ㄷ　　⑤ ㄱ, ㄴ, ㄷ

24

표는 수용액에서 몇 가지 화학종의 산해리 상수(K_a)를 나타낸 것이다.

화학종	K_a
NH_4^+	5.6×10^{-10}
$CH_3NH_3^+$	2.3×10^{-11}
HSO_4^-	1.2×10^{-2}
$HClO$	3.5×10^{-8}
$HClO_2$	(가)

이에 대한 설명으로 옳은 것만을 〈보기〉에서 있는 대로 고른 것은?

―― • 보기 • ――

ㄱ. 0.1M NH_3 수용액의 pH는 0.1M CH_3NH_2 수용액의 pH보다 낮다.

ㄴ. $NaHSO_4$ 0.010 mol과 HCl 0.010 mol을 함께 녹인 수용액 1.0L의 pH는 2.0보다 높다.

ㄷ. (가)는 3.5×10^{-8}보다 작다.

① ㄱ ② ㄷ ③ ㄱ, ㄴ
④ ㄴ, ㄷ ⑤ ㄱ, ㄴ, ㄷ

25

2016학년도 12번

그림은 대기 중의 이산화 탄소(CO_2)가 빗물에 녹아 pH에 영향을 주는 과정을 나타낸 것이다. 표는 이와 관련된 과정의 평형 반응식과 평형 상수를 나타낸것이다. 용해된 CO_2의 농도는 헨리의 법칙을 따르며 빗물에 대한 CO_2의 헨리 상수(K_H)는 3.0×10^{-2} M/atm 이다. 대기 중 CO_2의 분압은 5.0×10^{-4} atm 이다.

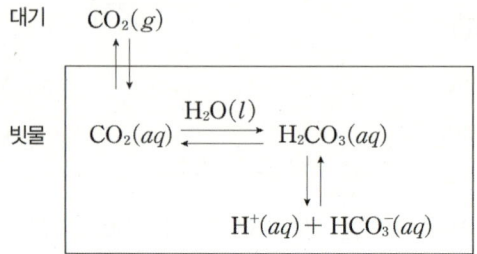

평형 반응식	평형 상수
$CO_2(aq) + H_2O(l) \rightleftarrows H_2CO_3(aq)$	2.0×10^{-3}
$H_2CO_3(aq) \rightleftarrows H^+(aq) + HCO_3^-(aq)$	3.0×10^{-4}
$CO_2(aq) + H_2O(l) \rightleftarrows H^+(aq) + HCO_3^-(aq)$	(가)

이에 대한 설명으로 옳은 것만을 〈보기〉에서 있는 대로 고른 것은? (단, 물의 자체 이온화에 의해서 생성된 $H^+(aq)$의 양은 무시한다.)

― 보기 ―

ㄱ. 빗물 중 $[CO_2(aq)]$는 1.5×10^{-5} M이다.
ㄴ. (가)는 6.0×10^{-7}이다.
ㄷ. 빗물의 pH는 $6.0 - \log 3$이다.

① ㄱ ② ㄴ ③ ㄱ, ㄷ
④ ㄴ, ㄷ ⑤ ㄱ, ㄴ, ㄷ

26

표는 수용액에서 몇 가지 화학종의 산 해리 상수(K_a)를 나타낸 것이다.

화학종	K_a
HF	6.3×10^{-4}
NH_4^+	5.6×10^{-10}
HCN	6.2×10^{-10}
CH_3COOH	1.8×10^{-5}

표의 자료에 근거하여 설명한 것으로 옳은 것만을 〈보기〉에서 있는 대로 고른 것은?

---- 보기 ----
ㄱ. MgF_2의 용해도는 0.01 M 염산 수용액에서보다 물에서 더 크다.
ㄴ. 0.10 M NH_4CN 수용액은 염기성이다.
ㄷ. 0.10 M CH_3COONa 수용액은 0.10 M NaCN 수용액보다 pH가 더 높다.

① ㄱ   ② ㄴ   ③ ㄷ
④ ㄱ, ㄴ   ⑤ ㄴ, ㄷ

27

2017학년도 15번

일양성자산 $HA(pK_a = 3.4)$와 $HB(pK_a = 8.4)$의 혼합 수용액이 있다. 표는 $25\,°C$에서 혼합 수용액 50.0mL씩을 변색 범위가 다른 두 지시약을 각각 사용하여 0.20 M NaOH 표준 용액으로 적정한 결과를 나타낸 것이다.

실험	지시약	종말점까지 가해진 NaOH 표준 용액 부피
(가)	브로모크레졸 퍼플	10.0 mL
(나)	페놀프탈레인	20.0 mL

이에 대한 설명으로 옳은 것만을 〈보기〉에서 있는 대로 고른 것은?

― 보기 ―

ㄱ. 실험 (가)의 전 과정에서 $[A^-]$가 $[B^-]$보다 크다.

ㄴ. 실험 (나)에서 $\dfrac{[A^-]}{[HA]} = 10^3$일 때 $\dfrac{[B^-]}{[HB]} = 10^{-2}$이다.

ㄷ. 실험 (나)에서, 가해진 NaOH가 15.0 mL일 때인 용액이 10.0 mL일 때인 용액보다 완충 능력이 크다.

① ㄱ   ② ㄷ   ③ ㄱ, ㄴ
④ ㄴ, ㄷ   ⑤ ㄱ, ㄴ, ㄷ

28

벤조산(C_6H_5COOH, $pK_a = 4.20$) 용액 50.0 mL를 0.10 M NaOH 표준 용액으로 적정하였다. 지시약을 넣고 NaOH 표준 용액을 40.0 mL 첨가하였을 때 당량점에 도달하였다. 표는 몇 가지 산-염기 지시약(HIn)의 pK_{HIn}을 나타낸 것이다.

지시약	pK_{HIn}
메틸 오렌지	3.46
브로모크레졸 그린	4.66
페놀 레드	7.81

이에 대한 설명으로 옳지 않은 것은?

① 표의 지시약 중 이 실험에 가장 적절한 것은 페놀 레드이다.

② NaOH 15.0 mL를 첨가했을 때 용액의 pH는 4.20보다 작다.

③ NaOH 25.0 mL를 첨가했을 때 $\dfrac{[C_6H_5COO^-]}{[C_6H_5COOH]}$는 1보다 작다.

④ 당량점에서 용액은 염기성이다.

⑤ 벤조산 용액의 농도는 0.080 M이다.

29

2006학년도 14번

그림은 붕산(H_3BO_3)과 붕산이수소소듐(NaH_2BO_3)의 혼합 용액에서 붕산의 짝염기인 $H_2BO_3^-$의 분율과 pH 사이의 관계를 나타낸 것이다.

모든 구간에서 $[H_3BO_3] + [H_2BO_3^-] = 0.100\,M$이고, 붕산의 해리 평형은 다음과 같다.

$$H_3BO_3(aq) \rightleftarrows H_2BO_3^-(aq) + H^+(aq) \qquad pK_{a1} = 9.2$$

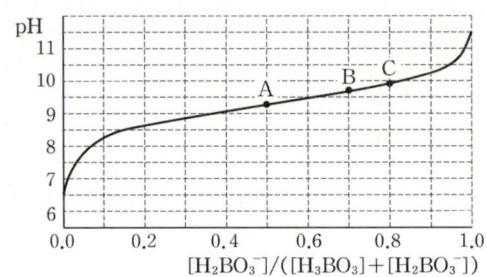

이 자료에 대한 설명으로 옳지 <u>않은</u> 것은?

① 점 A의 pH는 붕산의 pK_{a1}에 해당한다.
② 점 A에 해당하는 용액의 완충 용량이 가장 크다.
③ 점 B에 해당하는 용액을 10배 희석하면 pH가 1 증가한다.
④ 점 C에 해당하는 용액은 산보다 염기에 대한 완충 용량이 작다.
⑤ H_3BO_3와 NaH_2BO_3의 몰농도 비가 1:10인 용액의 pH는 10.2이다.

30

표는 몇 가지 제산제의 성분과 몰질량을 나타낸 것이다.

제산제	(가)	(나)	(다)	(라)
성분	$Mg(OH)_2$	$Al(OH)_3$	$NaHCO_3$	$CaCO_3$
몰질량(g/mol)	58.3	78.0	84.0	100.1

같은 질량의 제산제를 투여했을 때 과다한 위산을 제거하는 효과가 가장 큰 것(A)과 가장 작은 것(B)을 바르게 짝지은 것은? (단, 각 제산제는 순수한 물질이라고 가정한다.)

	A	B
①	(가)	(나)
②	(가)	(라)
③	(나)	(다)
④	(나)	(라)
⑤	(다)	(가)

31

2015학년도 11번

알라닌(H_2NCHCH_3COOH)은 수용액에서 $H_3N^+CHCH_3COO^-$ 형태로 존재한다. 25°C에서 알라닌의 해리 반응식과 평형 상수는 다음과 같다.

$$H_3N^+CHCH_3COO^- + H_2O \rightleftarrows H_2NCHCH_3COO^- + H_3O^+$$
$$K_a = 10^{-9.9}$$

$$H_3N^+CHCH_3COO^- + H_2O \rightleftarrows H_3N^+CHCH_3COOH + OH^-$$
$$K_b = 10^{-11.7}$$

이에 대한 설명으로 옳은 것만을 〈보기〉에서 있는 대로 고른 것은?

― 보기 ―

ㄱ. 0.10 M 알라닌 수용액의 pH는 7보다 높다.

ㄴ. $[H_3N^+CHCH_3COOH]$와 $[H_2NCHCH_3COO^-]$가 같을 때 수용액의 pH는 6.1이다.

ㄷ. pH가 3.3인 수용액에서 $[H_3N^+CHCH_3COO^-]$는 $[H_3N^+CHCH_3COOH]$의 10배이다.

① ㄱ   ② ㄴ   ③ ㄱ, ㄷ
④ ㄴ, ㄷ   ⑤ ㄱ, ㄴ, ㄷ

32

2010학년도 10번

다음은 수용액에서 히스티딘(HL)의 평형 반응식과 $25\,^\circ\mathrm{C}$에서의 pK_a값이다.

$$H_3L^{2+}(aq) \rightleftharpoons H_2L^+(aq) + H^+(aq) \qquad pK_{a1} = 1.8$$
$$H_2L^+(aq) \rightleftharpoons HL(aq) + H^+(aq) \qquad pK_{a2} = 6.0$$
$$HL(aq) \rightleftharpoons L^-(aq) + H^+(aq) \qquad pK_{a3} = 9.0$$

$25\,^\circ\mathrm{C}$에서의 히스티딘 수용액에 관련된 설명으로 옳은 것만을 〈보기〉에서 있는 대로 고른 것은?

─ 보기 ─

ㄱ. 0.10 M H_2LCl 수용액 50 mL에 0.10 M NaOH 수용액 25 mL를 섞은 용액의 pH는 6.0이다.

ㄴ. 0.10 M HL 수용액 25 mL에 0.10 M HCl 수용액 25 mL를 섞은 용액은 산성이다.

ㄷ. $H_2L^+(aq) + L^-(aq) \rightleftharpoons 2HL(aq)$ 반응의 평형 상수(K)에 대한 $pK = -3.0$이다.

① ㄱ ② ㄴ ③ ㄱ, ㄷ
④ ㄴ, ㄷ ⑤ ㄱ, ㄴ, ㄷ

2018학년도 대비

MD for PEET

일반화학추론

2018 MEGAMD
PHARMACY EDUCATION ELIGIBILITY TEST

PART VIII

산화 환원 /
전기 화학

15   산화 환원
16   전기 화학

01

다음은 금(Au)이 HNO_3와 HCl의 혼합 수용액에서 용해되는 반응이다.

> 반응 (1) : $aAu(s) + bNO_3^-(aq) + 2cH^+(aq)$
> $\rightarrow aAu^{3+}(aq) + bNO_2(g) + cH_2O(l)$
>
> 반응 (2) : $Au^{3+}(aq) + 4Cl^-(aq) \rightarrow AuCl_4^-(aq)$

이에 대한 설명으로 옳은 것만을 〈보기〉에서 있는 대로 고른 것은?

― 보기 ―

ㄱ. 반응 (1)의 균형 반응식에서 계수 $a = b$이다.
ㄴ. NO_3^-은 산화제로 작용한다.
ㄷ. 반응 (2)에서 Au^{3+}은 환원된다.

① ㄴ ② ㄷ ③ ㄱ, ㄴ
④ ㄱ, ㄷ ⑤ ㄴ, ㄷ

02

2016학년도 16번

다음은 과황산 이온($S_2O_8^{2-}$)이 포름산($HCOOH$)을 분해하는 반응에 대한 균형 반응식이다.

> 반응 (1) $S_2O_8^{2-} \rightarrow 2SO_4^-$
>
> 반응 (2) $aSO_4^- + bHCOOH \rightarrow cSO_4^{2-} + dCO_2 + eH^+$

이에 대한 설명으로 옳은 것만을 〈보기〉에서 있는 대로 고른 것은?

보기

ㄱ. 반응 (1)에서 S는 환원된다.
ㄴ. 반응 (2)에서 C의 산화수는 +2에서 +4로 변한다.
ㄷ. 반응 (2)에서 $a : b = 2 : 1$이다.

① ㄱ ② ㄷ ③ ㄱ, ㄴ
④ ㄴ, ㄷ ⑤ ㄱ, ㄴ, ㄷ

03

2015학년도 13번

다음은 황산 수용액에서 $KH(IO_3)_2$와 KI의 반응에 대한 불균형 반응식이다.

$$KH(IO_3)_2 + KI + H_2SO_4 \rightarrow I_2 + K_2SO_4 + H_2O$$

이에 대한 설명으로 옳은 것만을 〈보기〉에서 있는 대로 고른 것은?

─── • 보기 • ───

ㄱ. $KH(IO_3)_2$에서 I의 산화수는 $+5$이다.
ㄴ. KI 1몰당 전자 2몰이 이동한다.
ㄷ. 균형 반응식에서 $KH(IO_3)_2$와 I_2의 계수 비는 $1:6$이다.

① ㄱ　　　　　　② ㄴ　　　　　　③ ㄱ, ㄷ
④ ㄴ, ㄷ　　　　　⑤ ㄱ, ㄴ, ㄷ

04

다음은 청동의 구리 함량을 분석할 때 이용되는 반응식이다.

(가) $Cu(s) + aH_2SO_4(aq) \rightarrow CuSO_4(aq) + bSO_2(g) + cH_2O(l)$

(나) $2CuSO_4(aq) + 5I^-(aq) \rightarrow 2CuI(s) + I_3^-(aq) + 2SO_4^{2-}(aq)$

(다) $I_3^-(aq) + 2S_2O_3^{2-}(aq) \rightarrow 3I^-(aq) + S_4O_6^{2-}(aq)$

이에 대한 설명으로 옳은 것만을 〈보기〉에서 있는 대로 고른 것은?

─── 보기 ───

ㄱ. (가)에서 b는 2이다.
ㄴ. (나)에서 I^- 5몰당 2몰의 전자가 이동한다.
ㄷ. (다)에서 $S_2O_3^{2-}$은 산화된다.

① ㄱ   ② ㄷ   ③ ㄱ, ㄴ
④ ㄴ, ㄷ   ⑤ ㄱ, ㄴ, ㄷ

05

다음은 황산의 제조와 이용에 관련된 반응이다.

(가) $2H_2S(g) + 3O_2(g) \rightarrow 2SO_2(g) + 2H_2O(l)$
(나) $SO_3(g) + H_2O(l) \rightarrow H_2SO_4(aq)$
(다) $BaO_2(s) + H_2SO_4(aq) \rightarrow BaSO_4(s) + H_2O_2(aq)$

이 반응에 대한 설명으로 옳은 것만을 〈보기〉에서 있는 대로 고른 것은?

— 보기 —

ㄱ. (가)에서 H_2S 1몰당 이동한 전자의 몰수는 6이다.
ㄴ. (나)에서 S의 산화수는 증가한다.
ㄷ. (다)에서 BaO_2는 환원제로 작용한다.

① ㄱ ② ㄴ ③ ㄱ, ㄷ
④ ㄴ, ㄷ ⑤ ㄱ, ㄴ, ㄷ

06

2008학년도 12번

다음은 염기성 수용액에서 C_2H_5OH와 MnO_4^-의 산화·환원 반응식을 완결하는 과정이다.

불균형 반응식 : $C_2H_5OH + MnO_4^- \rightarrow C_2H_3O_2^- + MnO_2$

〈반응식 완결 과정〉

(1) 주어진 반응을 반쪽 반응으로 나타낸다.

　　반쪽 반응 (가) : $C_2H_5OH \rightarrow C_2H_3O_2^-$

　　반쪽 반응 (나) : $MnO_4^- \rightarrow MnO_2$

(2) 반쪽 반응의 균형을 맞춘다.

　　$H_2O + C_2H_5OH \rightarrow C_2H_3O_2^- + \boxed{(a)} H^+ + \boxed{(b)} e^-$

　　$MnO_4^- + 4H^+ + 3e^- \rightarrow MnO_2 + 2H_2O$

(3) 두 반쪽 반응의 전자수가 서로 같아지도록 한다.

(4) 두 반쪽 반응식을 더하고 정리한다.

(5) H^+ 개수만큼 반응식의 양쪽에 OH^-를 더하여 정리한다.

이에 대한 설명으로 옳은 것은?

① 과정 (1)의 반쪽 반응 (가)는 환원 반응이다.
② 과정 (2)의 계수 (a)와 (b)의 합은 7이다.
③ 과정 (5)에서 OH^-를 7개 더한다.
④ 완결된 반응식에서 OH^-은 생성물에 포함된다.
⑤ C_2H_5OH 1몰 당 MnO_2 0.75몰이 생성된다.

07

산성 수용액에서 다음의 반응이 일어난다.

$$\text{Sn}(s) + \text{NO}_3^-(aq) \rightarrow \text{Sn}^{4+}(aq) + \text{N}_2\text{O}(g)$$

이 반응식을 완결하는 과정에서 추론한 것 중 옳지 않은 것은?

① Sn은 산화되고 N은 환원된다.
② Sn의 산화수는 0에서 +4로 변한다.
③ 균형 반응식에는 전자가 나타나지 않는다.
④ 균형 반응식에서 Sn과 N_2O의 계수비는 1 : 1이다.
⑤ 균형 반쪽 반응식의 하나는
   $2\text{NO}_3^-(aq) + 10\text{H}^+(aq) + 8e^- \rightarrow \text{N}_2\text{O}(g) + 5\text{H}_2\text{O}(l)$이다.

08

2017학년도 16번

다음은 에탄올(C_2H_5OH) 검출 장치에서 일어나는 수용액에서의 산화-환원 반응과, 관련된 반쪽 반응 및 $25℃$에서의 표준 환원 전위($E°$)를 나타낸 것이다.

(전체 반응)
$$aC_2H_5OH + bCr_2O_7^{2-} + cH^+ \rightleftarrows aCH_3COOH + 2bCr^{3+} + 11H_2O$$

(반쪽 반응)
$$Cr_2O_7^{2-} + 14H^+ + 6e^- \rightleftarrows 2Cr^{3+} + 7H_2O \qquad E° = 1.36\,V$$
$$CH_3COOH + 4H^+ + 4e^- \rightleftarrows C_2H_5OH + H_2O \qquad E° = 0.06\,V$$

이에 대한 설명으로 옳은 것만을 〈보기〉에서 있는 대로 고른 것은?

보기

ㄱ. C_2H_5OH 2몰 당 $Cr_2O_7^{2-}$ 3몰이 반응한다.

ㄴ. C_2H_5OH의 검출 과정에서 C의 평균 산화수는 2만큼 증가한다.

ㄷ. $25℃$에서 전체 반응의 평형 상수는 $10^{\frac{12 \times 2.54}{0.0592}}$이다.

① ㄱ   ② ㄴ   ③ ㄱ, ㄷ
④ ㄴ, ㄷ   ⑤ ㄱ, ㄴ, ㄷ

09

2005학년도 19번

그림은 금속 구리(Cu)의 반응성에 대한 실험의 순환 과정을 나타낸 것이다.

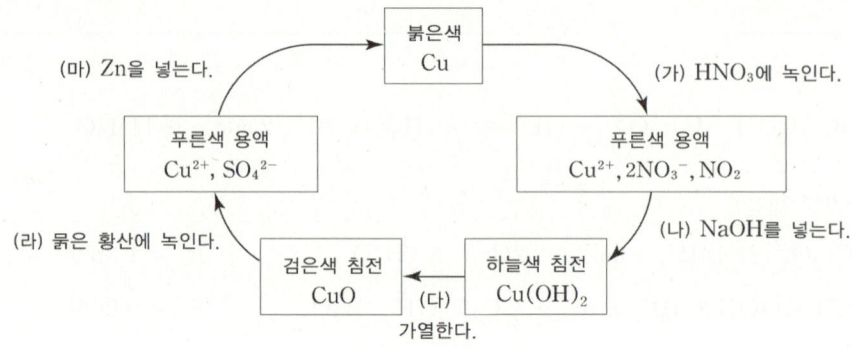

위 순환 과정에 대해 설명한 것 중 옳지 <u>않은</u> 것은?

① 구리의 환원 전위는 아연(Zn)의 환원 전위보다 작다.
② 전체 과정에서 두 가지 산화 상태의 구리가 존재한다.
③ 과정 (가)와 (라)에서 얻어진 용액의 푸른색은 Cu^{2+} 이온이 착물을 형성하기 때문이다.
④ 과정 (다)는 탈수 반응이다.
⑤ 과정 (라)는 산·염기 반응이다.

10

2015학년도 18번

그림은 유기 염소 화합물(RCl)로 오염된 지하수가 철(Fe) 입자로 채워진 다공성 반응벽을 통과하면서 처리되는 과정과 철 표면에서 RCl이 염소가 제거된 유기 화합물(RH)로 변환되는 반응을 나타낸 것이다.

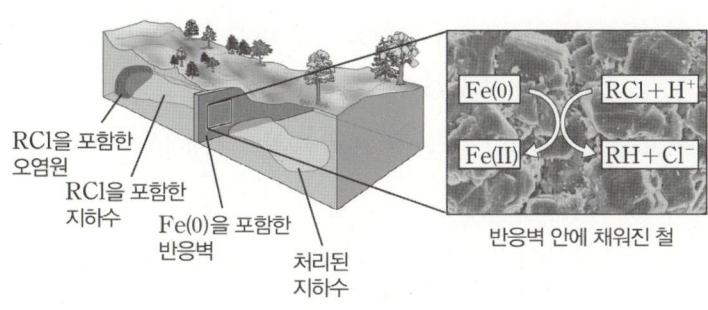

이에 대해 기술한 내용 중 옳지 <u>않은</u> 것은?

다공성 반응벽 안에 채워진 철 입자 표면에서 RCl은 독성이 적은 RH로 ① <u>환원된다.</u> 이 과정에서 산화철이 형성되어 철 표면에 침착된다. 철은 ② <u>염기성 환경</u> 또는 ③ <u>용존 산소의 농도가 낮은 환경</u>에서 더 효율적으로 RCl을 제거할 수 있다. 철보다 표준 환원 전위가 ④ <u>낮은</u> 아연(Zn)을 사용하면 반응의 자발성은 증가하지만 경제성이 낮고 친환경적이지 않기 때문에 거의 사용되지 않는다. 철 입자의 모양과 크기가 반응의 효율에 중요한 요소가 된다. 최근에는 ⑤ <u>단위 질량당 표면적이 큰</u> 나노 입자를 사용하기도 한다.

11 [심화이해]

2005학년도 예비검사 20번

화학적 산소 요구량은 아래와 같은 실험 과정을 거쳐 결정한다. (단, 실험 과정에서 주어진 반응식은 완결되어 있지 않다.)

〈실험 과정〉

(가) 오염된 물에 알고 있는 양의 $Cr_2O_7^{2-}$를 넣어, 오염 물질을 산화시킨다.

$$오염\ 물질 + Cr_2O_7^{2-} \rightarrow 2Cr^{3+} + 산화된\ 물질$$

(나) 반응하고 남은 $Cr_2O_7^{2-}$를 Fe^{2+}로 산화·환원 적정하여 오염 물질과 반응한 $Cr_2O_7^{2-}$의 양을 결정한다.

$$Cr_2O_7^{2-} + 6Fe^{2+} \rightarrow 2Cr^{3+} + 6Fe^{3+}$$

(다) 오염 물질과 반응한 $Cr_2O_7^{2-}$의 양을 산소의 질량으로 환산한다.

$$O_2 + 4e^- \rightarrow 2O^{2-}$$

(라) 오염된 물에 대한 산소의 질량 비를 ppm으로 표시한다.

오염된 물 1.00 L에 $Cr_2O_7^{2-}$ 0.0240 몰을 넣고 오염물을 산화시켰다. 남아 있는 $Cr_2O_7^{2-}$을 환원시키기 위하여 0.120 몰의 Fe^{2+}가 소비되었다. 오염된 물의 화학적 산소 요구량은 얼마인가?

① 192 ppm ② 320 ppm ③ 384 ppm
④ 576 ppm ⑤ 704 ppm

12

2010학년도 16번

다음은 리튬 이온 전지에 대한 내용이다.

> 리튬(Li)은 매우 가벼운 금속이며 다른 어떤 금속보다 표준 환원 전위가 낮으므로 전지 재료로 많은 장점을 가지고 있다. 리튬 이온 전지는 재충전이 용이하므로 (가) (으)로 사용된다. 휴대용 전자 기기에 사용되는 리튬 이온 전지는 3.6 V 정도의 높은 전압을 생성하고, 질량 에너지 밀도가 약 160 Wh/kg으로 매우 높다. 리튬 이온 전지는 양극, 음극, 전해질 등으로 구성되어 있다. 두 전극의 재료로는 주로 $LiCoO_2$와 흑연($C_{흑연}$)을 사용하며, 전해질은 리튬염을 (나) 에 녹여 사용한다. 리튬 이온 전지의 화학 반응식은 다음과 같다.
>
> (초기 충전 시)
> $LiCoO_2 + C_{흑연} \rightarrow Li_{1-x}CoO_2 + Li_xC_{흑연}$
>
> (방전 시)
> $Li_{1-x}CoO_2 + Li_xC_{흑연} \rightarrow Li_{1-x+y}CoO_2 + Li_{x-y}C_{흑연}$
>
> 충전 시 (다) 은(는) 전해질을 통하여 이동하여 (라) 의 층간에 삽입된다. 방전 시에는 이의 역과정이 자발적으로 일어나며 (마) 은(는) 외부 회로를 통하여 이동한다.

(가)~(마)에 들어갈 내용으로 적절하지 않은 것은?

① (가) - 2차 전지   ② (나) - 수용액   ③ (다) - 리튬 이온
④ (라) - 흑연   ⑤ (마) - 전자

13

2008학년도 13번

다음은 전지 (가)와 (나)의 구성과 몇 가지 반쪽 반응의 표준 환원 전위($E°_{환원}$)를 나타낸 것이다.

전지 (가) : $Co|Co^{2+}(1.0\,M)\|Cu^{2+}(1.0\,M)|Cu$

전지 (나) : $Hg|Hg_2Cl_2|Cl^-(포화)\|Fe^{3+}(1.0\,M),\,Fe^{2+}(1.0\,M)|Pt$

$E°_{환원}$(V)	반쪽 반응
0.77	$Fe^{3+} + e^- \rightleftharpoons Fe^{2+}$
0.34	$Cu^{2+} + 2e^- \rightleftharpoons Cu$
0.24	$Hg_2Cl_2 + 2e^- \rightleftharpoons 2Hg + 2Cl^-(포화)$
0.00	$2H^+ + 2e^- \rightleftharpoons H_2$
−0.28	$Co^{2+} + 2e^- \rightleftharpoons Co$

25 °C 에서 전지 (가)와 (나)에 대한 설명으로 옳지 않은 것은?

① 전지 전위는 전지 (가)가 전지 (나)보다 높다.
② 전지 (가)에서 Cu^{2+} 용액의 농도가 0.10 M 이면 전지 전위는 0.0592 V 만큼 낮아진다.
③ 전지 (가)를 사용하면 Co 전극의 무게는 감소한다.
④ 전지 (나)를 사용할 때 Hg 이 산화된다.
⑤ 전지 (나)를 사용해도 Pt 전극의 무게는 변하지 않는다.

14

화학적 산소 요구량은 산소(O_2)가 오염 물질을 산화시킨 후 O^{2-}으로 환원되는 데 필요한 산소의 양을 화학적 산화제로부터 산출한 값이다. 산성 조건에서 MnO_4^-은 오염 물질을 산화시켜 Mn^{2+}으로 환원되며 이때 소모된 MnO_4^-의 양을 측정하면 동일한 양의 오염 물질에 대한 화학적 산소 요구량을 계산할 수 있다. 표는 몇 가지 망간 화합물의 환원 반쪽 반응식과 $25\,^\circ\!C$에서의 표준 환원 전위(E°)를 나타낸 것이다.

환원 반쪽 반응식	E° (V)
$MnO_4^-(aq) + 8H^+(aq) + 5e^- \rightleftarrows Mn^{2+}(aq) + 4H_2O(l)$	(가)
$MnO_4^-(aq) + 4H^+(aq) + 3e^- \rightleftarrows MnO_2(s) + 2H_2O(l)$	1.70
$MnO_2(s) + 4H^+(aq) + 2e^- \rightleftarrows Mn^{2+}(aq) + 2H_2O(l)$	1.23

이에 대한 설명으로 옳은 것만을 〈보기〉에서 있는 대로 고른 것은?

― 보기 ―

ㄱ. MnO_2에서 Mn의 산화 상태는 $+4$이다.

ㄴ. (가)는 $1.70 + 1.23$이다.

ㄷ. 화학적 산소 요구량 계산에서 $0.20\,mol$의 MnO_4^-은 $0.25\,mol$의 O_2로 환산된다.

① ㄱ ② ㄴ ③ ㄱ, ㄷ
④ ㄴ, ㄷ ⑤ ㄱ, ㄴ, ㄷ

15

그림은 금속 A, B, C와 각각의 양이온으로 구성된 반쪽 전지에서 환원 전위와 농도 사이의 관계를 네른스트(Nernst) 식에 따라 나타낸 것이다.

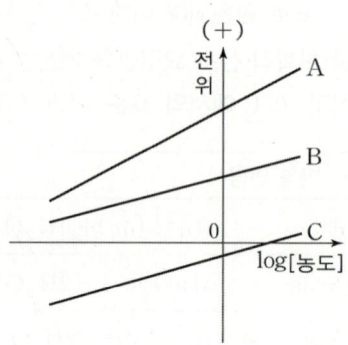

이 그림을 근거로 옳게 추론한 것을 〈보기〉에서 모두 고른 것은? (단, 금속 A, B, C에 해당하는 직선의 기울기 비는 2 : 1 : 1이다.)

—— 보기 ——

ㄱ. 표준 상태에서 금속 A는 금속 B보다 더 센 환원제이다.
ㄴ. 1몰의 금속 A와 B를 각각 석출하기 위하여 필요한 전하량의 비는 1 : 2이다.
ㄷ. 금속 A의 양이온 1 M 용액에 금속 C를 넣으면 금속 A가 석출된다.

① ㄱ ② ㄴ ③ ㄱ, ㄴ
④ ㄱ, ㄷ ⑤ ㄴ, ㄷ

16

2005학년도 12번

용액의 pH를 전기 화학적 방법으로 측정하기 위하여 아래와 같이 전지를 구성하였다.

$$\text{Ag}(s)|\text{AgCl}(s)|\text{KCl}(aq)\|\text{미지 용액}|\text{H}_2(g)|\text{Pt}(s)$$

이 전지에 대하여 25℃에서 측정된 전지의 전압과 수소 이온 농도와의 관계를 다음 식으로 나타낼 수 있다.

$$E_{측정} = \left\{ \boxed{가} - \left(\frac{0.059}{2}\right)\log \boxed{나} \right\} - \left\{ \boxed{다} - 0.059 \log \boxed{라} \right\}$$

빈칸에 들어갈 내용으로 바르게 묶여진 것은? (단, $E°(\text{Ag}/\text{AgCl}) = 0.222\,\text{V}$, 고체의 농도는 1로 간주한다.)

	(가)	(나)	(다)	(라)
①	0.000 V	$\dfrac{P_{\text{H}_2}}{[\text{H}^+]}$	0.222 V	$\dfrac{1}{[\text{Cl}^-]}$
②	0.000 V	$\dfrac{P_{\text{H}_2}}{[\text{H}^+]^2}$	0.222 V	$[\text{Cl}^-]$
③	0.000 V	$\dfrac{[\text{H}^+]^2}{P_{\text{H}_2}}$	0.222 V	$\dfrac{1}{[\text{Cl}^-]}$
④	0.222 V	$\dfrac{P_{\text{H}_2}}{[\text{H}^+]^2}$	0.000 V	$[\text{Cl}^-]$
⑤	0.222 V	$\dfrac{[\text{H}^+]^2}{P_{\text{H}_2}}$	0.000 V	$\dfrac{1}{[\text{Cl}^-]}$

17

그림은 갈바니 전지를 나타낸 것이다. 왼쪽 반쪽 전지에서 $Cr^{2+}(aq)$과 $Cr^{3+}(aq)$의 농도는 각각 $0.2\,M$과 $0.002\,M$이고, 오른쪽 반쪽 전지에서 $Pb^{2+}(aq)$의 농도는 $0.1\,M$이다.

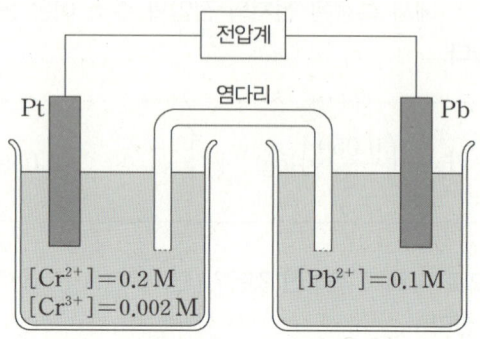

다음은 각 반쪽 전지의 반응식과 표준 환원 전위($E°$)를 나타낸 것이다.

$$Pb^{2+}(aq) + 2e^- \rightleftarrows Pb(s) \qquad E° = -0.12\,V$$
$$Cr^{3+}(aq) + e^- \rightleftarrows Cr^{2+}(aq) \qquad E° = -0.42\,V$$

$25\,℃$에서 이 전지에 대한 설명으로 옳은 것만을 〈보기〉에서 있는 대로 고른 것은?

───── 보기 ─────

ㄱ. Pb 전극은 환원 전극이다.
ㄴ. 기전력은 $\left(0.30 + \dfrac{3}{2} \times 0.0592\right)\,V$ 이다.
ㄷ. 전지 반응이 평형에 도달하면 기전력은 $0.30\,V$가 된다.

① ㄱ　　　　② ㄷ　　　　③ ㄱ, ㄴ
④ ㄴ, ㄷ　　⑤ ㄱ, ㄴ, ㄷ

18

2013학년도 16번

다음은 납축전지에서의 환원 반쪽 반응식과 25 ℃에서의 표준 환원 전위($E°$)이다.

$$PbO_2(s) + HSO_4^-(aq) + 3H^+(aq) + 2e^- \rightleftharpoons$$
$$PbSO_4(s) + 2H_2O(l) \qquad E° = 1.63\ V$$

$$PbSO_4(s) + H^+(aq) + 2e^- \rightleftharpoons$$
$$Pb(s) + HSO_4^-(aq) \qquad E° = -0.30\ V$$

그림은 완전히 충전된 납축전지 (가)를 이용해서 방전된 납축전지 (나)를 충전할 때의 연결 상태를 나타낸 것이다. 각 전극 단자의 부호는 납축전지에 표시되어 있는 전극 부호를 나타낸다.

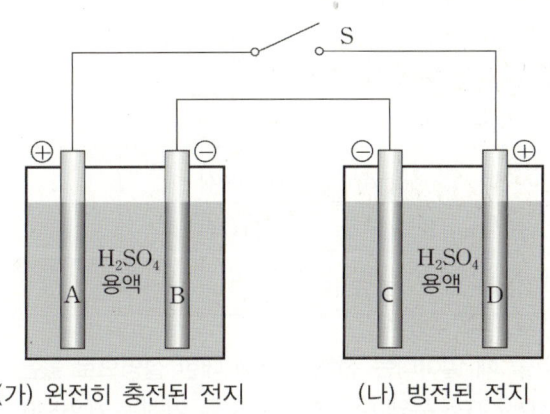

(가) 완전히 충전된 전지   (나) 방전된 전지

스위치 S를 닫아 충전을 시작하였다. 이에 대한 설명으로 옳지 않은 것은? (단, 두 축전지의 용량 및 규격은 같다.)

① 전극 B에서 산화 반응이 일어난다.
② 전극 D에서 $PbO_2(s)$이 생성된다.
③ 전지 (가)의 자유 에너지는 감소한다.
④ 전지 (나)의 황산 용액의 비중은 감소한다.
⑤ 반응이 평형에 도달하면 두 전지의 전위차는 같아진다.

19

2010학년도 13번

그림은 25°C에서 1.0 M $ZnSO_4$와 1.0 M $NiSO_4$의 혼합 수용액에 백금(Pt)전극을 넣고 전류 공급 장치를 연결한 전해 전지를, 표는 관련된 화학종의 반쪽반응식과 표준 환원 전위($E°$)를 나타낸 것이다.

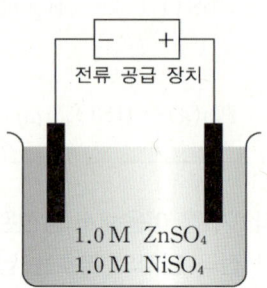

반쪽 반응	$E°$ (V)
$Ni^{2+}(aq) + 2e^- \rightleftarrows Ni(s)$	-0.25
$Zn^{2+}(aq) + 2e^- \rightleftarrows Zn(s)$	-0.76
$2H_2O(l) + 2e^- \rightleftarrows H_2(g) + 2OH^-(aq)$	-0.83
$O_2(g) + 4H^+(aq) + 4e^- \rightleftarrows 2H_2O(l)$	$+1.23$
$S_2O_8^{2-}(aq) + 2e^- \rightleftarrows 2SO_4^{2-}(aq)$	$+2.01$

낮은 전류를 흘려 줄 때 일어나는 전해 현상에 대한 설명으로 옳은 것만을 〈보기〉에서 있는 대로 고른 것은? (단, 용액에 존재하는 모든 기체는 제거되며, F는 패러데이 상수이다.)

──── • 보기 • ────

ㄱ. 환원 전극에서는 Ni이 Zn보다 먼저 석출되기 시작한다.
ㄴ. 산화 전극에서는 물이 분해된다.
ㄷ. 0.10 F에 해당하는 전하량을 가했을 때 석출되는 금속의 몰수는 0.10몰이다.

① ㄱ   ② ㄷ   ③ ㄱ, ㄴ
④ ㄴ, ㄷ   ⑤ ㄱ, ㄴ, ㄷ

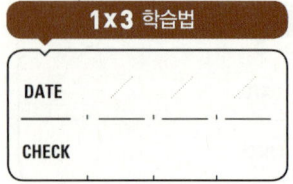

20

그림은 구리(Cu)를 전극으로 사용한 두 반쪽 전지를 염다리로 연결한 갈바니 전지를 나타낸 것이다. 왼쪽 비커에는 0.10 M Cu^{2+} 수용액 100 mL를, 오른쪽 비커에는 0.20 M Cu^{2+} 수용액 100 mL를 넣었다.

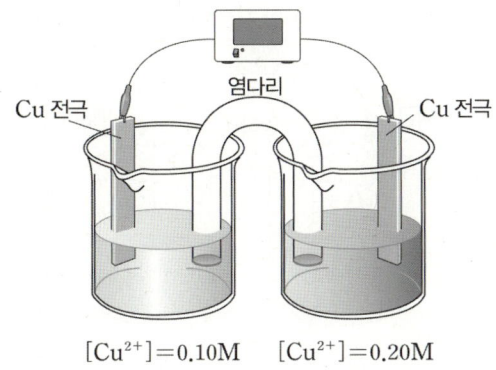

다음은 반쪽 전지의 반응식과 25 ℃에서의 표준 환원 전위이다.

$$Cu^{2+}(aq) + 2e^- \rightleftarrows Cu(s) \qquad E° = 0.339 \text{ V}$$

25 ℃에서 이 전지에 대한 설명으로 옳은 것은?

① 전지의 초기 기전력은 $(0.0592 \times \log 2)$ V 이다.
② 전자는 왼쪽 전극에서 오른쪽 전극으로 이동한다.
③ 평형에 도달하면 왼쪽 반쪽 전지의 Cu^{2+} 농도는 0.10 M 보다 작다.
④ 왼쪽 전극의 질량은 전류가 흐르는 과정에서 증가한다.
⑤ 오른쪽 반쪽 전지에 0.20 M Cu^{2+} 수용액 150 mL를 사용하면 초기 기전력은 높아진다.

21

2017학년도 예비검사 16번

그림은 백금 전극을 사용한 두 반쪽 전지를 염다리로 연결한 갈바니 전지를 나타낸 것이다. 왼쪽 비커에는 Fe^{3+}와 Fe^{2+}의 농도가 각각 $1.0\ M$인 수용액 $100\ mL$를, 오른쪽 비커에는 Ce^{4+}와 Ce^{3+}의 농도가 각각 $1.0\ M$인 수용액 $100\ mL$를 넣었다.

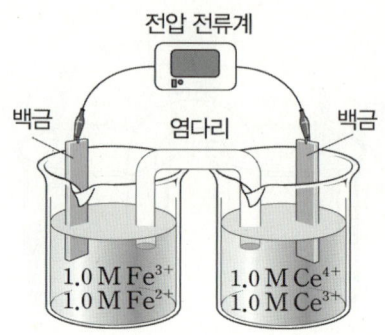

다음은 각 반쪽 전지의 반응식과 $25\ ℃$에서의 표준 환원 전위($E°$)이다.

$$Ce^{4+}(aq) + e^- \rightleftarrows Ce^{3+}(aq) \qquad E° = 1.70\ V$$

$$Fe^{3+}(aq) + e^- \rightleftarrows Fe^{2+}(aq) \qquad E° = 0.77\ V$$

$25\ ℃$에서 이 전지에 대한 설명으로 옳지 않은 것은?

① 전지의 초기 기전력은 $0.93\ V$이다.
② 왼쪽 비커에 물을 가해서 이온의 농도를 묽히면 전지의 기전력은 낮아진다.
③ 전자는 왼쪽 전극에서 오른쪽 전극으로 이동한다.
④ 평형에 도달하면 $\dfrac{[Fe^{2+}]}{[Fe^{3+}]} = \dfrac{[Ce^{4+}]}{[Ce^{3+}]}$ 이다.
⑤ 평형 전후에 오른쪽 비커의 백금 전극 질량은 변화하지 않는다.

22

2014학년도 16번

다음은 25 ℃에서 전해질 농도 변화에 따른 전압 변화를 알아보기 위한 갈바니 전지와 표준 환원 전위($E°$)를 나타낸 것이다.

$$\text{Ni}(s)|\text{NiSO}_4(aq)\|\text{CuSO}_4(1.00\,\text{M})|\text{Cu}(s)$$

$$\text{Ni}^{2+}(aq) + 2e^- \rightleftarrows \text{Ni}(s) \qquad E° = -0.25\,\text{V}$$
$$\text{Cu}^{2+}(aq) + 2e^- \rightleftarrows \text{Cu}(s) \qquad E° = +0.35\,\text{V}$$

표는 전지 I과 전지 II에서 전해질 용액의 구성과 측정된 전지 전압(E)을 나타낸 것이다. 전지 II는 전지 I의 Ni 반쪽전지 용액에 NaOH 용액을 가한 것으로, Ni(OH)$_2$의 침전이 생성되었다.

	전지 I	전지 II
Cu 반쪽전지	1.00 M CuSO$_4$ 80.0 mL	1.00 M CuSO$_4$ 80.0 mL
Ni 반쪽전지	0.20 M NiSO$_4$ 40.0 mL	0.20 M NiSO$_4$ 40.0 mL + 0.60 M NaOH 40.0 mL
E(V)	(가)	+0.99

이에 대한 설명으로 옳은 것만을 〈보기〉에서 있는 대로 고른 것은? (단, Q가 반응지수일 때 적용되는 네른스트 식은 $E = E° - \dfrac{0.060}{n}\log Q$이다.)

―――――――― 보기 ――――――――

ㄱ. (가)는 $0.60 - 0.060 \times \log 0.20$이다.
ㄴ. 전지 II에서 전자는 Ni 전극에서 Cu 전극으로 이동한다.
ㄷ. Ni(OH)$_2$의 용해도곱 상수 $K_{sp} = 1.0 \times 10^{-14}$이다.

① ㄱ   ② ㄴ   ③ ㄱ, ㄷ
④ ㄴ, ㄷ   ⑤ ㄱ, ㄴ, ㄷ

23

2012학년도 12번

그림은 2개의 반쪽 전지를 연결한 전지이고, 25°C에서 이 전지의 전위차는 0.602 V 이다. 이때 왼쪽 전지의 Cl^-의 몰농도는 aM이다.

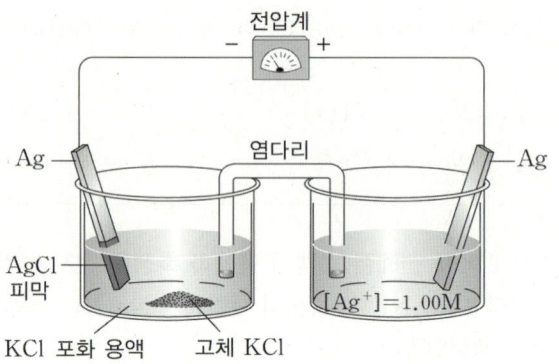

다음은 각 반쪽 전지의 반응식과 표준 환원 전위이다.

$$Ag^+(aq) + e^- \rightleftarrows Ag(s) \qquad E° = 0.799\,V$$
$$AgCl(s) + e^- \rightleftarrows Ag(s) + Cl^-(aq) \qquad E° = 0.222\,V$$

이 전지에 대한 설명으로 옳은 것만을 〈보기〉에서 있는 대로 고른 것은?

─── 보기 ───

ㄱ. a는 1.00보다 크다.

ㄴ. 오른쪽 전지의 Ag^+ 몰농도가 $\dfrac{10^{(0.222-0.799)/0.0592}}{a}$ M이면 전위차는 0이 된다.

ㄷ. 왼쪽 전지에 소량의 고체 KCl을 가하면 전위차는 증가한다.

① ㄱ   ② ㄷ   ③ ㄱ, ㄴ
④ ㄴ, ㄷ   ⑤ ㄱ, ㄴ, ㄷ

24

다음은 Ni 전극과 Pb 전극으로 구성된 갈바니 전지와 두 반쪽 전지의 표준 환원 전위($E°$)를 나타낸 것이다.

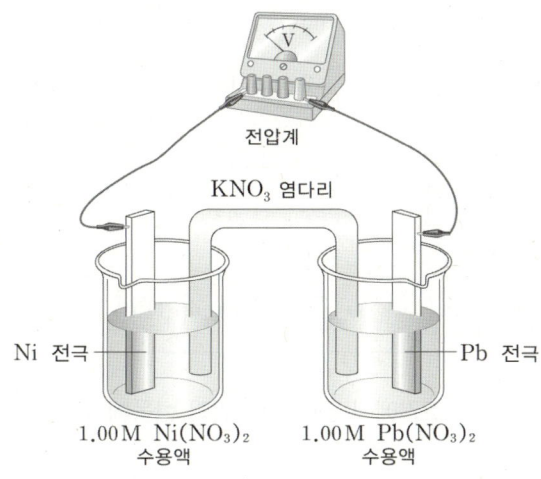

$$Pb^{2+}(aq) + 2e^- \rightleftharpoons Pb(s) \qquad E° = -0.126\,V$$
$$Ni^{2+}(aq) + 2e^- \rightleftharpoons Ni(s) \qquad E° = -0.257\,V$$

25°C에서 이 전지에 대한 설명으로 옳은 것은?

① 이 전지의 초기 전위는 $+0.383\,V$ 이다.
② 이 전지 반응에서 Ni 전극의 질량은 증가한다.
③ 이 전지 반응은 Pb^{2+}의 농도가 0이 될 때까지 진행된다.
④ 두 전극이 담긴 용액을 각각 10배씩 묽게 하면 초기 전지 전위는 감소한다.
⑤ Ni 전극이 담긴 용액에 고체 Na_2S를 녹이면 전지 전위는 증가한다.

25

2006학년도 18번

다음은 생화학적 전기 화학 반응과 각 반쪽 반응의 표준 환원 전위($E°$)이다.

$$2\text{cytochrome c}(Fe^{2+}) + \underset{(\text{pyruvate})}{CH_3COCO_2^-} + 2H^+ \rightleftarrows$$

$$2\text{cytochrome c}(Fe^{3+}) + \underset{(\text{lactate})}{CH_3CHOHCO_2^-}$$

pH 7에서

pyruvate $+ 2H^+ + 2e^- \rightarrow$ lactate $\qquad E° = -0.18\ V$

cytochrome c$(Fe^{3+}) + e^- \rightarrow$ cytochrome c$(Fe^{2+})\quad E° = +0.25\ V$

표준 상태이면서 pH 7인 조건에서 일어나는 위의 반응에 대한 다음 설명 중 옳은 것은?

① 전체 반응은 일전자 반응이다.
② 전체 반응의 평형 상수는 1보다 크다.
③ 전체 반응의 표준 전위는 $-0.43\ V$이다.
④ 정반응의 과정에서 계의 자유 에너지는 감소한다.
⑤ lactate의 농도가 2배 증가하면 반응 전위도 2배 증가한다.

26

2007학년도 13번

연료 전지는 연속적으로 공급되는 연료로부터 전기 에너지를 생산한다. 다음은 수소 연료 전지와 메테인(CH_4) 연료 전지의 반응식이다.

수소 전지 : $H_2(g) + \dfrac{1}{2}O_2 \rightarrow H_2O(l) + 286\,kJ$

메테인 전지 : $CH_4(g) + 2O_2(g) \rightarrow CO_2(g) + 2H_2O(l) + 561\,kJ$

이에 대한 설명으로 옳은 것을 〈보기〉에서 모두 고른 것은?

• 보기 •

ㄱ. 메테인 전지 반응에서는 탄소의 산화수 변화가 없다.
ㄴ. 수소 전지 반응과 메테인 전지 반응에서 수소의 산화수 변화는 같다.
ㄷ. 수소 전지가 메테인 전지보다 연료 1g당 더 많은 에너지를 생산한다.

① ㄱ   ② ㄴ   ③ ㄷ
④ ㄱ, ㄷ   ⑤ ㄴ, ㄷ

27

그림은 카드뮴(Cd)과 구리(Cu) 전극을 사용한 전해 전지를 나타낸 것이다. 전원 공급 장치의 (−) 단자는 Cd 전극에, (+) 단자는 Cu 전극에 연결하여 1.0V의 전압을 일정하게 유지한다.

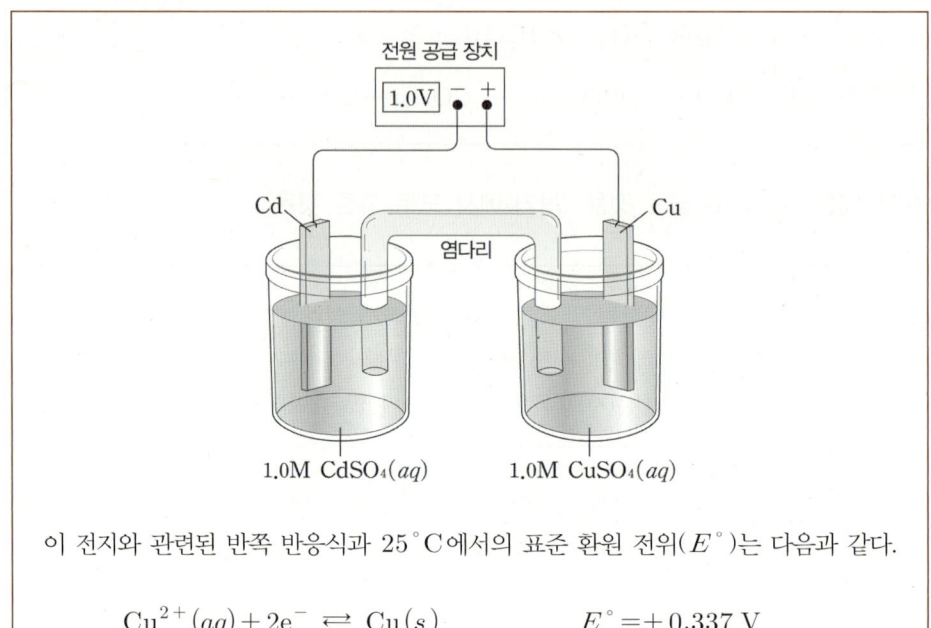

이 전지와 관련된 반쪽 반응식과 25°C에서의 표준 환원 전위($E°$)는 다음과 같다.

$$Cu^{2+}(aq) + 2e^- \rightleftarrows Cu(s) \qquad E° = +0.337 \text{ V}$$
$$Cd^{2+}(aq) + 2e^- \rightleftarrows Cd(s) \qquad E° = -0.403 \text{ V}$$

25°C에서 이에 대한 설명으로 옳은 것만을 〈보기〉에서 있는 대로 고른 것은? (단, Cd의 원자량은 112이고 $1F = 96500$ C/mol이며 구리와 카드뮴의 산화 환원 반응 이외의 다른 반응은 일어나지 않는다.)

─────── 보기 ───────

ㄱ. Cu 전극에서 환원 반응이 일어난다.
ㄴ. 흐른 전하량이 0.0200×96500 C이면 Cd 전극의 질량 변화량은 1.12 g이다.
ㄷ. 염다리에서 음이온의 알짜 이동은 Cd 반쪽 전지 방향으로 일어난다.

① ㄱ   ② ㄴ   ③ ㄱ, ㄷ
④ ㄴ, ㄷ   ⑤ ㄱ, ㄴ, ㄷ

28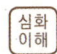

2005학년도 예비검사 15번

전지의 전압은 전극 용액의 조성에 따라 변한다.

$$Zn(s)\,|\,Zn^{2+}(aq,\,0.1\,M,\,0.5\,L)\,||\,Cu^{2+}(aq,\,0.1\,M,\,0.5\,L)\,|\,Cu(s)$$

전극 용액에 암모니아를 넣으면 각 금속 이온은 암모니아가 배위된 착화합물을 형성하며, 용액의 pH에 따라 수소 이온과 암모니아는 결합하여 암모늄 이온을 형성할 수 있다.

$$Zn^{2+} + 4NH_3 \rightleftarrows Zn(NH_3)_4^{2+} \qquad \log K_{f,\,Zn} = 8.70$$
$$Cu^{2+} + 4NH_3 \rightleftarrows Cu(NH_3)_4^{2+} \qquad \log K_{f,\,Cu} = 12.03$$
$$NH_4^+ \rightleftarrows H^+ + NH_3 \qquad pK_a = 9.24$$

다음 설명 중 옳지 않은 것은?

① 환원 전극에 고체 NaCl을 넣어도 전압은 변하지 않는다.
② 환원 전극에 암모니아를 넣으면 전압은 감소한다.
③ 산화 전극에 암모니아를 넣은 후 염산을 넣으면 증가했던 전압은 감소한다.
④ 양쪽 전극에 동일한 부피의 암모니아를 미량으로 넣어도 전압은 변하지 않는다.
⑤ 양쪽 전극에 동일한 부피의 암모니아를 과량으로 넣으면 전압은 증가한다.

29

2014학년도 15번

다음은 용융된 산화알루미늄(Al_2O_3)을 탄소 전극을 이용해 전기분해 하여 금속 알루미늄(Al)을 얻는 반응식과 장치이다.

$$2Al_2O_3(l) + 3C(s) \rightarrow 4Al(l) + 3CO_2(g)$$

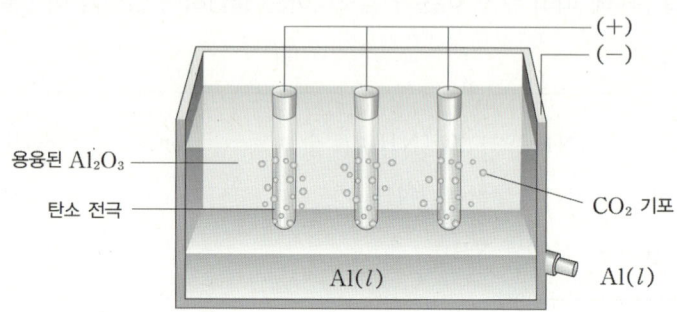

이 장치를 이용해 $9.00\,kg$의 알루미늄을 얻었다. 이에 대한 설명으로 옳은 것만을 〈보기〉에서 있는 대로 고른 것은? (단, 패러데이 상수 $F = 9.65 \times 10^4\,C/mol$, Al의 몰질량은 $27.0\,g/mol$, C의 몰질량은 $12.0\,g/mol$이다.)

― 보기 ―

ㄱ. 산화 반쪽 반응식은 $C + 2O^{2-} \rightarrow CO_2 + 4e^-$ 이다.
ㄴ. 탄소 전극의 총 질량은 $6.00\,kg$만큼 감소하였다.
ㄷ. 흘려 준 전체 전하량은 9.65×10^5 쿨롱(C)이다.

① ㄱ   ② ㄷ   ③ ㄱ, ㄴ
④ ㄴ, ㄷ   ⑤ ㄱ, ㄴ, ㄷ

30

2011학년도 18번

그림은 금속 A와 B로 만든 전극으로 이루어진 전해 전지와 그와 관련된 반쪽 반응식과 표준 환원 전위를 나타낸 것이다. 몰질량은 B가 A의 1.7배이다.

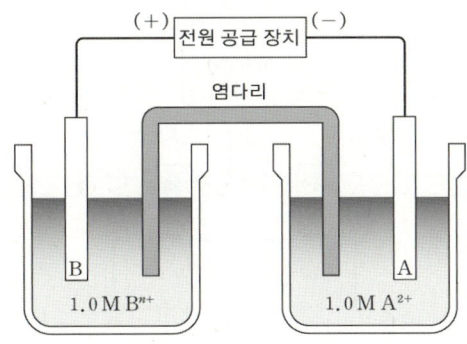

(가) $A^{2+}(aq) + 2e^- \rightleftarrows A(s)$ $E_A°$

(나) $B^{n+}(aq) + ne^- \rightleftarrows B(s)$ $E_B°$

0.5 V의 직류 전원을 연결하여 30 C의 전하량을 흘려주었을 때 전극 A의 질량은 0.010 g 증가하였고 전극 B의 질량은 0.034 g 감소하였다. 이 전지와 전지 반응에 대한 설명으로 옳은 것만을 〈보기〉에서 있는 대로 고른 것은? (단, 전극에서 주어진 전지 반응 이외의 산화·환원 반응은 일어나지 않으며, 패러데이 상수 F는 9.65×10^4 C/mol이다.)

─── 보기 ───

ㄱ. A의 몰질량은 $\dfrac{2 \times 9.65 \times 10^4}{3000}$ g/mol이다.

ㄴ. 반응식 (나)에서 n은 1이다.

ㄷ. $(E_B° - E_A°) > 0.5$ V이다.

① ㄱ   ② ㄷ   ③ ㄱ, ㄴ
④ ㄴ, ㄷ   ⑤ ㄱ, ㄴ, ㄷ

31

2009학년도 08번

그림은 일정하게 흐르는 KNO_3 수용액 내에서 전기 분해가 일어날 때, Ag 전극에서 생성되는 Ag^+과 비커 A에 들어 있는 Cl^-과 I^-이 침전을 형성하는 원리를 이용한 적정 장치이다.

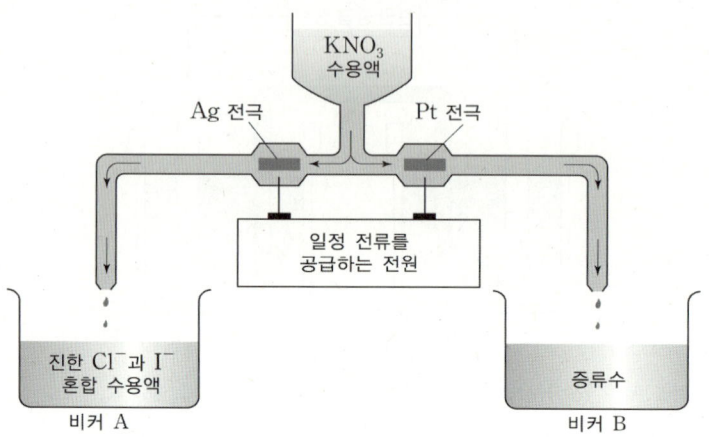

장치의 정상적 가동을 가정할 때, 다음 설명 중 옳은 것만을 〈보기〉에서 있는 대로 고른 것은? (단, AgCl과 AgI의 K_{sp}는 각각 1.8×10^{-10}과 8.3×10^{-17}이며, Ag 전극에서의 전류는 모두 Ag^+을 생성하는 데 사용된다.)

─── 보기 ───

ㄱ. Ag 전극은 전원의 (+)극에 연결되어 있다.
ㄴ. 비커 A에서 Cl^-이 I^-보다 먼저 적정된다.
ㄷ. 생성된 Ag^+의 몰수는 전류와 시간을 곱한 값에 비례한다.
ㄹ. 전기 분해가 진행되면 비커 B에 있는 용액의 pH가 감소한다.

① ㄱ, ㄴ   ② ㄱ, ㄷ   ③ ㄴ, ㄹ
④ ㄱ, ㄷ, ㄹ   ⑤ ㄴ, ㄷ, ㄹ

32

2007학년도 12번

그림은 동일한 모양과 같은 크기의 Cu 전극 A~D를 사용하여 만든 전기 분해 실험 장치를 나타낸 것이다. A, B는 C, D보다 $CuSO_4$ 수용액 속에 더 많이 잠겨 있다.

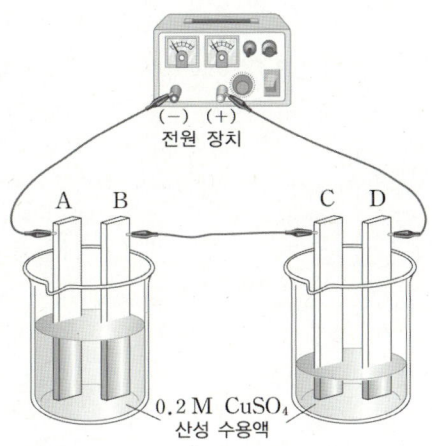

일정 시간 동안 전기 분해가 일어나도록 하였을 때, 이에 대한 설명으로 옳은 것을 〈보기〉에서 모두 고른 것은? (단, 산화와 환원에 관여하는 것은 Cu와 Cu^{2+} 뿐이며, 석출된 Cu는 모두 해당 전극에 부착된다.)

─────── 보기 ───────
ㄱ. A의 질량은 증가하고, D의 질량은 감소한다.
ㄴ. B와 C 각각의 질량은 변화가 없다.
ㄷ. A와 D 각각의 질량 변화량 절댓값은 서로 같다.
ㄹ. A의 Cu 몰수 변화량 절댓값은 이동한 전자 몰수의 $\frac{1}{2}$이다.

① ㄱ, ㄴ ② ㄱ, ㄹ ③ ㄴ, ㄷ
④ ㄷ, ㄹ ⑤ ㄱ, ㄷ, ㄹ

2018 학년도 대비

MD for PEET

일반화학추론

2018 MEGAMD
PHARMACY EDUCATION ELIGIBILITY TEST

PART IX

전이 금속과 배위 화학

17 배위 화합물의 구조
18 결정장 이론

01

그림은 한 자리 리간드 A, B, C와 금속 M으로 구성된 팔면체 배위 화합물 MA_5B, MA_4C_2, MA_3B_3, $MA_2B_2C_2$의 기하 구조를 각각 하나씩 나타낸 것이다. 표는 각 배위 화합물이 가질 수 있는 기하 이성질체의 개수를 나타낸 것이다.

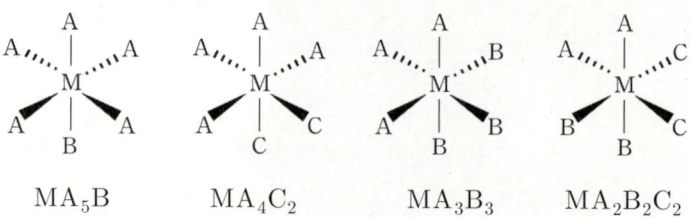

팔면체 배위 화합물	기하 이성질체의 개수
MA_5B	1
MA_4C_2	2
MA_3B_3	(가)
$MA_2B_2C_2$	(나)

(가)와 (나)에 들어갈 개수를 바르게 짝지은 것은?

	(가)	(나)
①	2	3
②	2	4
③	2	5
④	3	4
⑤	3	5

02

그림은 K_2PtCl_6로부터 두 개의 백금 착물 cis-$Pt(NH_3)_2Cl_2$와 $Pt(en)Cl_2$를 각각 합성하는 경로를 나타낸 것이다.
(en은 $H_2NCH_2CH_2NH_2$이다.)

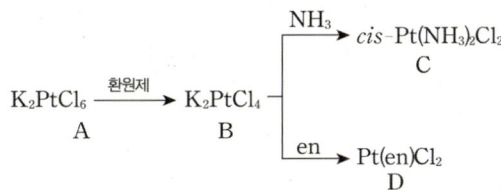

이에 대한 설명으로 옳은 것은?

① A에서 Pt의 산화수는 4이다.
② B에서 Pt의 배위수는 6이다.
③ C는 쌍극자 모멘트가 0이다.
④ D는 기하 이성질체를 갖는다.
⑤ C와 D에서 Pt의 전자 배치는 모두 $[Xe]6s^2 4f^{14} 5d^6$이다.

03

2014학년도 18번

전이 금속 이온 M^{3+}는 두 자리 리간드인 en, gly와 각각 6배위 팔면체 착물 A, B를 형성한다. (en: $NH_2CH_2CH_2NH_2$, gly: $NH_2CH_2COO^-$)

$$\left[M\left\{{NH_2 \atop NH_2}\right\}_3\right]^{3+} \quad M\left\{{NH_2 \atop O}{\atop-}O\right\}_3$$

A　　　　　　　　B

이에 대한 설명으로 옳은 것만을 〈보기〉에서 있는 대로 고른 것은?

―● 보기 ●―

ㄱ. B는 쌍극자 모멘트가 0인 입체이성질체를 갖는다.
ㄴ. A, B의 모든 입체이성질체는 광학 활성이다.
ㄷ. A, B는 각각 2개의 입체이성질체를 갖는다.

① ㄱ　　　　② ㄴ　　　　③ ㄱ, ㄷ
④ ㄴ, ㄷ　　　⑤ ㄱ, ㄴ, ㄷ

04

2010학년도 14번

표는 화학종 A, B, C의 구조식과 홀전자 수를 나타낸 것이다.

화학종	A	B	C
구조식	I–C(Cl)(Br)H (∠α)	[Cl–Pt(Cl)(Br)Br]²⁻ (∠β)	[Cl–Co(Cl)(Br)Br]²⁻ (∠γ)
홀전자 수	0	0	3

화학종 A, B, C에 대한 설명으로 옳은 것은?

① B의 중심 원자는 옥테트 규칙을 만족한다.
② C는 사면체 구조를 갖는다.
③ A와 B 모두 기하 이성질체를 갖는다.
④ B와 C의 결정장 갈라짐 에너지는 동일하다.
⑤ 결합각은 α, β, γ 중 α가 가장 작다.

05

다음은 테트라아쿠아에틸렌다이아민니켈(Ⅱ)($[Ni(en)(H_2O)_4]^{2+}$)의 H_2O를 에틸렌다이아민($NH_2CH_2CH_2NH_2$, en)으로 치환하는 반응이다.

$$[Ni(en)(H_2O)_4]^{2+} + en \rightarrow [Ni(en)_2(H_2O)_2]^{2+} + 2H_2O$$
$$\text{(가)} \qquad\qquad\qquad \text{(나)}$$

이 반응에 대한 설명으로 옳은 것만을 〈보기〉에서 있는 대로 고른 것은?

─────── • 보기 • ───────
ㄱ. (가)는 광학 이성질체를 갖는다.
ㄴ. (나)는 기하 이성질체를 갖는다.
ㄷ. (나)에서 Ni의 배위수는 4이다.

① ㄴ   ② ㄷ   ③ ㄱ, ㄴ
④ ㄱ, ㄷ   ⑤ ㄱ, ㄴ, ㄷ

06

2008학년도 11번

그림은 $[Co(en)(NH_3)_2Cl_2]^+$ (en = $NH_2CH_2CH_2NH_2$) 착이온의 가능한 이성질체 구조 중 하나를 나타낸 것이다.

$$\left[\begin{array}{c} \text{H}_3\text{N} \overset{\text{Cl}}{\underset{\text{N}}{\cdots \text{Co} \cdots}} \overset{\text{Cl}}{\underset{\text{N}}{\text{N}}} \end{array} \right]^+ \quad (\overset{\frown}{\text{N N}} = \text{en})$$

이에 대한 설명으로 옳은 것을 〈보기〉에서 모두 고른 것은?

─── 보기 ───

ㄱ. 코발트의 산화수는 +3이다.
ㄴ. 기하 이성질체는 그림의 구조를 포함해서 3개 존재한다.
ㄷ. 광학 이성질체가 존재한다.

① ㄱ   ② ㄴ   ③ ㄱ, ㄷ
④ ㄴ, ㄷ   ⑤ ㄱ, ㄴ, ㄷ

07

2005학년도 예비검사 10번

화합물 $Pt(NH_3)_2Cl_2$은 두 가지 기하 이성질체로 존재하는데, 노란색 이성질체만이 암세포의 성장 및 증식을 억제하는 항암 효과를 나타낸다. 이 화합물에 대한 설명 중 옳은 것을 <보기>에서 모두 고른 것은?

──── 보기 ────
ㄱ. 상자기성을 나타낸다.
ㄴ. 기하 구조는 평면사각형이다.
ㄷ. 두 이성질체의 물에 대한 용해도는 다르다.

① ㄴ ② ㄱ, ㄴ ③ ㄱ, ㄷ
④ ㄴ, ㄷ ⑤ ㄱ, ㄴ, ㄷ

08

반응 I~III은 Ni의 착이온에 대한 반응을 나타낸 것이다.

반응 I $[Ni(H_2O)_6]^{2+} + 6NH_3 \rightarrow [Ni(NH_3)_6]^{2+} + 6H_2O$

반응 II $[Ni(H_2O)_6]^{2+} + EDTA^{4-} \rightarrow [Ni(EDTA)]^{2-} + 6H_2O$

반응 III $[Ni(H_2O)_6]^{2+} + 4CN^- \rightarrow [Ni(CN)_4]^{2-} + 6H_2O$

이에 대한 설명으로 옳지 <u>않은</u> 것은?

(단, $EDTA^{4-} = (^-OOCCH_2)_2NCH_2CH_2N(CH_2COO^-)_2$)

① 반응 I 에서 중심 금속의 홀전자 개수는 변하지 않는다.
② 반응 II는 엔트로피가 증가하는 반응이다.
③ 반응 II에서 중심 금속의 배위수는 감소한다.
④ 반응 III에서 중심 금속의 산화수는 변하지 않는다.
⑤ $[Ni(EDTA)]^{2-}$에는 광학 이성질체가 존재한다.

IX. 전이 금속과 배위 화학

09 [심화이해]   2005학년도 예비검사 11번

체내에서 O_2는 그림과 같이 헤모글로빈의 구성 성분인 헴(heme)의 철에 결합되어 각 세포에 전달된다.

헴의 철에 대한 설명으로 옳은 것을 〈보기〉에서 모두 고른 것은? (단, 철에 배위된 4자리 킬레이트 리간드는 -2가 이온이다.)

• 보기 •

ㄱ. 철과 산소의 결합에서 철은 루이스산으로 작용한다.
ㄴ. 5배위 헴에서 철의 d 궤도함수의 전자 배치는 d^6이다.
ㄷ. 철과 산소의 결합에서 Fe-O-O의 결합 형태는 굽은형이다.

---

① ㄴ ② ㄱ, ㄴ ③ ㄱ, ㄷ
④ ㄴ, ㄷ ⑤ ㄱ, ㄴ, ㄷ

10 [심화이해]

2013학년도 07번

그림은 $CuCl_2$ 수용액에 NH_3 수용액을 가하는 과정에서 침전이 생겼다가 사라지는 변화를 단계적으로 나타낸 것이다.

$CuCl_2(aq)$ —$NH_3(aq)$ 소량→ 침전 생성 (연한 청색) —$NH_3(aq)$ 과량→ 용액 (진한 청색)

(가)   (나)   (다)

이에 대한 설명으로 옳은 것만을 〈보기〉에서 있는 대로 고른 것은?

─── 보기 ───
ㄱ. (가)에서 $Cu^{2+}(aq)$의 배위수는 2이다.
ㄴ. (나)에서 침전은 $Cu(OH)_2$이다.
ㄷ. (다)에서 주 생성 착이온의 쌍극자 모멘트는 0이다.

① ㄱ   ② ㄷ   ③ ㄱ, ㄴ
④ ㄴ, ㄷ   ⑤ ㄱ, ㄴ, ㄷ

11 심화이해

2006학년도 16번

Ni^{2+} 이온은 NH_3(암모니아), en(에틸렌디아민), trien(디에틸렌트리아민)과 착화합물을 생성한다. 다음은 6배위 Ni^{2+} 착화합물의 생성 반응식과 생성 상수(K_f)이며, 그림은 착화합물의 구조를 나타낸 것이다.

$$Ni^{2+}(aq) + 6NH_3(aq) \rightleftharpoons [Ni(NH_3)_6]^{2+}(aq) \qquad K_f = 2.0 \times 10^8$$

$$Ni^{2+}(aq) + 3en(aq) \rightleftharpoons [Ni(en)_3]^{2+}(aq) \qquad K_f = 4.1 \times 10^{17}$$

$$Ni^{2+}(aq) + 2trien(aq) \rightleftharpoons [Ni(trien)_2]^{2+}(aq) \qquad K_f = \boxed{(가)}$$

$[Ni(NH_3)_6]^{2+}$ $[Ni(en)_3]^{2+}$ $[Ni(trien)_2]^{2+}$

위의 자료를 옳게 해석한 것을 〈보기〉에서 모두 고른 것은?

• 보기 •

ㄱ. (가)는 4.1×10^{17}보다 크다.
ㄴ. $[Ni(en)_3]^{2+}$은 2가지 광학 이성질체로 존재한다.
ㄷ. K_f의 차이는 주로 엔탈피 변화의 차이 때문이다.

① ㄱ ② ㄴ ③ ㄷ
④ ㄱ, ㄴ ⑤ ㄴ, ㄷ

12

2015학년도 16번

그림은 $[Co(NH_3)_5NO_2]^{2+}$을 합성하는 과정을 나타낸 것이고, 표는 각 착물의 가시 영역의 최대 흡수 파장($\lambda_{최대}$)과 자기적 성질을 나타낸 것이다.

착물	$\lambda_{최대}(nm)$	자기적 성질
A	495	–
B	485	반자성
C	460	–

이에 대한 설명으로 옳은 것은?

① C는 상자성이다.
② A와 B에서 Co의 산화수는 같다.
③ B와 C는 기하 이성질체 관계이다.
④ C의 결합각 ∠(Co-N-O)는 180°이다.
⑤ B의 -ONO에서 N은 sp^3 혼성 오비탈을 갖는다.

13

그림은 직선형 구조를 갖는 ML_2 착물의 중심 금속 이온 M의 d 오비탈 에너지 갈라짐을 결정장 이론을 적용하여 나타낸 것이다.

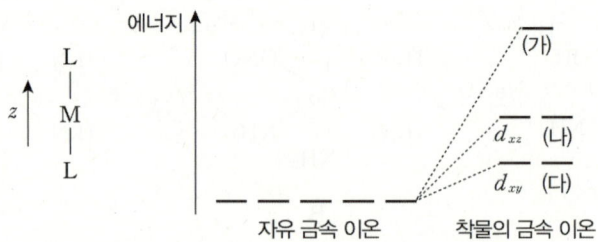

(가)~(다)에 해당하는 오비탈을 옳게 짝을 지은 것은?

	(가)	(나)	(다)
①	$d_{x^2-y^2}$	d_{yz}	d_{z^2}
②	$d_{x^2-y^2}$	d_{z^2}	d_{yz}
③	d_{yz}	d_{z^2}	$d_{x^2-y^2}$
④	d_{z^2}	$d_{x^2-y^2}$	d_{yz}
⑤	d_{z^2}	d_{yz}	$d_{x^2-y^2}$

14

2016학년도 15번

표는 착이온 (가)~(다)의 화학식, 입체 구조, 자성, 착이온의 가시영역의 최대흡수 파장($\lambda_{최대}$)을 나타낸 것이다. en은 에틸렌디아민($H_2NCH_2CH_2NH_2$)이다.

착이온	화학식	입체 구조	자성	$\lambda_{최대}$(nm)
(가)	$[CoCl_4]^{2-}$	사면체	a	c
(나)	시스-$[Co(en)_2Cl_2]^+$	팔면체	b	600
(다)	시스-$[Co(NH_3)_4Cl_2]^+$	팔면체	반자성	630

이에 대한 설명으로 옳지 않은 것은?

① a는 상자성이다.
② b는 반자성이다.
③ c는 600보다 작다.
④ (나)는 광학 이성질체가 존재한다.
⑤ en은 NH_3보다 강한장 리간드이다.

15

그림은 평면 사각형 구조를 갖는 $[PtCl_4]^{2-}$ 에서 중심 금속 Pt^{2+}의 $5d$ 오비탈 에너지 갈라짐을 결정장 이론을 적용하여 나타낸 것이다.

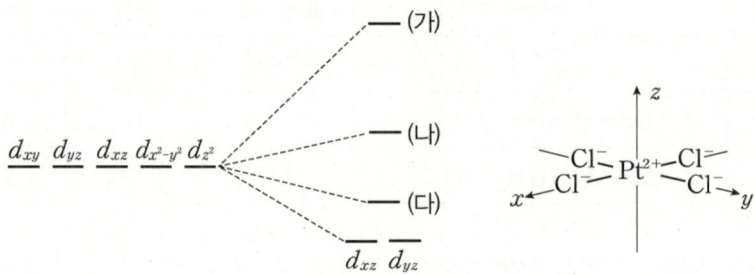

(가)~(다)에 해당하는 오비탈을 옳게 짝을 지은 것은?

	(가)	(나)	(다)
①	d_{z^2}	$d_{x^2-y^2}$	d_{xy}
②	d_{z^2}	d_{xy}	$d_{x^2-y^2}$
③	$d_{x^2-y^2}$	d_{z^2}	d_{xy}
④	$d_{x^2-y^2}$	d_{xy}	d_{z^2}
⑤	d_{xy}	d_{z^2}	$d_{x^2-y^2}$

16

2015학년도 17번

그림 (가)는 원자의 d 오비탈을 나타낸 것이며, 그림 (나)는 정팔면체 착물 ML_6에서 $z-$축 방향의 리간드를 한 개씩 제거하여 사각뿔 구조 착물 ML_5와 사각 평면 착물 ML_4가 될 때, d 오비탈 에너지 준위의 상대적인 변화를 결정장 이론을 적용하여 도식적으로 나타낸 것이다.

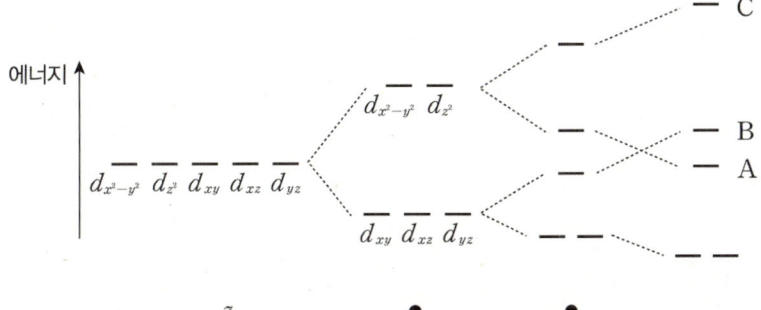

(가)

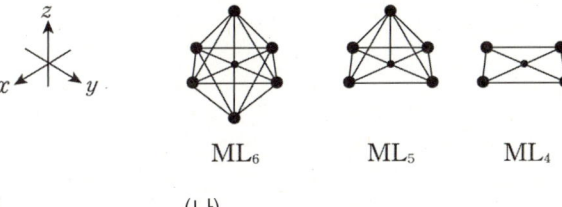

(나)

ML_4의 에너지 준위 A, B, C와 d 오비탈이 옳게 짝을 지은 것은?

	A	B	C
①	d_{z^2}	d_{xy}	$d_{x^2-y^2}$
②	d_{z^2}	d_{xz}	$d_{x^2-y^2}$
③	$d_{x^2-y^2}$	d_{xy}	d_{z^2}
④	$d_{x^2-y^2}$	d_{xz}	d_{z^2}
⑤	$d_{x^2-y^2}$	d_{yz}	d_{z^2}

17

2011학년도 17번

다음은 두 쌍의 정팔면체 전이 금속 착이온의 홀전자 수를 비교한 것이다.

- $[MnCl_6]^{3-}$은 $[Mn(CN)_6]^{3-}$보다 홀전자가 많다.
- $[Fe(H_2O)_6]^{3+}$은 $[Fe(CN)_6]^{3-}$보다 홀전자가 많다.

위의 4가지 착이온과 3가지 리간드에 대한 설명으로 옳은 것만을 〈보기〉에서 있는 대로 고른 것은?

— 보기 —

ㄱ. CN^-이 가장 강한 장 리간드이다.
ㄴ. 홀전자가 가장 적은 것은 $[Mn(CN)_6]^{3-}$이다.
ㄷ. 상자성이 가장 큰 것은 $[Fe(H_2O)_6]^{3+}$이다.

① ㄱ　　　　② ㄴ　　　　③ ㄱ, ㄷ
④ ㄴ, ㄷ　　　⑤ ㄱ, ㄴ, ㄷ

18

2009학년도 12번

표는 몇 가지 착이온의 결정장 갈라짐 에너지(Δ)를 나타낸 것이다.

착이온	Δ (cm^{-1})
$[Co(H_2O)_6]^{2+}$	9200
$[Co(NH_3)_6]^{2+}$	10200
$[Co(NH_3)_4]^{2+}$	(가)
$[Cr(H_2O)_6]^{3+}$	17400
$[CrF_6]^{3-}$	15100

이에 대한 설명으로 옳은 것만을 〈보기〉에서 있는 대로 고른 것은?

―● 보기 ●―

ㄱ. $[Co(NH_3)_6]^{2+}$은 반자성이다.

ㄴ. (가)의 값은 10200보다 크다.

ㄷ. 리간드의 분광 화학적 계열의 순서는 $NH_3 > H_2O > F^-$ 이다.

① ㄱ ② ㄷ ③ ㄱ, ㄴ
④ ㄴ, ㄷ ⑤ ㄱ, ㄴ, ㄷ

19

다음은 어떤 금속 착이온의 특성을 나타낸 것이다.

- 금속의 산화수는 +2이다.
- 금속의 d 오비탈 전자 수는 6개이다.
- 반자기성(diamagnetic) 착이온이다.

이 특성을 모두 가지는 착이온은?

① $[MnF_6]^{3-}$ ② $[Fe(CN)_6]^{4-}$ ③ $[Fe(H_2O)_6]^{2+}$

④ $[Co(CN)_6]^{4-}$ ⑤ $[Co(H_2O)_6]^{2+}$

20

다음은 중심 금속 M이 n개의 한 자리 리간드 L과 반응하여 배위 화합물 ML_n을 생성하는 반응식이다.

$$M + nL \rightleftarrows ML_n \qquad K_f = \frac{[ML_n]}{[M][L]^n}$$

생성된 ML_n의 자기적 성질을 결정하는 요인을 〈보기〉에서 모두 고른 것은? (단, M과 L의 전하는 표시하지 않았다.)

―● 보기 ●―

ㄱ. 배위수(n)
ㄴ. 리간드(L)의 종류
ㄷ. 생성 상수(K_f)의 크기
ㄹ. 중심 금속(M)의 산화수

① ㄱ, ㄷ　　② ㄴ, ㄹ　　③ ㄱ, ㄴ, ㄷ
④ ㄱ, ㄴ, ㄹ　　⑤ ㄴ, ㄷ, ㄹ

21

그림은 수용액에서 $[Co(H_2O)_6]^{2+}$ 으로부터 화합물 (가)~(다)를 합성하는 반응을, 표는 관련 착이온의 결정장 갈라짐을 나타낸 것이다.

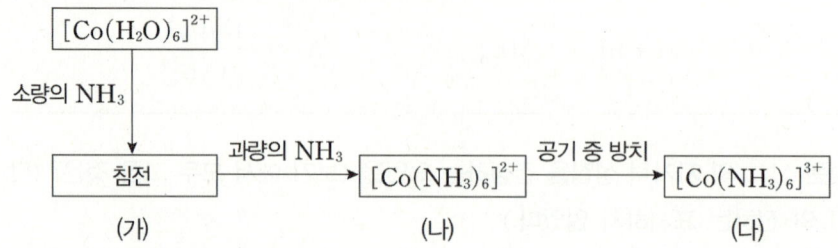

착이온	$[Co(H_2O)_6]^{2+}$	$[Co(NH_3)_6]^{2+}$	$[Co(NH_3)_6]^{3+}$
결정장 갈라짐(cm^{-1})	9200	10200	a

이에 대한 설명으로 옳지 않은 것은?

① (가)는 NH_3를 리간드로 갖는 착물이다.
② (가)와 (나)에서 금속의 산화수는 같다.
③ (나)에서 (다)로 되는 반응은 산화 반응이다.
④ NH_3가 H_2O보다 강한 장 리간드이다.
⑤ a는 10200보다 크다.

22

2013학년도 17번

CO_2의 제거에 작용하는 탄산 무수화 효소의 활성화 자리를 모방한 모델 착물인 $[L_3CoOH_2]^{2+}$에 의한 CO_2 제거 반응의 메커니즘에서 중요한 두 반응 단계는 다음과 같다. L은 중성 한 자리 리간드이다.

단계 I : $[L_3CoOH_2]^{2+}(aq) \rightleftarrows [L_3CoOH]^+(aq) + H^+(aq)$

$$K_a = 1.0 \times 10^{-8}$$

단계 II : [구조식] + $O=C=O$ → [구조식]

이에 대한 설명으로 옳은 것만을 〈보기〉에서 있는 대로 고른 것은?

— 보기 —

ㄱ. $[L_3CoOH]^+$은 반자기성이다.

ㄴ. pH 7에서 농도는 $[L_3CoOH_2]^{2+}$이 $[L_3CoOH]^+$보다 크다.

ㄷ. 단계 II에서 $[L_3CoOH]^+$은 루이스 산이다.

① ㄱ   ② ㄴ   ③ ㄱ, ㄷ
④ ㄴ, ㄷ   ⑤ ㄱ, ㄴ, ㄷ

23

다음은 코발트 착물에 대한 환원 전위($E°$), 형성 상수(K), 정팔면체장에서의 결정장 갈라짐(Δ_o)을 나타낸 것이다. K_1과 K_2는 각각 $[Co(NH_3)_6]^{3+}$와 $[Co(NH_3)_6]^{2+}$ 착물의 형성 상수이다.

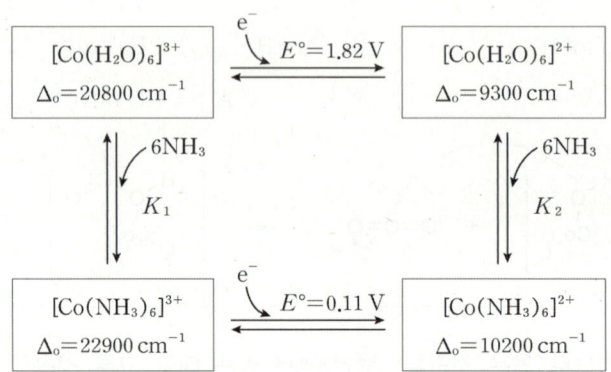

이에 대한 설명으로 옳은 것만을 〈보기〉에서 있는 대로 고른 것은?

― 보기 ―

ㄱ. $[Co(H_2O)_6]^{3+}$가 $[Co(NH_3)_6]^{3+}$보다 강한 산화제이다.
ㄴ. K_1은 K_2보다 크다.
ㄷ. $[Co(H_2O)_6]^{3+}$가 반자성일 때 $[Co(NH_3)_6]^{3+}$는 반자성이다.

① ㄱ ② ㄴ ③ ㄱ, ㄷ
④ ㄴ, ㄷ ⑤ ㄱ, ㄴ, ㄷ

24

2011학년도 12번

다음은 $CrCl_3 \cdot 6H_2O$를 킬레이트 리간드인 $acac^-$(acetylacetonate) 또는 en (ethylenediamine)과 반응시켜 각각 팔면체 Cr 착화합물 A와 B를 합성하는 반응식을 나타낸 것이다.

$$CrCl_3 \cdot 6H_2O + 3\,\text{acac}^- \longrightarrow \underset{(\text{자주색 결정})}{A} + 3Cl^- + 6H_2O$$

$$CrCl_3 \cdot 6H_2O + 3\,\text{en} \longrightarrow \underset{(\text{노란색 결정})}{B} + 6H_2O$$

A와 B에 대한 설명으로 옳은 것만을 〈보기〉에서 있는 대로 고른 것은? (단, A와 B의 색은 Cr^{3+}의 d 오비탈 사이의 전자 전이에 의한 것이다.)

---- 보기 ----

ㄱ. A는 기하 이성질체가 존재한다.
ㄴ. 물에 대한 용해도는 B가 A보다 크다.
ㄷ. 결정장 갈라짐(Δ_o)은 B가 A보다 크다.

① ㄴ　　② ㄷ　　③ ㄱ, ㄴ
④ ㄱ, ㄷ　　⑤ ㄴ, ㄷ

25 [심화이해]

2012학년도 17번

표는 팔면체 구조를 갖는 코발트 착이온의 결정장 갈라짐 에너지(Δ_o)와 자기적 성질을 나타낸 것이다. X와 Y는 중성 리간드이다.

착이온	$\Delta_o(\text{cm}^{-1})$	자기적 성질
$[CoX_6]^{3+}$	20760	반자성
$[CoY_6]^{3+}$	22870	(나)
$[CoX_6]^{2+}$	9200	상자성
$[CoY_6]^{2+}$	(가)	상자성

이에 대한 설명으로 옳은 것만을 〈보기〉에서 있는 대로 고른 것은?

● 보기 ●

ㄱ. (가)는 9200보다 크다.
ㄴ. (나)는 반자성이다.
ㄷ. $[CoX_6]^{2+}$에서 중심 금속의 홀전자 수는 3개이다.

① ㄱ   ② ㄷ   ③ ㄱ, ㄴ
④ ㄴ, ㄷ   ⑤ ㄱ, ㄴ, ㄷ

26

2010학년도 18번

그림 (가)는 $CoCl_2 \cdot 6H_2O$로부터 세 가지 배위 화합물을 차례로 합성하는 과정을 나타낸 것이다. 그림 (나)는 합성된 세 가지 화합물에 대한 가시광선 영역에서의 흡수 스펙트럼과 최대 흡수 파장을 표시한 것이다.

A와 B는 $[Co(NH_3)_5Cl]Cl_2$와 $[Co(NH_3)_5(NO_2)]Cl_2$ 중의 하나이다.

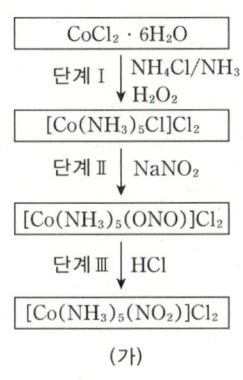

(가)

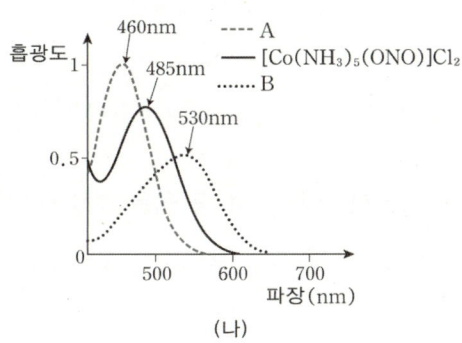

(나)

이에 대한 설명으로 옳은 것만을 <보기>에서 있는 대로 고른 것은?

― 보기 ―

ㄱ. 단계 I에서 Co^{2+}은 Co^{3+}으로 산화된다.
ㄴ. 화합물 B는 $[Co(NH_3)_5Cl]Cl_2$이다.
ㄷ. 합성된 세 화합물에서 중심 금속의 배위수는 모두 같다.

① ㄴ　　② ㄷ　　③ ㄱ, ㄴ
④ ㄱ, ㄷ　　⑤ ㄱ, ㄴ, ㄷ

27 심화이해

2005학년도 14번

표는 배위수가 6인 전이 금속(M) 착물의 몇 가지 실험 자료를 나타낸 것이다.

화학식	자기적 성질	결정장 갈라짐 에너지 Δ_o(kJ/mol)
$[M(NH_3)_6]Cl_2$	(가)	122.6
$[M(NH_3)_6]Cl_3$	반자기성	275.1
$[M(NH_3)_5Cl]Cl_2$	반자기성	252.4
$M(NH_3)_4Cl_3$	반자기성	—

$M(NH_3)_4Cl_3$ 1몰을 과량의 $AgNO_3$와 반응시키면 1몰의 $AgCl$ 침전이 생성된다.

실험 자료로부터 추론한 것 중 옳은 것을 〈보기〉에서 모두 고른 것은?

― 보기 ―

ㄱ. (가)에 해당하는 성질은 상자기성이다.
ㄴ. M의 산화수가 증가하면 Δ_o값이 커진다.
ㄷ. $M(NH_3)_4Cl_3$에는 기하 이성질체가 존재하지 않는다.
ㄹ. M^{3+}이온에 대한 리간드의 배위 능력은 $NH_3 < Cl^-$이다.

① ㄱ, ㄴ ② ㄱ, ㄹ ③ ㄷ, ㄹ
④ ㄱ, ㄴ, ㄷ ⑤ ㄴ, ㄷ, ㄹ

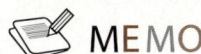

2018학년도 대비
MD for PEET
일반화학추론

2018 MEGAMD
PHARMACY EDUCATION ELIGIBILITY TEST

PART X
일반화학 실험

19 일반화학 실험

01

화학 실험실에서 수행하는 일반적인 조작법이나 지켜야 할 안전 수칙으로 옳지 <u>않은</u> 것은?

① 미지의 시약을 냄새로 확인하려 해서는 안 된다.
② 묽은 황산을 만들 때 비커에 물을 먼저 넣은 후 진한 황산을 넣는다.
③ 진한 염산을 비커에 따를 때 유리 막대를 이용하여 염산이 비커 벽을 따라 흘러내리도록 한다.
④ 수은 온도계가 깨지면 충분한 양의 황 가루를 뿌린 후 하루 뒤에 수거한다.
⑤ 일정량의 고체 시약을 달고 남은 약숟가락의 시약을 시약병에 다시 넣는다.

02

2017학년도 20번

다음과 같이 EDTA 역적정 방법으로 수용액 시료의 Ni^{2+} 농도를 결정하였다.

〈실험 과정〉

(가) 삼각 플라스크에 Ni^{2+}이 포함된 수용액 시료 20.0 mL를 넣고 암모니아 완충 용액(pH = 10) 10.0 mL를 가한다.

(나) 과정 (가)의 플라스크에 0.050 M Na_2EDTA 표준 용액 30.0 mL를 넣고 EBT 지시약 3~4 방울을 넣는다.

(다) 0.050 M Mg^{2+} 표준 용액으로 과정 (나)의 용액이 청색에서 자주색으로 변할 때까지 적정한다.

〈실험 결과〉

- 종말점까지 들어간 Mg^{2+} 표준 용액의 부피는 10.0 mL이다.

이에 대한 설명으로 옳지 않은 것은?

① Ni^{2+}과 EDTA는 1 : 1로 결합한다.
② EDTA와의 착물 형성 상수는 Ni^{2+}이 Mg^{2+}보다 크다.
③ Mg^{2+}과의 착물 형성 상수는 EDTA가 EBT보다 크다.
④ 과정 (다)에서 자주색은 Mg^{2+}과 EBT의 착물 때문이다.
⑤ 수용액 시료의 Ni^{2+} 농도는 $(\frac{0.05 \times 10}{20})$ M이다.

03

2017학년도 예비검사 20번

다음은 주어진 온도와 압력에서 기체 시료의 부피와 질량을 측정하여 분자량을 결정하는 실험이다.

〈실험 과정〉
(가) 잘 건조된 삼각 플라스크의 질량을 측정한다.
(나) 과정 (가)의 플라스크에 액체 시료(끓는점 65℃)를 약 3 mL 넣은 후 입구를 알루미늄 포일로 씌우고 중앙 부분에 바늘로 작은 구멍을 뚫는다.
(다) 클램프를 이용하여 과정 (나)의 플라스크를 중탕 비커 안에 고정시키고, 플라스크의 목이 거의 잠기도록 비커에 물을 채운다.
(라) 과정 (다)의 물 온도를 90℃로 유지하면서 플라스크 안의 액체 시료를 증발시킨다.
(마) 증발이 완료되면 플라스크를 중탕 비커에서 꺼내 실온으로 식힌 후 알루미늄 포일을 제거하고, 바깥 벽의 물기를 닦은 후 플라스크의 질량을 측정한다.
(바) 플라스크 안에 응축된 액체를 완전히 제거한 후 빈 플라스크의 부피를 측정한다.
(사) 실험실의 온도와 대기압을 기록한다.

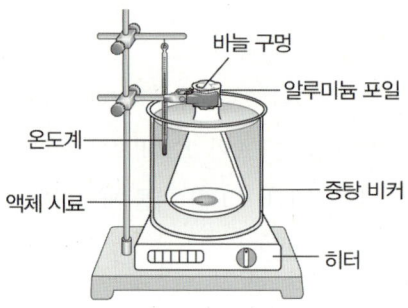

〈실험 결과〉
- 과정 (가)에서 질량은 102.010 g이다.
- 과정 (마)에서 질량은 102.336 g이다.
- 과정 (바)에서 부피는 304.5 mL이다.
- 과정 (사)에서 온도와 압력은 각각 22℃, 0.993 atm이다.

이에 대한 설명으로 옳지 않은 것은? (단, 기체 상수 R는 $0.0821\,\text{atm}\cdot\text{L/mol}\cdot\text{K}$이다.)

① 과정 (라)에서 플라스크 내부의 압력은 0.993 atm이다.
② 과정 (마)에서 물기를 완전히 닦지 않으면 시료의 분자량이 더 큰 값으로 계산된다.
③ 과정 (바)에서 응축된 액체는 시료이다.
④ 90℃, 0.993 atm에서 시료 기체의 밀도는 $\dfrac{0.326}{304.5}$ g/mL이다.
⑤ 시료의 분자량은 $\dfrac{0.326 \times 0.0821 \times 295}{0.993 \times 0.3045}$ g/mol이다.

04

2016학년도 19번

다음은 기체 발생 반응을 이용하여 기체 상수 R를 결정하는 실험이다.

〈실험 과정〉

(가) 50 mL 눈금 실린더에 6M 염산 10 mL를 넣는다.

(나) 약 25 mg의 마그네슘(원자량=24.3) 리본을 취해 (a)표면을 사포로 닦는다.

(다) 과정 (나)의 마그네슘 리본의 질량을 측정한 후 구리선에 매달아 과정 (가)의 눈금 실린더 입구에 걸어 둔다.

(라) 과정 (다)의 눈금 실린더 입구를 구멍 뚫린 고무마개로 막고 증류수를 가득 채운다. (그림 Ⅰ)

(마) 증류수가 채워진 1L 비커에 과정 (라)의 눈금 실린더를 거꾸로 세워 넣고(그림 Ⅱ), 마그네슘이 모두 반응한 후 (b)용액이 식을 때까지 기다린다.

(바) 과정 (마)의 (c)눈금 실린더 안과 밖의 수면 높이가 서로 같아지도록 눈금 실린더의 높이를 조정한 후 눈금 실린더 내부의 기체 부피를 측정한다. (그림 Ⅲ)

(사) 실험실의 온도와 대기압을 측정한다.

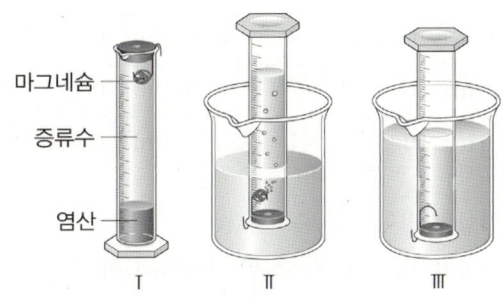

〈실험 결과〉

- 과정 (다)에서 마그네슘의 질량은 24.3 mg이다.
- 과정 (바)에서 기체 부피는 25.2 mL이다.
- 과정 (사)에서 온도는 295 K이고 대기압은 758 mmHg이다.

이에 대한 설명으로 옳지 않은 것은? (단, 295 K에서 묽은 염산 수용액의 증기압은 20 mmHg이고 물에 대한 기체의 용해는 무시한다.)

① 마그네슘 1몰 당 수소(H_2) 기체 1몰이 발생한다.
② (a)는 산화 마그네슘을 제거하기 위한 것이다.
③ (b)는 용액과 기체의 온도가 실험실의 온도와 같게 하기 위해서이다.
④ (c)는 눈금 실린더 내부 기체의 압력을 대기압과 같아지게 하기 위해서이다.
⑤ 실험 결과로부터 계산된 R값은 $\dfrac{758 \times 0.0252}{0.00100 \times 295}$ L·mmHg·mol^{-1}K^{-1}이다.

05

다음은 과산화 이황산 이온($S_2O_8^{2-}$)과 아이오딘화 이온(I^-) 사이의 반응 속도식을 결정하는 실험이다.

⟨실험 배경⟩

$S_2O_8^{2-}$과 I^-의 반응식은 다음과 같다.

반응 (A) : $S_2O_8^{2-}(aq) + 2I^-(aq) \rightarrow 2SO_4^{2-}(aq) + I_2(aq)$

반응 (A)에서 생성되는 I_2은 이보다 매우 빠른 다음의 반응 (B)에 의하여 $S_2O_3^{2-}$과 반응하며 $S_2O_3^{2-}$이 소진되면 녹말 지시약과 결합하여 청색을 띤다.

반응 (B) : $I_2(aq) + 2S_2O_3^{2-}(aq) \rightarrow 2I^-(aq) + S_4O_6^{2-}(aq)$

⟨실험 과정⟩

표는 세 종류의 실험 1~3에 사용되는 용액을 나타낸 것이다.

실험	용액 1	용액 2
1	20.0 mL 0.20 M KI	20.0 mL 0.10 M $(NH_4)_2S_2O_8$
2	20.0 mL 0.10 M KI	20.0 mL 0.10 M $(NH_4)_2S_2O_8$
3	20.0 mL 0.20 M KI	20.0 mL 0.050 M $(NH_4)_2S_2O_8$

(가) 실험 1의 용액 1과 용액 2를 준비한다.
(나) 삼각 플라스크에 0.0050M $Na_2S_2O_3$ 10.0mL와 소량의 녹말 지시약을 넣는다.
(다) 용액 1과 용액 2를 과정 (나)의 삼각 플라스크에 동시에 넣고 시간을 재기 시작한다.
(라) 반응 용액에 청색이 나타날 때까지 걸린 시간을 기록한다.
(마) 실험 2와 3에 대해서 용액 1과 용액 2를 준비하고, (나)~(라)의 과정을 각각 반복한다.

⟨실험 결과⟩

실험	1	2	3
시간(s)	50	100	200

위의 실험에 대한 설명으로 옳지 않은 것은? (단, 온도는 20℃로 유지하였다.)

① 과정 (다)에서 $S_2O_3^{2-}$의 초기 농도는 0.0010M이다.

② 청색이 나타날 때까지 반응한 $S_2O_8^{2-}$ 몰수는 소진된 $S_2O_3^{2-}$ 몰수의 $\frac{1}{2}$이다.

③ 실험 1의 평균 반응 속도($-\Delta[S_2O_8^{2-}]/\Delta t$)는 1.0×10^{-5}M/s 이다.

④ 반응 (A)의 반응 속도식은 $v=k[I^-][S_2O_8^{2-}]^2$이다.

⑤ 과정 (나)에서 0.010M $Na_2S_2O_3$ 10.0mL를 사용하면 청색이 나타나기까지의 시간이 짧아진다.

06

다음은 Na_2CO_3과 $NaHCO_3$이 혼합된 시료를 분석한 산-염기 적정 실험이다.

> ⟨실험 과정⟩
> (가) 0.100 M HCl 표준 용액과 0.100 M NaOH 표준 용액을 준비한다.
> (나) Na_2CO_3과 $NaHCO_3$이 혼합된 시료 2.0~2.5 g 정도를 250 mL 부피 플라스크에 녹여 미지 시료 용액을 준비한다.
> (다) (나)의 용액 20.0 mL를 취하여 250 mL 삼각 플라스크에 넣고 브로모크레졸 그린 지시약을 넣은 후 0.100 M HCl 표준 용액으로 적정한다.
> (라) (나)의 용액 20.0 mL를 새로운 250 mL 삼각 플라스크에 넣고 0.100 M NaOH 표준 용액 40.0 mL를 첨가한다.
> (마) (라)의 최종 용액에 0.40 M $BaCl_2$ 용액 10.0 mL를 첨가하여 침전을 형성시킨다.
> (바) (마)의 최종 용액에 페놀프탈레인 지시약을 넣은 후 0.100 M HCl 표준 용액으로 적정한다.
>
> ⟨실험 결과⟩
> • (다)에서 종말점까지 들어간 HCl 표준 용액의 부피는 28.00 mL이다.
> • (바)에서 종말점까지 들어간 HCl 표준 용액의 부피는 28.00 mL이다.

위의 실험에 대한 설명으로 옳지 않은 것은? (단, 실험 과정 중 공기로부터 물에 용해되는 CO_2의 양은 무시한다.)

① (다)의 적정 반응은 $CO_3^{2-} + H^+ \rightarrow HCO_3^-$ 와 $HCO_3^- + H^+ \rightarrow H_2CO_3$이다.
② (라)에서 넣어 준 NaOH는 용액 중 모든 HCO_3^-을 CO_3^{2-}으로 만든다.
③ (마)의 침전은 $BaCO_3$이다.
④ (바)의 적정 반응은 $H^+ + OH^- \rightarrow H_2O$이다.
⑤ (나)의 미지 시료 용액에서 HCO_3^-의 농도는 0.0500 M이다.

07

2010학년도 11번

다음은 염화 이온(Cl^-)이 포함된 미지 시료 수용액의 Cl^- 농도를 결정하는 실험이다.

〈실험 과정〉
(1) 0.10 M 질산은($AgNO_3$) 수용액 100 mL를 준비한다.
(2) 미지 시료 수용액 50.0 mL에 0.10 M 크롬산 소듐(Na_2CrO_4) 수용액 2~3 방울을 넣어 준다.
(3) 붉은색 침전이 관찰될 때까지 (2)의 수용액을 (1)의 수용액으로 적정한다.

〈실험 결과〉
종말점까지 가해진 $AgNO_3$ 수용액의 부피는 25.0 mL이었다.

이 실험에 대한 설명으로 옳은 것만을 〈보기〉에서 있는 대로 고른 것은? (단, 적정 오차는 무시한다.)

• 보기 •
ㄱ. $AgNO_3$ 대신에 $Ba(NO_3)_2$을 사용해도 Cl^-의 농도를 결정할 수 있다.
ㄴ. 과정 (3)의 붉은색 침전은 Ag_2CrO_4이다.
ㄷ. 미지 시료 수용액의 Cl^- 농도는 5.0×10^{-2} M이다.

① ㄱ ② ㄷ ③ ㄱ, ㄴ
④ ㄴ, ㄷ ⑤ ㄱ, ㄴ, ㄷ

08

그림은 염산 시약병에 붙어 있는 표지의 일부이다.

염산(Hydrochloric acid)		
화학식량	36.46	
함량(HCl)	37.7	%(w/w)
색(APHA)	< 5	
밀도(20°C)	1.1906	g/mL
염소(Cl_2)	시험 통과	
Br^-	< 0.005	%(w/w)
기타 불순물(ppm)		
NH_4^+	< 5	
SO_4^{2-}	0.25	
Pb	< 5	
Ni	0.0004	

0.10 M 묽은 염산 500 mL를 제조하는 데 필요한 염산 시약의 부피를 계산하려고 한다. 필요한 정보만을 표지에서 모두 고른 것은?

① 함량
② 함량, 밀도
③ 화학식량, 밀도
④ 화학식량, 함량
⑤ 화학식량, 함량, 밀도

09

2006학년도 05번

다음은 25℃, 1기압에서 금(Au)의 밀도를 측정한 실험 결과이다.

⟨실험 결과⟩
(가) 분석 저울로 측정한 금 조각의 질량: 21.2530 g
(나) 15.0 mL 눈금까지 물을 채운 눈금 실린더에 금 조각을 넣은 후 읽은 수면의 눈금: 16.1 mL

실험 결과로부터 유효숫자를 고려하여 금의 밀도를 옳게 나타낸 것은?

① 19 g/cm^3 ② 19.3 g/cm^3 ③ 19.32 g/cm^3
④ 19.321 g/cm^3 ⑤ 19.3209 g/cm^3

10 심화이해

2011학년도 19번

스테아르산은 적절한 조건에서 그림과 같이 물 표면에 단분자막을 형성한다.

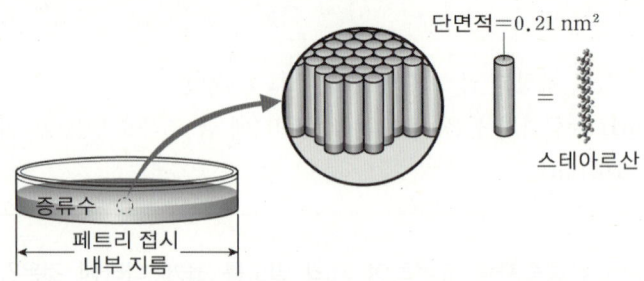

다음은 스테아르산을 이용하여 아보가드로 수를 대략적으로 결정하는 실험 과정이다.

〈실험 과정〉

(가) 10 mL 눈금 실린더에 스포이트로 헥산(몰질량= 86 g/mol)을 한 방울씩 떨어뜨려 눈금 실린더의 1.0 mL를 채우는 데 필요한 방울 수를 구한다.
(나) 페트리 접시에 증류수를 반 정도 채운다.
(다) 스테아르산(몰질량= 285 g/mol) 일정량을 헥산에 녹인 용액을 준비한다.
(라) (가)의 스포이트로 (나)의 페트리 접시에 (다)의 스테아르산 용액을 한 방울씩 천천히 떨어뜨리면서 방울 수를 센다.
(마) 단분자막의 형성이 완료되어 방울이 퍼지지 않고 30초 정도 렌즈 모양을 유지하면 그때까지 떨어뜨린 용액의 방울 수를 구한다.

이 실험으로 아보가드로 수를 결정할 때 사용할 자료가 아닌 것은?

① 헥산의 몰질량
② 스테아르산의 단면적
③ 헥산 한 방울의 부피
④ 페트리 접시의 내부 지름
⑤ 스테아르산을 녹인 헥산 용액의 단위 부피당 스테아르산의 질량

11

2010학년도 19번

다음은 미지 시료 내의 칼슘 이온(Ca^{2+})의 함량을 분석하기 위한 실험과 이에 관련된 반응식이다.

⟨실험 과정⟩

(1) Ca^{2+}이 포함된 10.0 mL의 미지 시료를 100 mL 비커에 준비한다.
(2) (1)의 용액에 과량의 옥살산 소듐($Na_2C_2O_4$)을 첨가한 후 약한 염기성에서 침전이 생성되도록 한다.
(3) (2)의 침전을 거름 장치로 모은 후, 소량의 찬물을 부어 씻어 준다.
(4) 산성 용액에서 (3)의 침전을 Ca^{2+}과 옥살산($H_2C_2O_4$)으로 완전히 용해시킨다.
(5) (4)의 용액을 진한 보라색의 1.00×10^{-3} M 과망간산 칼륨($KMnO_4$) 표준 용액으로 적정한다.

⟨실험 결과⟩

종말점까지 $KMnO_4$ 표준 용액 12.0 mL가 사용되었다.

⟨반응식⟩

Ⅰ. $Ca^{2+}(aq) + C_2O_4^{2-}(aq) \rightarrow Ca(C_2O_4)(s)$
Ⅱ. $5H_2C_2O_4(aq) + 2MnO_4^-(aq) + \boxed{a}\ H^+(aq)$
　　　　$\rightarrow 10CO_2(g) + 2Mn^{2+}(aq) + 8H_2O(l)$

위의 실험에 대한 설명으로 옳지 <u>않은</u> 것은?

① 침전을 형성하고 남은 옥살산 이온이 과정 (3)에서 제거된다.
② 반응식 Ⅱ의 a는 6이다.
③ 적정된 $H_2C_2O_4$의 몰수는 미지 시료에 포함된 Ca^{2+} 몰수의 2배이다.
④ 적정 반응에서 MnO_4^-은 환원된다.
⑤ MnO_4^-은 자체로 지시약의 역할을 한다.

12

2008학년도 14번

다음과 같이 EDTA 역적정 방법으로 수용액 시료 중의 Ni^{2+} 농도를 결정하였다.

〈실험 과정〉

(1) 삼각 플라스크에 미지 농도의 Ni^{2+}이 포함된 수용액 10.0 mL와 0.050 M Na_2EDTA 표준 용액 20.0 mL를 넣었다.
(2) 인산 완충 용액을 가하여 용액의 pH를 5.5로 맞추었다.
(3) 자이레놀 오렌지 지시약 3~4 방울을 넣었다.
(4) 연두색 용액이 자주색으로 변할 때까지 0.020 M Zn^{2+} 표준 용액으로 적정하였다.

〈실험 결과〉

0.020 M Zn^{2+} 표준 용액 10.0 mL가 가해졌을 때 종말점에 도달하였다.

이에 대한 설명으로 옳지 않은 것은?

① 과정 (1)에서 넣은 EDTA 몰수는 시료 중의 Ni^{2+} 몰수보다 커야 한다.
② 과정 (4)에서 용액이 연두색인 것은 자이레놀 오렌지가 Ni^{2+}과 착물을 형성하기 때문이다.
③ 과정 (4)에서 자주색이 나타나는 것은 자이레놀 오렌지가 Zn^{2+}과 착물을 형성하기 때문이다.
④ pH 5.5에서 Zn^{2+}과 EDTA의 착물 형성 평형 상수는 Zn^{2+}과 자이레놀 오렌지의 착물 형성 평형 상수보다 크다.
⑤ 시료 중의 Ni^{2+} 농도는 0.080 M이다.

13

2007학년도 14번

다음은 살리실산의 용해도에 관한 표와 재결정법으로 살리실산을 정제하는 실험 과정이다.

용매	살리실산 1 g을 녹이는 용매의 부피(mL)	
	상온에서	끓는점에서
물	460	15
메탄올	3.5	1.0
다이클로로메테인	85	30

〈실험 과정〉
(가) 재결정에 사용할 용매를 선택한다.
(나) 비커에 시료 5.00 g을 넣고 살리실산 용해에 필요한 양만큼 뜨거운 용매를 넣는다.
(다) 뜨거운 용액을 상온까지 천천히 식히고, 결정이 충분히 생기면 비커를 얼음 속에 넣어 냉각시킨다.
(라) 생성된 결정을 감압 여과장치를 사용하여 거르고, 차가운 용매 1mL 정도를 결정에 2~3회 골고루 뿌려 준다.
(마) 결정을 건조시키고 그 질량을 측정한다.

이에 대한 설명으로 옳지 않은 것은?

① 표의 자료로 보아 이 실험에 좋은 용매는 물이다.
② (나)에서 침전물이 남아 있으면 여과하여 걸러낸다.
③ (다)에서 결정이 생성되지 않을 경우 유리 막대로 비커 안의 벽을 긁어 준다.
④ (다)에서 천천히 식히는 이유는 더 많은 양의 결정을 만들기 위해서이다.
⑤ (라)에서 용매를 뿌려 주는 것은 결정 표면에 남아 있는 불순물을 제거하기 위해서이다.

14

2005학년도 04번

다음은 산-염기 적정에 사용되는 약 0.1M NaOH 수용액을 제조하고 표준화하는 과정이다.

〈실험 과정〉
(가) 무게 백분율 50%의 NaOH 수용액(밀도 1.50g/mL)을 만든다.
(나) (가) 용액을 일정량 취해 끓인 증류수와 섞어 약 0.1M NaOH 수용액을 만든다.
(다) 표준 물질 수용액과 (나) 용액의 적정을 통하여 (나) 용액의 농도를 정확히 결정한다.

이에 대한 설명으로 옳지 않은 것은? (단, NaOH의 화학식량은 40.0이다.)

① NaOH는 수분을 잘 흡수하기 때문에 무게를 정확하게 측정하기 어렵다.
② 증류수 60g에 NaOH 60g을 녹이면 용액의 농도는 무게 백분율로 50%이다.
③ (나)에서 증류수를 끓여 사용하는 이유는 녹아 있는 O_2를 제거하기 위해서이다.
④ (가) 용액 5.3mL를 증류수로 묽혀 1L가 되게 만들면 NaOH 수용액의 농도는 약 0.1M이 된다.
⑤ 만들어진 NaOH 수용액을 유리 용기에 장기간 보관하지 않는다.

15

2015학년도 19번

다음은 수산화 칼슘($Ca(OH)_2$)의 물에 대한 용해 반응식이다.

$$Ca(OH)_2(s) \rightleftarrows Ca^{2+}(aq) + 2OH^-(aq)$$

$Ca(OH)_2$의 용해도곱 상수(K_{sp})와 공통 이온 효과를 알아보기 위해 다음과 같은 실험을 하였다.

〈실험 과정〉

(가) 증류수 50 mL를 100 mL 비커에 넣고, 또 다른 100 mL 비커에 0.025 M NaOH 50 mL를 넣는다.

(나) 각각의 비커에 $Ca(OH)_2$ 1g씩을 넣고 유리 막대로 잘 저어 평형에 도달하도록 한다.

(다) 과정 (나)에서 녹지 않고 남은 고체를 거름 종이를 이용하여 각각 거른다.

(라) 과정 (다)의 거른 용액 25.00 mL씩을 취해 각각 100 mL 삼각 플라스크에 옮긴다.

(마) 과정 (라)의 삼각 플라스크에 페놀프탈레인 용액 2~3 방울을 넣은 후 0.10 M HCl 표준 용액으로 각각 종말점까지 적정한다.

〈실험 결과〉

용액		과정 (마)에서 소비된 HCl의 부피(mL)
시료 1	증류수 + $Ca(OH)_2$	x
시료 2	NaOH 수용액 + $Ca(OH)_2$	y

이에 대한 설명으로 옳은 것은? (단, 실험 과정에서 온도는 일정하게 유지되었다.)

① x는 y보다 크다.

② $[Ca^{2+}]$는 시료 2가 시료 1보다 크다.

③ 시료 2의 결과로부터 계산된 $K_{sp} = \frac{1}{2}(0.1 \times \frac{y}{25} - 0.025)(0.1 \times \frac{y}{25})^2$이다.

④ 과정 (가)에서 NaOH 수용액의 농도를 0.050 M로 하면 과정 (나)에서 녹지 않고 남은 고체의 양은 감소한다.

⑤ 과정 (나)에서 $Ca(OH)_2$의 양을 5g으로 하면 적정에 소비되는 HCl의 부피는 모두 증가한다.

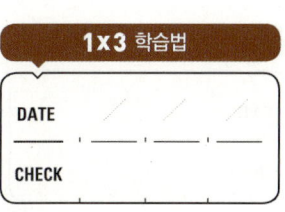

16

$Ca(OH)_2$의 용해도곱 상수는 농도를 알고 있는 NaOH 수용액에 $Ca(OH)_2$를 포화시킨 후 용액 속 OH^-의 농도를 염산 표준 용액으로 적정하여 결정한다. 실험 과정 중에서 <u>잘못되기 시작한 단계</u>는?

〈실험 과정〉
(가) 깨끗하게 씻어 건조한 4개의 100 mL 비커에 눈금실린더를 이용하여 증류수, 0.025 M, 0.050 M, 0.10 M NaOH 용액 50 mL씩을 각각 넣는다.
(나) 4개의 비커에 각각 약숟가락 반 정도의 고체 $Ca(OH)_2$을 넣고 10분 동안 교반하여 평형에 도달하도록 한다.
(다) 뷰흐너 깔때기를 이용하여 각 비커의 용액에서 고체를 분리하고, 거른 액을 새 비커에 보관한다.
(라) 뷰흐너 깔때기에 연결했던 플라스크의 벽에 묻은 용액을 증류수로 세척한 후, 세척액을 (다)에서 보관한 거른 액과 합한다.
(마) (라)의 용액 25 mL를 피펫으로 취하여 100 mL 삼각 플라스크에 넣고 페놀프탈레인 용액 2~3 방울을 첨가한 후 0.1 M 염산 표준 용액으로 적정한다.

① (가) ② (나) ③ (다)
④ (라) ⑤ (마)

17

2014학년도 19번

다음은 아이오딘산칼륨(KIO_3)을 이용하여 싸이오황산나트륨($Na_2S_2O_3$) 용액의 정확한 농도를 결정하는 실험이다.

<관련 반응식>

$IO_3^- + 8I^- + 6H^+ \rightarrow 3I_3^- + 3H_2O$

$I_3^- + 2S_2O_3^{2-} \rightarrow 3I^- + S_4O_6^{2-}$

<실험 과정>

(가) 순수한 KIO_3 0.535g(2.50×10^{-3}mol)을 측정하여 250mL 부피 플라스크에 넣고 소량의 증류수로 녹인 후, 눈금까지 증류수를 채우고 잘 섞는다.

(나) (가)의 용액 50.0mL를 정확히 취하여 250mL 삼각 플라스크에 넣고, KI 2g과 1M 황산 10mL를 가한 후, 완전히 녹인다.

(다) 뷰렛에 담긴 싸이오황산나트륨 용액으로 적정을 시작한다.

(라) 황갈색의 용액이 옅은 노란색이 되었을 때, 녹말 지시약을 2~3 방울 넣고 종말점까지 적정한다.

<실험 결과>

• 종말점까지 들어간 싸이오황산나트륨 용액의 부피는 12.5mL이다.

위의 실험에 대한 설명으로 옳지 않은 것은?

① (가)에서 KIO_3 수용액의 농도는 0.0100M이다.
② (나)에서 KI 대신 NaI를 사용할 수 있다.
③ (나)에서 1M 대신 0.5M 황산을 사용하여도 실험 결과는 동일하다.
④ (라)의 종말점에서 용액의 색은 무색으로 변한다.
⑤ 싸이오황산나트륨 용액의 농도는 0.120M이다.

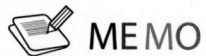

1등의 책임감 mega MD | www.megamd.co.kr

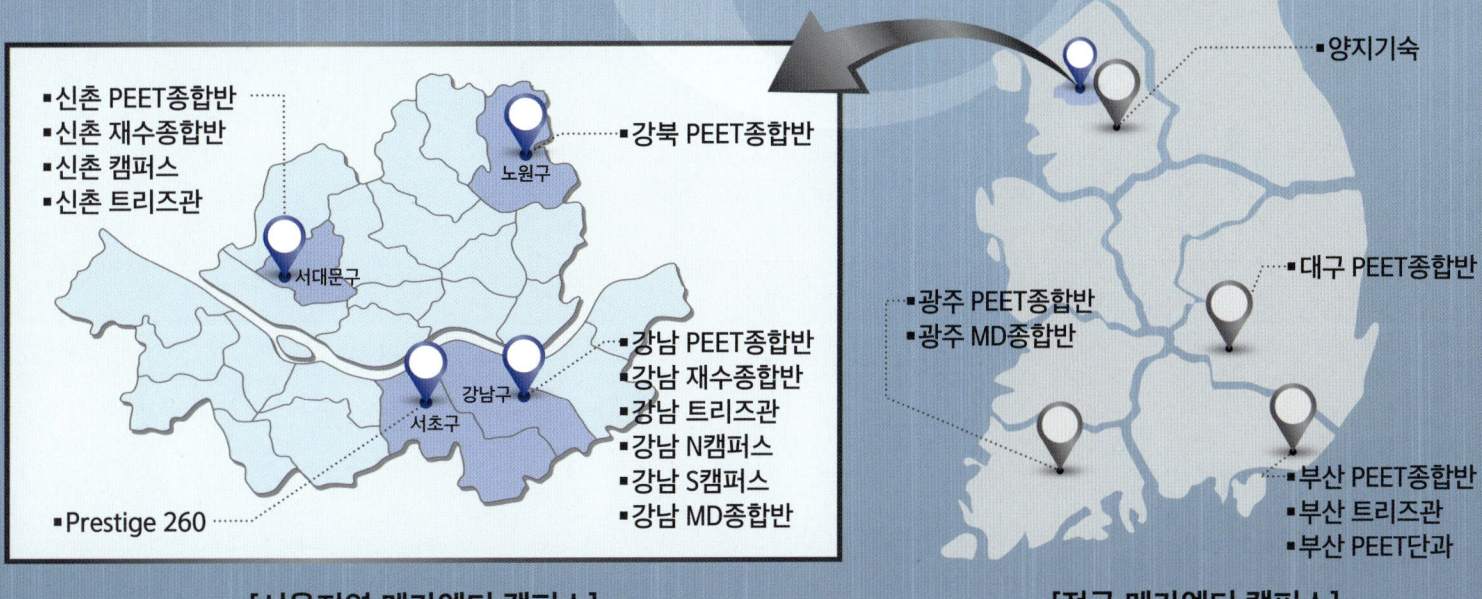

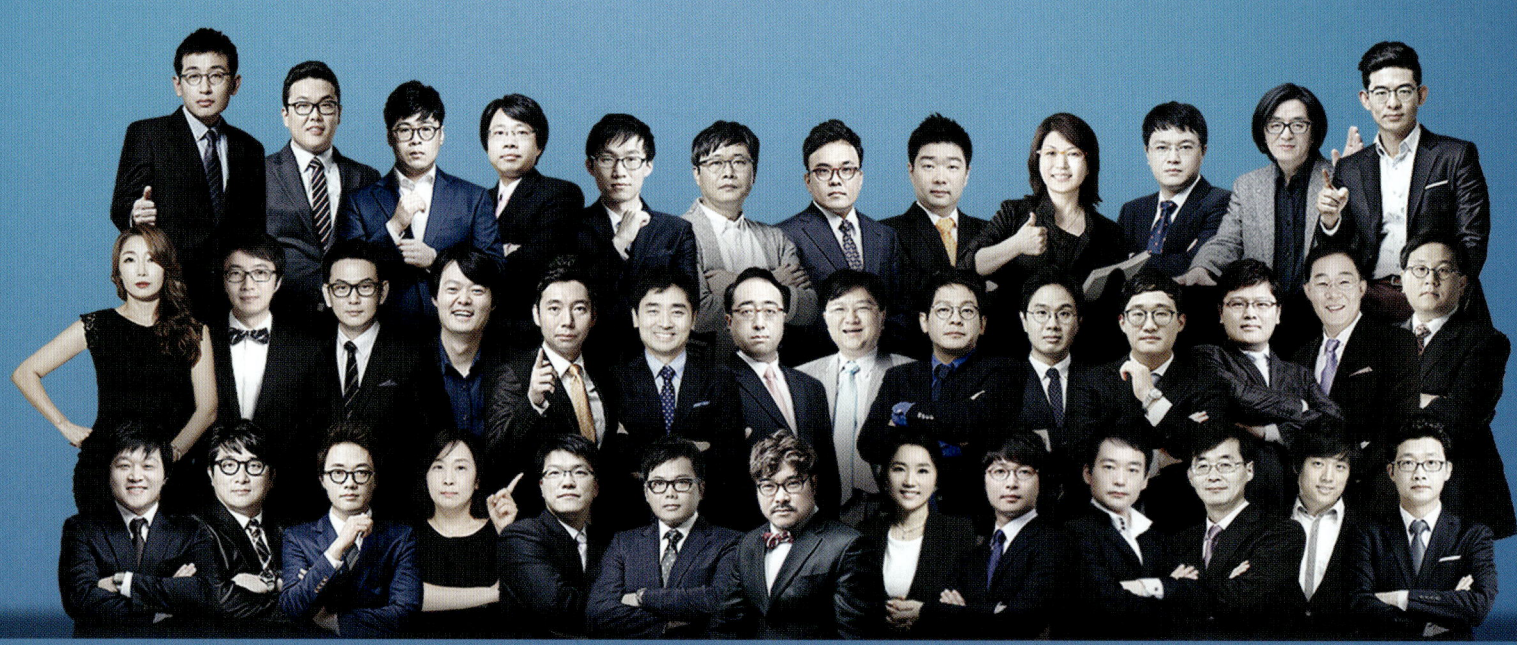

'합격'이 목표라면 알아야 할 정보도, 준비해야 할 전략도 달라야 합니다.
메가엠디 인강, 1위가 만들면 다릅니다.

전략으로 완성하는 맞춤 대상별 ZONE

Black Label Zone
특정 과목의 학습성취도가 이미 확보되어 있고, 최상위권을 목표로 하는 PEET 수험생을 위한 PEET 고득점 목표, 고난도 강좌들을 확인할 수 있는 섹션

White Label Zone
약대 진학이 목표인 PEET 초시생을 위해 PEET 시험의 기본과 학과수업까지 모두 커버하는 강좌를 확인 할 수 있는 섹션

Rebuilding Zone
재도전 수험생이 가장 혼동하는 영역별 핵심이론 특강과 메가엠디 출신 합격생이 전하는 멘토링 영상을 무료로 제공하고, N수생 전용강좌를 확인할 수 있는 섹션

유료강좌를 무료로 체험하는 Special FREE ZONE

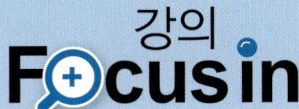 강의 Focus in
맛보기 강의만으로 강좌 구매를 결정하기 어려웠다면? 메가엠디에서 유료로 판매되고 있는 강좌에서 선별한 무료공개 강의와 교재 파일을 FREE 체험 가능한 섹션
(※체험 후 무료공개 기간 내 해당 강좌 구매 시 10% 지원 쿠폰 제공)

무료특강
메가엠디 전문 강사진의 영역별 파트, 또는 수험생에게 유익한 꿀팁 무료특강을 무제한 수강할 수 있는 섹션

온라인 강의 그 이상의 것을 제공하다! 관리서비스의 진화

수강생 밀착관리
전 강사 교수카페 운영으로 교수님과 수강생의 1:1 학습Q&A, FAQ+, 학습자료 제공 등으로 수강생 밀착관리를 통한 학습케어시스템 구축

축적된 합격생의 합격노하우
메가엠디 출신의 MDP 전국 수석 1등 스토리를 제공하여 과목별 학습법부터 수험생활 팁 등의 다양한 정보 제공

MDP 분석/전략 Report
변경된 입시제도, 과목별 출제경향, 채점결과 및 합격자 분석 등의 다양한 분석자료 제공

'폼' 나는 혜택! 메가엠디 Premium Membership

멤버십 회원이 누리는 혜택, 올패스 수강자라면 누구나 기대하셔도 좋습니다

- **학습 지원 서비스**
  - 기프티콘 이용 포인트 제공
  - 수강기간 연장권 제공
  - 수강 중 강의 배수 연장
  - 전국모의고사 무료 응시
  - 메가엠디 대표 교재 증정
  - 멤버십 전용 온라인 상담실 운영

- **부가 서비스**
  - 교재 배송비 무료
  - 배송 지연 보상 서비스
  - 합격수기집 제공
  - 설명회 우선 입장 혜택
  - 1:1 배치 상담을 위한 멤버십 Day

- **보상 혜택**
  - 합격 시, 멤버십 가입비 환불
  - 본고사 성적에 따라 장학금 차등 지급

- **Secret 멤버십 + 추가 혜택 이벤트**
  (메가엠디 홈페이지에서 확인하실 수 있습니다.)

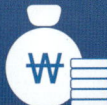  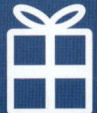

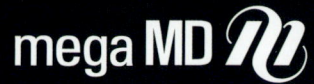

나의 미래를 바꾸는 가치있는 도전

메가와 함께
25,911명의
미래가 바뀌었습니다

mega MD

약학대학·의치전원 입시 독보적 1위

2015년 금융감독원 공시 업계 5개 학원 매출액 기준

메가로스쿨

메가로이어스

법조인이 되기 위한 단 하나의 브랜드

메가엠디 · 메가로스쿨 · 메가로이어스가
여러분의 도전을 응원합니다!

www.megamd.co.kr | www.megals.co.kr | www.megalawyers.co.kr

2018학년도 대비
PEET에 적합한
M·DEET 기출문제집

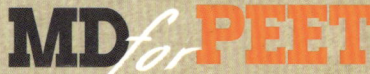

PEET 고득점 완성을 위해
메가엠디 자연과학추론연구소가
M·DEET를 만났다!

- PEET 출제 유형에 맞는 M·DEET 문제 선별 수록
- 개인별 학습 진도에 따라 활용 가능한 난이도/단원별 구성

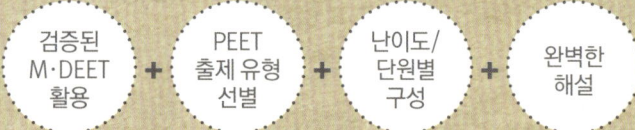

정가 24,000원
(본책+해설편)
ISBN 978-89-6634-396-6

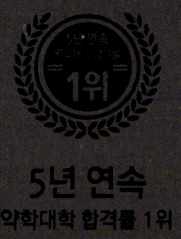

5년 연속
약학대학 합격률 1위

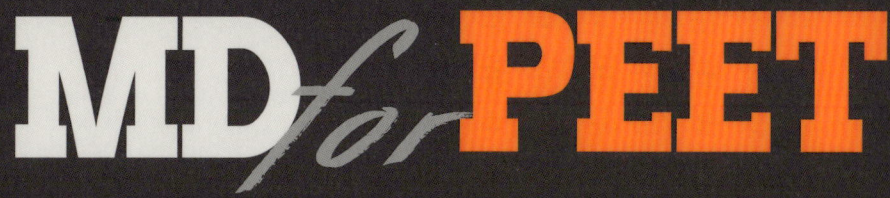

일반화학추론 | 해설편

메가엠디 자연과학추론연구소 지음

2018학년도 대비
**PEET에 적합한
M·DEET 기출문제집**

MEGA 411

CURRICULUM 4. PEET 문제풀이 완성 Ⅰ
SUBJECT 1. Chemistry
REVISION 1. 신규발간

1등의 책임감 | mega MD

* 5년 연속, 합격률 1위
  (2012학년도~2016학년도)

MD for PEET
일반화학추론

발행	초판 1쇄 2017년 2월 28일
펴낸곳	메가엠디㈜
연구개발	이승훈 이재경 김세민
편집기획	한영미 김경희 박새미 신슬기 김주원 홍현정 김송이
판매영업	서우식 이은석 최성준 김영호 권택범

출판등록	2007년 12월 12일 제 322-2007-000308호
주소	(06643) 서울시 서초구 효령로 321, 덕원빌딩 8층
문의	도서 070-4014-5145 / 인·현강 1661-8587 / 팩스 02-537-5144
홈페이지	www.megamd.co.kr

ISBN	978-89-6634-396-6 93510
정가	24,000원

Copyright ⓒ 2017 메가엠디㈜

* 메가엠디㈜는 메가스터디교육㈜가 설립한 전문대학원입시교육 자회사입니다.
* 이 책은 저작권법에 따라 보호받는 저작물이므로 무단전재와 무단복제를 금지하며 책 내용의 전부 또는 일부를 이용하려면 반드시 메가엠디㈜의 서면동의를 받아야 합니다.

2018 학년도 대비

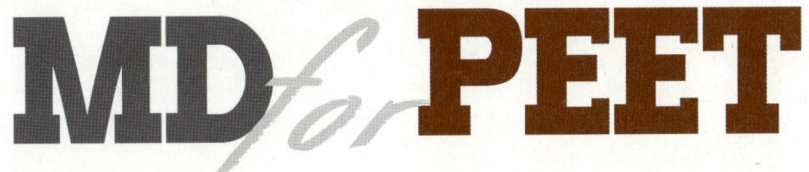

메가엠디 자연과학추론연구소 지음

mega MD

메가엠디는
당신의 꿈을 응원합니다
megaMD Roots for You, Your Victory!

정답과 해설

빠른답 찾기

Ⅰ. 원자 구조와 주기적 성질
01 ④ 02 ② 03 ② 04 ① 05 ① 06 ④ 07 ③ 08 ③ 09 ④ 10 ③
11 ④ 12 ④ 13 ③ 14 ③ 15 ① 16 ① 17 ④ 18 ④

Ⅱ. 화학 결합과 분자 구조
01 ③ 02 ③ 03 ② 04 ③ 05 ③ 06 ⑤ 07 ③ 08 ③ 09 ① 10 ③
11 ② 12 ⑤ 13 ② 14 ④ 15 ④ 16 ④ 17 ④ 18 ④ 19 ② 20 ②
21 ④ 22 ③ 23 ② 24 ② 25 ④ 26 ② 27 ① 28 ④ 29 ②

Ⅲ. 기체 / 액체 / 고체 / 용액
01 ③ 02 ⑤ 03 ④ 04 ④ 05 ② 06 ⑤ 07 ③ 08 ② 09 ② 10 ④
11 ① 12 ④ 13 ④ 14 ④ 15 ② 16 ② 17 ③ 18 ③ 19 ③ 20 ①
21 ③ 22 ② 23 ④ 24 ④ 25 ④ 26 ③ 27 ① 28 ④ 29 ③ 30 ⑤
31 ④ 32 ⑤ 33 ⑤ 34 ⑤ 35 ⑤ 36 ④ 37 ③ 38 ① 39 ④ 40 ②
41 ④ 42 ③ 43 ⑤ 44 ③ 45 ② 46 ④ 47 ④

Ⅳ. 열화학
01 ④ 02 ② 03 ③ 04 ① 05 ⑤ 06 ④ 07 ① 08 ① 09 ② 10 ④
11 ⑤ 12 ② 13 ④ 14 ② 15 ④ 16 ② 17 ① 18 ① 19 ② 20 ③
21 ② 22 ② 23 ③ 24 ① 25 ④ 26 ⑤ 27 ②

Ⅴ. 반응 속도
01 ③ 02 ② 03 ③ 04 ② 05 ④ 06 ② 07 ① 08 ① 09 ② 10 ③
11 ⑤ 12 ③ 13 ⑤ 14 ② 15 ③ 16 ① 17 ③ 18 ① 19 ② 20 ②
21 ⑤ 22 ② 23 ⑤ 24 ① 25 ⑤

Ⅵ. 화학 평형
01 ② 02 ② 03 ④ 04 ② 05 ③ 06 ② 07 ③ 08 ① 09 ③ 10 ③
11 ① 12 ④ 13 ① 14 ① 15 ① 16 ④ 17 ⑤ 18 ① 19 ② 20 ⑤
21 ② 22 ④ 23 ③

Ⅶ. 산과 염기
01 ⑤ 02 ⑤ 03 ② 04 ② 05 ④ 06 ⑤ 07 ① 08 ② 09 ① 10 ⑤
11 ⑤ 12 ⑤ 13 ② 14 ① 15 ⑤ 16 ② 17 ① 18 ① 19 ② 20 ⑤
21 ② 22 ④ 23 ② 24 ① 25 ⑤ 26 ② 27 ② 28 ② 29 ② 30 ③
31 ④ 32 ⑤

Ⅷ. 산화 환원 / 전기 화학
01 ① 02 ④ 03 ③ 04 ④ 05 ① 06 ④ 07 ④ 08 ② 09 ① 10 ②
11 ① 12 ② 13 ② 14 ③ 15 ⑤ 16 ② 17 ② 18 ④ 19 ② 20 ②
21 ② 22 ② 23 ③ 24 ⑤ 25 ③ 26 ② 27 ② 28 ② 29 ① 30 ③
31 ② 32 ⑤

Ⅸ. 전이 금속과 배위 화학
01 ③ 02 ① 03 ② 04 ② 05 ① 06 ⑤ 07 ④ 08 ③ 09 ⑤ 10 ④
11 ④ 12 ② 13 ② 14 ③ 15 ① 16 ① 17 ③ 18 ② 19 ② 20 ④
21 ① 22 ② 23 ⑤ 24 ⑤ 25 ⑤ 26 ⑤ 27 ①

Ⅹ. 일반화학 실험
01 ⑤ 02 ⑤ 03 ⑤ 04 ⑤ 05 ⑤ 06 ⑤ 07 ④ 08 ⑤ 09 ① 10 ①
11 ③ 12 ② 13 ④ 14 ③ 15 ③ 16 ④ 17 ⑤

I. 원자 구조와 주기적 성질

01
정답 ④

자료해석

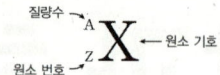

양성자 수는 아래첨자 Z로 나타내고, 양성자와 중성자의 총 수인 질량수는 위첨자 A로 표시한다. 들뜬상태 전자 배치는 바닥 상태에 있는 전자들이 전자기파를 흡수하여 높은 에너지 준위의 오비탈로 전이했을 때의 전자 배치이다.

정답해설
④ $2p$ 전자가 $3s$로 전이 시 주양자수가 2에서 3으로 증가하므로 N^*의 원자크기는 N보다 크다.

오답해설
① $^{14}_{7}N$의 바닥상태에서 양성자수는 7이고 질량수가 14이므로 중성자 수는 7이다.
② 들뜬상태 전자 배치는 바닥상태에 있는 전자들이 높은 에너지 준위의 오비탈로 전이했을 때의 전자배치로 양성자 수와 중성자 수에는 변화가 없다.
③ 바닥상태 N의 전자배치는 $1s^2 2s^2 2p^3$로 상자기성이다.
⑤ 들뜬상태는 바닥상태에 있는 전자들이 전자기파를 흡수하여 높은 에너지 준위의 오비탈로 전이한 상태로 일차이온화에너지는 N이 N^*보다 크다.

02
정답 ②

자료해석
원자의 아래 첨자는 양성자의 수이고, 윗첨자는 양성자와 중성자의 수를 합한 값이므로 양성자의 수는 6이고 중성자의 수는 $12-6=6$이다. 바닥 상태이므로 중성의 원자이고, 전자의 수는 양성자의 수와 같은 6이다.

정답해설
② 자료해석에 의해 양성자수는 6이다.

오답해설
① 자료해석에 의해 중성자의 수는 6이다.
③ 전자의 수는 6이므로 전자 배치는 $1s^2 2s^2 2p^2$이다.
④ 원자가 전자의 개수는 최외각에 있는 전자의 개수이므로 $2s^2 2p^2$로 총 4개이다.
⑤ $2p$ 오비탈 3개에 전자 2개가 각 오비탈에 하나씩 채워져 있으므로 상자기성이다.

03

정답 ②

▌자료해석

오비탈의 종류에 따른 방사 마디 수는 다음과 같다.

방사 마디 수	s 오비탈	p 오비탈	d 오비탈
0	$1s$	$2p$	$3d$
1	$2s$	$3p$	$4d$
2	$3s$	$4p$	$5d$

(가)~(다)는 모두 방사 마디를 갖지 않으므로 (가)는 $1s$, (나)는 $2p$, (다)는 $3d$ 오비탈이다.

▌정답해설

② (나)는 $2p$ 오비탈이므로 2개의 로브를 갖는 아령 형태이다.

▌오답해설

① (가)는 $1s$ 오비탈이므로 양자수(n, l, m_l)는 (1, 0, 0)이다.
③ (다)는 $3d$ 오비탈이다. 각운동량 양자수(l)는 2이다.
④ $3d$ 오비탈은 2개의 각마디를 갖는다.
⑤ 수소 원자에서 에너지 준위는 $E_n = -\dfrac{K}{n^2}$ 형태로 표시되므로 에너지 준위가 높은 영역에서 에너지 준위 사이의 간격이 작다.

04

정답 ①

▌자료해석

	모양	방사상 마디수	각 마디수	전체 마디면의 수 ($n-1$)	주 양자수 (n)	오비탈
(가)	구형	3	0	3	4	$4s$
(나)	네잎클로버형	0	2	2	3	$3d$

▌정답해설

ㄱ. (가)는 구형이며 방사상 마디 수가 3개이므로, $4s$ 오비탈이다.(자료해석 참조)

▌오답해설

ㄴ. 전체 마디면의 수는 ($n-1$)개이므로, 전체 마디면의 수는 (가)가 (나)보다 1개 많다.
ㄷ. 수소 원자의 오비탈의 에너지 준위는 주양자수(n)에 의해서만 결정된다. 즉, 주양자수 n이 클수록 오비탈의 에너지 준위가 높아진다.
(가)의 주양자수는 4이고 (나)의 주양자수는 3이므로, 오비탈의 에너지 준위는 (가)가 (나)보다 높다.

I. 원자 구조와 주기적 성질

05 심화이해   정답 ①

자료해석

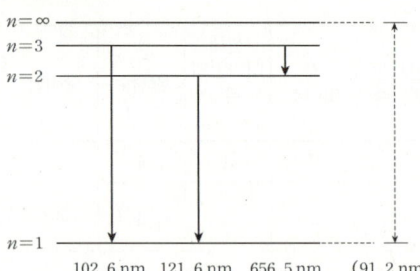

주어진 자료에서도 알 수 있듯이, 수소 원자의 에너지 준위는 불연속적이며 전자 전이시 에너지 준위의 차이에 해당하는 빛을 흡수 또는 방출한다.

즉, 수소 원자에서 전자전이시 특정 파장의 빛을 방출 또는 흡수한다.

102.6 nm: $n=3 \to n=1$
121.6 nm: $n=2 \to n=1$
656.5 nm: $n=3 \to n=2$
91.2 nm: $n=1 \to n=\infty$

즉, 바닥 상태의 전자가 방출되기 위해 흡수해야 하는 빛의 최대 파장

정답해설

바닥상태($n=1$)의 수소 원자가 흡수할 수 있는 빛의 파장 중에서, 가장 긴 파장은 $n=1$에서 $n=2$로의 전자 전이에 필요한 121.6 nm이다.

따라서 121.6 nm보다 긴 파장의 빛은 바닥상태의 수소 원자가 흡수하지 못한다.

바닥상태인 전자가 방출되기 위해서는 $n=1$에서 $n=\infty$로 전이되기 위한 빛의 최대 파장인 91.2 nm 이하의 짧은 파장의 빛을 흡수해야 한다.

보기 중에서 이 조건을 만족하는 것은 ①이다.

06 심화이해   정답 ④

자료해석

양성자수가 곧 원자번호이므로, 양성자수를 통해 원소의 종류를 파악하고, 양성자 개수 및 전자의 수를 비교함으로써 각 화학종이 원자인지 이온인지 판단할 수 있다.

	O^{2-}	F	Na	Mg^{2+}
양성자수	8	9	11	12
중성자수	8	10	12	12
전자수	10	9	11	10

O^{2-}와 Mg^{2+}는 등전자 이온들로 Ne의 전자배치를 갖는다. F는 2주기 원자이고, Na은 3주기 원자이다.

정답해설

ㄴ. 알칼리 금속인 Na은 이온화 에너지와 전자친화도가 작아서 양이온이 되기 쉽고, 할로젠 원소인 F는 이온화 에너지와 전자친화도가 커서 음이온이 되기 쉽다.
  뿐만 아니라 이들의 산화수는 각각 +1과 −1이다.
  따라서 이들은 1 : 1의 비로 이온결합을 하여 NaF를 형성할 수 있다.

ㄷ. 기체 상태에서 전자를 얻을 때 방출하는 에너지가 전자 친화도이다. 일반적으로 유효 핵전하가 클수록 전자 친화도도 크다. 자료의 원자 및 이온 중 유효 핵전하가 가장 큰 Mg^{2+}의 전자친화도가 가장 크다.

오답해설

ㄱ. 유효 핵전하가 클수록 반지름은 작아진다. 등전자 이온인 O^{2-}와 Mg^{2+}는 전자의 수는 동일하나, Mg^{2+}의 핵전하가 O^{2-}보다 크므로 Mg^{2+}의 반지름이 더 작다.
  또한 주어진 원자 및 이온 중에서 Mg^{2+}의 유효핵전하가 가장 크므로 반지름은 가장 작다.

07

정답 ③

자료해석

N^{3-}, F^-, Na^+, Mg^{2+}은 바닥 상태에서 모두 [Ne]의 전자배치를 가진다. Ne의 전자배치는 $1s^2 2s^2 2p^6$이다.

정답해설

ㄱ. 자료해석에서와 같이 N^{3-}, F^-, Na^+, Mg^{2+}의 전자 배치는 모두 $1s^2 2s^2 2p^6$이다.

ㄷ. ㄴ과 같이 전자 배치가 동일할 때, 이온 반지름은 양성자의 수가 많을수록 작다. N^{3-}의 양성자 수는 7개이고, F^-의 양성자수는 9개이므로 N^{3-}의 양성자의 개수가 더 작다. 따라서 이온 반지름은 N^{3-}가 F^-보다 더 크다.

오답해설

ㄴ. 같은 전자 배치를 가질 때, 이온 반지름은 양성자의 수가 많을수록 작다. Mg^{2+}의 양성자수는 12개이고, Na^+의 양성자수는 11개로 Mg^{2+}의 양성자 개수가 더 많다. 따라서 이온 반지름은 Mg^{2+}이 Na^+보다 작다.

08

정답 ③

자료해석

등전자 이온은 같은 수의 전자를 포함하는 이온으로 등전자 이온의 크기는 핵전하 Z가 증가함에 따라 감소한다.

정답해설

ㄱ. Mg^{2+}와 O^{2-}의 전자배치는 $1s^2 2s^2 2p^6$로 같다.

ㄷ. Li^+와 Be^{2+}는 등전자 이온으로 핵전하가 큰 Be^{2+}의 반지름이 더 작다. 따라서 한 개의 전자를 제거하는 데 필요한 최소 에너지는 Be^{2+}가 크다.

오답해설

ㄴ. Cl^-와 S^{2-}는 등전자 이온으로, 등전자 이온의 크기는 핵전하가 증가함에 따라 감소한다. 즉, 반지름은 원자번호가 큰 Cl^-이 작다.

I. 원자 구조와 주기적 성질

09 정답 ④

자료해석

이온화 에너지는 일정한 주기성을 가지며, 중요한 예외 구간이 존재한다. 예외구간이 생기는 원인은 원자의 전자 배치에 있다. Si, P, S의 1차~3차 이온화 에너지는 다음과 같다.

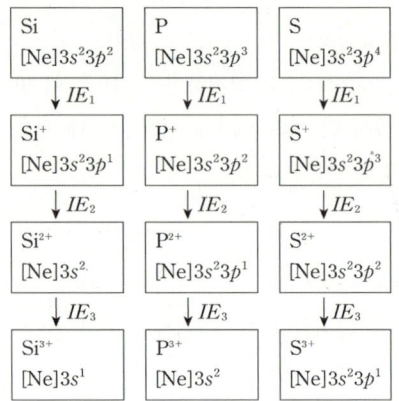

정답해설

ㄴ. 3차 이온화 에너지는 기체 상태의 +2가 양이온 1몰에서 전자 1몰을 떼어낼 때 필요한 에너지이다. Si^{2+}와 P^{2+}의 전자 배치는 각각 다음과 같다.

$Si^{2+} : [Ne]3s^2$ $P^{2+} : [Ne]3s^23p^1$

이온화될 때 Si^{2+}는 $3s$ 오비탈의 전자가 제거되지만 P^{2+}는 $3p$ 오비탈의 전자가 제거되므로 이온화 에너지는 P^{2+}가 Si^{2+}보다 더 작다. 따라서 (나)는 3220보다 작다.

ㄷ. P^+의 전자 친화도는 P의 제1 이온화 에너지와 크기가 같다.

$P^+(g) + e^- \rightarrow P(g)$ $\Delta H_1 =$ 전자친화도
$P(g) \rightarrow P^+(g) + e^-$ $\Delta H = IE_1 = -\Delta H_1$

오답해설

ㄱ. 제1 이온화 에너지는 기체 상태의 원자 1몰에서 전자 1몰을 떼어낼 때 필요한 에너지이다. P와 S의 전자 배치는 각각 다음과 같다.

$P : [Ne]3s^23p^3$ $S : [Ne]3s^23p^4$

S는 $3p^4$의 배치를 가지므로 짝지은 전자 사이의 반발력이 존재한다. P와 S는 모두 이온화될 때 $3p$ 오비탈에서 전자가 제거되지만, 이온화 에너지는 짝지은 전자의 반발 때문에 S에서 더 작다. 따라서 (가)는 1060보다 작다.

10 정답 ③

자료해석

전자친화도는 주기율표에서 오른쪽 위로 갈수록 커진다. 그러나 2주기 원소는 3주기 원소에 비해 원자의 크기가 작아 상대적으로 전자간의 반발력이 크므로 15, 16, 17족 3주기 원소의 전자친화도가 2주기 원소보다 크다. 따라서 전자친화도의 크기 순서는 S>O>Na이다.

최외각 전자에 대한 유효 핵전하는 주기율표에서 오른쪽 아래로 갈수록 커진다. 즉 같은 주기와 족에서 원자 번호가 증가할수록 유효 핵전하가 커진다. 따라서 최외각 전자의 유효 핵전하의 크기는 S>O>Na이다.

정답해설

따라서 (가)=Na, (나)=S, (다)=O이다.

11

정답 ④

자료해석

원자 번호순으로 나열된 임의의 A∼J 원소는 2, 3주기 전형 원소로 전자 친화도의 주기성을 통해 확인할 수 있다.

$A(g) + e^- \rightarrow A^-(g)$

전자친화도(electron affinity, EA)는 기체 상태의 중성 원자가 전자를 받아들일 때 출입하는 에너지로, (−)의 값이 클수록 음이온을 형성할 때 많은 열을 방출하고 안정한 음이온을 형성한다.

일반적으로 같은 주기에서 원자 번호가 커질수록 유효 핵전하가 증가하므로 전자친화도도 커지나, 각 주기마다 상당수의 예외가 있다.

먼저, 18족 원소는 전자 친화도가 (+)값을 갖는다. 18족인 비활성 기체는 ns^2np^6라는 안정한 전자배치를 갖기 때문이다.

1족과 2족 사이에서도 예외가 있다.

1족 원소는 전자가 추가되면 s 오비탈이 모두 채워져 안정해지나, 2족 원소는 s 오비탈이 이미 채워져 있으므로 추가된 전자가 에너지가 높은 p 오비탈에 채워져서 오히려 음이온이 되는 것이 불안정해지고 전자 친화도는 (+) 값을 갖는다.

$Li(1s^22s^1) \rightarrow Li^-(1s^22s^2)$
$Be(1s^22s^2) \rightarrow Be^-(1s^22s^22p^1)$

14족과 15족 사이에서도 예외를 보인다.

15족 원소는 전자 하나가 채워지면 p 오비탈의 전자가 짝을 이루게 되어 생성된 음이온이 14족 음이온에 비해 덜 안정하다.

$C(1s^22s^22p^2) \rightarrow C^-(1s^22s^22p^3)$
$N(1s^22s^22p^3) \rightarrow N^-(1s^22s^22p^4)$

즉, 전자 친화도의 크기는 같은 주기에서 14족 원소가 15족 원소보다 크다. 주어진 자료에서 C의 전자 친화도가 (+) 값을 가지므로, 18족임을 알 수 있다. 또한 D와 E, G와 H 사이에서 전자친화도의 주기적 경향에 예외가 나타나므로, A∼J에 해당하는 각 원자는 다음과 같다.

A	B	C	D	E	F	G	H	I	J
O	F	Ne	Na	Mg	Al	Si	P	S	Cl

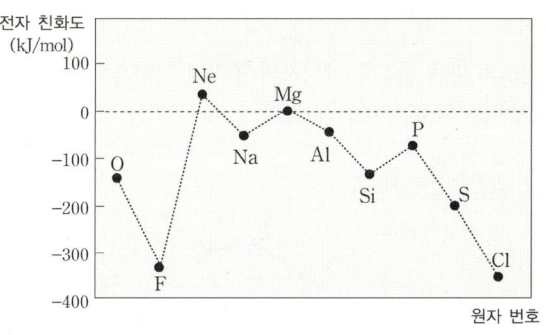

정답해설

④ 주양자수와 부양자수가 각각 n, l인 오비탈은 $(n-l-1)$개의 방사상 마디와 l개의 각마디를 갖는다.

즉, 이 오비탈의 총 마디면의 수는 $(n-1)$개가 된다.

E(Mg)는 $1s^22s^22p^63s^2$의 전자 배치를 하므로, E의 원자가 전자 오비탈은 $3s$ 오비탈이다.

따라서 E(Mg)의 원자가 전자 오비탈의 마디면 수는 $3-1=2$이다.

오답해설

① A(O)와 E(Mg)는 1:1 비율로 결합하여 이온화합물을 만든다.

$$Mg^{2+} + O^{2-} \rightarrow MgO$$

② 일반적으로 전기 음성도는 같은 족에서 원자 번호가 작을수록 증가한다.

따라서 전기 음성도는 B(F)가 J(Cl)보다 크고, 원자 중에서 B(F)가 가장 크다.

③ Na의 제 2 이온화 에너지는 Na^+에서 전자를 제거하는 데 필요한 에너지이다.

$Na^+(1s^22s^22p^6) \rightarrow Na^{2+}(1s^22s^22p^5) + e^-$

Na^+는 안정한 18족 원소의 전자 배치를 하며, 제 2 이온화 에너지의 주기적 경향상 Na는 제2 이온화 에너지가 가장 크다.

⑤ 원자 반지름은 같은 주기에서 원자 번호가 증가할수록 유효 핵전하가 증가하므로 작아진다.

따라서 원자 반지름은 G(Si)가 H(P)보다 크다.

12

정답 ④

자료해석

2주기 원소의 제1 이온화 에너지의 주기적 경향으로 볼 때 $n \sim (n+4)$번의 원소는 다음과 같다.

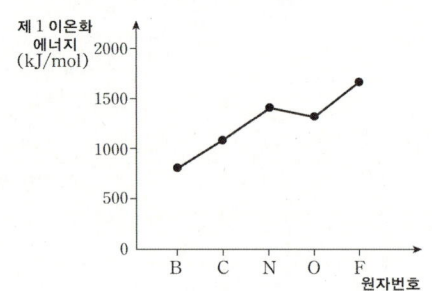

원자번호	$n-1$	n	$n+1$	$n+2$	$n+3$	$n+4$
원소기호	Be	B	C	N	O	F
바닥상태 전자배치	$1s^22s^2$	$1s^22s^22p^1$	$1s^22s^22p^2$	$1s^22s^22p^3$	$1s^22s^22p^4$	$1s^22s^22p^5$

정답해설

④ 같은 주기에서 원자번호가 커질수록 최외각 전자의 유효핵전하는 증가한다.
따라서 $(n+2)$번인 N 원자의 최외각 전자의 유효 핵전하는 $(n+3)$번 O 원자의 유효 핵전하에 비해 작다.

오답해설

① Be의 제1 이온화 에너지는 $2s$ 오비탈에서 전자를 떼어내는 데 필요한 에너지고, B의 제1 이온화 에너지는 $2p$ 오비탈에서 전자를 떼어내는 데 필요한 에너지이다.
$2s$ 궤도함수의 전자들이 $2p$ 궤도함수의 전자들에 대해 핵전하를 가리기에 1차 이온화 에너지의 크기는 n번인 B가 $(n-1)$번 원자인 Be보다 작다.

② 자료 해석을 통해 알 수 있듯이 B의 제4 이온화 에너지는 $1s$ 오비탈의 전자를 제거하는 데 필요한 에너지인 반면, C의 제4 이온화 에너지는 $2s$ 오비탈의 전자를 제거하는 데 필요한 에너지가 된다.
따라서 안쪽 껍질의 전자를 제거하는 데 더 많은 에너지가 필요하므로, n번 원자인 B의 제4 이온화 에너지가 $(n+1)$번 C의 제4 이온화 에너지보다 크다.

③ $(n+1)$번 C의 바닥상태 전자배치는 $1s^22s^22p^2$로, $2p$ 오비탈에 전자를 갖는다.

⑤ $(n+4)$번 원자는 F로 바닥상태 전자배치는 $1s^22s^22p^5$이다. 따라서 F의 홀전자는 1개이다.

13

정답 ③

자료해석

2~3주기 전형원소의 경우 같은 주기에서 원자 번호가 증가할수록 유효 핵전하가 증가하여 원자 반지름은 작아지고, 이온화 에너지, 전자친화도, 그리고 전기음성도는 대체로 증가한다.

정답해설

③ O^{2-}와 Al^{3+}는 모두 10개의 전자를 갖는 등전자 이온으로, 바닥상태에서 $1s^22s^22p^6$의 전자배치를 갖는다.

오답해설

① 전형원소의 원자반지름은 주기율표상 왼쪽 하단으로 갈수록 커진다. 제시된 원소 중 유효 핵전하가 가장 작은 Na의 원자 반지름이 가장 크다.

② F^-와 O^{2-}는 모두 10개의 전자를 갖는 등전자 이온이다. 등전자 이온의 반지름은 핵의 전하량이 클수록 작다. 이는 핵의 전하량이 커질수록 핵과 전자간의 인력이 커져서 전자들을 더 강하게 끌어당기기 때문이다.
그러므로 핵의 전하량이 작은 O^{2-}의 이온 반지름이 F^-보다 더 크다.

④ $3s$ 오비탈은 $3p$ 오비탈에 비해 침투 효과가 크고, 가리움 상수가 작아 유효 핵전하가 크다.
따라서 유효 핵전하가 크고 에너지가 낮은 $3s$ 오비탈에서 전자를 떼어내는 것이 $3p$ 오비탈에서 전자를 떼어내는 것보다 에너지가 많이 든다. 결국 전자배치에 의해서 $3s$ 오비탈의 전자를 떼는 Mg의 이온화 에너지가 $3p$에서 전자를 떼는 Al의 이온화 에너지보다 크다. (이온화 에너지 주기성의 예외)

⑤ 원자가 전자의 유효 핵전하는 같은 주기에서 원자번호가 커질수록 증가한다.
따라서 원자가 전자의 유효 핵전하는 Na보다 Mg이 더 크다.

14 정답 ③

자료해석
2~3주기 전형원소의 경우 동일 주기에서 원자 번호가 증가할수록 유효 핵전하가 증가하여 원자 반지름은 작아지고, 이온화 에너지, 전자친화도, 그리고 전기음성도는 대체로 증가한다.

정답해설
③ 일반적으로 같은 주기에서 원자 번호가 커질수록 이온화 에너지는 증가하나 15족과 16족은 이온화 에너지의 주기성의 예외이다. 15족과 16족 원소인 N와 O의 전자 배치는 다음과 같다.

N : $1s^22s^22p^3$ O : $1s^22s^22p^4$

N는 $2p$ 전자들이 모두 홀전자로 존재하는 반면, O는 1개의 $2p$ 오비탈에 짝지어진 전자가 존재하게 된다. 짝지어 같은 오비탈에 존재하는 전자들은 서로간의 반발에 의해 상대적으로 불안정해진다. 그러므로 1차 이온화 에너지는 N이 O보다 더 크다.

오답해설
① 전기음성도는 주기율표상 오른쪽 위쪽으로 갈수록 커진다. 그러므로 주어진 원소들 중에서 전기음성도가 가장 큰 원소는 F이다.
② 원자 반지름은 주기율표상 오른쪽 위쪽으로 갈수록 작아진다. 그러므로 주어진 원소들 중 F의 원자반지름이 가장 작다.
④ 주기율표의 좌측 하단에 있는 Na의 1차 이온화 에너지는 주어진 주기율표상의 원소들 중 가장 작다. 반면 Na의 2차 이온화 에너지는 안쪽 껍질에서 내부전자를 떼어내는데 필요한 에너지로 매우 큰 편이다.

따라서 $\dfrac{1차\ 이온화\ 에너지}{2차\ 이온화\ 에너지}$의 값이 가장 큰 것은 Na이 아니다.

[④번 참고] 주기율표의 좌측 하단에 있는 Na의 1차 이온화 에너지가 가장 작다.

그러나 $\dfrac{1차\ 이온화\ 에너지}{2차\ 이온화\ 에너지}$의 값은 Li이 가장 작다. 이는 Li^+를 이온화시킬 때에는 가장 안쪽 껍질에서 전자를 제거해야하기 때문이다.

⑤ 같은 주기에서 원자 번호가 커질수록 원자가 전자에 대한 유효 핵전하는 커진다.
따라서 원자가 전자에 대한 유효 핵전하는 Si보다 P가 크다.

15 정답 ①

자료해석
2~4주기 전형원소의 경우 동일 주기에서 원자번호가 증가할수록 유효 핵전하가 증가하여 원자 반지름은 작아지고, 이온화 에너지, 전자친화도, 그리고 전기음성도는 대체로 증가한다. 4주기 전이원소의 경우 $_{24}Cr$과 $_{29}Cu$에서 예외적인 형태의 전자배치를 한다는 것에 주의해야 한다.

정답해설
① Na^+와 F^-은 모두 10개의 전자를 갖는 등전자 이온이다. 등전자 이온의 반지름은 핵전하량이 클수록 작아진다. 이는 핵의 전하량이 커질수록 핵과 전자간의 인력이 커져서 전자들을 더 강하게 끌어당기기 때문이다.
그러므로 이온 반지름은 핵의 전하량이 큰 Na^+가 F^-보다 작다.

오답해설
② 같은 주기에서 원자 번호가 커질수록 1차 이온화 에너지는 대체로 증가한다.
따라서 1차 이온화 에너지는 Mg이 K보다 크다.
③ 같은 주기에서 원자 번호가 클수록 원자가 전자의 유효 핵전하는 커진다.
따라서 원자가 전자의 유효 핵전하는 Li보다 F가 더 크다.
④ Mn과 Fe의 바닥 상태 전자 배치는 다음과 같다.
Mn : $[Ar]3d^54s^2$ → 홀전자수 : 5개
Fe : $[Ar]3d^64s^2$ → 홀전자수 : 4개
따라서 홀전자의 수는 Mn이 Fe보다 많다.
⑤ 바닥상태에서 $_{29}Cu$의 전자 배치는 $[Ar]3d^94s^2$이 아닌 $[Ar]3d^{10}4s^1$이다. 이는 일종의 예외 현상이다. 마찬가지로 $_{24}Cr$도 바닥상태의 전자배치는 $[Ar]3d^44s^2$가 아닌 $[Ar]3d^54s^1$이다.

I. 원자 구조와 주기적 성질

16 심화이해   정답 ①

┃ 자료해석

1차 이온화 에너지와 2차 이온화 에너지의 차이가 몇 배 이상으로 매우 크면 2번째 전자는 같은 전자껍질이 아닌 안쪽 전자껍질에서 떨어져 나오는 것으로 생각할 수 있다. 즉, 1족 원소에 해당한다고 볼 수 있다.
기본적으로 1차 이온화 에너지와 전자 친화도는 주기율표에서 우측 상단으로 갈수록 커지고, 원자 반지름은 좌측 하단으로 갈수록 커진다.

┃ 정답해설

1, 2차 이온화 에너지의 차이로 볼 때 (가)는 1족 원소이며, 3주기 원소인 Na에 비해 이온화 에너지가 더 크므로 2주기, 1족 원소인 Li이다.
(나)와 (다)는 2주기 원소인 O보다 이온화 에너지는 크고 원자 반지름이 작으므로, O보다 원자번호가 높은 2주기 원소인 F, Ne 또는 1주기 18족 원소인 He이다. 그런데 (나)는 전자 친화도가 O보다 크므로 F이고, (다)는 전자친화도가 (−)의 값을 갖기 때문에 18족 원소로 추론할 수 있다.
또한 (다)의 원자 반지름이 이웃한 2주기 원소인 F나 O보다 훨씬 작으므로 2주기 원소인 Ne보다는 1주기 원소인 He으로 보는 것이 적절하다.

17 심화이해   정답 ④

┃ 자료해석

M의 바닥상태 전자 배치는 $1s^2 2s^2 2p^6 3s^1$으로, 전자가 11개이다. 그러므로 원자번호 11번인 Na이 되며, M^*는 Na의 $3s$의 전자가 $4p$로 전이된 들뜬 상태를 나타내고 있다.

┃ 정답해설

ㄱ. M의 주양자수는 3인 반면 M^*의 주양자수는 4이므로, 원자반지름은 M^*가 더 크다.
ㄷ. 같은 원자 및 이온에서 전자를 떼어낼수록, 유효 핵전하가 증가하므로 이온화 에너지는 증가한다. 즉, 순차적 이온화 에너지는 항상 증가한다. $M^- \rightarrow M \rightarrow M^+$의 경우도 순차적 이온화에너지를 나타낸 것으로 $M^- \rightarrow M$ 과정보다 $M \rightarrow M^+$ 과정에서 더 많은 에너지가 든다.

┃ 오답해설

ㄴ. 들뜬 상태인 M^*에서는 $3s$보다 에너지가 높은 $4p$ 전자가 제거되나, 바닥상태인 M에서는 $3s$ 전자가 제거된다. 그러므로 일차 이온화 에너지는 M보다 M^*가 더 작다.

18 정답 ④

자료해석

같은 족에 속한 알칼리 금속에서, 원자 번호가 커질수록 원자 반지름은 커지고 이온화 에너지와 전자 친화도가 작아지는 경향을 확인할 수 있다. $\Delta G_f^\circ[M^+(aq)]$는 안정한 상태의 금속 원자인 고체 상태의 금속으로부터 수화된 1몰의 이온이 생성될 때의 표준 몰 생성 깁스 자유 에너지 변화이다.

$$M(s) \rightarrow M^+(aq) + e^- \qquad \Delta G^\circ = \Delta G_f^\circ[M^+(aq)]$$

이 값이 모두 음수이므로 표준 상태에서 알칼리 금속들은 자발적으로 수용액 상에서 수화된다.

정답해설

ㄱ. 환원력은 반응하는 상대방을 환원시키는 정도로, 자신이 산화되는 경향이 클수록 커진다.

제시된 자료 중 산화되는 경향을 비교할 수 있는 척도로 이온화 에너지와 $\Delta G_f^\circ[M^+(aq)]$가 있다. 그런데 '기체 상태'에서의 환원력에 대한 비교를 묻고 있으므로 $\Delta G_f^\circ[M^+(aq)]$가 아닌 이온화 에너지를 통해서 환원력을 비교해야 한다.

이온화 에너지는 기체 상태에서 전자를 떼어내는 데 필요한 에너지이므로 이온화 에너지가 작을수록 기체 상태에서 쉽게 산화가 되고, 환원력은 커진다.

따라서 기체 상태에서의 환원력은 Li < Na < K 순이다.

ㄴ. 표준 깁스 자유에너지 변화(ΔG°)와 표준 전지 전위(E°) 간에는 다음과 같은 관계가 성립한다.

$$\Delta G^\circ = -nFE^\circ, \quad E^\circ = -\frac{\Delta G^\circ}{nF}$$

반응 $M(s) \rightarrow M^+(aq) + e^-$의 표준 깁스 자유 에너지는 $\Delta G_f^\circ[M^+(aq)]$이다.

$\Delta G_f^\circ[M^+(aq)]$는 알칼리 금속 M의 산화 반응에 대한 표준 깁스 자유 에너지로, 표준 산화전위(E°)는

$$-\frac{\Delta G_f^\circ[M^+(aq)]}{F}$$ 이다.

표준 환원 전위와 표준 산화 전위 관계는 표준 환원 전위 = −(표준 산화 전위)이므로 표준 환원 전위는

$$\frac{\Delta G_f^\circ[M^+(aq)]}{F}$$ 이다.

따라서 $\Delta G_f^\circ[M^+(aq)]$ 값이 클수록 표준 환원 전위도 커지므로 표준 환원 전위는 Na > K > Li 순이 된다.

오답해설

ㄷ. 전기음성도의 크기는 K < Na < Li 순으로, 주기율표상에서 우측 상단으로 갈수록 커지는 경향을 지닌다.

II. 화학 결합과 분자 구조

01   정답 ③

자료해석

주어진 화학종의 구조는 다음과 같다.

$^{-1}:\ddot{\text{O}}-\overset{+1}{\text{N}}=\text{O}$ $\ddot{\text{O}}=\overset{+1}{\text{N}}=\ddot{\text{O}}$ $^{-1}:\ddot{\text{O}}-\overset{+1}{\text{N}}=\text{O}$
   NO_2 NO_2^+ NO_2^-

정답해설

ㄱ. NO_2는 굽은형 구조이다.
ㄴ. NO_2^+는 선형 구조로 N은 sp 혼성 오비탈을 갖는다.

오답해설

ㄷ. NO_2^-는 중심원자에 1개의 비공유 전자쌍을 가지고 NO_2는 1개의 홀전자를 가지므로, 결합각 ∠ONO는 NO_2가 더 크다.

02   정답 ③

자료해석

NNO의 가장 타당한 루이스 구조는 다음과 같다.

:N≡N-Ö:
   +1 −1

정답해설

③ 산소는 1개의 공유 결합과 3쌍의 비공유 전자쌍을 가진다. 바닥 상태의 산소 원자가 가지고 있는 최외각 전자는 6개이고, 위 분자에서 산소 원자가 가지는 전자는 7개이다. 그러므로 이 분자에서 산소의 형식 전하는 −1이다.

오답해설

① 이 분자는 중간 원자인 질소의 형식 전하가 +1으로 비공유 전자쌍이 존재하지 않으므로 직선형 분자이다.
② N-N 결합이 3중 결합으로 π 결합은 2개 존재한다. N-O 결합은 단일결합으로 π 결합이 존재하지 않는다. 그러므로 이 분자의 π 결합은 총 2개이다.
④ 제일 왼쪽에 존재하는 질소를 살펴보면 3중 결합과 비공유 전자쌍을 1쌍 가지므로 팔전자 규칙을 만족한다. 중심 질소는 1개의 단일 결합과 1개의 3중 결합을 가지므로 팔전자 규칙을 만족한다. 산소는 1개의 단일 결합과 비공유 전자쌍 3쌍을 가지므로 팔전자 규칙을 만족한다. 따라서 모든 원자가 팔전자 규칙을 만족한다고 할 수 있다.
⑤ 중심 질소는 sp 혼성 오비탈을 갖는다.

03 정답 ②

자료해석

핵간 거리에 따른 퍼텐셜 에너지 그래프를 보면 퍼텐셜 에너지가 가장 낮은 R_0만큼 떨어졌을 때가 가장 안정한 상태이므로 분자는 그 상태로 존재하려 한다. R_0보다 핵간 거리가 작으면 원자간 인력보다 척력이 더 크게 작용하고 핵간 거리가 R_0인 경우 원자간 인력과 척력이 균형을 이룬다.

정답해설

ㄴ. F는 원자 자체의 크기가 Cl보다 작으므로 F_2와 Cl_2의 결합길이를 비교하면 F_2가 Cl_2보다 작다.

오답해설

ㄱ. 그래프에서 주어진 E_0는 결합 에너지이다. 표준 생성 엔탈피는 표준상태에서 가장 안정한 물질로부터 그 분자 1 mol을 생성하는데 필요한 에너지이므로 결합 에너지와는 다른 개념이다.

ㄷ. 두 원자의 전기음성도는 동핵이므로 같다. 두 원자 사이의 전자 밀도는 선대칭적으로 분포하게 될 것이므로 핵간 거리에 관계없이 쌍극자 모멘트는 0이다.

04 정답 ③

자료해석

각 분자의 루이스 구조는 다음과 같다. HOCN과 HNCO에서 모든 원자의 형식 전하는 0이다. HNCO에서 형식전하는 N가 +1, O가 −1이다.

$$H-\ddot{O}-C\equiv N: \quad H-\ddot{N}=C=\ddot{O} \quad H-C\equiv N-\ddot{O}:$$

정답해설

③ HCNO에서 O는 단일 결합을 갖고 있으므로 3개의 비공유 전자쌍을 갖는다.

오답해설

① HOCN의 O는 2개의 비공유 전자쌍을 갖는다. 구조는 굽은형이다.

② HNCO에서 C는 2개의 이중 결합을 갖는 직선 구조이므로 sp 혼성 오비탈을 갖는다.

④ HNCO에서는 C와 N 사이에 이중 결합을 갖는다.

⑤ N의 형식 전하는 각각 0 / 0 / +1이다.

05 정답 ③

자료해석

가장 타당한 루이스 구조를 근거로 주어진 탄화 수소 이온의 구조를 그리면 다음과 같다.

화학종	H_2CCH^+	$H_3CCH_2^+$	$H_3CCH_2^-$
구조	H\C=C⊕-H / H	H H / H-C-C⊕ / H H	H H / H-C-C:⊖ / H H

입체수(SN) = 중심 원자에 결합되어 있는 원자수 + 중심 원자의 고립 전자쌍 수

정답해설

③ $H_3CCH_2^-$은 CH_2^- 부분에 1쌍의 비공유 전자쌍이 있다.

오답해설

① H_2CCH^+에서 CH^+의 탄소 원자는 입체수가 2로, sp 혼성 오비탈을 갖는다.

② H_3CCH^+의 CCH_2^+ 부분에서 중심 원자 탄소의 입체수가 3이고, 3개의 공유 전자쌍이 존재하므로 삼각 평면 구조를 갖는다.

④ H_2CCH^+의 H_2C 부분에서 입체수 3에 비공유 전자쌍이 없으므로 약 120°의 결합각(∠(H-C-H))을 갖는다. 반면, $H_3CCH_2^-$의 CH_2^- 부분은 입체수 4에 비공유 전자가 1쌍 존재하므로, 결합각(∠(H-C-H))이 109.5보다 약간 작다. 그러므로 결합각(∠(H-C-H))은 H_2CCH^+에서가 $H_3CCH_2^-$의 CH_2^- 부분보다 크다.

⑤ H_2CCH^+에서 두 탄소 간의 결합 차수는 2차이고, 나머지 $H_3CCH_2^+$와 $H_3CCH_2^-$의 두 탄소간의 결합 차수는 1차이다. 따라서 두 탄소 간의 결합 차수가 가장 큰 것은 H_2CCH^+이다.

06 정답 ⑤

자료해석

VSEPR 이론과 원자가 결합 이론을 적용하여 화학종 XeF_4와 SbF_5, XeF_3^+의 구조를 그리면 다음과 같다.

화합물	XeF_4	XeF_3^+	SbF_5
공유 전자쌍 수	4	3	5
비공유 전자쌍 수	2	2	0
입체수	6	5	5
구조	(팔면체, 평면사각형 XeF_4)	(XeF_3^+ 굽은 T형)	(SbF_5 삼각쌍뿔)

정답해설

⑤ 비공유 전자쌍의 수는 XeF_4와 XeF_3^+가 2개로 서로 같다.

오답해설

① XeF_4는 수직축에 비공유 전자쌍이 2개 위치하고, 평면에 4개의 공유 전자쌍이 있는 평면사각형 구조이다.

② XeF_4는 입체수가 6으로 Xe는 sp^3d^2 혼성 오비탈을 만든다.

③ XeF_3^+는 굽은 T형으로 XeF_3^+의 결합각(∠F-Xe-F)은 120°보다 작다.

④ XeF_3^+는 XeF_4에서 F^-가 빠진 것으로, 3개의 공유 전자쌍과 2개의 비공유 전자쌍을 갖는다.

형식 전하 = 원자가 전자수 $-\frac{1}{2}$(공유 전자쌍 전자수) $-$ (비공유 전자쌍 전자수)

$= 8 - \frac{1}{2} \times 6 - 4 = 1$

따라서 XeF_3^+의 가장 안정한 루이스 구조에서 Xe의 형식 전하는 +1이다.

07

정답 ③

자료해석

	BF_3	PF_3	ClF_3
분자구조	(평면삼각형 구조)	(삼각뿔 구조)	(뒤틀린 T형 구조)
	평면삼각형	삼각뿔	뒤틀린 T형
입체수(SN)	3	4	5
중심 원자의 비공유 전자쌍	0	1	2
전체 쌍극자 모멘트(μ)	$\mu = 0$	$\mu \neq 0$	$\mu \neq 0$
중심 원자의 혼성 오비탈	sp^2	sp^3	dsp^3

정답해설

③ ClF_3는 뒤틀린 T형으로 수직방향의 Cl-F는 평면의 3개의 전자구름과 반발하게 되는 반면, 수평 방향의 Cl-F는 수직의 2개의 전자구름과 반발한다.
따라서 수직 방향의 Cl-F의 결합 길이가 수평 방향의 Cl-F의 결합 길이보다 길다. 즉, ClF_3에서 Cl-F 결합 길이는 모두 같지 않다.

오답해설

① BF_3는 평면 삼각형으로 평면 구조를 갖는다.
② PF_3는 삼각뿔형으로 극성 분자이다. 따라서 PF_3는 쌍극자 모멘트를 갖는다.
④ BF_3는 입체수 3에 비공유전자쌍도 없고, 세 결합이 모두 동등하므로 120°의 결합각(∠(F-B-F))을 갖는다.
반면, PF_3는 입체수 4에 비공유전자가 1쌍 존재하므로, 결합각(∠(F-P-F))이 109.5°보다 약간 작다.
그러므로 ∠(F-B-F)가 ∠(F-P-F)보다 크다.
⑤ BF_3의 중심 원자 B는 sp^2 혼성 오비탈을 이루나, PF_3에서 P는 sp^3 혼성 오비탈을 이룬다.
따라서 BF_3가 PF_3보다 중심 원자의 혼성오비탈에서 p 오비탈 성분이 작다.

08

정답 ③

자료해석

N_3^- (azide)의 경우, 총 16개의 최외각 전자가 존재한다. 따라서 각 원자의 팔전자 규칙을 만족하기 위한 전자 수가 24이므로, 모자라는 8개의 전자는 서로 공유하는 방식으로 결합을 형성한다. 8개의 공유전자는 4개의 전자쌍에 해당하므로 N_3^-의 루이스 전자 점 구조는 아래 표의 그림과 같다.
N_3^-는 아래 루이스 전자점 구조에서 보는 바와 같이 중심원자의 형식전하가 +1이고, 0개의 비공유전자쌍을 지닌다.
따라서, N_3^-의 입체수 (SN)는 2이고 선형구조이다. 마찬가지 방법을 통해, NO_2^- 및 I_3^-의 루이스 구조와 기하학적 구조를 추론한다.

	N_3^-	NO_2^-	I_3^-
루이스 구조	:N̈=N=N̈: -1 +1 -1	:Ö—N̈=Ö: -1 0 0	:Ï—Ï—Ï: 0 -1 0
중심원자 비공유 전자쌍 수	0	1	3
중심원자 형식 전하	+1	0	-1
기하학적 구조	선형	굽은형	선형

정답해설

ㄱ. 중심 원자의 비공유 전자쌍 수는 N_3^-, NO_2^-, I_3^-가 각각 0, 1, 3으로, $I_3^- > NO_2^- > N_3^-$이다.
ㄴ. 중심 원자의 형식 전하 값은 N_3^-, NO_2^-, I_3^-가 각각 +1, 0, -1로, $N_3^- > NO_2^- > I_3^-$이다.

오답해설

ㄷ. N_3^-는 입체수가 2이므로 선형구조를 갖는다. I_3^-는 입체수 5에 비공유전자가 3쌍 존재하므로 선형 구조가 된다. 그러나 NO_2^-는 입체수 3에 비공유전자가 1쌍 존재하므로 굽은형이다.

II. 화학 결합과 분자 구조

09   정답 ①

자료해석

반응식에 제시되어 있는 황 화합물들의 루이스 구조는 다음과 같다.

화학종	루이스 구조
H_2S	H-S-H (비공유전자쌍 2개)
SO_3	공명 구조 3개 (S 중심, 형식전하 +2)
H_2SO_4	H-O-S(=O)(=O)-O-H
SO_2	공명 구조 2개

정답해설

① 입체수가 3인 중심 원자인 S가 비공유전자를 1쌍 가지고 있으므로 굽은형이 된다.

오답해설

② 입체수가 3인 SO_3는 중심 원자인 S가 비공유전자를 가지고 있지 않으므로, 평면 삼각형 구조이다.

③ H_2S에서 중심 원자 S는 입체수가 4로 sp^3 혼성 오비탈을 만든다.

④ H_2SO_4에서 입체수가 4인 중심 원자 S는 sp^3 혼성 오비탈을 만든다.

⑤ H_2SO_4에서 S는 2개의 O와 2중 결합을, H와 결합하고 있는 2개의 O와 단일결합을 하고 있다.
그러므로 S와 O 사이의 결합 길이는 모두 같지 않으며, S와 O가 단일 결합을 하고 있는 쪽이 결합 길이가 더 길다.

10   정답 ③

자료해석

분자식에 해당하는 루이스 구조식은 중심 원자의 옥텟 규칙을 중심으로 형식 전하 분포가 가장 적은 배치를 중심으로 그리고, 분자의 기하학적 구조는 원자가 껍질 전자쌍 반발 이론(VSEPR 이론)에 의해 추론할 수 있다.

정답해설

예를 들어 SF_4의 분자 구조를 그려보자.

SF_4는 총 34개의 전자가 있으나, 수소 이외의 5개의 원자가 팔전자를 만족하려면 40개의 전자를 가지고 있어야 하는 바, 40−34=6개의 전자가 공유되어야 한다. 그러나 3개의 전자쌍은 중심의 S원자가 외각의 F원자와 단일 결합을 이루기에도 모자라는 숫자이다.

따라서 3주기 이후의 원소인 S의 경우 중심원소인 S 주위에 8개보다 많은 전자를 배치하는 원자가 껍질 확장을 통해서 그 구조를 그릴 수 있다.

결과적으로 F원자들은 팔전자 규칙을 만족하나, 중심의 S원자는 총 10개의 전자를 가지게 된다.

따라서 SF_4는 입체수가 5이고, 비공유 전자가 1쌍 존재하므로 기하학적 구조는 시소형이다.

마찬가지로, CO_2, O_3, N_2O, PCl_5의 분자 구조를 그리면 다음과 같다.

	①	②	③
화학종	CO_2	O_3	SF_4
분자 구조	O=C=O	O-O-O (굽은)	SF_4 시소형 구조
	선형	굽은형	시소형
	④	⑤	
화학종	N_2O	PCl_5	
분자 구조	:N≡N-O:	PCl_5 삼각쌍뿔 구조	
	선형	삼각쌍뿔	

11   정답 ②

자료해석

PCl_3, PCl_4^-, PCl_5는 다음과 같은 구조를 갖는다.

화학종	PCl_3	PCl_4^-	PCl_5
구조	(Cl,Cl,Cl–P 구조)	(Cl,Cl,Cl,Cl–P 구조)	(Cl,Cl,Cl,Cl,Cl–P 구조)
	삼각 피라미드	시소형	삼각쌍뿔

정답해설

ㄱ. PCl_3에서 중심 원자인 P는 입체수 4에 비공유전자 1쌍을 가지고 있으므로 입체구조는 삼각피라미드이다.

ㄴ. PCl_4^-에서 중심원자인 P는 입체수 5에 비공유전자 1쌍을 가지고 있으므로 입체구조는 시소형이다.

오답해설

ㄷ. PCl_5는 삼각쌍뿔 구조로 수평 방향으로 3개의 공유 전자쌍들이 놓이고, 수직 방향으로 2개의 공유 전자쌍이 놓인다. 즉, 수직 방향의 P-Cl은 평면에 있는 3개의 전자 구름과 반발하게 되는 반면, 수평 방향의 P-Cl은 수직의 2개의 전자 구름과 반발한다.
따라서 수직 방향의 P-Cl의 결합 길이가 수평 방향의 P-Cl의 결합 길이보다 길다.

12 [심화이해]   정답 ⑤

자료해석

각 화합물의 루이스 구조는 다음과 같다.

$(CH_3)_2S$	$(CH_3)_2SO$	$(CH_3)_2SO_2$
H_3C–S–CH_3	H_3C–S–CH_3 (=O)	H_3C–S–CH_3 (=O, =O)
sp^3	sp^3	sp^3

정답해설

⑤ 세 화합물의 중심 원자는 모두 같은 혼성 오비탈을 가지므로 결합각 ∠(C-S-C)는 중심 원자에 비공유 전자쌍이 많은 $(CH_3)_2S$에서 가장 작다.

오답해설

① $(CH_3)_2S$의 S는 2개의 공유 결합과 2개의 비공유 전자쌍을 가지므로 입체수가 4이다. 따라서 sp^3 혼성 오비탈을 갖는다.

② $(CH_3)_2SO$에서 S는 1개의 비공유 전자쌍을 갖는다.

③ $(CH_3)_2SO_2$에서 산소의 형식 전하는 모두 0이다.

④ 전기음성도가 S<O이고, 산소의 산화수는 -2가 되므로 산소 원자가 1개 결합할 때마다 S의 산화수는 2씩 증가한다.
따라서 S의 산화수는 $(CH_3)_2S$<$(CH_3)_2SO$<$(CH_3)_2SO_2$ 이다.

13 [심화이해] 정답 ②

자료해석
다음은 주어진 이온과 화합물들의 구조와 입체 수, 중심 원자의 혼성을 나타낸 것이다.

	NCO^-	SO_3^{2-}	$SOCl_2$
루이스 구조	N≡C-Ö:⁻ 선형	:Ö-S̈-Ö:²⁻ 삼각 피라미드	:Ö: / :C̈l-S̈-C̈l: 비대칭 삼각 피라미드
SN	2	4	4
중심원자 혼성	sp	sp^3	sp^3

정답해설
② SO_3^{2-}는 삼각 피라미드구조이므로 모든 원자가 한 평면에 존재하지 않는다.

오답해설
① NCO^-의 구조는 직선형이다.
③ $SOCl_2$는 입체수(SN)가 4이므로 중심 원자의 혼성은 sp^3이다.
④ NCO^-에서 산소의 형식 전하는 -1, $SOCl_2$에서 산소의 형식 전하는 0이다.
⑤ NCO^-는 π 결합을 2개, SO_3^{2-}는 1개, $SOCl_2$는 1개 갖는다.

14 [심화이해] 정답 ④

자료해석
(가) 과정은 질소와 수소를 이용한 암모니아의 합성 과정이며, (나) 과정은 암모니아의 산화 반응이다. 암모니아의 산화로 생성된 NO_2가 H^+ 및 OH^-와 산화-환원 반응을 하여 NO_2^+ 및 NO_2^-를 만든다.
(나) 제시되어 있는 질소 화합물들의 루이스 구조는 다음과 같다.

화학종	루이스 구조	화학종	루이스 구조
NH_3	H-N̈-H / H	NO_2	[:Ö-N̈⁺-Ö:⁻ ↔ :⁻Ö-N̈⁺-Ö:]
NO_2^+	:Ö=N=Ö:	NO_2^-	[:Ö-N̈-Ö:⁻ ↔ :⁻Ö-N̈-Ö:]

정답해설
④ NO의 결합 길이는 결합 차수가 가장 높은 NO_2^+에서 가장 짧다.

오답해설
① N_2에서 질소의 산화수는 0인 반면 NH_3에서 질소의 산화수는 -3이다. 즉, 경로 (가)에서 N의 산화수는 0에서 -3으로 감소한다.
② NH_3에서 질소는 입체수가 4로 sp^3 혼성 궤도함수를 가지며, 입체수가 3인 NO_2에서 질소는 sp^2 혼성 궤도함수를 갖는다. 즉, 경로 (나)에서 N의 혼성 궤도함수는 sp^3에서 sp^2로 바뀐다.
③ NO_2^-에서 N의 형식 전하는 $5-2-\dfrac{6}{2}=0$이다.
⑤ NO_2와 NO_2^-는 입체수가 3이고, 중심 원자인 N에 비공유전자가 각각 1개, 1쌍 존재하므로 굽은형 구조를 갖는다. 반면, 입체수가 2이고, 중심 원자인 N에 비공유전자가 존재하지 않는 NO_2^+는 선형 구조를 갖는다.
따라서 결합각 ∠ONO은 NO_2^+에서 가장 크다.

15 심화이해

정답 ④

자료해석

제시된 반응식에 있는 분자 및 이온들의 루이스 구조는 다음과 같다.

화학종	루이스 구조
H_2O	H-Ö-H
H_3O^+	[H-Ö(H)-H]$^+$
H_2CO_3	H-Ö-C(=Ö)-Ö-H
HCO_3^-	[H-Ö-C(=Ö)-Ö:$^-$ ↔ H-Ö-C(-Ö:$^-$)=Ö]
CO_3^{2-}	[공명 구조 3개]
CO_2	Ö=C=Ö

정답해설

④ CO_2에서 탄소는 입체수가 2로 sp 혼성 오비탈을 갖고, 입체수가 3인 산소는 sp^2 혼성 오비탈을 갖는다. 그러므로 탄소와 산소 사이의 2중 결합은 C의 sp 오비탈과 O의 sp^2 오비탈간에 형성되는 σ 결합 1개와, C의 p 오비탈과 O의 p 오비탈간에 형성되는 π 결합 1개로 구성된다.

오답해설

① H_3O^+에서 중심 원자인 산소는 입체수 4에 비공유전자 1쌍이 있으므로 결합각은 109.5°보다 약간 작다.

② 문제에서 제시된 구조 [H-Ö-C(=Ö)-Ö:]$^-$에서 탄소와 산소 2개의 형식 전하는 모두 (−1)이다. 이는 1개의 산소만 (−1)인 안정한 구조에 비해 전하 분리가 더 많아 불안정하다. 또한 주어진 구조는 형식 전하가 −3인데 전체 전하량은 −1이므로 존재할 수 없는 구조이다.

따라서 가장 타당한 HCO_3^-의 루이스 구조는 다음과 같다.

[H-Ö-C(=Ö)-Ö:$^-$ ↔ H-Ö-C(-Ö:$^-$)=Ö]

③ H_2CO_3에서 탄소는 수소와 결합하고 있는 2개의 산소와 단일 결합을, 나머지 1개의 산소와 이중결합을 하고 있다.

H-Ö-C(=Ö)-Ö-H

그러므로 H_2CO_3에서 탄소-산소 사이의 결합 길이는 모두 같지 않으며, 단일 결합을 하고 있는 탄소-산소간의 결합 길이가 더 길다.

⑤ CO_3^{2-}는 공명 구조로 탄소-산소간의 결합은 동등하며, 탄소-산소 사이의 결합 차수 또한 동일하다.

16 정답 ③

자료해석

XeF_4는 중심 원자 Xe의 최외각 전자 8개 중 4개가 F의 홀전자와 공유 결합을 형성하고, 남은 4개의 전자들은 비공유 전자쌍으로 남게 된다. 따라서 중심 원자 Xe는 총 6개의 전자쌍이 존재하며 VSEPR 이론에 의해 전자 구름간의 반발이 최소가 되는 구조를 갖는다. 즉, 2쌍의 비공유 전자쌍은 정팔면체의 수직축에 위치하고, 4개의 공유 전자쌍은 평면에 위치하여 평면 사각형의 구조를 갖는다.

정답해설

ㄱ. XeF_4에서 중심 원자 Xe는 입체수 6에 비공유전자 2쌍을 가지고 있으므로 입체구조는 평면사각형이 된다.

ㄴ. 반응 (나)에서 Xe와 Pt의 산화수 변화는 다음과 같다.

산화수: $\underline{Xe}F_4(s) + \underline{Pt}(s) \rightarrow \underline{Xe}(g) + \underline{Pt}F_4(s)$
  　　　+4　　　　0　　　　　0　　　　+4

Xe는 산화수가 +4에서 0으로 감소하면서 Pt는 산화수가 0에서 +4로 증가했다. 즉, XeF_4는 산화제로 작용하였다.

오답해설

ㄷ. XeF_5^-는 XeF_4에 F^-가 배위 결합한 구조로 XeF_5^-의 고립 전자쌍 수는 XeF_4와 동일하다.

따라서 XeF_5^-의 고립 전자쌍 수는 2이다.

17 정답 ④

자료해석

주어진 이원자 분자의 분자궤도함수와 전자배치는 다음과 같다.

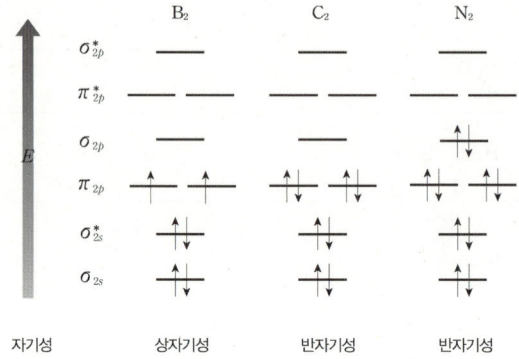

정답해설

ㄴ. C_2에서 가장 높은 에너지를 갖는 전자는 π_{2p} 궤도함수에 있다.

ㄷ. B_2와 N_2에서 반결합성 궤도함수에 있는 전자개수는 $(\sigma_{2s}^*)^2$로 같다. ($1s$ 궤도함수에 있는 전자는 결합에 기여하지 않는다고 가정하였다.)

오답해설

ㄱ. B_2는 상자기성이다.

18
정답 ④

▎정답해설

④ HOMO의 에너지가 더 높으면 그 전자를 떼어내는데 필요한 에너지, 즉, 1차 이온화 에너지가 더 작다. N_2의 분자 궤도함수(MO)는 주어진 그림과 같고, N_2^-는 π_{2p}^*에 하나의 전자가 채워지게 된다. 따라서 N_2^-의 HOMO의 에너지가 더 높다. 그러므로 N_2의 1차 이온화 에너지가 더 크다.

▎오답해설

① N_2의 MO에서 모든 오비탈의 전자가 쌍을 이루고 있으므로 반자기성이다.

② 결합차수 = $\dfrac{(결합성\ 전자의\ 총수 - 반결합성\ 전자의\ 총수)}{2}$ 이다. N_2^+의 결합차수 = $\dfrac{7-2}{2}$ 이다. ($1s$ 궤도함수에 있는 전자는 결합에 기여하지 않는다고 가정하였다.)

③ 결합 길이는 결합 차수에 반비례한다. N_2의 결합 차수는 3이고, N_2^-의 결합차수는 2.5로 N_2의 결합차수가 더 크다. 그러므로 N_2^-의 결합 길이가 더 크다.

⑤ 반결합 궤도함수에 있는 전자 개수는 N_2^-는 σ_{1s}^*에 2개, σ_{2s}^*에 2개, π_{2p}^*에 1개 총 5개이고, N_2^+는 σ_{1s}^*에 2개, σ_{2s}^*에 2개, 총 4개이다. 따라서 반결합 궤도함수에 있는 전자 개수는 N_2^-가 N_2^+보다 많다.

19
정답 ③

▎자료해석

바닥상태 C_2의 분자 오비탈 전자 배치는 다음과 같다.

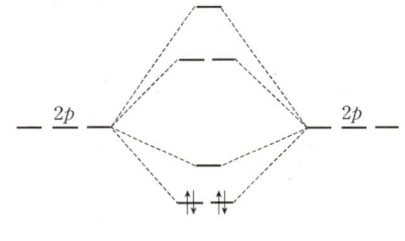
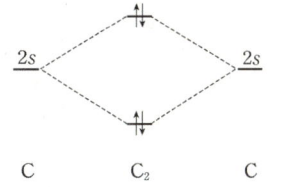

C C_2 C

▎정답해설

ㄷ. 결합 차수는 C_2가 2차, C_2^{2-}가 3차이므로 결합 세기는 C_2^{2-}가 더 강하다.

▎오답해설

ㄱ. C_2는 홀전자를 갖지 않으므로 반자성이다.

ㄴ. C_2에서 전자가 채워진 오비탈 중 에너지 준위가 가장 높은 전자는 π_{2p} 오비탈에 배치되어 있다. π_{2p}는 결합 오비탈이므로 탄소의 $2p$ 오비탈의 에너지 준위보다 낮다. 따라서 이온화 에너지는 C_2가 C보다 더 크다.

20 정답 ②

자료해석

주어진 화학종의 전자 배치는 다음과 같다.
N(g)의 전자 배치: $1s^2 2s^2 2p^3$
N$_2$(g)의 전자 배치: $(\sigma_{2s})^2(\sigma_{2s}^*)^2(\pi_{2p})^4(\sigma_{2p})^2$
N$_2^+$(g)의 전자 배치: $(\sigma_{2s})^2(\sigma_{2s}^*)^2(\pi_{2p})^4(\sigma_{2p})^1$

정답해설

ㄴ. 결합 차수가 클수록 결합 길이는 짧아지고 결합 에너지는 증가한다.

$\mathrm{N}_2(g)$의 결합 차수 $= \dfrac{1}{2}(8-2) = 3$

$\mathrm{N}_2^+(g)$의 결합 차수 $= \dfrac{1}{2}(7-2) = 2.5$

따라서 $\mathrm{N}_2^+(g)$의 결합 에너지는 932 kJ/mol 보다 작다.

오답해설

ㄱ. $\mathrm{N}_2(g)$의 HOMO인 σ_{2p} 오비탈은 $\mathrm{N}(g)$의 $2p$ 오비탈보다 에너지 준위가 낮다. HOMO의 에너지 준위가 낮을수록 이온화 에너지가 커지므로, $\mathrm{N}_2(g)$의 1차 이온화 에너지는 $\mathrm{N}(g)$의 1차 이온화 에너지보다 크다.
따라서 (가)는 1400 kJ/mol 보다 크다.

ㄷ. 전자 배치로 볼 때, 바닥 상태의 N_2^+에서 가장 높은 에너지를 갖는 전자는 σ_{2p} 오비탈을 점유한다.

21 정답 ④

자료해석

주어진 자료는 $2p$ 오비탈의 조합으로 만들어지는 분자 오비탈로 σ_{2p}, σ_{2p}^*, π_{2p}, π_{2p}^* 중 하나이다.
(가), (다), (마)는 두 핵 사이에 전자 밀도가 0이 되는 마디가 존재하므로 반결합 오비탈이고, (나), (라), (바)는 두 핵 사이에서 상대적으로 증가된 전자 밀도를 갖는 결합 오비탈이다. 그리고 오비탈의 형태로부터 볼 때, (가)와 (나)는 σ 오비탈이고, (다)~(바)는 π 오비탈이다.
따라서 (가)는 σ_{2p}^*, (나)는 σ_{2p}, (다)와 (마)는 π_{2p}^*, (라)와 (바)는 π_{2p} 이다.
한편, 원자 번호가 커짐에 따라 π 오비탈의 에너지는 거의 일정하게 유지되나, σ 오비탈의 경우 전자가 느끼는 핵전하가 크게 증가하기 때문에 O, F, Ne의 경우 π 오비탈의 에너지 준위와 σ 오비탈의 에너지 준위가 역전된다.
즉, 산소 분자의 분자 오비탈의 에너지 준위 순서는 다음과 같다.
$\sigma_{1s} < \sigma_{1s}^* < \sigma_{2s} < \sigma_{2s}^* < \sigma_{2p} < \pi_{2p} < \pi_{2p}^* < \sigma_{2p}^*$
따라서 산소 분자의 분자 오비탈 (가)~(바)의 에너지 준위는 (나)<(라)=(바)<(다)=(마)<(가)이다.

정답해설

④ (바)는 결합 오비탈 π_{2p}로 반결합 오비탈 π_{2p}^*인 (다)보다 에너지 준위가 낮다.

오답해설

① +와 -는 파동함수의 위상을 나타낸 것이지, 전하 부호를 나타낸 것이 아니다.

② (가)는 두 핵 사이에 마디가 존재하므로 반결합 오비탈이다.

③ 에너지 준위가 가장 높은 것은 σ_{2p}^*인 (가)이다.

⑤ O_2의 바닥상태 전자 배치는 $(\sigma_{2s})^2(\sigma_{2s}^*)^2(\sigma_{2p})^2(\pi_{2p})^4(\pi_{2p}^*)^2$이다.
그러므로 (다)와 (마)에 전자가 1개씩 배치된다.

22

정답 ③

자료해석

제시된 산소의 분자 궤도함수의 에너지 준위로부터 문제에 제시되어 있는 화학종들의 전자배치 및 결합차수는 다음과 같다.

화학종	O_2	O_2^+	O_2^-	O_2^{2-}
전자 배치	σ_{2p}^* ↑↑ π_{2p}^* ↑↓ ↑↓ π_{2p} ↑↓ σ_{2p} ↑↓ σ_{2s}^* ↑↓ σ_{2s}	σ_{2p}^* ↑ — π_{2p}^* ↑↓ ↑↓ π_{2p} ↑↓ σ_{2p} ↑↓ σ_{2s}^* ↑↓ σ_{2s}	σ_{2p}^* ↑↓ ↑ π_{2p}^* ↑↓ ↑↓ π_{2p} ↑↓ σ_{2p} ↑↓ σ_{2s}^* ↑↓ σ_{2s}	σ_{2p}^* ↑↓ ↑↓ π_{2p}^* ↑↓ ↑↓ π_{2p} ↑↓ σ_{2p} ↑↓ σ_{2s}^* ↑↓ σ_{2s}
결합 차수	$\frac{1}{2}(8-4)=2$	$\frac{1}{2}(8-3)=2.5$	$\frac{1}{2}(8-5)=1.5$	$\frac{1}{2}(8-6)=1$

정답해설

ㄱ. 다른 화학종들은 홀전자가 있는 반면, O_2^{2-}만 홀전자가 없으므로 O_2^{2-}만 반자기성이다.

ㄷ. 결합 세기가 강할수록 결합의 진동수가 커진다. 따라서 결합차수가 가장 큰 O_2^+의 진동수가 가장 크다.

오답해설

ㄴ. 결합 길이는 결합 차수가 가장 큰 O_2^+가 가장 짧다.

23

정답 ②

자료해석

OH의 최외각 전자수의 합은 7로, 전자 배치는 $(\sigma_{nb})^2(\sigma)^2(\pi_{nb})^3$이다.

E_1는 결합성(bonding) MO인 σ 오비탈의 에너지 준위이며, E_3는 반결합성(antibonding) MO인 σ^* 오비탈의 에너지 준위이다. O의 두 p 오비탈들은 수소의 $1s$ 오비탈과 섞이지 않고 원자 상태(비결합)로 남아 있는데, E_2는 이 비결합성 오비탈인 π_{nb} 오비탈의 에너지 준위이다.

정답해설

② 비결합성 오비탈인 π_{nb} 오비탈의 전자는 결합 차수에 영향을 주지 않는다.
바닥 상태의 OH는 σ 결합 오비탈에 2개의 전자를 갖고, σ^* 반결합 오비탈에 전자가 채워져 있지 않으므로 결합 차수는 1이다.

오답해설

① OH의 HOMO(Highest Occupied MO)의 에너지 준위는 H의 $1s$ 오비탈의 에너지 준위보다 낮다.
따라서 OH의 제 1 이온화 에너지는 H의 이온화 에너지보다 크다.

③ 산소(O)는 수소(H)보다 전기 음성도가 크기 때문에 O의 $2p$ 오비탈은 수소의 $1s$ 오비탈보다 낮은 위치에 놓인다. 따라서 E_1에 해당하는 σ 오비탈 O의 $2p$ 성분이 H의 $1s$ 성분보다 많다.

④ O의 두 p 오비탈들은 수소의 $1s$ 오비탈과 섞이지 않고 원자 상태(비결합)로 남아 있는데, E_2는 이 비결합성 오비탈인 π_{nb} 오비탈의 에너지 준위이다.

⑤ E_3에 해당하는 분자 오비탈은 σ^*오비탈로 H와 O 원자 사이에 마디면이 있다.

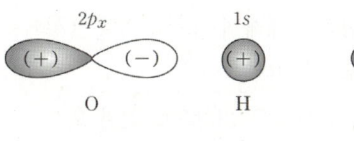
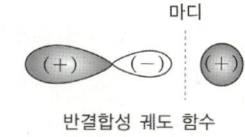

24

정답 ②

자료해석

CO의 최외각전자수의 합은 10으로, 전자배치는 $(\sigma_{2s})^2(\sigma_{2s}^*)^2$ $(\pi_{2p})^4(\sigma_{2p})^2$가 되며, C보다 O의 전기음성도가 더 크기 때문에 C보다 O의 원자 오비탈의 에너지 준위가 낮다.

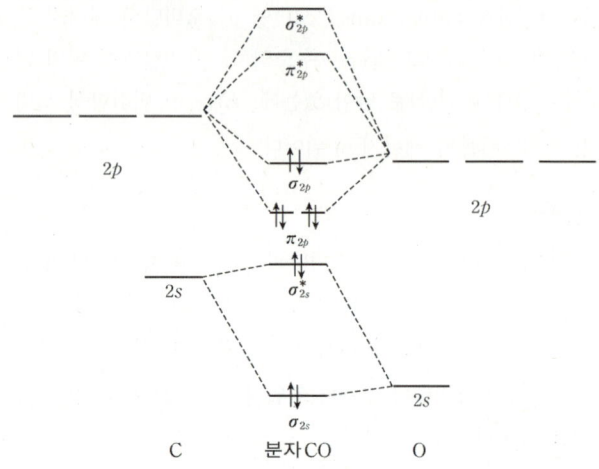

정답해설

ㄴ. C보다 O의 전기 음성도가 크기 때문에 O의 $2s$ 오비탈의 에너지 준위가 C의 $2s$ 오비탈의 에너지 준위보다 낮다. 결합 오비탈인 σ_{2s} 오비탈의 에너지 준위는 에너지가 낮은 O의 $2s$ 오비탈의 에너지 준위와 가까우므로, CO에 형성된 σ_{2s} 궤도함수는 C보다 O의 $2s$ 오비탈 성분이 많다.

오답해설

ㄱ. 결합 차수 $= \dfrac{1}{2}$(결합성 분자오비탈의 전자수 − 반결합성 분자오비탈의 전자수) $= \dfrac{1}{2}(8-2) = 3$

ㄷ. 동일한 원자오비탈의 조합으로 형성되는 결합 오비탈인 π_{2p}와 반결합 오비탈인 π_{2p}^*의 마디면의 개수는 같을 수 없다.

$2p$ 오비탈들이 결합축에 대해 수직으로 겹쳐 생성되는 오비탈이 π_{2p}, π_{2p}^* 오비탈이다.

평행한 두 p 궤도함수가 같은 위상으로 겹쳐 보강 간섭이 일어나면 π_{2p} 오비탈이 만들어지고, 두 p 궤도함수가 다른 위상으로 겹쳐 상쇄 간섭이 일어나면 π_{2p}^* 오비탈이 만들어진다.

즉, π_{2p_y}와 $\pi_{2p_y}^*$는 모두 핵간축을 포함한 마디 평면($x-z$ 평면)을 가지며, $\pi_{2p_y}^*$는 궤도함수들이 반대 위상으로 겹쳐져서 마디면을 형성하므로 π_{2p_y}의 마디면 수는 1개이고, $\pi_{2p_y}^*$의 마디면 수는 2개가 된다.

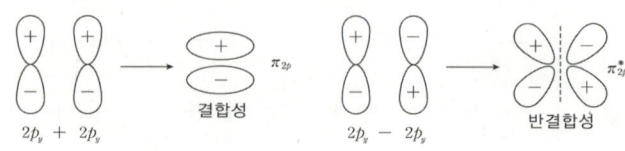

25   정답 ④

자료해석

2주기 분자에서 원자 번호가 커짐에 따라 π 오비탈의 에너지는 거의 일정하게 유지되나, σ 오비탈의 경우 전자가 느끼는 핵전하가 크게 증가한다.

따라서 O, F, Ne의 경우 π 오비탈의 에너지 준위와 σ 오비탈의 에너지 준위가 역전된다.

Li$_2$ ~ N$_2$	$\sigma_{1s} < \sigma_{1s}^* < \sigma_{2s} < \sigma_{2s}^* < \pi_{2p} < \sigma_{2p} < \pi_{2p}^* < \sigma_{2p}^*$
O$_2$ ~ Ne$_2$	$\sigma_{1s} < \sigma_{1s}^* < \sigma_{2s} < \sigma_{2s}^* < \sigma_{2p} < \pi_{2p} < \pi_{2p}^* < \sigma_{2p}^*$

이를 바탕으로 주어진 화학종의 전자 배치를 하면 다음과 같다.

화학종	전자배치
CO	$(\sigma_{2s})^2(\sigma_{2s}^*)^2(\pi_{2p})^4(\sigma_{2p})^2$
CN	$(\sigma_{2s})^2(\sigma_{2s}^*)^2(\pi_{2p})^4(\sigma_{2p})^1$
CN$^-$	$(\sigma_{2s})^2(\sigma_{2s}^*)^2(\pi_{2p})^4(\sigma_{2p})^2$
O$_2$	$(\sigma_{2s})^2(\sigma_{2s}^*)^2(\sigma_{2p})^2(\pi_{2p})^4(\pi_{2p}^*)^2$
O$_2^+$	$(\sigma_{2s})^2(\sigma_{2s}^*)^2(\sigma_{2p})^2(\pi_{2p})^4(\pi_{2p}^*)^1$

위의 전자 배치를 이용하여 주어진 분자 및 이온의 결합차수 및 자기성을 구할 수 있다.

	CO	CN	CN$^-$	O$_2$	O$_2^+$
결합차수	3	2.5	3	2	2.5
자기성	반자기성	상자기성	반자기성	상자기성	상자기성

정답해설

④ π_{2p}^*에 전자가 배치되어 있는 것은 O$_2$와 O$_2^+$ 2개이다.

오답해설

① 결합차수는 CO와 CN$^-$가 가장 크다.
② CO와 CN$^-$는 반자기성을 띠며, 나머지는 상자성 물질이다.
③ CN$^-$의 결합차수와 CO의 결합차수는 3으로 동일하다.
⑤ 주어진 자료만을 가지고 판단할 때, CN의 결합성 오비탈의 전자는 σ_{2s}에 2개, π_{2p}에 4개, σ_{2p}에 1개로 총 7개이다.

26   정답 ③

자료해석

제시된 이핵 이원자분자 AB의 전자배치는 다음과 같다.
$(\sigma_{2s})^2(\sigma_{2s}^*)^2(\sigma_{2p})^2(\pi_{2p})^4(\pi_{2p}^*)^1$

정답해설

ㄷ. 2s 오비탈의 중첩에 의해 나타나는 분자 오비탈인 σ_{2s}와 σ_{2s}^*에는 전자가 모두 차 있다. 즉 2s 전자들에 의한 결합차수는 0이 된다.
반면 2p 오비탈의 중첩에 의해 나타나는 분자 오비탈에는 결합 오비탈인 σ_{2p}, π_{2p}에 총 6개의 전자, 반결합 오비탈인 π_{2p}^*, σ_{2p}^*에 총 1개의 전재가 존재하므로 결합차수는 2.5가 된다.
그러므로 A-B 간의 결합은 주로 2p 전자들에 의한 것이라고 볼 수 있다.

오답해설

ㄱ. 원자 B의 원자오비탈 에너지 준위가 원자 A의 원자오비탈 에너지 준위보다 낮으므로, 전기 음성도는 A보다 B가 더 높다.
ㄴ. 자료에 표시된 반결합성 σ 궤도함수는 σ_{2s}^*와 σ_{2p}^*이며, 전자배치로 볼 때 σ_{2s}^*에는 2개의 전자가 존재한다.

27 정답 ①

자료해석

CN과 CO 분자에서 분자 오비탈 전자 배치는 다음과 같다.

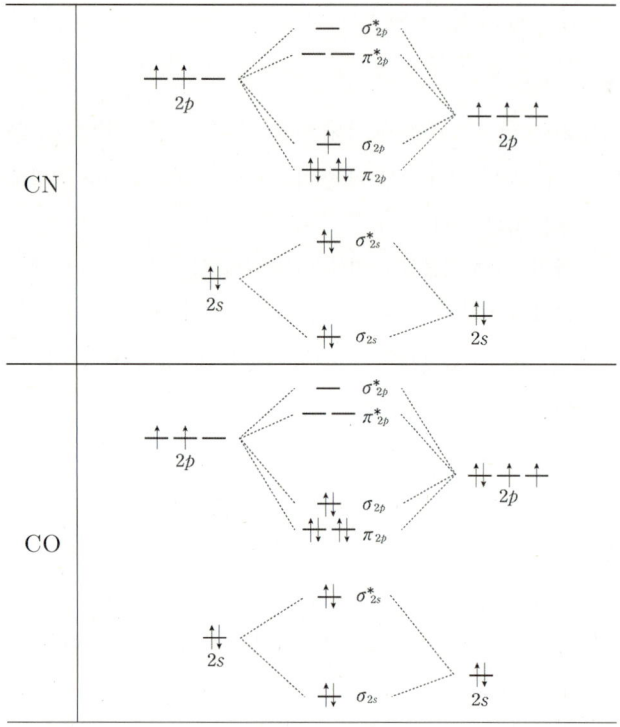

정답해설

ㄱ. 분자 1몰에 전자 1몰이 첨가될 때, 첨가된 전자는 CN에서는 σ_{2p} 오비탈에, CO에서는 π_{2p}^* 오비탈에 배치된다. 오비탈의 에너지 준위는 $\sigma_{2p}(CN) < C(2p) < \pi_{2p}^*(CO)$이므로, 전자가 첨가될 때 방출되는 에너지는 CN에서 더 크다.

오답해설

ㄴ. CN에서 전자 전이 a가 일어나면 결합 차수가 감소하므로 결합 거리는 증가한다.

ㄷ. CO에서 π_{2p} 오비탈과 π_{2p}^* 오비탈에 대한 원자 오비탈의 기여도는 각각 다음과 같다.

분자 오비탈	π_{2p} 오비탈	π_{2p}^* 오비탈
원자 오비탈의 기여도	$2p(C) < 2p(O)$	$2p(C) > 2p(O)$

따라서 전자 전이 b가 일어나서 전자가 π_{2p} 오비탈에서 π_{2p}^* 오비탈로 이동하면, 전자 밀도는 탄소에서 증가하고, 산소에서 감소한다.

28 정답 ④

자료해석

분자 오비탈은 서로 에너지 준위가 비슷한 원자 오비탈 사이에서 형성된다. 수소 원자와 플루오린 원자의 경우, 각각 두 원자의 $1s$ 오비탈과 $2p$ 오비탈의 에너지 준위가 비슷하기 때문에 분자 오비탈이 쉽게 형성될 수 있다. 이때 두 원자가 만나 결합을 형성하는 방향을 z축이라 하면, 이에 수직한 $2p_x$ 원자 오비탈과 $2p_y$ 원자 오비탈은 수소의 $1s$ 원자 오비탈과 위상이 맞지 않으므로 비결합성 분자 오비탈(nonbonding MO)을 형성한다. 따라서 플루오린의 $2p_z$ 원자 오비탈만이 수소의 $1s$ 원자 오비탈과 결합성(bonding MO) 및 반결합성(antibonding MO) 분자 오비탈을 형성한다. 따라서 H-F의 분자 궤도함수는 다음과 같다.

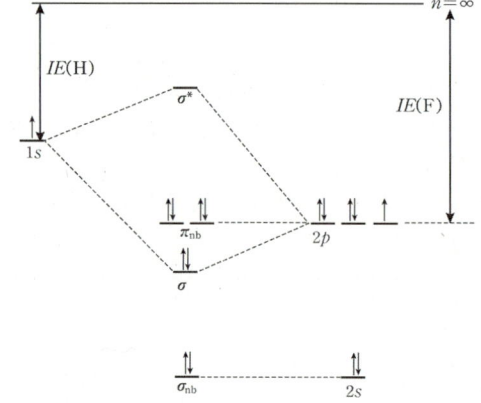

정답해설

ㄱ. H의 최외각 전자($1s$)보다 F의 최외각 전자($2p$)의 에너지 준위가 낮으므로, 1차 이온화 에너지는 H가 F에 비해 작다.

ㄷ. (가)의 σ 분자 궤도함수는 H 원자의 $1s$ 원자 오비탈과 F 원자의 $2p_z$ 원자 오비탈의 겹침으로 형성된다.

오답해설

ㄴ. (가)에는 1개의 σ 오비탈, 1개의 σ^* 오비탈, 그리고 2개의 π_{nb} 오비탈을 합하여 총 4개의 분자궤도함수가 존재한다.

29 정답 ②

자료해석
벤젠의 π 분자 궤도함수는 다음과 같이 6개가 있다.

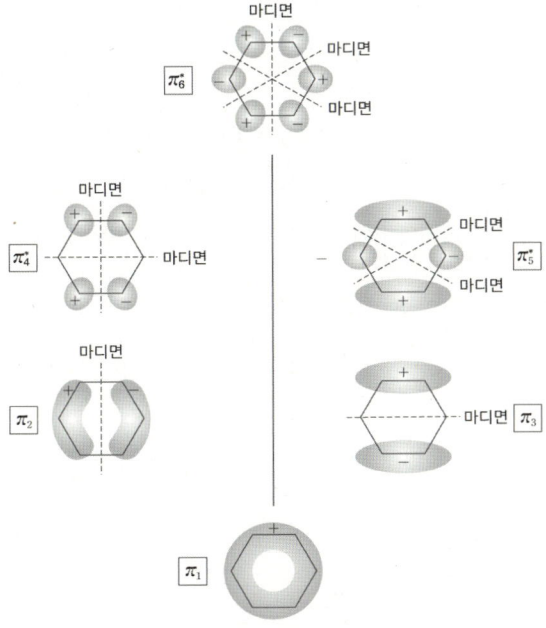

π_1, π_2, π_3은 결합성 궤도함수이며, π_4^*, π_5^*, π_6^*은 반결합성 궤도함수이다. 오비탈의 에너지 준위는 마디가 많을수록 높아지므로 벤젠의 분자 궤도함수의 에너지는 다음과 같다.

벤젠의 분자 오비탈	π_1	π_2, π_3	π_4^*, π_5^*	π_6^*
에너지 준위	E_1 <	E_2 <	E_3 <	E_4

따라서 벤젠의 전자 배치는 $(\pi_1)^2(\pi_2)^2(\pi_3)^2$로 나타낼 수 있다.

정답해설
② (가)의 원자가 결합 모형으로 볼 때, 벤젠에서 탄소의 입체수는 3으로 sp^2 혼성 궤도함수를 갖으며, 탄소의 sp^2 오비탈간의 결합으로 σ 결합이 형성된다. 그리고 남아있는 p 오비탈들의 중첩으로 π 결합이 형성된다.

오답해설
① 벤젠의 분자 궤도함수는 결합성과 반결합성 오비탈이 각각 3개씩 존재하며, 전자 배치상 3개의 결합성 π 분자 궤도함수에 6개의 전자가 배치된다. 즉, π 결합의 개수는 3이다.

③ E_2에서 E_3로 전자가 여기하면, 결합성 궤도함수는 전자를 잃고, 반결합성 궤도함수는 전자를 하나 더 얻는 효과로 인해 결합 차수(=결합 오비탈의 전자수−반결합 오비탈의 전자수)는 감소하고 평균 결합 길이는 증가한다.

④ E_1, E_2는 결합성 궤도함수의 에너지 준위를 나타내며, E_3와 E_4는 반결합성 궤도함수의 에너지 준위를 나타낸다.

⑤ 홀전자가 존재하지 않으므로 반자성 물질이다.

01
정답 ③

자료해석
이상기체의 성질을 설명하기 위하여 만들어진 간단한 모형인 분자운동론은 다음과 같은 가정을 한다.
① 입자는 입자 사이의 거리에 비해 매우 작아서 입자의 부피는 무시 (0으로 간주)할 수 있다.
② 분자와 용기 벽과의 충돌은 완전 탄성 충돌이다. 즉, 충돌로 인한 에너지 손실은 없다.
③ 입자 간에 서로 힘이 작용하지 않는다고 가정한다. 즉, 입자는 서로 끌거나 반발하지 않는다고 가정한다.
④ 기체 입자 집합의 평균운동에너지는 기체의 Kelvin 온도에 정비례한다고 가정한다.

정답해설
ㄱ. 기체입자의 충돌은 완전 탄성 충돌이다.
ㄷ. 이상기체법칙($PV=nRT$)에 의하면 일정한 온도와 압력에서 기체의 부피는 기체의 몰수에 정비례한다.

오답해설
ㄴ. 이상기체에서 입자는 서로 끌거나 반발하지 않는다고 가정한다. 따라서 기체 입자 사이에 분산력은 작용하지 않는다.

02
정답 ⑤

정답해설
ㄱ. 압축 인자가 1에 가까울수록 이상기체와 가까운 거동을 보인다고 할 수 있다. 주어진 압력 범위 내에서 300 K보다 T_1에서 압축인자가 1에 가까우므로 이상기체에 가까운 거동을 보인다고 할 수 있다.
ㄴ. 온도가 높을수록 압력이 낮을수록 이상기체와 가까운 거동을 보인다. 따라서 T_1은 300 K보다 높다.
ㄷ. $Z=\dfrac{PV}{RT}$이고, a와 b에서의 온도는 같으므로 $V \propto \dfrac{Z}{P}$이다.

a에서의 부피 : b에서의 부피 $=\dfrac{0.5}{200}:\dfrac{0.75}{400}=4:3$이다.

03   정답 ④

자료해석

온도는 일정하게 유지되고, 기체의 양은 변하지 않으므로 각 기체는 보일법칙, $P_1V_1=P_2V_2$을 따른다. 또한, 기체의 부피는 기체가 차지하는 공간의 크기와 같으므로, 최종 상태에서 각 기체의 부피와 압력은 다음과 같다.

기체		A	B
초기 상태	압력(atm)	P_1	1
	부피(L)	1	2
최종 상태	압력(atm)	P_A	P_B
	부피(L)	3	4

B에 대해서, $1\,\text{atm}\times 2\,\text{L}=P_B\,\text{atm}\times 4\,\text{L}$이므로 $P_B=\dfrac{1}{2}\,\text{atm}$이다.

정답해설

ㄴ. 최종 상태에서 용기 (Ⅲ)에는 B 기체만이 존재하므로 $P_3=P_B=\dfrac{1}{2}\,\text{atm}$이다.

ㄷ. 기체의 몰수, $n=\dfrac{PV}{RT}$이다. 최종 상태에서 (Ⅰ)과 (Ⅱ)는 모든 기체가 통과할 수 있는 투과막으로 연결되어 있으므로 압력이 서로 같다.
RT는 일정하므로 기체의 몰수는 부피에 비례한다. 부피는 (Ⅱ)가 (Ⅰ)의 2배이므로 기체의 몰수는 (Ⅰ)이 (Ⅱ)의 $\dfrac{1}{2}$배이다.

오답해설

ㄱ. 최종 상태에서 용기 (Ⅰ)의 압력은 P_A+P_B와 같다. 혼합 기체의 전체 압력이 $1\,\text{atm}$이고, P_B는 $\dfrac{1}{2}\,\text{atm}$이므로 P_A는 $\dfrac{1}{2}\,\text{atm}$이다.

따라서 $P_1\,\text{atm}\times 1\,\text{L}=\dfrac{1}{2}\,\text{atm}\times 3\,\text{L}$, $P_1=\dfrac{3}{2}\,\text{atm}$이다.

04   정답 ④

자료해석

주어진 조건에서 각 기체의 몰수는 다음과 같다.
$$n_{N_2}=\frac{3.6}{RT},\ n_{O_2}=\frac{2.4}{RT},\ n_{Ne}=\frac{12}{RT}$$

문제에서 고정 장치를 제거하면, 모든 칸의 압력이 같아질 때까지 경계막이 이동한다. 등온 조건이고, 압력이 동일하므로 몰수비는 부피비와 같다. 편의상 $RT=1\,\text{atm}\cdot\text{L/mol}$이라 가정 시,

$n_{tot}:n_{N_2}=12\,\text{L}:x$

$18\,\text{mol}:3.6\,\text{mol}=12\,\text{L}:x$

$\therefore V_{N_2}=2.4\,\text{L}$

따라서 각 기체의 부피는 다음과 같다.

$\therefore V_{N_2}=2.4\,\text{L},\ V_{O_2}=1.6\,\text{L},\ V_{Ne}=8\,\text{L}$이다.

정답해설

ㄴ. O_2의 부피는 $1.6(\text{L})$이다.

ㄷ. 이상기체 상태방정식에서 몰수 $n=\dfrac{w}{M}$이므로, 다음과 같이 쓸 수 있다.
$$PV=\frac{wRT}{M}$$

이때, 밀도 $d=\dfrac{w}{V}$이므로, 다음과 같이 쓸 수 있다.
$$d=\frac{PM}{RT}$$

세 기체 모두 온도와 압력이 동일하므로 밀도는 기체의 분자량에 비례한다. 따라서 가장 분자량이 큰 O_2의 밀도가 가장 크다.

오답해설

ㄱ. $N_2(g)$의 압력은 $\dfrac{3.6\,\text{atm}\cdot\text{L}}{2.4\,\text{L}}=1.5(\text{atm})$이다.

05 정답 ②

정답해설

ㄷ. 기체 분자의 제곱 평균 제곱근 속력(v_{rms})=$\sqrt{\dfrac{3RT}{M}}$ 이고, 온도가 T로 일정하므로 $v_{rms} \propto \dfrac{1}{\sqrt{M}}$ 이다.

즉, 분자량(M)이 작을수록 제곱 평균 제곱근 속력은 크다. B의 분자량이 C의 분자량보다 작으므로, 제곱 평균 제곱근 속력은 (나)에서의 B가 (다)에서의 C보다 크다.

오답해설

ㄱ. 기체 분자의 평균 운동 에너지 $E_k = \dfrac{3}{2}kT$ (k: 볼츠만 상수)로, 절대 온도 T에만 의존한다.

콕을 열기 전후 온도가 같으므로 분자 A의 평균 운동 에너지는 일정하다.

ㄴ. $PV=nRT$에서 온도가 일정할 때 $P \propto \dfrac{n}{V}$이다.

(가)의 실린더에 비해 (나)의 반응 용기에는 입자수가 2배이지만 부피도 2배이므로, (나)의 반응 용기 압력은 (가)의 실린더 압력과 같다. 그러나 (나)의 반응 용기에서 B의 몰분율은 $\dfrac{1}{2}$이므로 B의 부분 압력은 반응 용기 전체 압력의 $\dfrac{1}{2}$배가 된다.

즉, (가)의 실린더 내부의 A의 압력은 (나)에서 B의 부분 압력의 2배와 같다.

06 정답 ⑤

자료해석

기체들의 반응에서의 양적관계를 묻는 문제이다. 모든 기체는 이상 기체로 행동하므로, 콕을 열기 전 NO, O_2, Ar의 몰수는 다음과 같다.

$PV=nRT$에서 $n=\dfrac{PV}{RT}$

$\therefore n_{NO} = \dfrac{0.5 \times 2}{RT} = \dfrac{1}{RT}$, $n_{O_2} = \dfrac{2 \times 1}{RT} = \dfrac{2}{RT}$,

$\therefore n_{Ar} = \dfrac{P \times 2}{RT} = \dfrac{2P}{RT}$

콕을 열면 NO와 O_2는 2 : 1의 몰수 비로 반응하므로, 한계반응물은 NO가 된다.

	$2NO(g)$	+	$O_2(g)$	→	$2NO_2(g)$
초기 조건	$\dfrac{1}{RT}$		$\dfrac{2}{RT}$		0
변화량	$-\dfrac{1}{RT}$		$-\dfrac{0.5}{RT}$		$+\dfrac{1}{RT}$
반응 후	0		$\dfrac{1.5}{RT}$		$\dfrac{1}{RT}$

그리고 Ar은 반응에 참여하지 않았으므로, 반응이 완결된 후 존재하는 기체들의 몰수는 다음과 같다.

$n_{O_2} = \dfrac{1.5}{RT}$, $n_{NO_2} = \dfrac{1}{RT}$, $n_{Ar} = \dfrac{2P}{RT}$

정답해설

ㄴ, ㄷ. 콕을 연 후 전체 부피는 5 L이므로, NO_2의 부분 압력은 다음과 같이 구해진다.

$P_{NO_2} = \dfrac{n_{NO_2}RT}{V} = \dfrac{\dfrac{1}{RT} \times RT}{5} = 0.2$기압

그리고 NO_2의 몰수는 Ar의 초기압력과 관련이 없으므로, NO_2의 부분압력 또한 Ar의 초기압력과 무관하다.

오답해설

ㄱ. 반응이 완결된 후의 전체 압력은 다음과 같이 구해진다.

$P_{tot} = \dfrac{n_{tot}RT}{V} = \dfrac{\dfrac{2.5+2P}{RT} \times RT}{5} = \dfrac{2.5+2P}{5}$

그러므로 $P=0.5$라면, 전체 압력은 $P_{tot} = \dfrac{3.5}{5} = 0.7$기압이 된다.

07   정답 ③

자료해석

모든 기체는 이상 기체로 행동한다고 하였으므로, 콕을 열기 전 CH_4와 N_2의 몰수는 다음과 같다.

$PV=nRT$에서, $n=\dfrac{PV}{RT}$

$n_{CH_4}=\dfrac{0.3\times 1}{RT}=\dfrac{0.3}{RT}$, $n_{N_2}=\dfrac{0.9\times 1}{RT}=\dfrac{0.9}{RT}$

용기 A와 B 사이에는 필터에 의해 N_2만 이동할 수 있게 장치되어 있으므로, 콕을 열게 되면 CH_4는 용기 A에서만 존재하고, N_2는 용기 A와 B에 모두 존재한다.

N_2가 용기 A에서 용기 B로 이동하여 평형을 이루게 되면, 용기 A와 용기 B에서 N_2의 부분압력이 같아진다.

$P_{N_2}=\dfrac{nRT}{V}=\dfrac{\dfrac{0.9}{RT}\times RT}{3}=0.3$ 기압

정답해설

ㄱ. 이상 기체의 내부 에너지는 온도에만 의존한다.
 ($\Delta E = nC_{V,m}\Delta T$)
 (가)에서 (나)로 가는 과정에서 온도는 일정하므로, 내부 에너지의 변화는 없다.

ㄴ. 용기 A에서 CH_4의 부분압력 $P_{CH_4}=0.3$ 기압이고, N_2의 부분압력 $P_{N_2}=0.3$ 기압이다.
 그러므로 CH_4의 몰분율은 다음과 같이 나타낼 수 있다.

$\chi_{CH_4}=\dfrac{n_{CH_4}}{n_{CH_4}+n_{N_2}}=\dfrac{P_{CH_4}}{P_{CH_4}+P_{N_2}}=\dfrac{0.3}{0.6}=0.5$

오답해설

ㄷ. N_2가 용기 A에서 용기 B로 부분 압력이 서로 같아질 때까지 이동한다.
 따라서 A와 B에서 N_2의 분압은 서로 같으며, $P_{N_2}=0.3$ 기압이다.

08   정답 ④

자료해석

모든 기체는 이상 기체로 행동한다고 하였으므로, 반응이 진행되기 전, A와 B의 몰수는 다음과 같다.

$PV=nRT$에서, $n=\dfrac{PV}{RT}$

$n_A=\dfrac{0.4\times V}{RT}=\dfrac{0.4V}{RT}$, $n_B=\dfrac{0.6\times V}{RT}=\dfrac{0.6V}{RT}$

A와 B는 2 : 1의 몰수 비로 반응하므로, 한계반응물은 A가 된다.

	2A(g)	+ B(g)	→ 2C(g)
초기 조건	$\dfrac{0.4V}{RT}$	$\dfrac{0.6V}{RT}$	0
변화량	$-\dfrac{0.4V}{RT}$	$-\dfrac{0.2V}{RT}$	$+\dfrac{0.4V}{RT}$
반응 후	0	$\dfrac{0.4V}{RT}$	$\dfrac{0.4V}{RT}$

반응이 완결된 후에 존재하는 기체들의 몰수는 다음과 같다.

$n_B=\dfrac{0.4V}{RT}$, $n_C=\dfrac{0.4V}{RT}$

정답해설

ㄴ. 실린더 내부의 압력이 1 기압이므로, C의 부분 압력은 다음과 같다.

$P_C=P_{tot}\times \chi_C=1\times \dfrac{n_C}{n_B+n_C}=\dfrac{\dfrac{0.4V}{RT}}{\dfrac{0.4V}{RT}+\dfrac{0.4V}{RT}}=0.5$기압

(단, χ_C는 C의 몰분율)

ㄷ. 반응 전후 실린더에 존재하는 기체 분자들의 몰수는

$n_{tot}=\dfrac{V}{RT}$에서 $n_{tot}=\dfrac{0.8V}{RT}$로 감소한다.

그런데 온도와 압력은 일정하게 유지되므로, 부피는 몰수에 비례한다.

따라서, 반응 후의 부피는 $V'=0.8V$로 반응 전 부피보다 감소하였다. (단 V, V'은 각각 반응 전과 반응 후의 부피를 나타낸다.)

09

정답 ②

자료해석

실제 기체는 이상 기체와 달리 분자 자체 부피가 있으며 분자 간 인력이 있어 이상 기체 법칙에서 편차를 보인다.
즉, 실제 기체에 대해서는 이상 기체 상태 방정식의 보정이 필요하며, 이상 기체 상태 방정식을 보정한 식 중 하나가 반데르발스 식이다.

$$\left(P + \frac{a}{V_m^2}\right)(V_m - b) = RT$$

a, b는 반데르발스 상수로 기체에 따라 상이한 값을 갖는 실험적 파라미터로 엄밀하게 정의되는 물리적 성질이 아니다.
a는 인력의 크기에 비례하는 0보다 큰 인력 보정 상수로 P를 보정하며, 분자의 부피에 대한 상수 b는 반발 보정 상수로 V_m을 보정한다.
주어진 자료로 볼 때, A는 상대적으로 a, b값이 매우 작으므로 기체 A의 압축 인자는 (Ⅰ)이다.
B와 C의 상수 b는 유사하나 상수 a는 C가 B에 비해 더 크므로, 압축 인자는 C가 B보다 작다.
따라서 (Ⅱ)는 B의 압축 인자이고, (Ⅲ)은 C의 압축 인자이다.

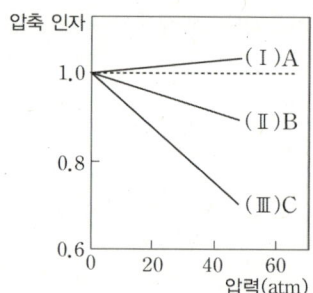

정답해설

ㄷ. b는 분자 자신 1몰이 차지하는 부피로, 분자의 몰부피가 클수록 b는 증가한다.
따라서 b가 가장 작은 기체 A가 분자 자체의 부피가 가장 작다.

오답해설

ㄱ. (Ⅰ)은 압축 인자(Z)가 가장 작은 편차를 보이고 있으며, (+)의 편차를 보이고 있다.
따라서 (Ⅰ)은 a와 b 값이 가장 작고, 상대적으로 b값이 큰 기체 A의 압축 인자를 나타낸다.

오답해설

ㄱ. 밀도 $d = \frac{w}{V}$이므로, 반응 전 혼합기체의 밀도는 다음과 같다.

$$d = \frac{n_A M_A + n_B M_B}{V} = \left(\frac{0.4\,V}{RT} \times 60 + \frac{0.6\,V}{RT} \times 30\right) \times \frac{1}{V}$$

$$= \frac{42}{RT} = \frac{42}{22.4}\ \text{g/L}$$

ㄴ. 압축 인자(Z)는 아래와 같은 식으로 표현이 가능하다.

$$Z = \frac{PV_{m,real}}{RT} = \frac{V_{m,real}}{V_{m,ideal}} \quad (\because \frac{P}{RT} = \frac{1}{V_{m,ideal}})$$

20 atm에서 B의 압축 인자는 1보다 작으므로($Z<1$)

$$Z = \frac{V_{m,real}}{V_{m,ideal}} < 1$$

$$\therefore V_{m,real} < V_{m,ideal}$$

따라서 20 atm에서 몰부피는 기체 B가 이상기체보다 작다.

10
정답 ④

자료해석
기체 분자 운동론을 따르는 이상 기체와 실제 기체의 차이점을 이해하는 문제이다. 실제 기체는 분자간 상호 작용이 존재하며, 응축이 되면 액체로 상태 변화가 일어난다.

정답해설
④ 기체 상태는 분자 간의 상호 작용이 매우 작아 각각의 분자가 독립적으로 활동할 수 있는 상태인 반면, 액체 상태는 분자들이 서로 충분히 가까이 존재하기에 상호 작용을 무시할 수 없다. 즉, 이상 기체와 달리 실제 기체는 압축되었을 때 분자간 상호 작용에 의해 액체로 상변화가 일어난다.

오답해설
① 실제 기체와 이상 기체 모두 분자들이 자유로운 병진 운동을 하므로 고무풍선에서 빠져나올 수 있다.
②, ③ 샤를의 법칙에 해당하는 내용으로, 일정 압력에서 기체의 온도를 높이면 분자 운동이 활발해져 부피가 증가하고 그에 따라 밀도는 감소하게 된다. 실제 기체에서도 이러한 현상은 나타나며, 다만 이상 기체의 경우 온도 변화와 부피 변화가 정비례하게 된다.
⑤ 보일의 법칙에 해당하는 내용으로, 기체에 가하는 압력을 높이면 부피가 감소한다. 실제 기체에서도 이러한 현상은 나타나며, 다만 이상 기체의 경우 압력과 부피의 변화가 반비례하게 된다.

11 정답 ①

자료해석

제곱 평균 제곱근 속도 v_{rms}는 평균 제곱 속력($\overline{v^2}$)의 제곱근으로, 다음과 같이 표현된다.

$$v_{rms} = \sqrt{\frac{3RT}{M_w}}$$

즉, 온도가 높을수록, 그리고 몰질량(M_w)이 가벼울수록 v_{rms}는 커진다.

정답해설

① v_{rms}는 분자량의 제곱근에 반비례한다. 같은 온도에서 B의 v_{rms}가 A의 v_{rms}의 2배이므로, 분자량은 A가 B의 4배가 된다.

오답해설

② 이상 기체의 평균 운동 에너지는 $E = \frac{3}{2}k_B T$로 표현된다. 즉, 평균 운동 에너지는 절대 온도에만 의존한다. 그러므로 온도가 T_0로 같기에 A와 B의 평균 운동 에너지는 같다.

③ v_{rms}는 온도의 제곱근에 비례하므로, 온도가 T_0에서 $2T_0$로 증가하면, v_{rms}는 $\sqrt{2}$배가 된다.

④ 그레이엄의 분출법칙에 의하면, 기체의 분출 속도는 v_{rms}와 수밀도에 비례한다. 주어진 조건을 보면 같은 용기에 기체 A와 B가 같은 몰수 들어 있다고 했으므로 수밀도는 같다. 그러므로 기체의 A와 B의 분출 속도 비는 다음과 같이 나타낼 수 있다.

$$\frac{v_A}{v_B} = \frac{v_{rms}(A)}{v_{rms}(B)} = \frac{300}{600} = 0.5$$

즉, 기체의 분출 속도는 B가 A의 2배가 된다.

⑤ v_{rms}는 온도와 몰질량에만 의존하므로, 부피가 변한다 하더라도 v_{rms}는 일정하게 유지된다.

12 정답 ⑤

자료해석

몰질량(M_w)이 A가 B의 2배이므로, 동일한 질량에 포함된 기체의 몰수는 B가 A의 2배이다.

정답해설

⑤ 분자의 평균속력 식은 다음과 같다.

$$v = \sqrt{\frac{3RT}{M_w}}$$

분자의 종류가 같은 경우 온도가 2배 증가하면 v_{rms}는 $\sqrt{2}$배가 되고, 분자의 종류가 다른 경우 일정한 온도 조건 하에서 분자량(M_w)의 비가 A : B = 2 : 1이면, 평균속력(v_{rms})의 비는 A : B = 1 : $\sqrt{2}$ 이다.

오답해설

① $V = \frac{nRT}{P}$이므로 직선의 기울기는 몰수(n)가 많은 B가 A의 2배이다.

② $\rho = \frac{PM_w}{RT}$이므로 밀도는 온도에 반비례한다. 일정한 온도에서 밀도는 분자량(M_w)에 비례하므로 A가 B의 2배이다.

③ 단위 부피당 분자 수는 $\frac{n \times N_A}{V}$로 표시될 수 있다. 기체 방정식으로부터 $\frac{n \times N_A}{V} = \frac{P}{RT} \times N_A$이다. 단위 부피당 분자 수는 온도에 반비례하며, 온도와 압력이 같으면 기체의 종류에 관계없이 같다. (아보가드로 법칙)

④ 분자의 평균 운동 에너지 $\overline{E_K} = \frac{3}{2}RT$이므로 온도에 비례하며, 같은 온도에서는 기체의 종류에 관계없이 동일한 평균 운동 에너지를 갖는다.

13 심화이해

정답 ④

▎자료해석

A는 액체상과 기체상이 평형을 이루고 있으므로, A의 압력은 곧 증기압이다. 증기 압력은 온도에 의해서 결정되므로, 온도가 T인 상태 Ⅰ과 Ⅱ에서 A의 증기압은 P이고, 상태 Ⅲ에서 온도가 $\frac{3}{2}T$인 A의 증기압은 $2P$이다.

B는 상태 Ⅰ에서 2L 용기에 압력 P로 존재하므로, B의 몰수는 $\frac{2P}{RT}$이다. 상태 Ⅰ, Ⅱ, Ⅲ에서 B의 몰수는 모두 같다. 각 상태의 특징을 살펴보자.

- 상태 Ⅰ
  액체 A의 증기압이 P이므로, 기체 A와 B의 압력은 모두 P이다.
  따라서 상태 Ⅰ에서 기체 A와 B의 몰수는 각각
  $n_A = \frac{P}{RT}$, $n_B = \frac{2P}{RT}$이다.

- 상태 Ⅱ
  온도가 상태 Ⅰ과 같이 T이므로 A의 증기압은 P이고, 기체 A, B가 차지할 수 있는 용기의 부피는 3L가 된다.
  즉, A의 압력은 P이고 B의 압력은 보일의 법칙에 의해 $\frac{2}{3}P$가 된다.

- 상태 Ⅲ
  온도가 $\frac{3}{2}T$로 증가하였으므로 A의 증기압은 $2P$가 된다.
  상태 Ⅲ에서 용기의 부피는 3L이므로, 기체 A의 몰수는
  $n_A = \frac{PV}{RT} = \frac{2P \times 3}{R \times \frac{3}{2}T} = \frac{4P}{RT}$몰이 된다.

▎정답해설

ㄱ. 상태 Ⅰ에서 A(g)와 B(g)의 몰수는 각각 $\frac{P}{RT}$, $\frac{2P}{RT}$이므로 A(g)의 몰수가 B(g)의 몰수보다 작다.

ㄷ. 상태 Ⅰ에서 A(g)의 몰수는 $\frac{P}{RT}$이고 상태 Ⅲ에서 A(g)의 몰수는 $\frac{4P}{RT}$이므로, A(g)의 몰수는 Ⅲ이 Ⅰ의 4배이다.

▎오답해설

ㄴ. 상태 Ⅱ에서 A(g)의 압력이 P이고, B(g)의 압력은 보일의 법칙에 의해 $\frac{2}{3}P$이므로, 혼합 기체의 전체 압력은 $P + \frac{2}{3}P = \frac{5}{3}P$이다.

14 심화이해 정답 ④

자료해석

압축인자(Z)는 실제 기체가 이상 기체 상태 방정식으로부터 벗어나는 편차를 나타내며, 압축 인자 값이 1에서 벗어나면 이상 기체 상태 방정식에 잘 들어맞지 않음을 의미한다.

그림 (나)에 제시된 상태 A에서 N_2의 압축인자를 Z_1이라 하면, 상태 A에서 N_2의 몰수는 다음과 같다.

$\dfrac{PV}{nRT}=Z$에서 기체 몰수 $n=\dfrac{PV}{ZRT}$이므로,

$n_{N_2}=\dfrac{100\,V_0}{173\,Z_1 R}$이다.

정답해설

ㄱ. 298 K, 400 기압에서 CH_4의 Z 값이 N_2의 Z 값보다 1에 더 가까우므로, CH_4가 N_2보다 이상 기체에 더 가까운 거동을 보인다.

ㄷ. 173 K, 100 atm에서 298 K, 100 atm으로 변할 때 Z 값은 증가하며, 298 K, 100 atm에서의 부피를 V'이라 하자.
(173 K, 100 atm에서의 Z) < (298 K, 100 atm에서의 Z)이므로

$\dfrac{100\,V_0}{173\,nR} < \dfrac{100\,V'}{298\,nR}$

$\therefore V' > \dfrac{298}{173} V_0$

따라서 그림 (나)에서 298 K, 100 atm으로 변하면 부피는 $\dfrac{298}{173}V_0$보다 커진다.

오답해설

ㄴ. 그림 (나)에서 173 K, 200 atm으로 변할 때 Z 값은 증가하며, 173 K, 200 atm에서의 부피를 V'이라 하자.
(173 K, 100 atm에서의 Z) < (173 K, 200 atm에서의 Z)이므로

$\dfrac{100\,V_0}{173\,nR} < \dfrac{200\,V'}{173\,nR}$

$\therefore V' > \dfrac{1}{2} V_0$

따라서 그림 (나)에서 173 K, 200 atm으로 변하면 부피는 $\dfrac{1}{2}V_0$보다 크다.

15 심화이해 정답 ②

자료해석

아보가드로의 법칙에 의해서 공기를 구성하는 기체들의 성분비(부피%)는 각 성분별 몰수 비와 동일하다. 혼합 기체인 공기의 전체 몰수가 1몰이라면, 그 중 0.78몰은 부피비가 78%인 질소이다.

또한 끓는점보다 높은 온도에서 물질은 기체 상태, 끓는점과 녹는점 사이에서는 액체 상태, 녹는점보다 낮은 온도에서는 고체 상태로 존재한다.

이산화탄소는 주어진 압력, $-78\,°C$에서 승화되므로 $-78\,°C$보다 낮은 온도에서는 고체 상태, 높은 온도에서는 기체 상태로 존재한다.

정답해설

ㄷ. 처음 공기가 주입된 온도인 $25\,°C$는 성분 물질들의 끓는점보다 높은 온도이므로 모든 성분 물질은 기체 상태로 존재한다.

그러나 최종 상태의 온도는 $-190\,°C$이므로, $-196\,°C$의 끓는점을 갖는 질소를 제외한 모든 물질은 상태가 변한다. $-190\,°C$에서 산소는 끓는점과 녹는점 사이의 온도이므로 액체 상태로 존재하며, 이산화탄소와 아르곤, 수증기는 모두 녹는점보다 낮은 온도이므로 고체 상태로 존재한다.

오답해설

ㄱ. 최종 상태에서 질소만 기체 상태로 존재하므로, 최종 상태에서의 압력과 부피는 사실상 질소(N_2)가 나타내는 압력과 부피로 볼 수 있다.

따라서 최종 상태에서 질소의 부분 압력은 1기압으로 유지된 전체 압력과 같다.

ㄴ. 초기에 풍선에 주입된 기체들의 총몰수를 n이라고 하면, 처음 부피와 최종 부피는 다음과 같이 나타낼 수 있다.

$V_{초기}=\dfrac{nRT}{P}=nR\times 298$

$V_{최종}=0.78\,nR\times 83$

이 두 식을 나누어서 정리하면 초기 부피와 최종 부피간의 관계를 알 수 있다.

$\dfrac{V_{최종}}{V_{초기}}=\dfrac{0.78\,nR\times 83}{nR\times 298}=\dfrac{0.78\times 83}{298}\approx 0.22$

$\therefore V_{최종}\approx 0.22\,V_{처음}$

즉, 최종 부피는 초기 부피의 22% 정도가 된다.

16 정답 ②

자료해석
알루미늄 결정의 입방 단위세포는 다음과 같은 구조를 가진다.

이름	면심입방구조
격자	
배위수	12배위
단위 세포당 원자수	4개

정답해설
ㄷ. 단위세포를 이등분하는 단면 B를 보면 다음과 같다.

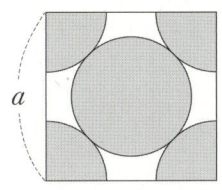

대각선의 길이($4r$)는 $\sqrt{2}a$이므로 알루미늄의 반지름(r)은 $\dfrac{\sqrt{2}}{4}a$이다. 원자 사이의 최단거리는 $2r=\dfrac{\sqrt{2}}{2}a$이다.

오답해설
ㄱ. 배위수는 12배위이다.
ㄴ. 단위 세포당 원자 개수는 4이다.

17 정답 ③

자료해석
높은 온도, 낮은 압력에서 존재하는 것이 액체이므로, 위의 다섯 구획 중 표시해놓은 곳이 액체가 되고 나머지는 고체가 된다. 삼중점은 세 상이 만나는 점으로 그림 상에서 두 개가 존재한다.

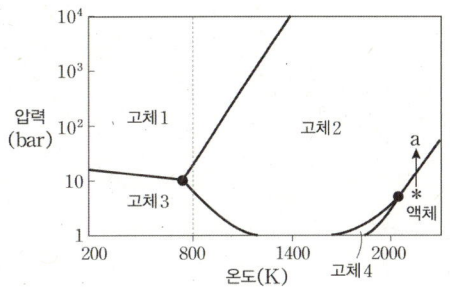

정답해설
ㄱ. 세 개의 상이 만나는 점인 삼중점은 두 개다.
ㄷ. 800K에서 철은 압력에 따라 고체1, 고체2, 고체 3의 세가지 상으로 존재한다.

오답해설
ㄴ. * 점에서 압력을 증가시켰을 때 액체 → 고체2로의 상전이(a)가 상평형 곡선이 양의 기울기를 가지므로 a의 상전이가 일어나는 동안 부피는 감소한다.

18 정답 ③

정답해설

ㄱ. 445 ℃에서 황의 증기 압력이 1기압이므로, 그보다 낮은 온도인 200 ℃에서 황의 증기 압력은 1기압보다 작다. [아래 그림 참조]

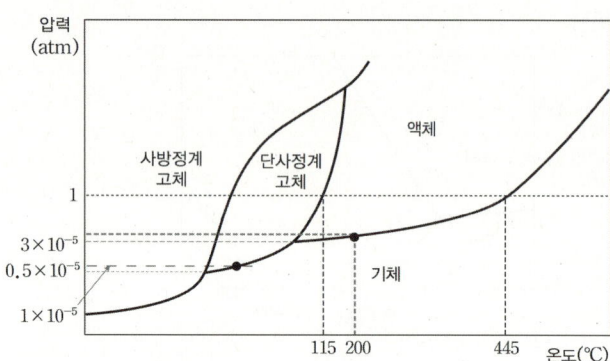

ㄷ. 1×10^{-5} atm은 단사정계 고체와 액체, 기체 황의 삼중점의 압력 3×10^{-5} atm보다 작다.
따라서 1×10^{-5} atm에서 단사정계 황(S)을 가열할 때 일어나는 상변화는 승화이다.

오답해설

ㄴ. 사방정계와 단사정계 사이의 상평형 곡선은 양의 기울기를 갖는다. 그러므로 사방정계에서 단사정계로 상전이할 때 부피는 증가한다.

19 정답 ③

정답해설

ㄱ. 상평형 그림에서 고체상과 기체상이 접하고 있지 않다. 그러므로 승화되지 않는다.

ㄷ. 액체 헬륨-Ⅱ가 존재하는 최고 온도는 삼중점으로, 약 2.5 K이다.

오답해설

ㄴ. 액체 헬륨-Ⅰ과 액체 헬륨-Ⅱ 상평형 곡선은 음의 기울기를 갖는다. 그러므로 액체 헬륨-Ⅰ이 액체 헬륨-Ⅱ로 변할 때, 부피가 증가하고, 밀도는 감소한다.

20 정답 ①

자료해석
주족 원소 수소화물의 끓는점의 차이를 찾는 문제이다. 결합 에너지의 세기, 수소 결합의 세기, 수소 결합의 개수, 편극성의 세기 등을 비교하여 결과에 대한 설명으로 적절하지 않은 원인을 찾는다.

정답해설
① 분자성 물질이 끓는 것은 원자 간의 결합은 유지된 상태로 분자간의 인력 차이에 의해 일어나는 일종의 상태변화이다. 그러므로 원자 결정 물질이 아니라면, 원자 간의 결합에너지로 끓는점 차이를 설명하는 것은 적절하지 않다. CH_4보다 SiH_4의 끓는점이 더 높은 것은, SiH_4의 분자간 힘인 분산력이 더 크기 때문이다.

오답해설
② SiH_4의 분자량은 약 32, HCl의 분자량은 약 36.5로 비슷하다. 분자량이 비슷하여 분산력의 영향은 비슷하지만, 무극성 분자인 SiH_4와는 달리, 극성 분자인 HCl 간에는 쌍극자-쌍극자 인력이 추가로 작용하므로, 극성인 HCl의 끓는점이 더 높다.

③ H_2S와 H_2O는 같은 16족 원소의 수소화물로, H_2S의 분자량이 더 커서 분산력은 H_2S가 H_2O보다 더 크다. 그러나 H_2O는 분자 간 수소 결합을 형성하며, 수소 결합력은 분산력에 비해 2~10배 정도 크다.
따라서 수소 결합을 하는 H_2O의 끓는점이 더 높다.

④ HF와 H_2O 모두 수소결합을 하는 물질이며, F의 전기 음성도가 O의 전기 음성도보다 더 크므로, 수소결합 1개의 크기는 HF가 H_2O보다 더 강하다. 그러나, HF는 1분자당 평균 1개(0.5×2=1)의 수소결합을 하는 반면, H_2O는 1분자당 평균 2개(0.5×4=2)의 수소결합을 형성할 수 있다.
따라서 H_2O의 끓는점이 더 높다.

⑤ HBr은 HCl보다 분자량이 크고 더 많은 전자를 가지고 있다. 따라서 HBr은 HCl보다 더 편극이 잘 되고 분산력이 커서, 끓는점이 더 높다.

21 정답 ③

자료해석
Clausius-Clapeyron 식은 다음과 같다.
$$\ln P_{증기} = -\frac{\Delta H°_{증발}}{R}\left(\frac{1}{T}\right) + \frac{\Delta S°_{증발}}{R}$$

즉, 주어진 그래프에서 기울기는 $-\frac{\Delta H°_{증발}}{R}$이고,

y 절편은 $\frac{\Delta S°_{증발}}{R}$이다.

정답해설
ㄷ. 분자간의 인력이 클수록 상태 변화가 일어나는데 더 많은 에너지가 필요하다. 즉, 분자간의 인력이 큰 물질일수록 $\Delta H°_{증발}$가 크고 따라서, 기울기도 가파르다.
그러므로 기울기가 가장 가파른 D의 분자간 인력이 가장 크다.

오답해설
ㄱ. 증발 엔탈피가 가장 큰 물질은 기울기가 가장 가파른 D이다.

ㄴ. $C_2H_5OC_2H_5$는 수소 결합을 하고 있는 C_2H_5OH에 비해 분자간의 인력이 작다.
그러므로 에탄올이 B라면 $C_2H_5OC_2H_5$는 기울기가 더 완만한 A이다.

22　　정답 ②

자료해석

X는 NaCl 구조, Y는 CaF_2 구조이다. 각 구조의 특징은 다음과 같다.

	X		Y	
	양이온	음이온	양이온	음이온
단위세포 당 이온 수	4	4	8	4
배위 수	6	6	4	8

정답해설

(가) X에서 양이온은 모서리에 12개, 단위세포 내부에 1개가 배열되어 있다. 단위세포에 포함된 이온 수는 $12 \times \frac{1}{4} + 1 = 4$이다.

(나) Y는 양이온과 음이온이 2 : 1의 비율로 결합된 화합물이다. Y는 중성화합물이므로 음이온의 전하가 −2이면, 양이온의 전하는 +1이어야 한다.

(다) Y에서 음이온은 양이온으로 만들어진 단순 입방격자의 입방 틈새에 배치되어 있다. 배위수는 8이다.

23　　정답 ④

자료해석

각 결정 구조는 다음과 같다. (단, r은 원자의 반지름이다.)

	단순 입방	체심 입방	면심 입방
구조와 최단거리	(그림)	(그림)	(그림)
	←$a_{단순}$→	←$a_{체심}$→	←$a_{면심}$→
입자수	1	2	4
배위수	6	8	12
거리관계	$a_{단순} = 2r$	$\sqrt{3}\, a_{체심} = 4r$	$\sqrt{2}\, a_{면심} = 4r$

정답해설

④ 원자 1개의 질량을 m이라고 할 때, 각 결정 구조의 밀도는 다음과 같이 계산된다.

면심 입방:
$$d = \frac{질량}{부피} = \frac{m \times 4}{(a_{면심})^3} = \frac{4m}{\left(\frac{4}{\sqrt{2}} r\right)^3} = \frac{4m}{16\sqrt{2}\, r^3} = \frac{m}{4\sqrt{2}\, r^3}$$

단순 입방:
$$d = \frac{질량}{부피} = \frac{m \times 1}{(a_{단순})^3} = \frac{m}{(2r)^3} = \frac{m}{8r^3}$$

따라서 밀도는 면심 입방 구조에서가 단순 입방 구조에서의 $\sqrt{2}$ 배이다.

오답해설

① 최조밀 쌓임은 빈공간이 가장 작은 쌓임 구조를 의미하며, 면심 입방 구조와 육방 밀집 구조의 2가지가 최조밀 쌓임에 해당한다.

② 꼭짓점에 위치한 원자는 단위 세포에 $\frac{1}{8}$만 포함되므로, 단위 세포에 포함된 원자 수는 다음과 같다.

(꼭짓점) 8개 + (내부) 1개 = $\frac{1}{8} \times 8 + 1 = 2$개

③ 결정 구조에서 면심에 위치한 원자와 꼭짓점에 위치한 원자는 동등하며, 서로 구분되지 않는다. 배위수는 두 원자에서 같다. (그림의 뒤쪽 단위 격자에서는 면심 입방 격자를 구성하는 원자 중 일부만 표시하였다.)

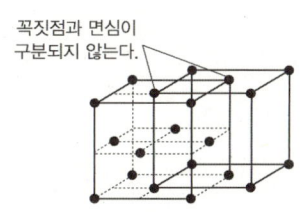

⑤ $\sqrt{3}\,a_{체심}=4r=2a_{단순}$이므로 $a_{체심}$은 $a_{단순}$의 $\dfrac{2}{\sqrt{3}}$ 배이다.

24

정답 ④

자료해석

CsCl의 결정 구조는 단순 입방 구조를 가진 양이온과 음이온이 결합한 형태로, 격자점의 Cl^-이온을 생략하고 Cs^+의 위치만을 나타내면 다음과 같다.

 Cs^+

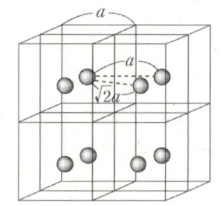

Cs^+ 이온에 가장 가까이 있는 Cs^+ 이온은 인접한 단위세포에 존재하는 6개의 Cs^+ 이온으로, 서로 a만큼 떨어져있다.
Cs^+ 이온과 두 번째로 가까이 있는 Cs^+ 이온은 중심의 Cs^+ 이온과 $\sqrt{2}\,a$ 만큼 떨어진 12개의 Cs^+ 이온이다.
따라서 6+12=18이다.

25

정답 ④

자료해석

면심 입방 구조 안에 존재하는 작은 정육면체의 중심에 4면체 틈새자리가 존재하며, 단위세포의 중심과 각 모서리의 중심에 8면체 틈새자리가 존재한다.

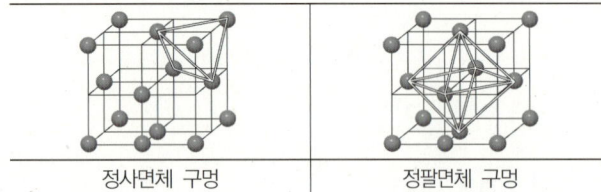

| 정사면체 구멍 | 정팔면체 구멍 |

정답해설

④ 4면체 틈새자리는 단위세포의 $\frac{1}{8}$에 해당하는 작은 정육면체의 중심에 존재한다. 그러므로 단위세포 하나에는 $1 \times 8 = 8$개의 정사면체 구멍(틈새자리)이 존재한다.

오답해설

① 단위 세포에서 한 면의 중심에 있는 원자를 기준으로 보면, 같은 평면의 꼭지점에 존재하는 원자 4개, 각각 윗면과 아랫면의 모서리 중심에 존재하는 원자 4개가 가장 가까이에 존재하는 원자들이다. 따라서 배위수는 12이다.

② 단위 세포에는 6개의 각 면의 중심과 8개의 꼭지점에 입자가 존재한다. 8개의 꼭지점에 존재하는 원자들은 8개의 단위 세포가 공유하고 있는 것이므로, 하나의 단위세포는 $\frac{1}{8}$개의 원자를 갖는다. 그리고 각 면의 중심에 존재하는 원자들은 2개의 단위세포가 공유하므로 하나의 단위세포는 $\frac{1}{2}$개의 원자를 갖는다. 따라서 단위 세포에 존재하는 원자의 개수는 $8 \times \frac{1}{8} + 6 \times \frac{1}{2} = 4$개가 된다.

③ 일정한 크기의 구들을 서로 맞닿게 뭉칠 때, 그 중심에 존재하는 구멍의 크기는 에워싸는 구의 수가 많을수록 커진다. 즉, 팔면체구멍이 사면체구멍보다 더 크다.

⑤ 8면체 틈새자리는 단위세포 전체의 중심과 12개의 각 모서리의 중심에 존재한다. 하나의 모서리는 4개의 단위세포가 공유하고 있으므로, 하나의 모서리당 $\frac{1}{4}$개의 정팔면체 틈새를 갖는다. 따라서 단위세포 하나에는 $1 + 12 \times \frac{1}{4} = 4$개의 정팔면체 구멍(틈새자리)이 존재한다.

26

정답 ③

자료해석

구조	체심 입방	면심 입방	육방 조밀
입자수	2	4	6
배위수	8	12	12

정답해설

ㄱ. 1 atm, 298 K에서 철은 체심 입방 구조(bcc)를 가진다. 단위 세포의 한 변의 길이를 알기 위해서 윗면 대각선과 옆 모서리를 포함한 단면을 그리면 다음과 같다.

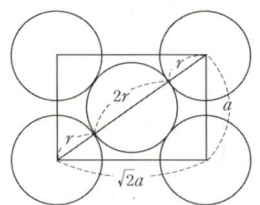

체심 입방 구조의 단위 세포 한변의 길이를 a, 철 원자의 반지름을 r이라 하면
$$a^2 + (\sqrt{2}a)^2 = (4r)^2$$
$$\therefore a = \frac{4}{\sqrt{3}}r$$

1 atm, 298 K에서 단위 세포의 한 변의 길이는 철 원자 반지름의 $\frac{4}{\sqrt{3}}$배이다.

ㄷ. 면심 입방 구조의 배위수는 12이고, 육방 조밀 쌓음 구조의 배위수도 12이다. 따라서 점 A에서 상전이가 일어날 때 철의 배위수는 12로 변하지 않는다.

오답해설

ㄴ. 1 atm, 298 K에서 철은 체심 입방 구조이며, 1 atm, 1400 K에서 철은 면심 입방 구조를 갖는다.
단위 세포당 원자 개수는 체심 입방 구조일 때는 2개이고, 면심 입방 구조일 때는 4개이다.
따라서 1 atm에서 철의 단위 세포당 원자 개수는 298 K일 때가 1400 K일 때보다 2개가 적다.

27
정답 ①

자료해석
소듐(Na)은 금속결정, 염화소듐(NaCl)은 이온결정, 나프탈렌($C_{10}H_8$)은 분자결정이다.

주어진 자료에서 녹는점과 끓는점이 A < B < C인 것으로 볼 때, 구성 입자간의 인력의 크기도 A<B<C이다. 구성 입자간의 인력의 크기는 분자결정이 가장 작으므로, A는 분자결정인 나프탈렌이다.

이온결정과 금속결정의 경우 입자간의 인력을 단순히 비교하기는 어려우나, 알칼리 금속은 다른 금속들에 비해 전반적으로 녹는점이 낮으므로 이온결정인 염화소듐에 비해 입자간 인력이 작다. (예: Li 외에는 100℃ 미만)

따라서 A는 나프탈렌, B는 소듐, C는 염화소듐이 된다.

정답해설
ㄱ. A는 분자 결정인 나프탈렌이다.

오답해설
ㄴ. B는 금속 결정인 소듐이다.

ㄷ. 25℃, 1 기압에서 A~C는 고체 상태로 존재한다. 고체 상태에서 전기 전도도는 금속 결정인 B가 가장 크다.

28 심화이해
정답 ④

자료해석
비열의 크기 순서가 액체>고체>기체이므로 기울기 크기는 기체>고체>액체 순이다. P_A에서의 기울기가 가장 크므로 기체상이고, P_B에서 서로 다른 두 기울기는 고체와 액체이다. 따라서 T_i, P_A, P_B를 상그림에 나타내면 다음과 같다.

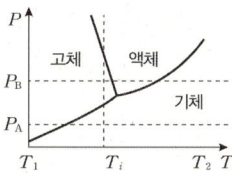

정답해설
④ 엔트로피는 기체>액체>고체이다. a의 상태는 기체이고, b의 상태는 액체이므로 엔트로피는 a에서가 b에서보다 크다.

오답해설
① 자료해석의 상그림과 같이 T_i는 삼중점의 온도보다 낮다.
② 자료해석의 상그림과 같이 P_A는 P_B보다 낮다.
③ 자료해석의 상그림과 같이 P_B에서 녹는점은 T_i보다 높다.
⑤ (가)를 보면 녹는점 그래프가 음의 기울기를 가지므로 압력이 높을수록 녹는점은 낮아지는 것을 알 수 있다.

29 정답 ⑤

자료해석

고립된 용기이므로 외부와 열의 교환은 일어나지 않는다. 따라서 계에서 발열 반응이 일어나면 온도가 높아지고 흡열반응이 일어나면 온도가 낮아진다. 반응은 반응 경로에 관계없이 같은 평형에 도달하므로 다음과 같은 가상의 경로를 따라 분석할 수 있다.

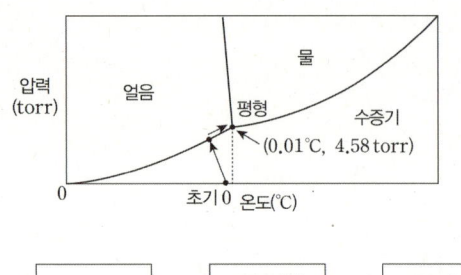

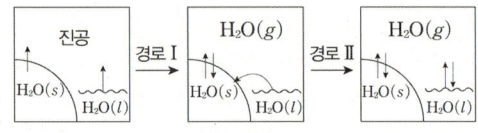

- 경로 Ⅰ: 진공 상태에서 가장 안정한 상은 수증기이므로, 용기에 넣어준 물과 얼음이 증기로 변한다. 이 과정에서 온도는 낮아지고, 용기 내의 압력은 점차 증가한다.
- 경로 Ⅱ: 얼음의 증기압과 수증기의 압력이 같아지면, 얼음과 수증기는 모두 안정한 상이지만, 물은 불안정한 상이다. 따라서 물이 얼음으로 변한다. 이 과정에서 온도가 높아진다. 계의 압력은 상평형 곡선을 따라 높아진다.
- 평형 상태: 온도가 삼중점의 온도까지 높아지면 얼음, 물, 수증기가 모두 평형 상태에 도달하므로 더 이상의 가시적인 변화는 일어나지 않는다.

삼중점에서 필요한 증기의 몰수

$$n = \frac{PV}{RT} = \frac{\frac{4.58}{760} \times 10}{\frac{22.4}{273} \times 273.01} \approx \frac{4.58 \times 10}{760 \times 22.4} < 6$$

이므로 계에 넣어준 6몰의 H_2O는 삼중점에서 평형에 도달하기에 충분한 양이다.

정답해설

ㄱ. 얼음과 수증기가 평형에 도달한다.
ㄴ. 삼중점에서 평형에 도달하므로 온도는 $0.01\,℃$이다.
ㄷ. 얼음은 경로 Ⅰ에서 감소하고, 경로 Ⅱ에서 증가한다. 얼음의 승화열이 얼음의 융용열보다 크기 때문에, 온도가 $0.01\,℃$가 될 때까지 상태변화한 얼음의 몰수는 경로 Ⅰ보다 경로 Ⅱ에서 더 크다. 따라서 얼음의 양은 처음보다 많다.

참고자료

초기에 있었던 고체와 액체의 몰 수를 각각 s와 l이라 하고, 평형 상태에서의 고체, 액체, 기체의 몰 수를 각각 s', l', g'이라 하자. 이때 질량 보존의 법칙에 의해 아래와 같은 관계가 성립한다.

$s + l = s' + l' + g'$

또한, $0\,℃$ 얼음의 몰 당 내부에너지를 임의로 0이라 두고, 문제의 조건대로 모든 상의 몰 비열이 $c\,(kJ\,mol^{-1}\,K^{-1})$로 동일하다고 하자. 그러면 삼중점 온도 $T_t = 0.01\,℃$에서 고체, 액체, 기체상의 몰 당 내부에너지(kJ/mol)는 각각 $0 + cT_t$, $6 + cT_t$, $47 + cT_t$와 같다. 이와 같이 모든 상의 비열이 동일하다는 조건에 의해 상전이 에너지는 온도에 관계없이 일정하다. 고립계이므로 에너지 보존 법칙을 적용하면 아래와 같다.

$6l = s'(0 + cT_t) + l'(6 + cT_t) + g'(47 + cT_t)$

$T_t > 0\,℃$이므로, 질량 보존의 법칙을 대입하여 정리하면 아래와 같다.

$$l = l' + \frac{47}{6}g' + \frac{cT_t}{6}(s + l) > l' + g'$$

부등식의 양변에 s를 더한 후 정리하면 $s' > s$이다. 따라서 고체의 몰 수는 평형에서가 초기 상태에서보다 더 많다.

30 [심화이해]   정답 ⑤

자료해석

주어진 자료를 통해 증기압력곡선, 융해곡선, 그리고 승화곡선 위의 한 점을 알 수 있다.

- 239.80K에서 액체의 증기압은 1atm이다.
  ⇨ 증기압력 곡선 위의 한 점
- 대기압이 1atm이면 액체의 어는점은 195.45K이다.
  ⇨ 융해곡선 위의 한 점
- 190K의 평형에서는 기체와 고체만 존재하고, 이 고체의 증기압은 0.035atm이다.
  ⇨ 승화곡선 위의 한 점
- 실험한 온도와 압력 범위에서 고체의 밀도는 항상 액체보다 높았다.
  ⇨ 융해곡선의 기울기가 양수이다.

이들을 종합해 보면 다음과 같은 상평형 곡선의 개형을 그릴 수 있다.

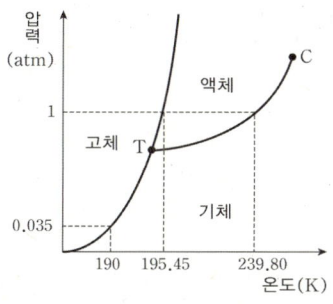

정답해설

ㄱ. 삼중점은 190K보다는 높고, 195.45K보다 낮은 온도 사이에 있다.
ㄴ. 삼중점에서 이 물질의 증기압은 0.035atm보다 크다.
ㄷ. 200K, 1atm은 상평형 곡선의 액체 영역에 존재한다. 즉, 액체상이 가장 안정하다.

31 [심화이해]   정답 ④

자료해석

석영은 일정한 단위가 계속 반복되는, 매우 규칙적인 구조를 가지고 있는 반면, 실리카 유리의 구조에서는 특별한 규칙성을 찾아보기가 어렵다. 그러므로 석영은 결정성 고체이고, 실리카 유리는 비결정성 고체라고 볼 수 있다.
냉각곡선을 보면 느린 냉각 a-c-d 경로로 결정성 고체인 석영이 형성되며, 급격한 부피 변화가 있던 a-c 과정에서 상태 변화가 일어났고, 이때의 온도가 석영의 어는점이다.

정답해설

ㄴ. 결정이 만들어 질 수 있도록 충분히 느린 냉각을 시키면 결정성 고체가 형성된다. 그러나 빠른 냉각을 시키면, 충분한 고체 결정을 형성하지 못하고 과냉각된 액체상으로 존재하게 되다가 비결정성 고체를 형성하게 된다.
a점의 온도가 어는점이므로, 구간 a-b에는 과냉각된 액체상이 존재한다. 한편, 부피 vs 온도 그래프의 꺾이는 점인 b점에서 상전이가 완료되었다고 볼 수 있다.
ㄷ. 결정을 형성할 수 있도록 충분히 서서히 느린 냉각을 하는 a-c-d 경로에서 결정성 고체인 석영이 만들어지며, 어는점도 일정하다.

오답해설

ㄱ. 규소는 산소 4개와 결합하여 사면체 구조를 형성하며, 석영은 이 사면체 구조가 무한히 반복되는 원자결정이다. 하나의 산소는 두 개의 규소 원자와 결합하므로 실험식은 SiO_2이다.

32 정답 ③

자료해석

동일한 온도와 압력에서 금덩어리와 금 나노입자는 같은 결정 구조를 갖는다. 금 나노 입자는 면심 입방 단위 세포를 가지고 있는 금 덩어리와 원자들의 공간 점유율이 74%로 동일하므로 역시 면심 입방 구조를 갖는다고 할 수 있다.

정답해설

ㄷ. 금 덩어리와 나노입자의 원자 개수를 비교해 보면 10^{18} 배 차이가 난다. 즉, 금 덩어리 1개가 10^{18} 개의 나노입자로 나눠진 것으로 볼 수 있다. 그리고 10 mm 이던 금덩어리의 지름이 나노입자가 되면서 지름이 10 nm 으로 10^{-6} 배가 되었다.

금덩어리의 반지름을 r이라고 한다면 금 덩어리와 나노입자 1 개의 표면적은 다음과 같이 나타낼 수 있다.

금덩어리: $4\pi r^2$

나노입자: $4\pi (10^{-6} r)^2 = 10^{-12} \times 4\pi r^2$

그런데 나노입자는 총 10^{18} 개 존재하므로, 나노입자 전체의 표면적은 다음과 같다.

$10^{18} \times 10^{-12} \times 4\pi r^2 = 10^6 \times 4\pi r^2$

즉, 나노입자의 표면적의 합은 금덩어리의 표면적의 10^6 배가 된다.

오답해설

ㄱ. 단위 세포가 면심입방 구조인 금덩어리의 배위수는 12 이다. 공간 점유율이 같은 나노입자는 면심입방 구조로 배위수는 12이다.

ㄴ. 면심 입방 구조에서 윗면을 내려다보면 다음과 같다.

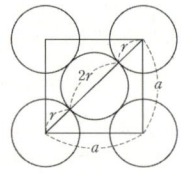

즉, 대각선 방향으로 원자들이 서로 접하고 있다. 그러므로, 단위세포 한 변의 길이를 a, 원자의 반지름을 r이라고 할 때, $\sqrt{2}a = 4r$이고, $a = 2\sqrt{2}r$이다. 즉 단위세포 한 변의 길이는 원자 반지름의 $2\sqrt{2}$ 배이다.

33 정답 ⑤

자료해석

자료의 표는 금속의 구조에 따른 공간 점유율과 철의 온도에 따른 밀도와 구조를 나타내고 있다. 실제 금속의 구조는 온도에 따라 변하는데, 철의 경우 α, γ, δ 형의 구조를 갖는다. 금속의 구조에서 공간 점유율이 클수록 밀도가 커지므로, 공간 점유율의 비를 통해 밀도비를 추론할 수 있고, 이를 통해 철의 구조를 추론할 수 있다.

단순 입방, 체심 입방, 면심 입방 구조의 밀도 비를 공간 점유율로부터 구해보자.

$$\frac{d_\text{단순}}{d_\text{체심}} = \frac{52}{68} \approx 0.76$$

$$\frac{d_\text{단순}}{d_\text{면심}} = \frac{52}{74} \approx 0.70$$

$$\frac{d_\text{체심}}{d_\text{면심}} = \frac{68}{74} \approx 0.92$$

그리고 철의 α, γ, δ 형태의 밀도 비를 구해보면

$$\frac{d_\alpha}{d_\gamma} = \frac{d_\delta}{d_\gamma} = \frac{7.9}{8.6} \approx 0.92$$

그러므로 α형과 δ형은 체심 입방 구조, γ형은 면심 입방 구조임을 추론할 수 있다.

정답해설

ㄴ. 상온에서 철은 α형, 즉, 체심 입방 구조를 취한다. 그러므로 단위세포에는 2개의 원자가 들어있다.

ㄷ. 아래 그림을 참고로 α형과 γ형에서의 단위세포의 한 변의 길이를 구해보자.

체심 입방체 단면 (윗면 대각선과 옆 모서리를 포함한 단면)	면심 입방체의 윗면

체심 입방체와 면심 입방체의 단위세포 한 변의 길이를 각각 a_α, a_γ라고 하면,

$\sqrt{3}\,a_\alpha = 4r$, $\sqrt{2}\,a_\gamma = 4r$

$\therefore a_\gamma = \frac{\sqrt{3}}{\sqrt{2}} a_\alpha \approx 1.225\, a_\alpha$

그러므로 α형에서 γ형으로 바뀌면 단위세포 한 변의 길이는 증가한다.

오답해설

ㄱ. 1200℃에서 철은 γ형, 즉 면심 입방 구조를 취한다. 그러므로 이 때 철의 배위수는 12가 된다.

34

정답 ⑤

정답해설

ㄱ. 선형 포화 탄화수소인 알케인은 모두 무극성 분자들로 분자 간의 주된 인력은 분산력이다.

ㄴ. 탄소수가 증가할수록 분자량이 커지면서 분자간 인력은 강해지고 이는 녹는점과 끓는점이 높아지는 것으로 나타난다. 즉 탄소 수가 증가함에 따라 순차적으로 기체, 액체, 고체가 된다.
참고로 상온에서 에테인, 뷰테인은 기체, 헥세인은 액체, 그리고 폴리에틸렌은 고체로 존재한다.

ㄹ. 삼투압은 다음과 같이 표현된다.

$$\pi = CRT = \frac{n}{V}RT = \frac{w}{M_w} \times \frac{RT}{V}$$

삼투압은 용액의 몰농도에 비례하며, 같은 질량을 사용한 경우에는 용질의 몰질량에 반비례한다.
따라서 n이 커질수록 폴리에틸렌의 몰질량이 증가하므로, 삼투압은 낮아지게 된다.

오답해설

ㄷ. 고분자 물질인 폴리에틸렌은 참용액이 아닌 콜로이드 현탁액을 형성하게 된다. 그러므로 콜로이드 현탁액의 특징인 틴달현상(콜로이드 입자의 크기에 의해 나타나는 특징으로 콜로이드 현탁액에 빛을 투과시키면 빛의 진행 경로가 보임)이 나타난다.

35

정답 ⑤

▌자료해석

혼합용액의 증기압이 증가하였으므로 라울의 법칙에서 양의 편차를 보이는 경우이다. 양의 편차를 보이는 혼합용액에서 용매-용매 및 용질-용질 간의 인력은 용매와 용질간의 인력보다 크다.

▌정답해설

⑤ 양의 편차를 가지므로 분자간 인력은 CS_2-아세톤이 CS_2-CS_2와 아세톤-아세톤의 평균값보다 작다.

▌오답해설

① 혼합 용액은 라울의 법칙에서 양의 편차를 가진다.
② 순수한 아세톤의 증기압은 250 Torr이다.
③ 혼합 용액에서의 CS_2 몰분율이 0.13일 때, 혼합 용액의 총 증기압은 150Torr(CS_2)+220 Torr(아세톤)=370 Torr이다.

따라서 증기에서의 아세톤 몰분율은 $\frac{아세톤의 증기압}{총 증기압}$ = $\frac{220}{370}$ 이다.

④ 순수한 아세톤의 증기압은 250 Torr, 순수한 CS_2의 증기압은 350 Torr이다. 분자간 인력이 약할수록 증기압이 크므로, 분자간 인력은 아세톤이 더 크다.

36

정답 ④

▌자료해석

순수한 액체 A의 증기압력(P_A°)은 70 Torr이고, 순수한 액체의 증기압력(P_B°)은 20 Torr이다. 전체 증기압이 직선형태이므로 혼합 용액은 이상 용액이다.

▌정답해설

④ 이 상태에서 B의 몰분율은 $\frac{3}{5}$이다.

전체증기압=A의 몰분율×P_A°+B의 몰분율×P_B°이므로

전체증기압=$\frac{2}{5}\times70+\frac{3}{5}\times20=40$ Torr이다.

▌오답해설

① 자료해석에 따르면 전체 증기압이 직선 형태이므로 이상 용액이다.
② 자료해석에 따르면 순수한 액체 B의 압력(P_B°)은 20 Torr이다.
③ 순수한 액체의 증기압력을 비교하였을 때 증기압이 더 클수록 증발이 더 잘 일어난다는 뜻으로
분자 사이의 인력이 작다고 할 수 있다. $P_A^\circ > P_B^\circ$ 이므로 분자 사이의 인력은 B가 A보다 크다.
⑤ $x_B=0.4$일 때이다.

전체증기압=$0.6\times70+0.4\times20=50$ Torr이다.

증기에서의 $P_A=0.6\times70=42$ Torr,

증기에서의 $P_B=0.4\times20=8$ Torr이므로

증기에서 B의 몰분율은 $\frac{8}{50}=0.16$이다.

37 정답 ⑤

정답해설

ㄱ. 용액의 증기압($P_{용액}$)은 순수한 용매의 증기압($P^°_{용매}$)과 다음의 관계가 있다.

$P_{용액} = \chi_{용매} P^°_{용매}$ ($\chi_{용매}$: 용매의 몰분율)

온도가 일정하므로 A와 B에서의 $P^°_{용매}$도 일정하고, 그림 (나)는 평형 상태에 있으므로 (나)에서의 A와 B 용액의 증기압은 서로 같다.

따라서 (나)에서 A와 B의 농도는 같고, A의 용액의 부피가 B에 비해 3배 많으므로, 용질의 양도 비커 A에서가 비커 B에서의 3배가 된다.

ㄴ. (나)에서 비커 B의 용질의 몰수는 0.10 mol이므로, 비커 A의 용질의 몰수는 0.30 mol이다.

(가)에서 비커 A의 용액의 부피가 100 mL이므로 비커 A 용액의 농도는 다음과 같다.

(가)에서 비커 A 용액의 농도 = $\dfrac{0.30 \text{ mol}}{0.10 \text{ L}}$ = 3.0 M

ㄷ. (나)에서 용액의 증기압을 구하기 위해서 용매의 몰분율($\chi_{용매}$)을 먼저 구해야 한다.

(나)의 비커 A와 B의 증기압은 동일하므로, 비커 B를 기준으로 증기압을 구하자.

비커 B에 포함된 용액의 질량:
1.05 g/mL × 100 mL = 105 g

비커 B의 용질의 질량: 0.10 mol × 60 g/mol = 6.0 g

비커 B의 용매의 질량: 105 − 6.0 = 99 g

비커 B의 용매의 몰수: $\dfrac{99 \text{ g}}{18 \text{ g/mol}}$ = 5.5 mol

비커 B에서 용매의 몰분율($\chi_{용매}$): $\dfrac{5.5}{5.5+0.1} = \dfrac{55}{56}$

따라서 (나)에서 용액의 증기압($P_{용액}$)은

$P_{용액} = \chi_{용매} P^°_{용매}$ 이므로, $\dfrac{55}{56} \times 100$ Torr이다.

38 정답 ①

자료해석

용액의 증기압은 다음과 같이 용매의 몰분율(χ)에 비례한다.

$P_A = P^°_A \times \chi_A = 700 \times \chi_A$

$P_B = P^°_B \times \chi_B = 400 \times \chi_B$

주어진 자료는 다음과 같이 해석된다.

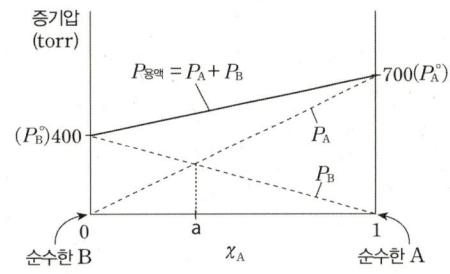

정답해설

ㄴ. a에서 $P_A = P_B$이므로 $700 \times a = 400 \times (1-a)$이다.

따라서 $a = \dfrac{4}{11}$이다.

오답해설

ㄱ. 분자간 인력이 클수록 용매의 증기압이 작아진다.
용매의 증기압이 A > B이므로 분자간 인력은 A < B이다.

ㄷ. 증기압이 550 torr일 때, A의 몰분율, χ_A는 다음과 같이 계산된다.

$P_{용액} = P_A + P_B$

$550 = 700 \times \chi_A + 400 \times (1-\chi_A)$, $\chi_A = \dfrac{1}{2}$

따라서 $P_A = P^°_A \times \chi_A = 700 \times \dfrac{1}{2} = 350$ (torr)이다.

39

정답 ④

자료해석

특정 온도에서 휘발성 액체 용매들을 혼합한 용액의 증기압을 라울의 법칙을 이용하여 구하는 문제이다.
액체상에서 A와 B의 몰분율이 각각 χ_A, χ_B일 때, 용액의 증기압(P)은 다음과 같다.
$$P = P_A + P_B = \chi_A P_A° + \chi_B P_B°$$
액체상에서 A의 몰분율을 x라 하면, B의 몰분율은 $(1-x)$이다. 온도가 T_1일 때, 증기상에서 A와 B의 분압이 서로 같으므로
$$P_A = P_B$$
$$30x = 20(1-x)$$
$$\therefore x = 0.4$$
따라서 액체상에서 A와 B의 몰분율은 각각 0.4, 0.6이다.

정답해설

ㄴ. 몰분율을 통해 A와 B의 분자량 비를 구할 수 있다.
$$\chi_A = \frac{n_A}{n_A + n_B} = \frac{m_A/M_A}{(m_A/M_A)+(m_B/M_B)} = 0.4$$
위의 식을 정리하면
$$\frac{3m_A}{M_A} = \frac{2m_B}{M_B}$$
따라서 $\frac{\text{A의 분자량}}{\text{B의 분자량}} = \frac{M_A}{M_B} = \frac{3}{4}$ 이다. ($\because \frac{m_A}{m_B} = \frac{1}{2}$)

ㄷ. 액체상에서 A와 B의 몰분율이 각각 $\chi_A=0.4$, $\chi_B=0.6$이므로, 온도가 T_2일 때 증기상에서 A와 B의 분압은 다음과 같다.
$$P_A = \chi_A P_A° = 0.4 \times 70 = 28 (\text{Torr})$$
$$P_B = \chi_B P_B° = 0.6 \times 40 = 24 (\text{Torr})$$
따라서, T_2에서 증기상의 분압은 A가 B보다 크다.

오답해설

ㄱ. 액체상에서 A와 B의 몰분율이 각각 0.4, 0.6이므로
$$P_t = P_A + P_B$$
$$= \chi_A P_A° + \chi_B P_B° = (0.4 \times 30) + (0.6 \times 20) = 24 (\text{Torr})$$
따라서 T_1 평형에서 증기의 총 압력은 24 Torr이다.

40

정답 ②

자료해석

용액의 증기압이 이상 용액에 비해 음(-)의 편차를 보이고 있다. 그리고 클로로포름의 몰분율이 1일 때의 압력인 273 Torr는 순수한 클로로포름의 증기압이고, 클로로포름의 몰분율이 0일 때의 증기 압력인 347 Torr는 순수한 아세톤의 증기압이다.

정답해설

ㄴ. 용액의 증기압이 이상 용액에 비해 음(-)의 편차를 보이는 것으로 볼 때, 아세톤과 클로로포름 사이의 인력은 아세톤 사이의 인력이나 클로로포름 사이의 인력보다 크다.

오답해설

ㄱ. 일정한 온도에서 분자간 인력이 작을수록 증기압력이 크다. 순수한 아세톤의 증기압이 순수한 클로로포름의 증기압보다 더 크므로, 분자간의 인력은 클로로포름이 더 크다.

ㄷ. 클로로포름의 몰분율이 0.6일 때, 클로로포름의 압력은 140 Torr이고, 아세톤 증기의 압력은 90 Torr이다. 그러므로 증기 속에서 클로로포름의 몰분율(χ_{CHCl_3})은
$$\chi_{CHCl_3} = \frac{P_{CHCl_3}}{P_{CHCl_3} + P_{CH_3COCH_3}} = \frac{140}{140+90} = \frac{14}{23} \text{이다.}$$

41

정답 ④

자료해석

어는점 내림 $\Delta T_f = K_f \times m \times i$ 이다. 용질 A는 용액에서 해리하거나 결합하지 않으므로 $i=1$이다.

정답해설

ㄱ. $\Delta T_f = K_f$ 이므로 몰랄 농도는 $1m$ 이다.
ㄷ. 용액 2는 용액 1과 용질의 몰수는 같고 용매의 질량은 2배이므로 농도는 0.5m이다. $\Delta T_f = K_f \times 0.5 = 15$ 이므로, $K_f = 30$ 이다.

오답해설

ㄴ. 용액 1의 몰랄 농도가 $1m$ 이므로, 분자량은 다음과 같이 계산된다.

$$\frac{\left(10\text{g} \times \frac{1\text{mol}}{M_A \text{g}}\right)}{\left(100\text{mL} \times \frac{0.8\text{g}}{1\text{mL}} \times \frac{1\text{kg}}{1000\text{g}}\right)} = 1m, \ M_A = \frac{1000}{8} = 125$$

42

정답 ③

자료해석

용액의 어는점 내림과 끓는점 오름은 용액의 총괄성으로 용액 내에 존재하는 용질 입자들의 농도에 의존한다. 즉, 전해질이라면 이온화된 이온들의 총 몰수에 비례하는 것이다.
따라서 주어진 자료에서 용액의 총괄성에 영향을 미치는 몰랄 농도는 각 이온의 몰랄 농도를 모두 더한 값인 $0.2m$ 으로 계산되어야 한다.

정답해설

ㄱ. 이 용액의 어는점 내림은
$\Delta T_f = K_f \times m = 1.9 \times 0.2 = 0.38$
즉, 순수한 물보다 0.38℃ 낮은 어는점을 갖는다.
ㄷ. 용액이 되면 순수한 용매에 비해 증기압이 낮아지며, 이를 '증기압 내림'이라고 한다.

오답해설

ㄴ. 이 용액의 끓는점 오름은
$\Delta T_b = K_b \times m = 0.50 \times 0.2 = 0.1$
즉, 순수한 물보다 0.1℃ 높은 끓는점을 갖는다.

43 정답 ⑤

자료해석

- 온도 : 300 K
- 비전해질 화합물의 질량 : 1.0 g
- 수용액 부피 : 100 mL = 0.1 L
- 삼투압 : 0.041 기압

정답해설

ㄱ. $\pi = CRT = \dfrac{n}{V}RT = \dfrac{w}{M_w} \times \dfrac{RT}{V}$

$\therefore M_w = \dfrac{wRT}{\pi V} = \dfrac{1 \times 0.082 \times 300}{0.041 \times 0.1} = 6000 \text{ g/mol}$

그러므로 이 화합물의 몰질량은 6.0×10^3 g/mol이다.

ㄴ. $\pi = CRT$로 온도가 높아지면 삼투압도 커진다.

ㄷ. 피스톤이 가한 압력이 감소하여 피스톤에 의한 압력이 삼투압보다 작아지면, 물이 유리관으로 이동하게 되어 용액의 농도가 감소하게 된다.

44 심화이해 정답 ③

자료해석

어는점 내림은 용액의 총괄성으로 용액에 존재하는 전체 입자수에 비례한다.

$$\Delta T_f = iK_f m \,(i = \text{반트호프 인자})$$

먼저, 문제의 혼합 용액 속에 존재하는 입자수를 살펴보자. 이온 화합물 AX(s)와 BY(s)의 반응은 다음과 같다.

알짜 이온 반응식: $A^+(aq) + Y^-(aq) \rightarrow AY(s)$

B^+와 X^-는 구경꾼 이온이므로, X^-의 몰수는 0.0100 몰로 일정하고, B^+의 몰수는 넣어준 BY의 몰수와 같다.

BY의 몰수에 따른 혼합 용액 속의 입자수를 구해 보자.

ⅰ) BY의 몰수(a) ≤ 0.0100 몰일 때

  A^+의 몰수 = $(0.0100 - a)$ 몰

  X^-의 몰수 = 0.0100 몰

  B^+의 몰수 = a 몰

  Y^-는 모두 침전됨

  ∴ 전체 입자수는 0.0200 몰

ⅱ) BY의 몰수(a) > 0.0100 몰

  A^+는 모두 침전됨

  X^-의 몰수 = 0.0100 몰

  B^+의 몰수 = a 몰

  Y^-의 몰수 = $(a - 0.0100)$ 몰

  ∴ 전체 입자수는 $2a$ 몰로 0.0200 몰보다 크다.

이것으로 볼 때, 0.0100 몰의 BY를 기준으로 혼합 용액의 어는점이 달라질 것이다.

BY의 몰 수 ≤ 0.0100 몰이면, 혼합 용액 속의 전체 입자수는 0.0200 몰로 일정하므로 어는점도 일정할 것이다.

BY의 몰 수 > 0.0100 몰이면, 혼합 용액 속의 전체 입자수는 $2a$ 몰로 0.0200 몰보다 크므로 어는점은 내려갈 것이다.

따라서 1.00 g의 BY는 0.0100 몰의 BY이다.

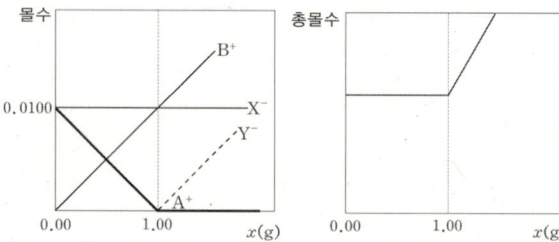

정답해설

ㄱ. a는 0.0100 몰의 AX를 물 50 g 녹인 용액에 물만 50 g 추가로 넣어 혼합한 용액의 어는점이 된다. 즉, a는 물 100 g에 0.0100 몰의 AX가 들어있는 용액의 어는점이다.

이온 화합물 AX는 완전히 해리되므로

- 반트호프 인자 $i=2$
- AX의 몰랄농도 $= \dfrac{0.0100 \text{ mol}}{0.100 \text{ kg}} = \dfrac{1}{10} m$
- $\Delta T_f = iK_f m = 2 \times 1.86 \times \dfrac{0.0100}{0.100} = 0.200 \times 1.86$

순수한 물의 어는점이 0 ℃이고, 어는점 내림(ΔT_f)이 0.200×1.86이므로 혼합 용액의 어는점은 -0.200×1.86 ℃가 된다.

따라서 $a = -0.200 \times 1.86$ ℃ 이다.

ㄷ. BY 1.50 g의 몰수는 $\dfrac{1.50}{1.00 \times 10^2} = 1.50 \times 10^{-2}$ 몰이다.

BY의 몰수가 0.0100 몰보다 크므로, 혼합 용액 속의 입자 수를 구하면 다음과 같다.

- A^+ : 모두 침전
- X^- : 0.0100 몰
- B^+ : 1.50×10^{-2} 몰
- Y^- : $(1.50 \times 10^{-2} - 0.0100)$ 몰

따라서 전체 입자 수는 $2 \times 1.50 \times 10^{-2}$ 몰로, 몰랄 농도는 $\dfrac{2 \times 1.50 \times 10^{-2}}{0.100} = 0.300 \, m$ 이다.

즉, 어는점 내림 $\Delta T_f = 1.86 \times 0.300$ 이고, 혼합 용액의 어는점은 -0.300×1.86 ℃가 된다.

오답해설

ㄴ. 1.00 g의 BY는 0.0100 몰의 BY이다. (자료해석 참고)

몰수 $= \dfrac{\text{BY의 질량}}{\text{BY의 화학식량}}$

$0.0100 = \dfrac{1.00}{\text{BY의 화학식량}}$

따라서 BY의 화학식량은 1.00×10^2 g/mol이다.

45 심화이해 정답 ②

자료해석

van't Hoff 인자를 고려한 용액의 어는점 내림은 다음과 같다.

$\Delta T_f = i \times K_f \times m$ (i = van't Hoff 인자)

van't Hoff 인자는 용질의 이온화도를 반영한다. 즉, 비전해질의 van't Hoff 인자는 1이며, 전해질의 van't Hoff 인자는 1보다 크다.

따라서 전해질은 이온화도를 반영하고 있는 van't Hoff 인자를 곱해 어는점 내림을 구해야 한다.

정답해설

② 증기압 내림도 용액의 총괄성으로, 용질 입자들의 총 몰수에 영향을 받는다. 0.1m MX 수용액이 0.1 m M_2Y 수용액보다 van't Hoff 인자가 작다.

따라서 증기압은 MX 용액이 M_2Y 용액보다 크다.

오답해설

① M의 양이온을 M^{n+}로 나타내면, M^{n+}는 Y와 2:1로 결합하였으므로 Y의 음이온은 Y^{2n-}이 된다. 그리고 N의 양이온이 Y^{2n-}와 1:1로 결합하였으므로 N의 양이온은 N^{2n+}이다.

따라서, M과 N 금속 이온의 전하량의 비는 1:2 이다.

③ 농도에 따라서 van't Hoff 인자가 변하는 것은 농도에 따라 염의 이온화도가 변하기 때문이다. 주어진 자료에서도 나타나 있듯이 농도가 묽어질수록 염의 이온화도는 증가한다. 그러나 농도가 변한다고 해서 이온의 크기는 변하지 않는다.

④ $0.01 \, m$ MX 수용액이 $0.01 \, m$ NY 수용액보다 van't Hoff 인자가 크므로, MX 수용액의 ΔT_f가 더 크다. 즉, MX 수용액의 어는점이 더 낮다.

⑤ NY는 2개의 이온으로 해리되는 화학종으로, 용액의 농도가 묽어지면 van't Hoff 인자는 2에 수렴한다. van't Hoff 인자가 4가 되려면 4개의 이온으로 해리되는 화학종이어야 한다.

46 정답 ④

자료해석

농도차가 발생하면 농도 평형을 이루기 위해서 용매는 저농도에서 고농도로, 용질은 고농도에서 저농도로 이동하려는 힘이 발생한다. 그러나 반투막은 용질 입자가 이동하는 것을 막기 때문에 용매만 저농도에서 고농도로(용매가 많은쪽 → 용매가 적은쪽) 이동하게 된다. 이러한 현상을 삼투 현상이라고 하며, 이로 인해 발생한 압력을 삼투압이라 한다.

삼투압은 반트 호프의 삼투압 공식에 의해 계산할 수 있는데, $\pi = iCRT$이다. 이 식을 통해 알 수 있듯이 삼투압은 용액의 총괄성 중의 하나로 농도에 영향을 받는다.
(i: 반트 호프 상수, C: 몰농도, R: 기체상수, T: 온도)

정답해설

ㄴ. B는 비전해질이므로 반트 호프 상수(i)는 1이며, 삼투압(π) 공식을 응용하면 B의 몰질량을 구할 수 있다.

$\pi = CRT = \dfrac{n}{V}RT$이므로 $\pi V = \dfrac{w}{M}RT$

$M = \dfrac{wRT}{\pi V}$ (M: 몰질량, w: 질량, T: 온도, V: 용액의 부피)

따라서 B의 몰질량 $= \dfrac{wRT}{\pi V} = \dfrac{0.40 \times 24.5}{0.0020 \times 24.5 \times 1} = 200$ g/mol

ㄷ. 삼투압은 용액의 총괄성의 하나로, 용액 안의 총 입자수에 의해 영향을 받는다.

다음과 같이 용액 Ⅲ에서 0.002 mol의 AX가 수용액에서 $A^+(aq)$와 $X^-(aq)$로 완전히 해리되어 0.002 mol의 B와 반응한다.

	$B(aq)$	+	$A^+(aq)$	⇌	$BA^+(aq)$
초기 조건	0.002		0.002		0
변화량	$-x$		$-x$		$+x$
평형	$0.002-x$		$0.002-x$		$+x$

평형 상태의 용액 Ⅲ에는 $B(aq)$, $A^+(aq)$, $BA^+(aq)$, $X^-(aq)$가 공존하며, $X^-(aq)$는 반응을 하지 않았으므로 0.002 mol 있다.

따라서 평형 상태에서 용액 Ⅲ의 총 입자수는 다음과 같다.
총 입자수=(B의 입자수)+(A^+의 입자수)+(BA^+의 입자수)+(X^-의 입자수)

$= (0.002-x) + (0.002-x) + x + 0.002$
$= 0.006 - x \text{(mol)}$

용액 안의 모든 입자들의 몰 농도$= 0.006 - x$(M)

삼투압 $\pi = CRT = (0.006-x) \times 24.5 = 0.0050 \times 24.5$

$\therefore x = 0.001$

위에서 구한 x값을 평형 농도에 대입하면, $[B] = [A^+] = [BA^+] = 0.001$(M)

$\therefore K_{BA^+} = \dfrac{[BA^+]}{[B][A^+]} = \dfrac{10^{-3}}{10^{-3} \times 10^{-3}} = 1.0 \times 10^3$

오답해설

ㄱ. AX가 수용액에서 $A^+(aq)$와 $X^-(aq)$로 완전히 해리하므로 반트 호프 상수(i)는 2이다. 수용액 1.0 L안에 x mol의 AX가 용해되어 있으므로, AX의 몰농도는 x(M)이 된다.

삼투압 $\pi = iCRT = 2 \times x \times 24.5 = 0.002 \times 24.5$

$\therefore x = 0.001$(M)

47

정답 ④

자료해석

삼투압과, 기둥의 높이 차(h)에 의한 압력은 각각 다음과 같이 나타낼 수 있다.

삼투압 : $\pi = CRT$

기둥의 높이 차에 의한 압력 : $P = dgh$

용액의 삼투압은 기둥의 높이 차에 의한 압력과 같으며 ($\pi = CRT = dgh$), 이는 농도 C와 온도 T에 각각 비례한다. 주어진 조건에서 온도에 따른 용액의 밀도 변화는 없다고 제시되었으므로, 삼투압은 기둥의 높이(h_1 및 h_2)에 비례한다고 볼 수 있다.

또한 B 수용액은 용해도가 온도에 관계없이 일정하여 포화 상태가 항상 유지되므로 B의 농도도 일정하다.

정답해설

ㄱ. 온도를 올리면 A의 몰농도도 증가하게 되므로, 삼투압이 증가하고 그 결과 h_1은 증가하게 된다.

ㄷ. A 용액에 압력을 가하면 역삼투에 의해 물이 A 용액에서 물쪽으로 물이 빠져나간다. 이러한 역삼투 현상으로 초기에는 h_2가 감소하지만, 물은 삼투현상에 의해 다시 B 용액으로 이동하게 되고, 과량으로 남아있는 고체 B가 용해되면서 농도는 일정하게 유지된다. 그러므로 삼투압은 일정하고 h_2도 변하지 않는다.

오답해설

ㄴ. 온도를 올려도 B의 몰농도는 일정하지만, 온도 증가로 인해 삼투압이 증가하고, 그 결과 h_2가 증가하게 된다. 참고로 A의 경우에는 온도와 농도 모두 증가하고, B는 온도만 증가하게 되므로 $h_1 > h_2$가 된다.

IV. 열화학

01   정답 ④

정답해설

ㄴ. 헤스의 법칙으로부터
$3\Delta H_f°(CO_2(g))+3\Delta H_f°(H_2O(l))-\Delta H_f°(C_3H_6(g))$
$-\frac{9}{2}\Delta H_f°(O_2(g))=-2060$ kJ
$=3(-390)+3(-290)-(x+0)$
따라서 $C_3H_6(g)$의 표준 생성 엔탈피는 20 kJ/mol이다.

ㄷ. $\Delta H°=\Delta E°+\Delta n_g RT$로, $\Delta n_g<0$이므로
$\Delta H°<\Delta E°$이다.

오답해설

ㄱ. 기체 분자의 몰수가 감소하는 반응으로, 엔트로피는 감소한다.

02   정답 ③

정답해설

ㄱ. $CO_2(g)$의 표준 연소 엔탈피는
$C(s,흑연)+O_2(g) \rightarrow CO_2(g)$ 반응의 엔탈피이다. 이 반응은 $CO_2(g)$의 표준 생성 엔탈피를 구하는 식과 같으므로 표에 주어진 $C(s,흑연)$의 표준 연소 엔탈피와 $CO_2(g)$의 표준 생성 엔탈피는 같은 값이다. 그러므로 $CO_2(g)$의 표준 생성 엔탈피는 -393.5 kJ/mol이다.

ㄴ. 다이아몬드의 표준 생성 엔탈피는
$C(s,흑연) \rightarrow C(s,다이아몬드)$ 반응의 반응 엔탈피와 같다. 이 반응은 흑연의 연소반응에서 다이아몬드의 연소 반응식을 빼면 된다.

$C(s,흑연)+O_2(g) \rightarrow CO_2(g)$
$-)\ C(s,다이아몬드)+O_2(g) \rightarrow CO_2(g)$
$\overline{C(s,흑연) \rightarrow C(s,다이아몬드)}$

다이아몬드의 표준 생성 엔탈피=흑연의 연소 엔탈피−다이아몬드의 연소 엔탈피
다이아몬드의 표준 생성 엔탈피=$-393.5-(-395.4)=+1.9$ kJ/mol이다.

오답해설

ㄷ. $C(s,흑연) \rightarrow C(s,다이아몬드)$ 반응에서 표준 반응 깁스 자유 에너지는 2.9 kJ/mol이고, 표준 반응 엔탈피는 $+1.9$ kJ/mol이므로 $\Delta G°=\Delta H°-T\Delta S°$ 식에 대입해 보면 $\Delta S°<0$이다.
$\Delta S°=$(다이아몬드의 표준 엔트로피)−(흑연의 표준 엔트로피)이므로 흑연의 표준 엔트로피가 다이아몬드의 표준 엔트로피보다 크다. 즉, (가)는 2.4보다 크다.

03

정답 ③

자료해석

과정 (다)에서 수용액의 온도는 LiBr에선 혼합 전보다 증가했고 KBr은 감소했으므로 LiBr의 용해는 발열 과정, KBr의 용해는 흡열 과정이다. 용해 과정에서 발생한 열은 (비열)×(수용액의 질량)×(온도 변화)로 계산하며 용해 엔탈피는 1몰당 발생한 열이다.

정답해설

ㄱ. LiBr 수용액의 질량이 108.7 g이고 온도 변화량이 10.7℃이므로, 용해 과정에서 발생한 열은 $4.2 \times 108.7 \times 10.7$ J이다.
용해된 LiBr의 몰수가 0.1몰이고 발열 반응이므로 용해 엔탈피는 $-\frac{4.2 \times 108.7 \times 10.7}{0.1}$ J/mol이다.

ㄴ. KBr이 용해된 후 수용액의 온도가 낮아졌으므로 KBr의 용해는 흡열 반응이다.

오답해설

ㄷ. 문제의 조건으로부터 0.1 mol의 KBr(s)이 100 g의 물에 완전히 용해되었다.
이로부터 KBr(s)의 몰 용해도 $c \geq 1.0$ M이며, 용해도곱 상수 $K_{sp} = c^2 \geq 1.0$임을 알 수 있다. 따라서 KBr(s)의 용해 반응의 $\Delta G° = -RT \ln K_{sp} < 0$이다.
한편 ㄴ으로부터 $\Delta H° > 0$이므로,
용해 반응의 $\Delta S° = \frac{\Delta H° - \Delta G°}{T} > 0$임을 알 수 있다.

04

정답 ①

정답해설

ㄱ. 표준 생성 엔탈피는 안정한 원소로부터 물질 1몰이 만들어질 때의 반응 엔탈피이다. 열화학 반응식은 다음과 같다.
$C(s, 흑연) + O_2(g) \rightarrow CO_2(g), \quad \Delta H° = -\Delta H_5$

오답해설

ㄴ. 결합 에너지는 기체 상태 분자의 결합을 끊을 때 필요한 에너지이므로, 정반응은 결합이 끊어지는 방향으로 정의되며 항상 양수로 표시된다. $CO_2(g)$의 총 결합에너지는 $-(\Delta H_3 + \Delta H_4)$이다.

ㄷ. 표준 연소 엔탈피는 표준 조건에서 물질 1몰이 완전 연소될 때의 반응 엔탈피이다. 열화학 반응식은 다음과 같다.
$CO(g) + \frac{1}{2}O_2(g) \rightarrow CO_2(g), \Delta H° = \Delta H_4 + \frac{1}{2}\Delta H_2$

05 정답 ⑤

자료해석

표준 생성 엔탈피는 안정한 홑원소 물질로부터 물질 1몰이 만들어질 때의 반응 엔탈피이고, 표준 연소 엔탈피는 물질 1몰이 완전히 연소될 때의 반응 엔탈피이다.

정답해설

ㄱ. $CO_2(g)$의 생성반응은 다음과 같다.
  $C(s, 흑연) + O_2(g) \rightarrow CO_2(g)$
  이 반응은 $C(s, 흑연)$의 연소 반응과도 같으므로 $CO_2(g)$의 표준 생성 엔탈피는 $C(s, 흑연)$의 표준 연소 엔탈피와 같다.

ㄴ. $CH_3CH_2OH(l)$의 연소 반응은 다음과 같다.
  $CH_3CH_2OH(l) + 3O_2(g) \rightarrow 2CO_2(g) + 3H_2O(l)$,
  $\Delta H = -1370\,kJ$
  표준 생성 엔탈피($\Delta H_f°$)를 이용하면, 헤스의 법칙으로부터
  $\Delta H = -\Delta H_f°(CH_3CH_2OH(l)) - 3\Delta H_f°(O_2(g))$
  $\qquad + 2\Delta H_f°(CO_2(g)) + 3\Delta H_f°(H_2O(l))$
  따라서
  $-1370 = -(-280) - 3 \times 0 + 2 \times (-390) + 3 \times (가)$
  $(가) = -290\,kJ/mol$

ㄷ. 헤스의 법칙으로부터, 다음과 같은 가상의 경로를 따라 반응열을 구할 수 있다.

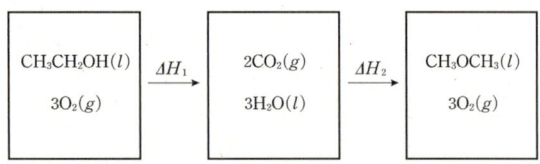

  $\Delta H_1 = CH_3CH_2OH(l)$의 표준 연소 엔탈피
  $\qquad = -1370\,kJ/mol$
  $\Delta H_2 = -(CH_3OCH_3(l)$의 표준 연소 엔탈피$)$
  $\qquad = +1460\,kJ/mol$
  $\Delta H = \Delta H_1 + \Delta H_2 = +90\,kJ/mol$

06 정답 ④

자료해석

주어진 diagram의 a~d 는 각각 다음 반응에 대한 $\Delta H°$가 된다.

	반응식	엔탈피 변화	반응열의 종류
a	$3C(흑연) + 3O_2(g)$ $\rightarrow 3CO_2(g)$	$\Delta H°(a)$ $= 3\Delta H_f°(CO_2(g))$	$3 \times CO_2(g)$ 의 생성열
b	$4H_2(g) + 2O_2(g)$ $\rightarrow 4H_2O(l)$	$\Delta H°(b) =$ $4\Delta H_f°(H_2O(l))$	$4 \times H_2O(l)$ 의 생성열
c	$3C(흑연) + 4H_2(g)$ $\rightarrow C_3H_8(g)$	$\Delta H°(c) =$ $\Delta H_f°(C_3H_8(g))$	$C_3H_8(g)$의 생성열
d	$C_3H_8(g) + 5O_2(g)$ $\rightarrow 3CO_2(g) +$ $4H_2O(l)$	$\Delta H°(d) =$ $3\Delta H_f°(CO_2(g)) +$ $4\Delta H_f°(H_2O(l))$ $-\Delta H_f°(C_3H_8(g))$	$C_3H_8(g)$의 연소열

정답해설

ㄴ. $\Delta H°(b)$는 $\Delta H_f°(H_2O(l))$의 4배이다.

ㄷ. 반응 b에서 반응 d를 빼면, 주어진 반응이 된다.

$\quad 4H_2(g) + 2O_2(g) \rightarrow 4H_2O(l)$
$-)\ C_3H_8(g) + 5O_2(g) \rightarrow 3CO_2(g) + 4H_2O(l)$
$\overline{\quad 3CO_2(g) + 4H_2(g) \rightarrow C_3H_8(g) + 3O_2(g)}$

그러므로 주어진 반응의 $\Delta H° = \Delta H°(b) - \Delta H°(d)$이다.

오답해설

ㄱ. $\Delta H°(c)$는 $-\Delta H_f°(C_3H_8(g))$가 아닌 $\Delta H_f°(C_3H_8(g))$이다.

07 심화이해   정답 ①

자료해석

포름알데히드 형성 과정은 다음과 같다.

$C(s, 흑연) + H_2(g) + O_2(g) \rightarrow CO_2(g) + H_2(g)$
$$\Delta H_1° = -394 \text{ kJ/mol}$$

$CO_2(g) + H_2(g) \rightarrow CH_2O(g) + \frac{1}{2}O_2(g)$
$$\Delta H_2° = 285 \text{ kJ/mol}$$

―――――――――――――――――――――――――

$C(s, 흑연) + H_2(g) + O_2(g) \rightarrow CH_2O(g) + \frac{1}{2}O_2(g)$
$$\Delta H_f° = \Delta H_1° + \Delta H_2° = -109 \text{ kJ/mol}$$

정답해설

ㄱ. 포름알데히드의 표준 생성 엔탈피는 -109 kJ/mol이다.

오답해설

ㄴ. $CO_2(g)$의 표준 생성 엔탈피는 -394 kJ/mol이다.

$C(s, 흑연) + H_2(g) + O_2(g) \rightarrow CO_2(g) + H_2(g)$
$$\Delta H_1° = -394 \text{ kJ/mol}$$

$CO_2(g) + H_2(g) \rightarrow CH_2O(g) + \frac{1}{2}O_2(g)$
$$\Delta H_2° = 285 \text{ kJ/mol}$$

$CH_2O(g) + \frac{1}{2}O_2(g) \rightarrow CO(g) + H_2O(g)$
$$\Delta H_3° = -244 \text{ kJ/mol}$$

$H_2O(g) \rightarrow H_2(g) + \frac{1}{2}O_2(g)$
$$\Delta H_4° = 242 \text{ kJ/mol}$$

―――――――――――――――――――――――――

$C(s, 흑연) + O_2(g) \rightarrow CO(g)$

$\Delta H_f° = \Delta H_1° + \Delta H_2° + \Delta H_3° + \Delta H_4° = -111 \text{ kJ/mol}$

따라서 $CO(g)$의 표준 생성 엔탈피는 -111 kJ/mol이므로 표준 생성 엔탈피는 CO가 CO_2보다 크다.

ㄷ. 표준 엔탈피 변화는 다음과 같이 계산할 수 있다.

$\Delta H° =$ (생성물의 표준 엔탈피) − (반응물의 표준 엔탈피)
$=$ (반응물의 결합 해리 에너지) − (생성물의 결합 해리 에너지)

$CO_2(g)$의 표준 생성 엔탈피는 다음과 같다.

$C(s, 흑연) + O_2(g) \rightarrow CO_2(g) \quad \Delta H_f° = -394 \text{ kJ/mol}$

따라서 $CO_2(g)$의 결합 에너지를 구하려면 탄소(흑연)와 산소 분자의 결합 해리 에너지를 알아야 하므로 계산할 수 없다.

08 심화이해   정답 ④

자료해석

주어진 diagram의 반응열은 각각 다음 반응에 대한 $\Delta H°$가 된다.

엔탈피 변화	반응식	반응열
ΔH_1	$2H_2(g) \rightarrow 4H(g)$	$4 \times H(g)$의 생성열
ΔH_2	$C(s, 흑연) \rightarrow C(g)$	$C(g)$의 생성열
ΔH_3	$C(g) + 4H(g) \rightarrow CH_4(g)$	$-4 \times (C-H$ 평균 결합 에너지$)$
ΔH_4	$C(s, 흑연) + 2H_2(g) \rightarrow CH_4(g)$	$CH_4(g)$의 생성열

$H(g)$의 표준 생성 엔탈피($\Delta H_f°$)는 H−H 결합의 평균 결합 에너지의 $\frac{1}{2}$배와 같다.

따라서 H−H 결합의 평균 결합 에너지 $220 \times 2 = 440 \text{ kJ/mol}$이다.

정답해설

ㄴ. ΔH_1은 $H(g)$의 표준 생성열의 4배이고, ΔH_2는 $C(g)$의 표준 생성열이다.

ΔH_1와 ΔH_2를 구하면 $\Delta H_1 = 4 \times 220 = 880 \text{ kJ/mol}$, $\Delta H_2 = 720 \text{ kJ/mol}$이므로, ΔH_1은 ΔH_2보다 크다.

ㄷ. 결합 엔탈피는 기체상에서 어떤 화학 결합이 끊어지는 반응에 대한 엔탈피 변화이므로 C−H 결합의 평균 결합 에너지를 ΔH라 하면,

$CH_4(g) \rightarrow C(g) + 4H(g)$의 반응열은 $4\Delta H$와 같다.

헤스의 법칙에 의하여,

$\quad 2H_2(g) \rightarrow 4H(g) \qquad \Delta H_1 = 880 \text{ kJ/mol}$
$\quad C(s, 흑연) \rightarrow C(g) \qquad \Delta H_2 = 720 \text{ kJ/mol}$
$-) \; CH_4(g) \rightarrow C(s, 흑연) + 2H_2(g) \; -\Delta H_4 = 80 \text{ kJ/mol}$
―――――――――――――――――――――
$\quad CH_4(g) \rightarrow C(g) + 4H(g) \qquad -\Delta H_3 = 1680 \text{ kJ/mol}$

따라서 C−H 결합의 평균 결합 에너지

$\Delta H = \frac{1}{4}(-\Delta H_3)$이므로 420 kJ/mol이다.

IV. 열화학

오답해설

ㄱ. 표준 생성 엔탈피($\Delta H_f°$)는 그 물질을 구성하는 원소가 가장 안정한 형태에서 그 물질을 생성하는 반응에 관한 화학식 단위 몰당 표준 반응 엔탈피이다.

$CH_4(g)$의 표준 생성 엔탈피는 다음 반응에 대한 엔탈피 변화이다.

$C(s, 흑연) + 2H_2(g) \rightarrow CH_4(g)$

그러므로 $CH_4(g)$의 표준 생성 엔탈피는 ΔH_4이다.

---

09 심화이해

정답 ③

자료해석

헤스의 법칙을 이용하여 (가)~(다)의 연소열 $\Delta H°$를 구하면 다음과 같다.

(가) : $\Delta H_1° = \Delta H_f°(H_2O(l)) = -286\,kJ/mol$

(나) : $\Delta H_2° = 2 \times \Delta H_f°(H_2O(l)) + \Delta H_f°(CO_2(g))$
$\qquad - \Delta H_f°(CH_4(g)) = -891\,kJ/mol$

(다) : $\Delta H_3° = 3 \times \Delta H_f°(H_2O(l)) + 2 \times \Delta H_f°(CO_2(g))$
$\qquad - \Delta H_f°(C_2H_5OH(l)) = -1368\,kJ/mol$

정답해설

ㄱ. 반응 (다)의 결과 기체의 몰수가 3분자에서 2분자로 감소한다. 그러므로 엔트로피는 감소한다.

ㄴ. $H_2(g)$, $CH_4(g)$, $C_2H_5OH(l)$의 연소열을 그램당 연소열로 환산하면 다음과 같다.

$H_2(g)$: $\dfrac{286\,kJ/mol}{2\,g/mol} = 143\,kJ/g$

$CH_4(g)$: $\dfrac{891\,kJ/mol}{16\,g/mol} \approx 55.7\,kJ/g$

$C_2H_5OH(l)$: $\dfrac{1368\,kJ/mol}{46\,g/mol} \approx 29.7\,kJ/g$

따라서 그램 당 연소열은 $H_2(g)$가 가장 크다.

오답해설

ㄷ. 연소열 당 이산화탄소의 배출량은 발생하는 이산화탄소의 몰수를 연소열로 나누어 주면 된다.

$H_2(g)$, $CH_4(g)$, $C_2H_5OH(l)$의 연소열당 이산화탄소 배출량은 다음과 같다.

$H_2(g)$: $\dfrac{0}{286} = 0$

$CH_4(g)$: $\dfrac{1}{891}$

$C_2H_5OH(l)$: $\dfrac{2}{1368} = \dfrac{1}{684}$

따라서 연소열당 이산화탄소의 배출은 $C_2H_5OH(l)$이 가장 크다.

10 정답 ④

자료해석

주어진 자료를 바탕으로 $Na(s)$와 $O_2(g)$가 반응해서 $Na_2O(s)$를 만드는 반응에 대한 Born-Haber cycle을 나타내 보면 다음과 같다.

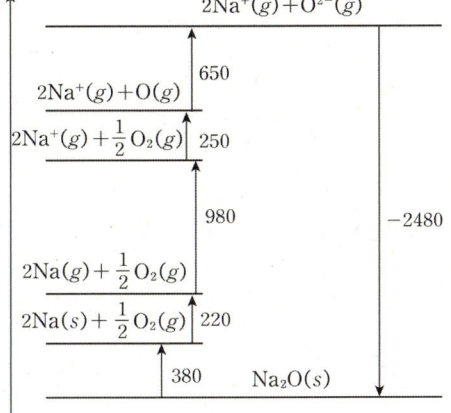

정답해설

ㄴ. $Na_2O(s)$의 표준 생성 엔탈피는 다음 반응에 대한 엔탈피 변화이다.

$$2Na(s) + \frac{1}{2}O_2(g) \to Na_2O(s)$$

그러므로 $Na_2O(s)$의 표준 생성 엔탈피는 $-380\,kJ/mol$이다.

ㄷ. 주어진 반응

$$O(g) + 2e^- \to O^{2-}(g)$$

의 표준 반응 엔탈피는 $650\,kJ/mol$이다.

오답해설

ㄱ. $Na^+(g)$의 표준 생성 엔탈피는 다음 반응에 대한 엔탈피 변화이다.

$$Na(s) \to Na^+(g) + e^-$$

그러므로 $Na^+(g)$의 표준 생성 엔탈피는 $\frac{1}{2}(220+980) = 600\,kJ/mol$이다.

11 정답 ⑤

자료해석

이온성 고체의 격자 에너지(E)는 이온 사이의 쿨롱 에너지에 비례한다.($E = -k\dfrac{Aq_1q_2}{r}$) 이온의 전하와 결정 구조(A)가 같다면 격자 에너지는 두 이온 사이의 결합 길이(r)에 반비례한다. 따라서 이온의 크기가 큰 Na^+을 가진 NaCl이 LiCl에 비해 작은 격자 에너지를 갖는다.

정답해설

⑤ $\Delta G_{용해} = \Delta H_{용해} - T\Delta S_{용해}$이며
$\Delta G - \Delta H > 0$이므로 엔트로피는 감소한다.

오답해설

① Na는 Li보다 원자 반지름이 크다. 격자 엔탈피는 결합 길이(r)에 반비례하므로 격자 엔탈피의 절댓값은 NaCl이 LiCl보다 작다. 따라서 (가) < 861이다.

② $\Delta H_{격자} > 0$, $\Delta H_{수화} < 0$이므로,
929 − (나) = +1.9이다. 따라서 (나) = 927.1이다.

③ 격자 엔탈피는 에너지를 투입하는 흡열 과정이므로 양수이지만 수화 엔탈피는 에너지를 방출하는 과정이다.
$\Delta H_{용해} = \Delta H_{격자} + \Delta H_{수화}$이며, (다) = 861 − 898 < 0이다.

④ 용해 엔탈피가 양수일때 흡열 과정이다. NaCl의 용해 엔탈피는 +3.9 kJ/mol이므로 NaCl이 물에 용해될 때 열을 흡수한다.

12

정답 ⑤

자료해석

이상 기체 1몰이므로 $PV=RT$라는 수식을 활용하여, 경로에 따른 특징을 판단한다.

상태 Ⅰ에 있는 25L, 1.0 기압, 1 몰의 이상 기체의 온도를 T_0라고 하자.

경로	특징
상태 Ⅰ → 상태 Ⅱ	등압상태에서 부피가 2배가 되었으므로, 온도가 2배로 증가, 따라서 상태 Ⅱ에서의 온도는 $2T_0$
상태 Ⅱ → 상태 Ⅲ	등적상태에서 압력이 $\frac{1}{2}$이 되었으므로 온도도 $\frac{1}{2}$배로 감소, 따라서 상태 Ⅲ에서의 온도는 T_0
상태 Ⅲ → 상태 Ⅰ	등온 과정으로, 온도는 T_0로 일정

이 일련의 과정에 대한 경로에 따른 상태를 $P-V$ 그래프에 표시하면 다음과 같다.

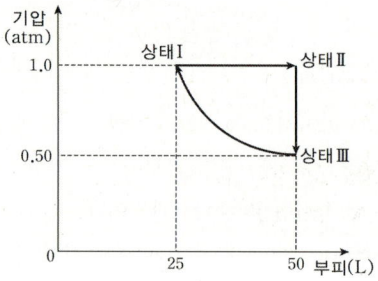

정답해설

ㄱ. 상태 Ⅰ에서 Ⅱ로 등압 상태에서 부피가 2배 증가하였으므로, 상태 Ⅱ의 온도는 상태 Ⅰ의 온도의 2배이다.

상태 Ⅱ의 온도가 상태 Ⅰ보다 높기 때문에 상태 Ⅱ의 엔트로피가 상태 Ⅰ보다 크다.

실제 이상기체의 등압과정에서의 계의 엔트로피 변화는 다음과 같다.

$$\Delta S = \int_{T_1}^{T_2} \frac{nC_{P,m}}{T} dT = nC_{P,m}\ln\left(\frac{T_2}{T_1}\right) = C_P\ln 2 > 0$$

그러므로 상태 Ⅱ가 상태 Ⅰ보다 엔트로피가 더 크다.

ㄴ. 부피 변화가 없으므로 기체가 주위에 한 일 $w=-P\Delta V=0$이다.

ㄷ. 이상 기체 n몰의 내부에너지 변화는 $\Delta E=nC_{V,m}\Delta T$이다. 상태 Ⅰ의 온도와 상태 Ⅲ의 온도가 같으므로 내부 에너지 변화 $\Delta E=nC_{V,m}\Delta T=0$이다.

따라서 기체의 내부 에너지는 상태 Ⅰ과 상태 Ⅲ이 같다.

13

정답 ④

자료해석

이상 기체 1몰이 $V_1 \to V_2$로 등온 가역 팽창할 때, 내부에너지변화, 엔트로피 변화, 계가 한 일은 다음과 같다.

내부 에너지 변화 $\Delta E=nC_{V,m}\Delta T$

엔트로피 변화 $\Delta S = \frac{q_{rev}}{T}=nR\ln\frac{V_2}{V_1}$

계가 한 일 $w=-nRT\ln\frac{V_2}{V_1}$

정답해설

ㄴ. 온도가 일정하므로 내부 에너지 변화는 0이다.
$\Delta E=nC_{V,m}\Delta T=0$

ㄷ. 등온 과정에서 엔트로피 변화는 다음과 같다.
$$\Delta S=\frac{q_{rev}}{T}=nR\ln\frac{V_2}{V_1}=nR\ln\frac{2V_0}{V_0}=R\ln 2 > 0$$

즉, 부피가 증가했으므로 엔트로피는 증가한다.

오답해설

ㄱ. 등온 가역 과정에서 계의 일은 다음과 같다.

$$w=-\int_{V_1}^{V_2} PdV=-\int_{V_1}^{V_2}\frac{nRT}{V}dV=$$
$$-nRT\ln\frac{V_2}{V_1}=-RT_0\ln 2$$

그러므로, 기체가 한 일은 $RT_0\ln 2$가 된다.

14

정답 ②

▌자료해석

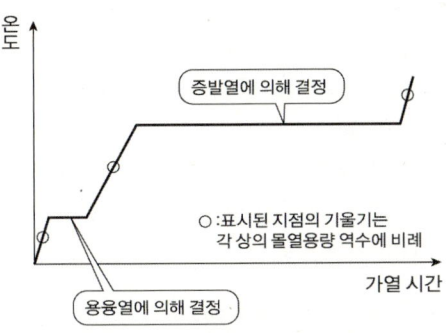

같은 상(phase)에서 가열 곡선의 기울기는 다음과 같이 구한다.
$Q=nC_{v,m}\Delta T$ (Q=열량, n=몰수, $C_{v,m}$=몰열용량, ΔT=온도변화)

단위 시간당 일정한 열량이 공급되므로 가열 시간 ∝ 가해준 열량(Q)이 된다.

∴ 가열 곡선의 기울기는 $\dfrac{\Delta T}{Q}=\dfrac{1}{nC_{v,m}}$로, 몰열용량 $C_{v,m}$에 반비례한다.

상전이가 일어날 때는 가열해준 열이 모두 상변화에 사용되므로, 상전이가 일어날 때 가열곡선은 수평형태가 된다. 상전이에 필요한 엔탈피가 클수록 상전이에 필요한 열량(Q)도 크므로, 가열곡선의 수평 길이도 길다.

▌정답해설

자료 분석을 통해 알 수 있듯이 몰열용량 $C_{v,m}$이 클수록 가열 곡선의 기울기는 완만하며, 몰열용량이 작을수록 가열곡선의 기울기는 가파르다.

∴ 가열 곡선의 기울기 : $H_2O(g) > H_2O(s) > H_2O(l)$

한편 상전이 시 가열 곡선은 수평을 이루며, 엔탈피가 큰 증발 곡선의 길이가 용융곡선의 길이보다 길다.

따라서 이러한 경향을 만족하는 그래프 개형은 ②번이 된다.

15

정답 ④

▌자료해석

표준 몰 엔트로피($S°$)는 물질의 상변화시 불연속적 변화를 나타낸다. 그 외의 구간에서는 온도 상승에 따라 연속적으로 증가한다.

54K에서는 고체-액체의 상변화가 일어나고, 90K에서는 액체-기체의 상변화가 일어난다. 상변화 과정에서 $\Delta G = 0$이다.

▌정답해설

ㄱ. 70K은 녹는점보다 높고 끓는점보다 낮은 온도이므로, 이때 산소의 물리적 상태는 액체이다.

ㄷ. 끓는점에서 $\Delta G° = \Delta H° - T\Delta S° = 0$이다.
따라서 $\Delta H°_{기화} = T \times \Delta S°$로,
$\Delta H°_{기화} = 90 \times (170-94) \text{J/mol}$이다.

▌오답해설

ㄴ. a→b 과정은 액체-기체의 상변화가 일어나는 과정으로 이때의 자유에너지 변화는 0이다.

16
정답 ②

자료해석
일정한 온도와 압력 하에서 기화되면 부피가 팽창하면서 계는 외부에 일을 하게 되고, 엔트로피는 증가한다. 또한 기화열에 해당하는 에너지를 외부로부터 흡수하게 된다.

정답해설
ㄱ. 액체 → 기체 상전이를 통해 부피가 증가했으므로 계의 엔트로피는 증가한다.

ㄹ. 압력이 일정할 때, 엔탈피 변화와 내부에너지 변화의 관계는 다음과 같다.

$\Delta E = q_P + w = \Delta H + w$

기화 과정에서 계가 주위에 한 일이 2.9 kJ이므로 $w = -2.9$ kJ이다. 따라서 내부 에너지 변화는 아래와 같다.

$\Delta E = \Delta H + w = 29.8 - 2.9 = 26.9$ kJ

즉, 계의 내부에너지는 26.9 kJ 증가한다.

오답해설
ㄴ. 정상 끓는점에서의 기화이므로 압력은 1 atm이고 기화된 기체가 이상 기체 법칙을 따르므로, 기화된 기체의 부피는 다음과 같다.

$V = \dfrac{nRT}{P} = \dfrac{0.082 \times 349.8}{1} \approx 28.7$ L

ㄷ. 압력이 1 atm으로 일정하므로 계가 흡수하는 열은 곧 엔탈피 변화이다.

$q_P = \Delta H_{기화} = 29.8$ kJ/mol

그러므로 계는 주위로부터 29.8 kJ의 에너지를 흡수한다.

17
정답 ①

자료해석
헤스의 법칙에 의하면 어떤 반응에 대한 전체 엔탈피 변화는 그 반응의 각 단계에 대한 엔탈피 변화의 합과 같다.
즉, 이미 알고 있는 반응열을 이용하여 실험적으로 구하기 어려운 반응열을 구할 수 있다.
주어진 열역학 자료가 $NH_3(g)$의 표준 생성 엔탈피와 $H_2(g)$의 표준 연소 엔탈피이므로, $NH_3(g)$의 생성 반응식과 $H_2(g)$의 연소 반응식을 쓰면 다음과 같다.

(1) 식: $\dfrac{1}{2} N_2(g) + \dfrac{3}{2} H_2(g) \rightarrow NH_3(g)$

$$\Delta H_1^\circ = -50 \text{ kJ/mol}$$

(2) 식: $H_2(g) + \dfrac{1}{2} O_2(g) \rightarrow H_2O(l)$

$$\Delta H_2^\circ = -290 \text{ kJ/mol}$$

정답해설
ㄱ. 주어진 암모니아 연소 반응은 6×(2)식 − 4×(1)식을 통해 구할 수 있다.

$4NH_3(g) + 3O_2(g) \rightarrow 2N_2(g) + 6H_2O(l)$

따라서 헤스의 법칙에 의해 암모니아 연소 반응의 표준 반응 엔탈피(ΔH°)는 다음과 같다.

$\Delta H^\circ = 6 \times \Delta H_2^\circ - 4 \times \Delta H_1^\circ$
$ = 6 \times (-290) - 4 \times (-50) = -1540$ kJ/mol

오답해설
ㄴ. 내부 에너지 변화와 엔탈피 변화는 다음과 같은 식이 성립한다.

$\Delta E^\circ = \Delta H^\circ - \Delta(PV)$

문제 조건상 압력이 일정하므로

$\Delta E^\circ = \Delta H^\circ - P\Delta V = -1540 - P\Delta V$

이 반응은 기체의 분자 수가 감소하는 반응으로 부피가 감소하므로($\Delta V < 0$)

$\Delta E^\circ = \Delta H^\circ - P\Delta V$
$ = -1540 \text{ kJ/mol} - P\Delta V > -1540$ kJ/mol

$\therefore |\Delta E^\circ| < 1540$ kJ/mol

따라서 표준 반응 내부 에너지의 크기($|\Delta E^\circ|$)는 표준 반응 엔탈피 크기($|\Delta H^\circ|$)보다 작다.

ㄷ. 반응의 자발성은 자유 에너지의 변화로 예측할 수 있으며, 자유 에너지의 변화가 음의 값을 가지면 자발적인 반응이다.
$\Delta G° = \Delta H° - T\Delta S°$에서, 이 반응은 기체 몰수가 감소하는 반응으로 $\Delta S° < 0$이다.
따라서 온도를 올리면 반응의 자발성은 오히려 감소한다.

18

정답 ①

정답해설

ㄱ. 기체 분자의 몰수가 3몰에서 1몰로 감소했으므로, 엔트로피는 감소한다.

오답해설

ㄴ. 내부 에너지 변화와 엔탈피 변화는 다음의 식이 성립한다.
$\Delta E = \Delta H - \Delta(PV)$
문제 조건상 압력이 일정하므로 $\Delta E = \Delta H - P\Delta V$이고, 이 반응은 기체의 분자 수가 감소하는 반응으로 부피가 감소한다.($\Delta V < 0$)
따라서 내부 에너지의 변화가 엔탈피 변화보다 더 크다.

ㄷ. 어떤 변화 과정에서 계가 주위에 할 수 있는 일의 최대량은 엔탈피 변화(ΔH)가 아닌 Gibbs 자유에너지의 변화(ΔG)이다.
$$\Delta G = \Delta H - T\Delta S$$
이 반응은 기체 몰수가 감소하는 반응으로 $\Delta S < 0$이므로, CH_4 0.5mol과 O_2 1mol의 반응이 주위에 할 수 있는 일의 최대량은 445kJ보다 작다.

19   정답 ⑤

▌자료해석

순수한 용매 A 또는 B의 증기 압력(atm)의 온도 의존성은 van't Hoff 식에 의해 다음과 같이 표현된다.

$$\ln P_{증기} = -\frac{\Delta H°_{증발}}{R}\left(\frac{1}{T} - \frac{1}{T_b}\right)$$

여기서 T_b는 용매의 정상끓는점이다.

즉, 그래프의 기울기는 $-\dfrac{\Delta H°_{증발}}{R}$이고, $\dfrac{1}{T}$축의 절편은 $\dfrac{1}{T_b}$이므로 용매의 정상 끓는점을 알 수 있다.

▌정답해설

ㄱ. 그래프의 기울기는 van't Hoff 식에서 $-\dfrac{\Delta H°_{증발}}{R}$이다.

따라서 A가 더 가파르므로 A의 증발 엔탈피가 더 크다.

ㄴ. 용매 A, B를 1 : 1로 섞은 혼합 용액이 이상 용액이라 하면, 라울의 법칙에 의해

$$P_{이상용액} = \frac{1}{2}(P_A° + P_B°) = \frac{1}{2}(50+400) = 225 \text{ Torr}$$가 나온다.

그러나 실제 용액 C의 증기압은 210 Torr로 이상 용액에 비해 (−)편차를 보인다.

따라서 실제 용액 C를 형성하는 과정은 발열 반응이다. ($\Delta H_{용해} < 0$)

ㄷ. 정상 끓는점에서는 깁스 자유 에너지 변화가 영(zero)이므로, $\Delta S_{증발} = \dfrac{\Delta H_{증발}}{T_b}$가 성립한다.

A, B의 증발 엔트로피 변화를 구하면 다음과 같다.

$$\Delta S_A = \frac{\Delta H_A}{T} = \frac{3.2 \times 10^3 R}{400},$$

$$\Delta S_B = \frac{\Delta H_B}{T} = \frac{1.3 \times 10^3 R}{350}$$

따라서 정상 끓는점에서 증발 엔트로피($\Delta S_{증발}$)는 A가 B보다 크다.

20   정답 ③

▌자료해석

(S)-2-iodooctane과 (R)-2-iodooctane은 서로 광학 이성질체 관계이다. 따라서 주어진 반응은 $\Delta H° = \Delta S° = 0$이고, $K=1$이다.

▌정답해설

ㄱ. $\Delta H° = 0$이므로 온도가 높아져도 평형 상수는 변하지 않는다.

ㄴ. 광학 이성질체는 물리적, 화학적 성질이 동일하다. 온도에 관계없이 반응물과 생성물의 엔트로피($S°$)가 같으므로 반응 엔트로피($\Delta S°$)는 0이다.

▌오답해설

ㄷ. 정반응의 속도 상수, $k = A \cdot e^{-\frac{E_a}{RT}}$로부터 온도가 높아지면 속도 상수는 커진다.

21 정답 ②

▌정답해설

반응의 자발성은 우주의 엔트로피 변화($\Delta S_{우주}$)의 부호가 결정한다.

여기서 $\Delta S_{우주} = \Delta S_{계} + \Delta S_{주위}$ 인데 $\Delta H_{계}$의 부호만으로 $\Delta S_{우주}$의 부호가 결정되려면 ②와 같이 압력과 엔트로피가 일정하게 유지되어야 한다.

일정한 압력 조건에서 $T_{주위} \Delta S_{주위} = -q_P = -\Delta H_{계}$ 이고, 일정 엔트로피 조건에서 $\Delta S_{계} = 0$ 이므로 $\Delta S_{우주} = -\Delta H_{계}/T_{주위}$ 로 나타낼 수 있다.

22 정답 ③

▌자료해석

XY가 고체상을 갖는 구간은 $\overline{BC}$ 이고, 같은 상(phase)에서 열량 Q는 다음과 같다.

$Q = cm\Delta T$ (c: 비열, m: 질량, ΔT: 온도 변화)

$\overline{BC}$ 구간에서 8 cal의 열량 공급에 대해 XY 1.0g의 온도 변화가 20K이므로, $8\,\text{cal} = c \times 1.0\text{g} \times 20\text{K}$

∴ XY(s)의 비열(c) = 0.40 cal/g·K

같은 방식으로 액체 XY의 비열도 구해 보자.

$\overline{DE}$ 구간에서 10 cal의 열량 공급에 대해 XY 1.0g의 온도 변화는 20K이므로, $10\,\text{cal} = c \times 1.0\text{g} \times 20\text{K}$

∴ XY(l)의 비열(c) = 0.50 cal/g·K

▌정답해설

ㄱ. 액체 상태에서 XY의 비열은 0.50 cal/g·K이다. (자료해석 참고)

ㄴ. 내부 에너지 변화 $\Delta E = \Delta H + P\Delta V$ 에서 $\Delta V = 0$ 이므로 $\Delta E = \Delta H = q_P$ 이다.

C→D→F 과정의 $q_P = 65 - 10 = 55$ cal 이므로, C→F 과정에서의 내부 에너지 변화는 +55 cal이다.

▌오답해설

ㄷ. 자유에너지 개념을 이용하면, 다음과 같이 정리할 수 있다. 과냉각된 액체는 녹는점보다 더 낮은 온도에서 고체로 변화하므로 응고 반응의 $\Delta G < 0$ 이다.

$\Delta G = \Delta H - T\Delta S < 0$ 이므로 $\Delta S > \dfrac{\Delta H}{T}$ 이다.

($\Delta S < 0$ 이므로 $|\Delta S|$는 가역적 과정에서보다 더 작다.)

IV. 열화학

23 심화이해   정답 ③

▌자료해석

주어진 반응의 표준 자유에너지 변화는 다음과 같다.
$\Delta G° = \Delta H° - T\Delta S° = -10 - 300 \times 0.1 = -40 \text{ kJ/mol}$

▌정답해설

ㄱ. 주어진 조건에서 $\Delta G°$가 음수이므로 $K > 1$인 자발적인 반응이다.

ㄴ. $\Delta G° = -40 \text{ kJ/mol}$이므로, 계가 주위에 할 수 있는 비팽창 일의 최대량은 40 kJ이다.

▌오답해설

ㄷ. 엔트로피는 세기성질이 아닌 크기성질이므로, 양을 두 배로 늘리면 엔트로피 변화도 두 배로 증가한다.

24 심화이해   정답 ①

▌자료해석

$\ln K = -\dfrac{\Delta H°}{R}\left(\dfrac{1}{T}\right) + \dfrac{\Delta S°}{R}$ 의 식으로부터, 그래프의 기울기는 $-\dfrac{\Delta H°}{R}$ 이고 y축 절편은 $\dfrac{\Delta S°}{R}$ 이다.

▌정답해설

ㄱ. 그래프의 기울기($-\dfrac{\Delta H_1°}{R}$)가 음의 값을 가지므로, $\Delta H_1° > 0$이다.

▌오답해설

ㄴ. y축 절편이 음수이므로 $\Delta S° < 0$이다.

ㄷ. 강염기에 의한 HA의 중화 반응은 다음과 같다.
$\text{HA}(aq) + \text{OH}^-(aq) \rightarrow \text{A}^-(aq) + \text{H}_2\text{O}(l)$
$\Delta H° = \Delta H_1° - \Delta H_2°$
따라서 $\Delta H° = (144 \times 8.31 \times 10^{-3} - 57.1) \text{kJ/mol}$이다.

25 [심화이해] 정답 ④

▌자료해석

온도 T_1, T_2, T_3에서, $\Delta H°$와 $\Delta G°$의 부호를 통해 반응 엔탈피와 반응의 자발성 여부 및 평형 상수의 크기를 추론할 수 있다.

온도(K)	T_1	T_2	T_3
표준 반응 엔탈피	$\Delta H° > 0$	$\Delta H° > 0$	$\Delta H° > 0$
표준 반응 자유에너지	$\Delta G° > 0$	$\Delta G° = 0$	$\Delta G° < 0$

▌정답해설

ㄴ. T_2일 때, 표준 반응 엔트로피는 $\Delta G° = \Delta H° - T\Delta S°$을 이용하여 구할 수 있다.

T_2에서 $\Delta G°(T_2)=0$이므로

$\Delta G°(T_2) = \Delta H°(T_2) - T_2\Delta S°(T_2) = 0$

$\therefore \Delta S°(T_2) = \dfrac{\Delta H°(T_2)}{T_2}$

ㄷ. 표준 상태에서 평형 상수와 깁스 자유에너지의 관계식은 $\Delta G° = -RT\ln K$이다. T_3에서 $\Delta G° < 0$이므로, 평형상수는 1보다 크다. ($K>1$)

▌오답해설

ㄱ. 온도가 T_1일 때 $\Delta H° > 0$이므로 열을 흡수하는 흡열반응이다.

26 [심화이해] 정답 ⑤

▌자료해석

평형 상수 K_p의 온도 의존성은 반트 호프 식을 통해 알 수 있다.

$\Delta G° = -RT\ln K_p = \Delta H° - T\Delta S°$

$\ln K_p = -\dfrac{\Delta H°}{R}\left(\dfrac{1}{T}\right) + \dfrac{\Delta S°}{R}$

주어진 그래프에서 기울기는 $-\dfrac{\Delta H°}{R}$이고,

$\ln K_p$축 절편은 $\dfrac{\Delta S°}{R}$이다.

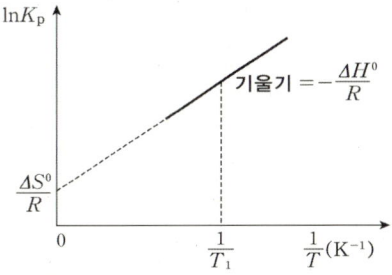

▌정답해설

ㄱ. 주어진 반응은 기체 분자들이 4분자에서 2분자로 감소하는 반응이므로, 정반응의 엔트로피 변화($\Delta S°$)는 $\Delta S° < 0$이다.

따라서 주어진 그래프의 $\ln K_p$축 절편 b는 $\dfrac{\Delta S°}{R}$로 $(-)$값을 갖는다.

ㄴ. 주어진 그래프의 기울기는 $-\dfrac{\Delta H°}{R} = 9.6 \times 10^3$ K

$\Delta H° = -R \times 9.6 \times 10^3$ K
$= -8.31$ J/mol·K $\times 9.6 \times 10^3$ K
$= -9.6 \times 8.31$ kJ/mol

ㄷ. 온도 T_1에서 정반응은 발열반응이므로 주위에 열을 공급한다.

따라서 주위의 엔트로피 변화는 $\Delta S_{주위} = \dfrac{-\Delta H°}{T_1} > 0$이다.

27 정답 ②

자료해석

표준 상태에서 (가) 반응은 자유 에너지가 증가하는 비자발적인 반응으로, 산화구리(I)로부터 자발적으로 금속 구리를 얻을 수는 없다.
그러나 비자발적인 (가) 반응이라도, 자발적인 (나) 반응을 이용한다면, 산화구리(I)로부터 금속 구리를 얻을 수도 있다.
(가) 반응과 (나) 반응을 합한 반응은 다음과 같다.

$$Cu_2O(s) \rightarrow 2Cu(s) + \frac{1}{2}O_2(g)$$
$$\Delta G°_{298} = +146 \text{ kJ} \quad \Delta H°_{298} = +169 \text{ kJ}$$

$$C(흑연) + \frac{1}{2}O_2(g) \rightarrow CO(g)$$
$$\Delta G°_{298} = -137 \text{ kJ} \quad \Delta H°_{298} = -111 \text{ kJ}$$

+)
$$\overline{Cu_2O(s) + C(흑연) \rightarrow 2Cu(s) + CO(g)}$$
$$\Delta G°_{298} = +9 \text{ kJ} \quad \Delta H°_{298} = +58 \text{ kJ}$$

정답해설

ㄴ. 기체 분자 수가 증가하는 반응이므로 $\Delta S° > 0$이다.

오답해설

ㄱ. 298K에서 반응 (가)의 $\Delta G° > 0$, $\Delta H° > 0$이므로, 반응은 비자발적 흡열반응이다.

ㄷ. 전체 반응은 $\Delta G°_{298} = +9 \text{ kJ} > 0$, $\Delta H°_{298} = +58 \text{ kJ}$이다.
$\Delta G° = \Delta H° - T\Delta S°$로부터, $\Delta S° = \dfrac{\Delta H° - \Delta G°}{T} > 0$
이다. 따라서 다음과 같이 온도가 높아질수록 $\Delta G°$가 감소하므로 온도를 높여 주면 산화구리(I)로부터 금속 구리를 얻을 수 있다.

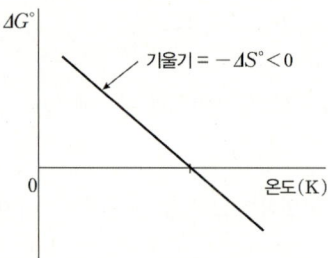

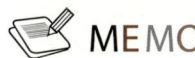

V. 반응 속도

01   정답 ③

자료해석

온도가 T_1일 때 반감기는 10초로 일정하고, 온도가 T_2일 때 반감기는 5초로 일정하다. 따라서 이 반응은 A에 관한 1차 반응이고 $v=k[A]$이다.

정답해설

ㄱ. 1차 반응의 $t_{1/2}=\dfrac{\ln 2}{k}$ 이므로, T_1에서 $k=\dfrac{\ln 2}{10}\text{ s}^{-1}$이다.

ㄴ. $k=\dfrac{\ln 2}{t_{1/2}}$로 T_1에서 $k=\dfrac{\ln 2}{10}\text{ s}^{-1}$, T_2에서 $k=\dfrac{\ln 2}{5}\text{ s}^{-1}$이다.

따라서 T_2에서 반응 속도 상수는 T_1에서의 2배이다.

오답해설

ㄷ. [A]는 10초 T_1에서 0.4, 10초 T_2에서 0.2이다.

T_1에서 $v=\dfrac{\ln 2}{10}\times(0.4)$, T_2에서 $v=\dfrac{\ln 2}{5}\times(0.2)$로 10초에서의 반응속도는 T_1에서와 T_2에서가 같다.

02   정답 ①

정답해설

ㄱ. 에스터에 비해 아민이 과량 존재할 때, $k_{obs}=k[R''NH_2]^n$ 이다.

문제의 그래프에서 $[R''NH_2]_0$의 농도가 2배로 될 때, k_{obs}도 2배가 되므로 $n=1$이다.

(문제의 조건 상 온도 및 경로 등의 다른 조건이 명시되지 않았으므로, 아민의 초기 농도 변화에 대해 k는 일정하다고 볼 수 있다.)

오답해설

ㄴ. $k_{obs}=k[R''NH_2]$이므로 $k=\dfrac{k_{obs}}{[R''NH_2]}$이다.

$[R''NH_2]=0.1\,\text{M}$일 때 $k_{obs}=0.01\,\text{min}^{-1}$이므로,

$k=\dfrac{0.01\,\text{min}^{-1}}{0.1\,\text{M}}=0.1\,\text{M}^{-1}\text{min}^{-1}$이다.

ㄷ. 에스터에 비해 과량의 아민이 존재할 때 $v=k_{obs}[RCOOR']$이므로, 주어진 반응은 $RCOOR'$에 대해 1차 반응이다.

따라서 반감기($t_{1/2}$)는 $t_{1/2}=\dfrac{\ln 2}{k_{obs}}=\dfrac{\ln 2}{k[R''NH_2]_0}$로, $[R''NH_2]_0$에 반비례한다.

03

정답 ⑤

자료해석

주어진 표를 통해서도 알 수 있듯이, 실험 Ⅰ의 반감기는 1분으로 일정하고, 실험 Ⅱ의 반감기는 2분으로 일정하다. 따라서 주어진 반응은 1차 반응이다.

정답해설

ㄱ. 반감기가 일정하므로 분해 반응은 1차 반응이다.

ㄴ. 실험 Ⅰ에서 2분 후 A의 부분 압력이 $\frac{1}{4}P_0$이므로, 반응한 A의 부분 압력은 $\frac{3}{4}P_0$이다.

	2A(g)	→	B(g)	+	2C(g)
초기 조건	P_0				
변화량	$-\frac{3}{4}P_0$		$+\frac{3}{8}P_0$		$+\frac{3}{4}P_0$
반응 후	$\frac{1}{4}P_0$		$\frac{3}{8}P_0$		$\frac{3}{4}P_0$

따라서 2분 후 기체의 전체 압력은 $\frac{1}{4}P_0 + \frac{3}{8}P_0 + \frac{3}{4}P_0 = \frac{11}{8}P_0$이다.

ㄷ. 실험 Ⅰ에서 반감기는 1분, 실험 Ⅱ의 반감기는 2분이다. 1차 반응의 반감기는 $t_{1/2} = \frac{\ln 2}{k}$이므로, $k = \frac{\ln 2}{t_{1/2}}$

∴ $k_1 : k_2 = \frac{\ln 2}{1} : \frac{\ln 2}{2} = 2 : 1$이므로, $k_1 = 2k_2$

04

정답 ③

자료해석

2차 반응일 경우, 적분 속도식을 다음과 같이 유도할 수 있다.

$$-\frac{d[A]}{dt} = k[A]^2$$

$$\int_{[A]_0}^{[A]} \frac{1}{[A]^2} d[A] = -\int_0^t k\,dt$$

$$\frac{1}{[A]} - \frac{1}{[A]_0} = kt$$

반감기에서, 즉 $t = t_{1/2}$에서 $[A] = \frac{1}{2}[A]_0$이다.

∴ $t_{1/2} = \frac{1}{k[A]_0}$

즉, 초기 농도와 반감기는 반비례 관계이다. 초기 농도가 절반씩 줄어들 때마다 반감기가 2배로 늘어나는 것으로 보아, A에 대한 2차 반응이라는 것을 추론할 수 있다. 또한, $[A]_0 = 0.4M$일 때, $t_{1/2} = 10$분이므로, $k = 0.25/M \cdot \min$이다.

정답해설

ㄱ. 150분 후 라는 것은, $\frac{[A]_0}{8}$에서 반감기가 한번 더 지난 상황이므로 농도가 $\frac{[A]_0}{16}$이라는 것을 알 수 있고, $[A]_0 = 0.4M$이므로 $\frac{[A]_0}{16} = 0.025M$이다.

ㄴ. 적분속도식은 다음과 같다.

$$\frac{1}{[A]} - \frac{1}{[A]_0} = kt$$

$[A] = \frac{3}{4}[A]_0$일 때의 $t = t_{3/4}$는 아래와 같다.

∴ $t_{3/4} = \frac{1}{3k[A]_0}$

따라서 $\frac{t_{1/2}}{t_{3/4}}$는 $[A]_0$와 관계없이 3으로 일정하다.

오답해설

ㄷ. $k = 0.25/M \cdot \min$이므로, $t_{1/2} = \frac{1}{0.25 \times 0.5} = 8$분이다.

05   정답 ④

자료해석

문제의 조건상 반응 속도가 CO의 농도에 무관하고, 시간에 따른 $\frac{1}{[NO_2]}$의 그래프가 직선으로 나타났으므로, 반응 차수는 CO에 대해서는 0차, NO_2에 대해서는 2차가 된다.

따라서 $\frac{1}{[NO_2]_t} = \frac{1}{[NO_2]_0} + kt$가 성립하고, 주어진 그래프의 기울기가 반응 속도 상수 k가 되므로 T_1과 T_2에서의 속도상수 k_1, k_2를 구하면,

$k_1 = \frac{8}{4} = 2\,M^{-1}\,min^{-1}$

$k_2 = \frac{2}{4} = 0.5\,M^{-1}\,min^{-1}$

이 된다.

정답해설

④ 반응 속도 $v = k[NO_2]^2$이므로, 2분에서 $[NO_2]$ 값을 대입하면 T_1과 T_2에서의 반응 속도를 구할 수 있다.

T_1에서의 속도 : $v = k_1[NO_2]^2 = 2 \times \left(\frac{1}{5}\right)^2 = \frac{2}{25}\,M/min$

T_2에서의 속도 : $v = k_2[NO_2]^2 = 0.5 \times \left(\frac{1}{2}\right)^2 = \frac{2}{16}\,M/min$

그러므로 T_1에서의 속도가 더 느리다.

오답해설

① 주어진 조건에 의해 반응 속도가 CO의 농도에 대해 무관하다고 했으므로, CO에 대해서는 0차 반응이다.

② 2차 반응이므로 NO_2의 반감기는 NO_2의 농도에 반비례한다.

$\frac{2}{[NO_2]_0} = \frac{1}{[NO_2]_0} + kt_{1/2}$

∴ $t_{1/2} = \frac{1}{k[NO_2]_0}$

따라서 반감기는 NO_2 농도에 의존한다.

③ 그래프에서 $[NO_2] = 1 \to [NO_2] = \frac{1}{2}$의 과정은 온도 T_1에서는 $\frac{1}{2}$분이 걸리고 T_2에서는 2분이 걸렸다.

2차 반응의 반응속도 상수 $k = \frac{1}{t_{1/2}[NO_2]}$이므로, T_1의 반응 속도 상수는 T_2의 반응 속도 상수에 대해 4배가 된다.

⑤ 단일 단계 반응이라면 반응식의 계수와 반응 차수가 같으므로 NO_2에 대해 1차, CO에 대해 각각 1차 반응이 되어야 한다.

그러나 실제 반응속도가 $[NO_2]$에 대해 2차 반응이므로 단일 단계 반응이라고 할 수 없다.

06 [심화이해] 정답 ⑤

자료해석

A의 초기 농도에 비해 B의 초기 농도가 매우 크므로, B의 농도는 거의 일정하게 유지된다고 할 수 있다.
따라서 제시된 속도식은 다음과 같이 근사할 수 있다.
$v = k[B]^n \times [A]^m = k([B]_0)^n \times [A]^m = k'[A]^m \ (k' = k([B]_0)^n)$

정답해설

ㄱ. $-\dfrac{d[A]}{dt} = k([B]_0)^n \times [A] = k'[A]$에서, 양변을 적분하면

$\displaystyle\int_{[A]_0}^{[A]} \dfrac{1}{[A]} d[A] = \int_0^t k' dt$

$\therefore \ln \dfrac{[A]}{[A]_0} = -k't$

$\ln \dfrac{[A]}{[A]_0}$을 시간에 대해 나타낸 그래프가 직선이므로 이 반응은 A에 대한 1차 반응이다.

ㄴ. B의 초기 농도의 증가에 따른 k'의 증가는 비례 관계에 있으므로 이 반응은 B에 대해서도 1차 반응이다.
이는 그래프에서도 확인할 수 있는데, [B]의 농도를 2배, 3배로 증가시키면, 반응시간이 $\dfrac{t_1}{2}$, $\dfrac{t_1}{3}$ 초로 감소, 즉 반응속도(반응속도 $\propto \dfrac{1}{반응시간}$)가 2배, 3배로 증가하는 것으로 볼 때 B에 대해서도 1차 반응이다.

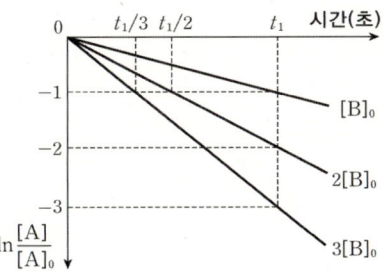

ㄷ. $k' = k[B]_0 = \dfrac{1}{t_1}$이므로, 반응 속도 상수 k는 $\dfrac{1}{t_1[B]_0}$이다.

07 [심화이해] 정답 ①

자료해석

제시된 반응의 속도식은 $v = k[A]^m[B]^n$ 형태로 나타낼 수 있다. (가)는 $[B]_0 \gg [A]_0$이므로, B의 농도가 거의 일정하게 유지된다. 따라서 A에 대한 유사 m차 반응으로 근사할 수 있다.
$v = k([B]_0)^n [A]^m = k'[A]^m \ (k' = k([B]_0)^n)$
그런데, [A]-시간 그래프에서 반감기가 일정하게 나타났으므로, A에 대한 1차 반응이 된다.
(나)는 $[A]_0 \gg [B]_0$이므로, A의 농도가 거의 일정하게 유지된다. 따라서 B에 대한 유사 n차 반응으로 근사할 수 있다.
$v = k[A]_0^m[B]^n = k''[B]^n \ (k'' = k[A]_0)$

그런데, $\dfrac{1}{[B]}$-시간 그래프가 직선으로 나타났으므로, B에 대한 2차 반응이 된다.

$\therefore$ 주어진 반응의 반응 속도식은 $v = k[A][B]^2$이다.

정답해설

① 속도법칙은 $v = k[A][B]^2$이다.

오답해설

② 그래프 (가)에서 [A]-시간 그래프에서 반감기가 일정하므로, A에 대한 1차 반응이 된다.

③ 주어진 반응은 B에 대해 2차 반응이므로, (나)에서 B의 반감기는 $t_{1/2} = \dfrac{1}{k[A]_0[B]}$이다.

따라서 B의 농도에 반비례한다.

④ 반응이 진행됨에 따라 반응물의 농도가 감소하므로 반응속도는 느려진다.

⑤ (나)에서 반응 속도는 B에 대한 2차 반응이므로 $\dfrac{1}{[B]} = \dfrac{1}{[B]_0} + k[A]_0 t$가 된다. 따라서 기울기를 $[A]_0$로 나누어 k를 구할 수 있다.

V. 반응 속도

08 심화이해

정답 ①

자료해석

주어진 단일 단계 반응 $A(g) \underset{k_{-1}}{\overset{k_1}{\rightleftharpoons}} B(g)$은 평형 상태에서 다음과 같은 관계가 성립한다.

$v_1 = v_{-1}$

$k_1[A] = k_{-1}[B]$

∴ 평형상수 $K = \dfrac{[B]}{[A]} = \dfrac{k_1}{k_{-1}}$

즉, 평형 상수 K는 정반응 속도 상수와 역반응 속도 상수의 비로 나타낼 수 있다.

한편, 온도와 평형 상수 K의 관계는 반트 호프 식을 통해 나타낼 수 있다.

$\ln K = -\dfrac{\Delta H°}{R}\left(\dfrac{1}{T}\right) + \dfrac{\Delta S°}{R}$

발열 반응에서($\Delta H < 0$) 온도가 증가하면 평형 상수는 작아지고, 흡열 반응에서($\Delta H > 0$) 온도가 증가하면 평형 상수는 커진다.

정답해설

ㄱ. 온도가 200K에서 400K로 증가할 때, 평형 상수가 작아졌으므로, 정반응은 발열 반응이다.

오답해설

ㄴ. 400 K에서 역반응 속도 상수는, 평형 상수와 반응 속도 상수의 관계를 통해 구할 수 있다.

$K(400\ \text{K}) = \dfrac{k_1(400\ \text{K})}{k_{-1}(400\ \text{K})}$

$1 = \dfrac{2.72}{k_{-1}(400\ \text{K})}$

∴ $k_{-1}(400\text{K}) = 2.72$

즉, 400K에서 역반응 속도 상수는 $2.72\,\text{s}^{-1}$이다.

ㄷ. 200K와 400K에서의 역반응 속도 상수를 이용하여, 역반응의 활성화 에너지를 구할 수 있다.

먼저, 200K에서 역반응의 속도 상수는 다음과 같이 구한다.

$K(200\text{K}) = \dfrac{k_1(200\ \text{K})}{k_{-1}(200\ \text{K})}$

$2.72 = \dfrac{1}{k_{-1}(200\ \text{K})}$

∴ $k_{-1}(200\ \text{K}) = \dfrac{1}{2.72}\,\text{s}^{-1}$

200 K와 400 K에서의 역반응 속도 상수와 온도의 관계를 나타내는 아레니우스 식을 통해 역반응의 활성화 에너지를 구할 수 있다.

$\ln k_{-1} = 상수 - \dfrac{E_a'}{R}\left(\dfrac{1}{T}\right)$ (E_a': 역반응의 활성화 에너지)

$\ln k_{-1}(400\ \text{K}) = 상수 - \dfrac{E_a'}{R}\left(\dfrac{1}{400}\right)$ ········· ①

$\ln k_{-1}(200\ \text{K}) = 상수 - \dfrac{E_a'}{R}\left(\dfrac{1}{200}\right)$ ········· ②

①식에서 ②식을 빼면

$\ln \dfrac{k_1(400\ \text{K})}{k_{-1}(400\ \text{K})} = -\dfrac{E_a'}{R}\left(\dfrac{1}{400} - \dfrac{1}{200}\right)$

$\ln \dfrac{2.72}{1/2.72} = -\dfrac{E_a'}{R}\left(\dfrac{1}{400} - \dfrac{1}{200}\right)$

$\ln (2.72)^2 = -\dfrac{E_a'}{R}\left(-\dfrac{1}{400}\right)$

$2\ln 2.72 = 2 = \dfrac{E_a'}{400R}$

∴ $E_a' = 800R = 800 \times 8.31\,\text{J/mol} = 6.648\,\text{kJ/mol}$

즉, 역반응의 활성화 에너지는 $6.648\,\text{kJ/mol}$이다.

09 정답 ②

자료해석

속도결정단계는 1단계로 $v=k_1[NO_2]^2$이다.
전체 반응은 $NO_2+CO \rightarrow NO+CO_2$이다.

정답해설

② $v=k_1[NO_2]^2$로 NO_2에 대한 반응 차수는 2이다.

오답해설

① 전체 반응은 $NO_2+CO \rightarrow NO+CO_2$로 NO_2와 CO는 1:1의 몰비로 반응한다.
③ 반응차수는 2이다.
④ 반응 속도상수는 k_1이다.
⑤ NO는 반응 후에도 남아있으므로 중간체가 아니다.

10 정답 ③

자료해석

세 단계를 모두 더하여 전체 반응식을 구하면
$2NO(g)+2H_2(g) \rightarrow N_2(g)+2H_2O(g)$이다.
단계 (2)가 느린 반응이므로 속도 결정 단계이고, 사전 평형 근사법으로 반응 속도식을 구하면 다음과 같다.
$k_1[NO]^2=k_{-1}[N_2O_2]$
$[N_2O_2]=\dfrac{k_1}{k_{-1}}[NO_2]^2$
단계 (2)에 의한 속도 반응식이 $v=k_2[N_2O_2][H_2]$이므로,
$[N_2O_2]=\dfrac{k_1}{k_{-1}}[NO_2]^2$를 대입하면
$v=\dfrac{k_1 \cdot k_2}{k_{-1}}[NO_2]^2[H_2]=k[NO_2]^2[H_2]$

정답해설

ㄱ. 전체 반응식이 $2NO(g)+2H_2(g) \rightarrow N_2(g)+2H_2O(g)$이므로, NO 1몰이 반응할 때 H_2O 1몰이 생성된다.
ㄴ. $v=k[NO_2]^2[H_2]$이므로 k의 단위는 $M^{-2} \cdot s^{-1}$이다.

오답해설

ㄷ. H_2에 대한 반응 차수가 1이므로 농도를 2배로 하면 반응 속도 역시 2배가 된다.

11 정답 ⑤

자료해석

반응 속도식을 이용하여 반응 차수를 알 수 있다. 300K에서 실험 1과 2를 비교하면 속도는 [A]의 제곱에 비례한다. 실험 1과 3을 비교하면 속도는 [B]에 정비례한다.
따라서 속도식은 $v=k[A]^2[B]$이다.

정답해설

ㄱ. 반응차수는 A에 대해 2차, B에 대해 1차이다.
ㄴ. 반응 속도식에 초기 농도와 초기 속도를 대입하여 속도 상수 값을 얻는다.
  실험 1에서 $2.0\times 10^{-3}(M/s)=k(0.1M)^2(0.1M)$이므로 $k=2.0\ M^{-2}s^{-1}$이다.
ㄷ. 실험 3과 4를 비교하면 A, B의 초기 농도 조건은 동일하므로 온도 변화에 의해 10^3 배의 속도 차이를 갖는다. 따라서 속도 상수는 400K에서가 300K에서보다 10^3 배 크다. 아레니우스 식으로부터 계산하면 다음과 같다.

$$\ln\frac{k_{400}}{k_{300}}=\frac{E_a}{R}\times\left(\frac{1}{300}-\frac{1}{400}\right)=\frac{E_a}{R}\times\frac{1}{1200}$$

$$E_a=\ln 1000\times 8.31\times 1200(J/mol)$$
$$=\ln 1000\times 8.31\times 1.2(kJ/mol)$$

12 정답 ③

자료해석

이 화학반응식은 속도 결정 단계와 속도 결정 단계 직전의 빠른 평형 단계가 특징이다. 중간체가 반응물들과 평형을 이루는 사전-평형이 관여한다. 이러한 사전-평형은 생성된 중간체가 다시 반응물로 되돌아가는 속도가 중간체가 생성물로 변하는 속도보다 훨씬 더 빠를 때 이루어진다. 즉 사전-평형이 일어나려면 $k_{-1}\gg k_2$라야 한다.
반응 메카니즘 중 속도가 가장 느린 단계가 속도 결정 단계이며, 이 속도 결정 단계가 전체 반응 속도를 지배하게 되는 단계이므로 속도식은 다음과 같다.
$v=k_2[\cdot Cl][CHCl_3]$
단계 1이 평형을 이룬다고 할 때 다음과 같이 평형 상수를 이용할 수 있다.

$$K=\frac{k_1}{k_{-1}}=\frac{[Cl\cdot]^2}{[Cl_2]}\quad\therefore\ [\cdot Cl]=\sqrt{\frac{k_1}{k_{-1}}[Cl_2]}$$

$$v=\frac{k_1^{\frac{1}{2}}k_2}{k_{-1}^{\frac{1}{2}}}\sqrt{[Cl_2]}\,[CHCl_3]$$

정답해설

③ 속도 결정 단계인 2단계와 빠른 평형인 1단계를 이용하면 반응 속도식은 다음과 같다.

$$v=\frac{k_1^{\frac{1}{2}}k_2}{k_{-1}^{\frac{1}{2}}}\sqrt{[Cl_2]}\,[CHCl_3]$$

따라서 Cl_2에 대해 $\frac{1}{2}$차, $CHCl_3$에 대해 1차이다.

오답해설

① 각 단계 반응식을 합하면 전체 반응식이 된다.
  따라서 전체 반응식은
  $CHCl_3+Cl_2\rightarrow CCl_4+HCl$이다.
② 속도 결정 단계는 가장 느린 단계이므로 단계 2이다.
④ 중간체는 반응물도 생성물도 아닌 화학종으로 반응이 진행되는 동안 생성되었다가 없어진다.
  즉, 중간체는 전체 반응식에 포함되지 않는다.
  따라서 $\cdot Cl$과 $\cdot CCl_3$는 중간체이다.
⑤ 단계 3은 두 개의 분자가 반응에 참여하므로 이분자 반응이다.

13

정답 ⑤

자료해석

실험 1과 2를 비교해 보면 P_B가 2배 되었을 때, 속도가 2배로 증가하였으므로 B에 대한 1차 반응이다. 그리고 실험 2와 3을 비교해 보면 P_A가 2배 되었을 때 속도가 4배로 증가하였으므로 A에 대한 2차 반응이다.

∴ 주어진 반응의 속도식은 $v=k(P_A)^2(P_B)$

한편, 아레니우스 식에 의해 반응 속도 상수와 온도의 관계는 $\ln k = \ln A - \dfrac{E_a}{RT}$ 이므로, 주어진 그래프의 기울기는 $-\dfrac{E_a}{R}$ 이 된다.

정답해설

ㄱ. 실험 2와 3을 비교해 보면 A에 대한 2차 반응이다.(실험 1, 2, 3에서 온도가 같다는 조건이 필요하다.)

ㄴ. 반응 속도식 $v=k(P_A)^2(P_B)$에 실험 3의 실험값을 대입하면,

$4 \times 10^{-2} \text{atm/s} = k \times (1 \text{ atm})^2 \times (1 \text{ atm})$

∴ $k = 4 \times 10^{-2}/\text{atm}^2 \cdot \text{s}$

즉, 속도 상수는 $4 \times 10^{-2}/\text{atm}^2 \cdot \text{s}$이 된다.

ㄷ. 아레니우스 식에 의해 주어진 그래프의 기울기는 $-\dfrac{E_a}{R}$ 이므로, $-2 \times 10^4 \text{K} = -\dfrac{E_a}{R}$ 이다.

∴ $E_a = (2 \times 10^4 \text{ K}) \times R = 2 \times 10^4 \text{ K} \times 8.31 \text{J/mol} \cdot \text{K}$
$\fallingdotseq 166 \text{ kJ/mol}$

즉, 활성화 에너지는 166 kJ/mol이 된다.

14

정답 ②

자료해석

다단계 화학 반응의 경우 느린 단계가 전체 속도를 지배하는 반응 속도 결정 단계가 되며, 각 단계의 반응 차수는 반응식의 계수와 일치한다.

따라서 느린 단계 (1)이 반응 속도 결정 단계가 된다.

정답해설

ㄴ. Cl은 단계 (1)에서 생성된 뒤, 단계 (2)에서 소멸되므로 반응 중간체이다.

오답해설

ㄱ. 단계 (1)은 속도 결정 단계로 전체 반응은 NO_2Cl에 대해서 1차 반응으로 반응 속도식은 $v=k_1[NO_2Cl]$이다.

∴ 전체 반응의 속도상수 $k=k_1$이다.

ㄷ. 반응 메커니즘의 각 반응에서 반응 차수는 화학 반응식의 계수와 일치한다.

따라서 전체 반응은 NO_2Cl에 대해서 1차 반응이다.

15

정답 ③

자료해석

A로부터 P가 생성되는 반응을 반응 메커니즘으로 표현하면 다음과 같다.

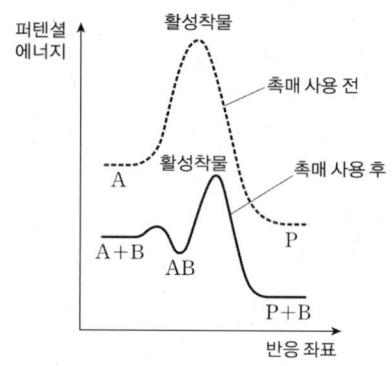

촉매를 사용하지 않은 경우	촉매 B를 사용한 경우
전체 반응 : A → P	단계1 : A+B → AB (빠름) 단계 2 : AB → P+B (느림) 전체 반응 : A → P

정답해설

ㄱ. 잦음률이 같을 때 활성화 에너지가 클수록 반응 속도가 느리며, 느린 단계가 반응 속도 결정 단계가 된다.
따라서 촉매 B를 사용했을 때, 느린 단계 2가 전체 반응의 반응 속도 결정 단계이다.
즉, AB → P+B가 반응 속도 결정 단계이다.

ㄷ. 정촉매 B를 사용하면 정반응과 역반응의 활성화 에너지가 모두 낮아진다.
따라서 촉매를 사용하지 않은 반응보다 촉매를 사용한 경우, 정반응 속도와 역반응 속도 모두 빨라진다.

오답해설

ㄴ. AB는 반응 중간체(중간 생성물)로 전이 상태의 활성화물이 아니다. 반응 중간체는 에너지 극소점에 위치하고 전이 상태는 에너지 극대점에 위치하기 때문이다.

16

정답 ⑤

자료해석

주어진 반응은 반감기가 일정하므로 1차 반응이며, 반감기는 $t_{1/2} = \dfrac{\ln 2}{k}$ 로 X의 농도에 무관하다.

한편, 온도 변화에 따른 반응 속도 상수의 변화는 아레니우스식 $\ln k = \ln A - \dfrac{E_a}{RT}$ 로 구할 수 있다.

정답해설

ㄱ. 반감기가 일정하므로 1차 반응이다.

ㄴ. 1차 반응의 반감기는 $t_{1/2} = \dfrac{\ln 2}{k}$ 이므로, 반응 속도 상수는 $k = \dfrac{\ln 2}{t_{1/2}}$ 이다.

100 K에서 반감기가 20초이므로 $k = \dfrac{\ln 2}{20} = \dfrac{0.7}{20} = 3.5 \times 10^{-2} \text{s}^{-1}$ 이다.

ㄷ. 200 K에서의 반감기는 100 K일 때 반감기의 $\dfrac{1}{2}$ 이므로, 200 K일 때 속도 상수는 100 K일 때 속도 상수의 2배가 된다. 이를 바탕으로 100 K와 200 K에 대해 아레니우스식을 적용하여 두 식을 빼면, 다음과 같은 결과를 얻을 수 있다.

$$\ln k_{100K} = \ln A - \dfrac{E_a}{100R}$$
$$-) \ln k_{200K} = \ln A - \dfrac{E_a}{200R}$$
$$\ln \dfrac{k_{100K}}{k_{200K}} = \ln \dfrac{1}{2} = -\dfrac{E_a}{R}\left(\dfrac{1}{100} - \dfrac{1}{200}\right) = -\dfrac{E_a}{200R}$$

$\therefore E_a = 200R \ln 2 = 140R$

즉, 이 반응의 활성화 에너지는 $140R$이 된다.

17   정답 ③

자료해석

(가)는 반감기가 일정하므로 1차 반응이며, (나)는 A의 농도가 시간에 따라 선형을 이루므로 0차 반응이다.

구분	(가)	(나)
촉매 유무	없음	있음
[A]에 대한 반응 차수	1차	0차
속도식	$v=-\dfrac{d[A]}{dt}=k_1[A]$	$v=-\dfrac{d[A]}{dt}=k_2$
적분 속도식	$\ln[A]_t=\ln[A]_0-k_1t$	$[A]_t=[A]_0-k_2t$
반감기	$t_{1/2}=\dfrac{\ln 2}{k_1}$	$t_{1/2}=\dfrac{[A]_0}{2k_2}$

정답해설

ㄱ. (가)의 200 K에서 반감기는 200초이고 1차 반응이므로,

반감기는 $t_{1/2}=200=\dfrac{\ln 2}{k_1}$ s이다.

$\therefore k_1=\dfrac{\ln 2}{t_{1/2}}=\dfrac{\ln 2}{200}\text{ s}^{-1}$

ㄴ. (나)에서 활성화 에너지(E_a)는 아레니우스 식을 이용하여 계산할 수 있다.

$\ln k=-\dfrac{E_a}{R}\left(\dfrac{1}{T}\right)+$상수

① 속도 상수(k_2) 구하기

0차 반응에서 반감기는 $t_{1/2}=\dfrac{[A]_0}{2k_2}$ 이므로,

- $k_2(200\text{ K})=\dfrac{[A]_0}{2t_{1/2}}=\dfrac{0.8(\text{M})}{80\text{s}}=1.0\times 10^{-2}(\text{M/s})$

- $k_2(400\text{ K})=\dfrac{[A]_0}{2t_{1/2}}=\dfrac{0.8(\text{M})}{60\text{s}}=\dfrac{4}{3}\times 10^{-2}\ (\text{M/s})$

② 활성화 에너지

$\ln k_2(200\text{ K})=-\dfrac{E_a}{R}\left(\dfrac{1}{200}\right)+$상수 …… (1)

$\ln k_2(400\text{ K})=-\dfrac{E_a}{R}\left(\dfrac{1}{400}\right)+$상수 …… (2)

(1)식 − (2)식

$\ln k_2(200\text{ K})-\ln k_2(400\text{ K})=\dfrac{E_a}{R}\left(\dfrac{1}{400}\right)-\dfrac{E_a}{R}\left(\dfrac{1}{200}\right)$

$\ln(1.0\times 10^{-2})-\ln(\dfrac{4}{3}\times 10^{-2})=\dfrac{E_a}{R}\left(\dfrac{1}{400\text{ K}}-\dfrac{1}{200\text{ K}}\right)$

$\therefore E_a=\ln\dfrac{4}{3}\times 400\times R=\ln\dfrac{4}{3}\times 400\times 8.31\,(\text{J/mol})$

오답해설

ㄷ. (나)에서 반감기는 $t_{1/2}=\dfrac{[A]_0}{2k_2}$ 이므로, A의 초기 농도에 비례한다.

V. 반응 속도

18   정답 ①

자료해석

1단계가 빠른 평형에 도달한다고 가정하면, 사전 평형 근사법으로부터 $k_1[A][B]=k_{-1}[C]$이고, $[C]=\dfrac{k_1}{k_{-1}}[A][B]$이다.

2단계가 속도 결정 단계이므로, 전체 속도는 2단계 속도와 같다.

$v=v_2=k_2[C][D]=\dfrac{k_1 k_2}{k_{-1}}[A][B][D]$이다.

정답해설

ㄴ. 메커니즘의 각 단계는 단일 단계 반응이므로 계수와 차수가 같다. $v_2=k_2[C][D]$이다.

오답해설

ㄱ. C는 중간 생성물이다.

ㄷ. 전체 반응 속도는 $k[A][B][D]$이다. ($k=\dfrac{k_1 k_2}{k_{-1}}$)

19   정답 ⑤

자료해석

여러 단계로 반응이 진행되는 반응은 전체 반응 과정을 단일 단계 반응들의 합인 반응 메커니즘으로 표현할 수 있다.

반응 메커니즘에서 어느 한 단계가 다른 단계보다 반응이 매우 느리다면, 그 느린 단계가 전체 속도를 지배하는 반응 속도 결정 단계가 된다.

주어진 반응에서 느린 단계인 단계 (2)가 반응 속도 결정 단계이며, 반응 속도는 다음과 같다.

$v=k_2[D][B]$ ············ ①식

D는 농도를 임의대로 변화시킬 수 없는 반응 중간체이므로, 평형상태에 있는 단계 (1)을 이용하여 D를 반응물인 A와 B로 바꾼다.

$k_1[A]=k_{-1}[D]^2$

$[D]=\left(\dfrac{k_1}{k_{-1}}[A]\right)^{\frac{1}{2}}$ ············ ②식

②식을 ①식에 대입하면

$v=k_2[D][B]=k_2\left(\dfrac{k_1}{k_{-1}}[A]\right)^{\frac{1}{2}}[B]=k_2\left(\dfrac{k_1}{k_{-1}}\right)^{\frac{1}{2}}[A]^{\frac{1}{2}}[B]$

정답해설

ㄴ. 전체 반응은 A에 대한 0.5차, B에 대한 1차 반응이다.

$m=\dfrac{1}{2}=0.5,\ n=1$

따라서 $m+n=1.5$이다.

ㄷ. 단계 (2)가 반응 속도 결정 단계이므로, 전체 반응 속도는

$v=k_2[D][B]$

단계 (1)이 평형 상태이므로, 사전 평형 근사법으로 중간체 D를 A와 B로 바꾸면

$k_1[A]=k_{-1}[D]^2$

$[D]=\left(\dfrac{k_1}{k_{-1}}[A]\right)^{\frac{1}{2}}$

$\therefore\ v=k_2[D][B]=k_2\left(\dfrac{k_1}{k_{-1}}\right)^{\frac{1}{2}}[A]^{\frac{1}{2}}[B]$

따라서 $k=k_2\left(\dfrac{k_1}{k_{-1}}\right)^{\frac{1}{2}}$이다.

오답해설

ㄱ. 정반응은 1차 반응으로 $v_1 = k_1[A]$

반응 속도(v)의 단위는 M/s, A에 대한 1차 반응이므로 k_1의 단위는 s^{-1}

역반응은 2차 반응으로 역반응 속도 $v = k_{-1}[D]^2$
반응 속도(v)의 단위는 M/s, D에 대한 2차 반응이므로 k_{-1}의 단위는 $M^{-1}s^{-1}$

따라서 k_1과 k_{-1}의 단위는 같지 않다.

20
정답 ②

자료해석

주어진 자료로 반응 경로에 따른 퍼텐셜 에너지 그래프를 그려 보면 다음과 같다.

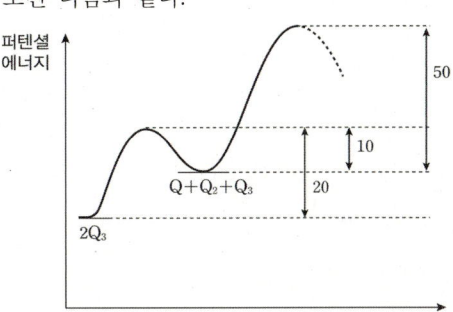

주어진 반응에서 Q_3는 반응물, Q_2는 생성물, Q는 중간체이다. 단계 (1)의 정반응의 활성화 에너지가 역반응의 활성화 에너지보다 크므로, 정반응은 흡열 반응이다. 단계 (2)는 활성화 에너지가 가장 큰 단계로, 반응 속도 결정 단계이다.

한편, 활성화 에너지가 클수록 아레니우스 식에 따라 온도 변화에 따른 반응 속도 상수의 변화도 크므로, 활성화 에너지가 큰 반응일수록 온도 상승에 따른 반응 속도 상수의 증가폭도 크다.

정답해설

ㄱ. 전체 반응의 활성화 에너지= 단계 (1)의 활성화 에너지− 단계 (1)의 역반응의 활성화 에너지+단계(2)의 활성화 에너지=20−10+50=60 kJ/mol

ㄹ. 단계 (1)의 활성화 에너지가 단계 (1)의 역반응의 활성화 에너지보다 더 크므로, 정반응이 역반응보다 온도 변화에 따른 속도 상수의 변화가 더 크다.

즉, 온도가 증가할수록 정반응의 반응 속도가 역반응의 반응 속도보다 더 빠르게 증가한다.

오답해설

ㄴ. 전체 반응이 $2Q_3(g) \rightarrow 3Q_2(g)$이므로, 이 반응에 대한 반응 속도식은 다음과 같다.

$$v = -\frac{1}{2}\frac{d[Q_3]}{dt} = \frac{1}{3}\frac{d[Q_2]}{dt}$$

$$\therefore \frac{d[Q_2]}{dt} = -\frac{3}{2}\frac{d[Q_3]}{dt}$$

즉, Q_2의 생성 속도는 Q_3의 소멸 속도의 1.5 배이다.

V. 반응 속도

ㄷ. (1)의 정반응, 단계 (1)의 역반응, 단계 (2)의 속도 상수를 각각 k_1, k_{-1}, k_2라고 할 때, 제시된 메커니즘은 다음과 같이 나타낼 수 있다.

단계 (1)	$Q_3 \underset{k_{-1}}{\overset{k_1}{\rightleftharpoons}} Q + Q_2$ [빠른 평형]
단계 (2)	$Q + Q_3 \xrightarrow{k_2} 2Q_2$ [느림]
전체 반응	$2Q_3 \rightarrow 3Q_2$

주어진 활성화 에너지 값으로부터 단계 (1)은 빠른 가역 반응으로 평형 상태에 있다고 가정할 수 있다.

$k_1 P_{Q_3} = k_{-1}(P_Q)(P_{Q_2})$

$\therefore P_Q = \dfrac{k_1}{k_{-1}} \dfrac{P_{Q_3}}{P_{Q_2}}$

단계 (2)가 반응 속도 결정 단계이므로, 전체 반응 속도는 다음과 같다.

$v \propto k_2(P_Q)(P_{Q_3}) = \dfrac{k_1 k_2}{k_{-1}} \dfrac{(P_{Q_3})^2}{P_{Q_2}}$

따라서 Q_3의 압력이 2배가 되면, 반응 속도는 4배가 된다.

21

정답 ⑤

자료해석

이 반응은 일련의 단일 반응이 연속으로 진행하는 연쇄 반응의 일부이다. 연쇄 반응은 둘 혹은 그 이상의 반응 중간체가 생성되는 개시 단계, 생성물이 형성되면서 반응성이 큰 반응 중간체가 계속 재생성되는 전파 단계, 두 중간체가 서로 결합해서 안정한 생성물이 되는 종결 단계로 이루어져 있다.
주어진 반응의 단계 (1)에서 생성된 $CH_3CO\cdot$는 단계 (2)에서 반응물로 다시 사용되어 단계 (1)의 반응물인 $\cdot CH_3$를 생성하기 때문에 반응은 끊이지 않고 일어난다.

정답해설

⑤ $CH_3CO\cdot$는 반응 중간체이며, 단계 (1), (2) 중에서 어느 반응이 상대적으로 빠르고 느린지 알 수가 없으므로, 주어진 조건 만으로는 반응 속도식을 구할 수 없다.
따라서 전체 반응이 $CH_3CO\cdot$에 대해 1차 반응이라고 말할 수 없다.

오답해설

① $\cdot CH_3$은 탄소가 홀전자를 가지고 있는 라디칼이다.
② $CH_3CO\cdot$은 단계 (1)에서 생성된 뒤 단계 (2)에서 소멸되므로 반응 중간체이다.
③ 단계 (1)은 $\cdot CH_3$와 $CH_3CO\cdot$ 간의 2분자 반응이다.
④ 주어진 반응의 단계 (1)에서 생성된 $CH_3CO\cdot$는 단계 (2)에서 반응물로 다시 사용되어 단계 (1)의 반응물인 $\cdot CH_3$를 생성하는 연쇄반응이다.

22 정답 ⑤

자료해석

(나)에서 그래프가 $\frac{1}{[A]}$, 시간에 대해서 직선 그래프이므로 자료의 반응은 2차 반응에 해당된다.

2차 반응이므로 그래프는 $\frac{1}{[A]_t} = \frac{1}{[A]_0} + kt$ 에 해당되며 이 식을 이용하여 반응 속도 상수를 구할 수 있다. 활성화 에너지는 서로 다른 온도 T_1, T_2에서의 속도상수 k_1, k_2를 이용하여 아래와 같이 구할 수 있다.

$$\therefore E_a = \frac{R\ln\left(\frac{k_1}{k_2}\right)}{\left(\frac{1}{T_1} - \frac{1}{T_2}\right)}$$

정답해설

ㄱ. 반응 차수는 2이다.

ㄴ. 200 K에서의 반응 속도 상수를 구하면 다음과 같다.

$$\frac{1}{[A]_t} = \frac{1}{[A]_0} + kt$$

$$5.00 = 1.25 + 10\,k$$

$$k = 0.375\,(M^{-1} \cdot s^{-1})$$

ㄷ. 100 K에서의 반응 속도 상수는 0.1875이다. 두 온도와 두 속도 상수를 활성화 에너지 식에 대입하여 값을 구하면 다음과 같다.

$$E_a = \frac{R\ln\left(\frac{k_1}{k_2}\right)}{\left(\frac{1}{T_1} - \frac{1}{T_2}\right)} = \frac{8.31\ln\left(\frac{0.1875}{0.375}\right)}{\left(\frac{1}{200} - \frac{1}{100}\right)}$$

$$= (\ln 2 \times 8.31 \times 200)\,J/mol$$

23 정답 ⑤

자료해석

시간에 따른 농도를 나타낼 때, 직선 그래프의 y축 값으로부터 반응 차수를 알 수 있다. 주어진 자료는 1차 반응의 적분 속도식으로부터 다음과 같이 만들어진 것이다.

$$\ln[R] = \ln[R]_0 - kt,$$

$$\ln\frac{[R]}{[R]_0} = -kt$$

따라서 그래프에서의 기울기는 $-k$이다.

정답해설

ㄱ. 반응 차수는 R에 대해 1차이다.

ㄴ. 그래프에서의 기울기가 $-k$이므로, 280K에서 속도 상수는 촉매 Y를 사용할 때가 더 크다.

ㄷ. 아레니우스 식, $\ln k = \ln A - \frac{E_a}{R} \times \frac{1}{T}$ 으로부터 활성화 에너지가 클수록 온도에 따른 속도 상수의 변화가 크다. 280 K에서와 300 K에서의 속도 상수 비는 촉매 Y를 사용한 경우가 더 크다. 따라서 활성화 에너지는 촉매 Y를 사용한 경우가 더 크다.

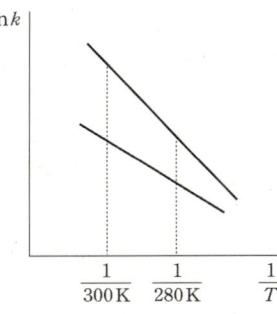

24 정답 ①

자료해석
$k_1 > k_2$이므로 단계 (1)의 반응이 더 빠르다. 초기에는 A → B의 반응이 빠르게 진행되어 B의 농도가 증가한 후 B → C의 반응 속도도 증가하여 최종적으로는 C만 남게 된다.

정답해설
자료 분석에서도 알 수 있듯이 초기에는 B의 농도가 증가하고, 증가한 B에 의해 단계 (2)의 반응도 빨라져서 C의 농도도 급증한다. 그러다 점차 B의 농도 감소에 따라 C의 농도는 완만하게 증가하게 되고, 최종적으로는 C만 남게 된다.
따라서 ①번 그래프가 적당하다.

25 정답 ⑤

자료해석
아레니우스 식 $k = Ae^{-\frac{E_a}{RT}}$에서 활성화 에너지 E_a는 에너지와 같은 단위를 갖는 상수이므로, A는 k와 같은 단위를 갖는 상수이다. ($e^{-\frac{E_a}{RT}}$는 단위가 없다.)
A의 단위로부터 반응 차수를 알 수 있다.

정답해설
ㄴ. $\ln k = \ln A - \frac{E_a}{RT}$이므로, $\frac{1}{T}$에 대한 $\ln k$ 그래프의 기울기는 $-\frac{E_a}{R}$이다.
그러므로 기울기의 절댓값은 활성화 에너지가 큰 반응 (1)이 더 크다.

ㄷ. 반응 (1)이 반응 (2)보다 활성화 에너지가 더 크므로, 온도 변화에 따른 속도상수의 변화가 더 크다. 그러므로 온도를 높이면 $\frac{k(1)}{k(2)}$는 증가한다.

오답해설
ㄱ. 반응 (1)과 반응 (2)에서 A가 s^{-1}의 단위를 가지므로, 반응 속도 상수 k의 단위도 s^{-1}가 된다.
1차 반응에서 $k = \frac{\ln 2}{t_{1/2}}$이므로, 1차 반응의 속도 상수의 단위도 s^{-1}가 된다.
따라서 반응 (1)과 반응 (2) 모두 1차 반응이다.

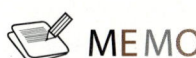

VI. 화학 평형

01
정답 ②

자료해석
$\Delta G° = \Delta H° - T\Delta S° = -RT\ln K$이다. 주어진 반응에서 $K = K_p = P_{CO_2} = 1$이다.

정답해설
② $\Delta G° = \Delta H° - T\Delta S° = -RT\ln K = -RT\ln 1 = 0$이다.

오답해설
① $K_p = P_{CO_2} = 1\,\text{atm}$이다.
③ $\Delta G° = \Delta H° - T\Delta S° = 178000 - T\times(163) = 0$
따라서 $T > 1000\,\text{K}$이다.
④ 온도가 일정하므로 $K_p = P_{CO_2} = 1$로 일정하다.
따라서 $CaO(s)$을 추가해도 CO_2의 압력은 변하지 않는다.
⑤ 온도가 일정하므로 $K_p = P_{CO_2} = 1$로 일정하다. 따라서 부피가 $\dfrac{V}{2}$로 되어도 CO_2의 압력은 변하지 않는다.

02
정답 ②

자료해석
초기 상태 I에서 평형 상태 I에 도달하기까지의 반응을 보면 다음과 같다.

(단위: atm)	$a\text{A}(g)$	$\rightleftarrows$	$b\text{B}(g)$	+	$\text{C}(g)$
초기	4		0		0
반응	-2		$+1$		$+1$
평형 I	2		1		1

반응비가 $2:1:1$이므로 $a=2$, $b=1$이다. 이 때의 평형 상수 $K_p = \dfrac{1\times 1}{2^2} = \dfrac{1}{4}$이다.

초기 상태 II에서 $Q_p = \dfrac{2}{4} = \dfrac{1}{2} > K_p$이므로 역반응이 진행된다.

초기 상태 II에서 평형 상태 II에 도달하기까지의 반응을 보면 다음과 같다.

(단위: atm)	$2\text{A}(g)$	$\rightleftarrows$	$\text{B}(g)$	+	$\text{C}(g)$
초기	2		2		1
반응	$+2x$		$-x$		$-x$
평형 I	$2+2x$		$2-x$		$1-x$

평형 상태 I과 평형 상태 II는 온도가 같으므로 평형 상수가 같다.
$\dfrac{1}{4} = \dfrac{(2-x)(1-x)}{(2+2x)^2}$, $x = \dfrac{1}{5}$이다.

정답해설
ㄷ. 자료해석에 따르면 $x = \dfrac{1}{5}$이므로 $P_A = 2 + \dfrac{2}{5} = 2.4\,\text{atm}$이다.

오답해설
ㄱ. 자료해석에 따르면 $a=2$, $b=1$이므로 $a:b = 2:1$이다.
ㄴ. 자료해석에 따르면 평형 상수 $K_p = \dfrac{1\times 1}{2^2} = \dfrac{1}{4}$이다.

03

정답 ④

자료해석

전체 압력이 일정하므로 기체의 부피는 혼합 기체의 몰수에 의존한다. 혼합 기체에서 기체의 몰수비는 분압비와 같으므로 분압의 변화로부터 몰수의 변화를 알 수 있다.

정답해설

ㄴ. 기체 분자 수가 감소하는 반응이므로 $\Delta(PV) < 0$이다. $\Delta H = \Delta E + \Delta(PV)$로부터 $\Delta H < \Delta E$이며, 흡열반응이므로 $0 < \Delta H < \Delta E$이다. 따라서 $|\Delta H| < |\Delta E|$이다.

ㄷ. (나)에 비활성 기체를 첨가하면 기체의 부피가 증가하므로 평형은 분자 수가 증가하는 방향으로 이동한다. 따라서 역반응이 우세하게 진행된다.

오답해설

ㄱ. (가) → (나)의 과정에서 기체의 부피가 감소하였으므로 정반응이 진행되었음을 알 수 있다. (가)에서 정반응이 진행되기 위한 조건은 $Q_P < K_P$이다.

(가)에서 $Q_P = \dfrac{1^2}{2^2 \times 2} = \dfrac{1}{8}$이므로 K_P는 $\dfrac{1}{8}$보다 크다.

04

정답 ③

자료해석

(가)와 (나)는 온도가 같으므로 평형 상수가 같다. 일정한 부피 V_0에서 평형 상수는 다음과 같이 표현될 수 있다.

$$K_C = \dfrac{[C]}{[A][B]} = \dfrac{n_C/V_0}{(n_A/V_0)(n_B/V_0)} = \dfrac{n_C}{n_A \times n_B} \times V_0$$

정답해설

ㄱ. (가)의 평형에 A를 x몰 첨가한 후, (나)의 평형에 도달하였으므로, x는 다음과 같이 계산할 수 있다.

	A(g)	+	B(g)	⇌	C(g)
처음	$1+x$		2		2
반응	$-y$		$-y$		$+y$
나중	$1+x-y$		$2-y$		$2+y$

(나)의 평형으로부터, C의 몰수=$2+y=3$이므로 $y=1$이다. A의 몰수=$1+x-y=1$이므로 $x=1$이다.

ㄴ. (가)와 (나)에서 평형 상수가 같으므로, 부피 사이의 관계를 알 수 있다.

$$K_C = \dfrac{2}{1 \times 2} \times V_1 = \dfrac{3}{1 \times 1} \times V_2,$$

$V_1 = 3V_2$

기체 방정식, $P = \dfrac{nRT}{V}$로부터, $P_1 : P_2 = \dfrac{5RT}{V_1} : \dfrac{5RT}{V_2}$

$= 1 : 3$, $P_2 = 3P_1$

오답해설

ㄷ. $\ln K = -\dfrac{\Delta H°}{R} \times \dfrac{1}{T} + \dfrac{\Delta S°}{R}$에서

$\Delta H° < 0$이므로 온도를 올리면 반응의 평형 상수는 작아진다.

05 정답 ③

자료해석

(가)~(마)는 평형이 이루어지지 않은 상태의 조성이다. 문제에서는 평형상태에서의 혼합물 조성을 묻고 있으나 평형상수가 주어지지 않았기 때문에 화학양론적으로 접근하여야 한다. (가)에서 초기 Cl_2 몰수는 0.20몰, 초기 NO 몰수는 0몰이며 초기 NOCl 몰수는 0.80몰이다. 반응이 전혀 일어나지 않아서 NOCl의 몰수가 0몰인 경우를 가정하자. 이 때,

Cl_2의 몰수 = (초기 Cl_2 몰수) + $\dfrac{(초기\ NOCl\ 몰수)}{2}$ = 0.60몰

NO 몰수 = (초기 NO 몰수) + (초기 NOCl 몰수) = 0.80몰이다.

(가)~(마)에 대해 위의 방법을 적용하면 다음과 같다.

	초기 Cl_2 몰수	초기 NO 몰수	초기 NOCl 몰수
(가)	0.60	0.80	0
(나)	0.60	0.80	0
(다)	0.575	0.80	0
(라)	0.60	0.80	0
(마)	0.60	0.80	0

정답해설

(다)는 나머지와 반응이 진행되지 않았다고 가정했을 때의 혼합물 조성이 다르다. 따라서 (다)는 초기 몰수에서 반응이 진행되어 평형에 도달하였을때 혼합물의 조성이 다르다.

06 정답 ③

자료해석

일정한 온도와 압력에서 자발적 반응은 깁스 자유 에너지가 낮아지는 쪽으로 진행되며, 계의 평형 상태는 곡선의 최저점에 해당된다.

$A(g) \rightleftarrows B(g)$ 반응에서 정반응의 평형 상수(K)는 다음과 같다.

$K = \dfrac{P_B^e}{P_A^e}$ (P_A^e, P_B^e는 평형에서의 A와 B의 분압)

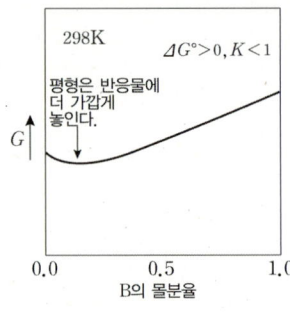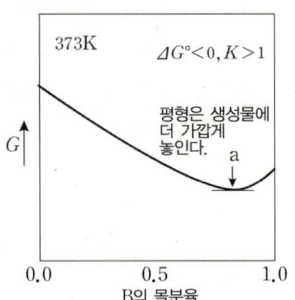

정답해설

ㄱ. 온도가 증가할 때 평형 상수가 증가하였으므로, 정반응은 흡열 반응이다.

ㄴ. $A(g)$와 $B(g)$의 부분 압력이 각각 1기압일 때 B의 몰분율 χ_B을 구하면 아래와 같다.

$\chi_B = \dfrac{P_B}{P_A + P_B} = \dfrac{1}{1+1} = 0.5$

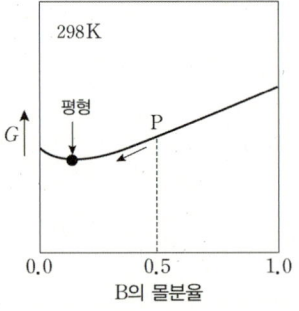

298K에서 B의 몰분율이 0.5인 지점 P에서의 자유 에너지는 평형 상태에서의 자유 에너지보다 높다. 따라서 자유 에너지가 낮아지는 평형 상태로 반응이 진행(화살표 방향)되므로 생성물 B의 몰분율은 0.5보다 작아진다. 즉, 생성물이 감소하므로 298K에서 B의 몰분율이 0.5일 때, 역반응이 정반응보다 우세하다.

07

정답 ①

자료해석

A~C 혼합 용액의 온도를 시간 t_1에서 변화시켰을 때, 두 물질의 농도는 감소하고, 한 물질의 농도는 증가하였다.
주어진 반응은 하나의 반응물이 두 개의 생성물과 평형을 이루므로, 온도가 T℃로 변할 때 농도가 증가한 물질이 반응물 A이고 농도가 감소한 두 물질이 생성물 B와 C이다.
한편, 새로운 평형에 도달할 때 계수비에 따라 물질의 농도가 변한다. 25℃에서 T℃로 온도가 변할 때 생성물의 농도 변화비 $\Delta[B] : \Delta[C] = 1 : 3$이므로 $c=3$이다.
따라서 주어진 그래프에서 A, B, C는 다음과 같다.

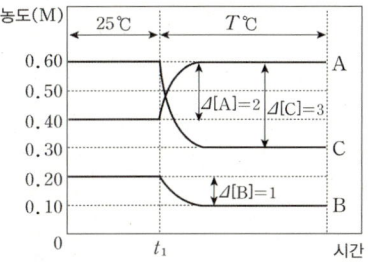

정답해설

ㄱ. 온도 변화 전후의 A~C의 농도 변화비는 곧 반응식의 계수비와 같다.
  따라서 $a : c = \Delta[A] : \Delta[C]$이고, $a=2$, $c=3$이다.

오답해설

ㄴ. 온도를 높이면 흡열 반응으로 평형이 이동하고, 온도를 낮추면 발열 반응으로 평형이 이동한다.
  25℃에서 T℃로 온도가 변할 때, 반응물의 농도는 증가하고 생성물의 농도는 감소하였으므로 평형은 역반응으로 이동하였다.
  정반응은 발열 반응이므로, t_1에서 온도가 증가하였음을 알 수 있다.
  따라서 T는 25보다 크다.

ㄷ. 이 반응의 반응식과 평형 상수는 다음과 같다.
  $$2A \rightleftarrows B + 3C \quad K = \frac{[B][C]^3}{[A]^2}$$
  T℃에서 각 물질의 평형 농도는 $[A]=0.60$ M, $[B]=0.10$ M, $[C]=0.30$ M이므로
  $$K = \frac{[B][C]^3}{[A]^2} = \frac{(0.10)(0.30)^3}{(0.60)^2} = 7.5 \times 10^{-3}$$이다.

오답해설

ㄷ. 그림 (나)에서 최저점 a가 생성물 쪽에 더 가까우므로 정반응의 평형 상수 $K>1$이다. 따라서 $\Delta G° = -RT\ln K$에서 $K>1$이므로
  $\Delta G° < 0$이다.

08

정답 ①

자료해석

X의 농도가 1M 감소할 때 Y의 농도가 2M 증가했으므로, X와 Y의 계수 비는 1 : 2이다. 즉, 제시된 반응은 다음과 같다.

$$X \rightleftarrows 2Y$$

한편, 25℃에서 55℃로 온도가 증가할 때 X의 농도는 증가하고 Y의 농도가 감소하였으므로, 정반응은 발열 반응이고 역반응은 흡열 반응이다.

정답해설

ㄱ. 25℃에서 55℃로 온도가 증가할 때, X의 농도는 증가하고 Y의 농도가 감소하였으므로, 정반응은 발열 반응 ($\Delta H < 0$)이다.

오답해설

ㄴ. X의 계수 $a=1$이며, Y의 계수 $b=2$이므로, 평형 상수 $K=\dfrac{[Y]^2}{[X]}=\dfrac{2^2}{3}=\dfrac{4}{3}$

ㄷ. 정반응이 발열반응이므로, 55℃에서의 평형 상수는 25℃에서의 평형 상수보다 작다.

실제로 55℃에서의 평형 상수 $K=\dfrac{[Y]^2}{[X]}=\dfrac{1^2}{3.5}=\dfrac{2}{7}$이다.

09

정답 ③

자료해석

반응 속도 상수(k)의 온도 의존성과, 평형 상수(K)의 온도 의존성에 대한 식은 다음과 같다.

$$\ln k = -\dfrac{E_a}{R}\left(\dfrac{1}{T}\right) + \ln A$$

$$\ln K = -\dfrac{\Delta H°}{R}\left(\dfrac{1}{T}\right) + \dfrac{\Delta S°}{R}$$

정답해설

ㄱ. (가) 그래프의 기울기는 $-\dfrac{E_a}{R}$이다.

그러므로 활성화 에너지는
$E_a = -1.0 \times 10^4 \times R = 83$ kJ/mol이 된다.

ㄷ. (나) 그래프의 $\ln K$축 절편은 $\dfrac{\Delta S°}{R}$이다.

(나) 그래프의 $\ln K$축 절편이 양의 값을 가지므로, 이 반응은 엔트로피가 증가하는 반응이다.

오답해설

ㄴ. (나) 그래프를 보면 온도가 증가할 때 평형 상수도 증가하므로, 이 반응은 흡열반응이다.

10 정답 ③

자료해석

엔탈피와 엔트로피 변화는 상태 함수이므로 생성물의 값에서 반응물의 값을 빼면 해당 반응의 엔탈피 변화 또는 엔트로피 변화를 알 수 있다.
주어진 반응에 대한 $\Delta H°$와 $\Delta S°$를 구하면 다음과 같다.

$\Delta H° = 2\Delta H_f°(C) - 3\Delta H_f°(B) - \Delta H_f°(A)$
$\quad\quad = -100 \text{ kJ/mol}$

$\Delta S° = 2S°(C) - 3S°(B) - S°(A)$
$\quad\quad = 2 \times 150 - 3 \times 100 - 200$
$\quad\quad = -200 \text{ J/mol} \cdot \text{K}$
$\quad\quad = -0.2 \text{ kJ/mol} \cdot \text{K}$

정답해설

ㄱ. 25℃에서 $\Delta G°$를 구해보면 다음과 같다.
$\Delta G° = \Delta H° - T\Delta S° = -100 - (-0.2) \times 298$
$\quad\quad = -40.4 \text{ kJ/mol}$
한편, $\Delta G° = -RT \ln K$이고 $\Delta G° < 0$이므로, K>1이다.

ㄷ. 300℃에서 $\Delta G°$를 구해보면 다음과 같다.
$\Delta G° = \Delta H° - T\Delta S° = -100 - (-0.2) \times 573$
$\quad\quad = 14.6 \text{ kJ/mol} > 0$
따라서 $\Delta G° > 0$이므로 정반응은 비자발적 반응이 된다.

오답해설

ㄴ. 주어진 반응은 $\Delta H° < 0$인 발열 반응이므로, 온도가 높아지면 평형 상수는 감소한다.

11 정답 ①

자료해석

전체 반응은 다음과 같다.

글루타메이트 + NH_4^+ ⇌ 글루타민 $K_1 = 2.0 \times 10^{-3}$
+) ATP ⇌ ADP+P(phosphate) $K_2 = 1.5 \times 10^5$
─────────────────────
글루타메이트 + NH_4^+ + ATP ⇌
  글루타민 + ADP + P(phosphate)

정답해설

ㄱ. 두 평형 반응을 더할 경우, 전체 반응에 대한 평형 상수는 두 반응의 평형 상수의 곱으로 나타낼 수 있다. 그러므로 전체 반응의 평형상수 K는 다음과 같다.
$K = K_1 \times K_2 = 3.0 \times 10^2$

오답해설

ㄴ. 표준 자유 에너지 변화 $\Delta G° = -RT \ln K$이고 K>1이므로, $\Delta G° < 0$이다.

ㄷ. ATP는 촉매가 아닌 반응물로 실제 반응에 참여했다. 제시된 반응에서 촉매로 작용한 것은 효소(glutamine synthetase)이다.

VI. 화학 평형

12 심화이해

정답 ④

자료해석

평형 상수에서 순수한 고체는, 물질의 양에 좌우되지 않고 농도가 일정하기 때문에 평형상수식에서 생략할 수 있다.
따라서 주어진 반응은 고체상과 기체상이 공존하는 불균일 반응이고, A와 B는 고체상이므로 평형 상수는 다음과 같다.
$K_P = P_C \times P_D$
한편 52.0 g의 고체 A는 몰질량이 104 g/mol이므로 0.5 몰이고, 이를 반응시키면 C와 D는 1:1의 몰수비로 생성되므로 $P_C = P_D = \sqrt{K_P} = 0.5\, atm$이 된다.
$\therefore n_C = n_D = \dfrac{PV}{RT} = \dfrac{0.5 \times 10}{50} = 0.1\, mol$

이를 토대로 평형상태에서 존재하는 A와 B의 몰수를 구할 수 있다.

(단위:mol)	2A(s)	⇌	B(s)	+	C(g)	+	D(g)
반응 전	0.5		0		0		0
변화량	−0.2		+0.1		+0.1		+0.1
반응 후	0.3		+0.1		+0.1		+0.1

즉, 평형상태에서 A~D의 몰수는 다음과 같다.
$n_A = 0.3\, mol$, $n_B = n_C = n_D = 0.1\, mol$

정답해설

④ 반응 용기의 부피를 2배로 증가시켜도 평형상수는 변하지 않으므로, C와 D의 부분압은 변하지 않는다.
$K_P = P_C \times P_D$에서 $P_C = P_D$이므로, $P_C = P_D = \sqrt{K_P} = 0.5\, atm$
즉, 용기의 부피를 2배로 하면 B와 C, D의 몰수도 모두 2배가 되어 0.2 mol이 되며 C와 D의 부분압은 변하지 않는다.
$P_C = P_D = \dfrac{n_C RT}{V} = \dfrac{n_D RT}{V} = \dfrac{0.2 \times 50}{20} = 0.5\, atm$

오답해설

① 평형 도달 후 C와 D는 동일한 양이 생성되므로 부분압이 같다.
$K_P = P_C \times P_D = (P_C)^2 = 0.25$ $\therefore P_C = P_D = 0.5\, atm$

② 평형 상태에서 존재하는 B의 몰수가 0.1 mol이므로, 이를 질량으로 환산하면,
$126 \times 0.1 = 12.6\, g$이다.

③ 아레니우스 식 $\ln k = \ln A - \dfrac{E_a}{R}\left(\dfrac{1}{T}\right)$에 의해서, 온도를 높이면 정반응 속도 상수와 역반응 속도 상수는 모두 커지고 반응 속도는 빨라진다.

⑤ 평형상수 K_p는 C와 D의 부분압에만 의존하므로, 고체 상태의 A를 첨가해도 평형이 이동하지 않아 B의 질량은 변하지 않는다.

13 [심화이해]   정답 ①

자료해석

$PCl_5(g)$를 진공 상태의 반응 용기에 넣고 가열하여 도달한 평형 상태에서 존재하는 기체들의 총 몰수는 다음과 같다.

$$n = \frac{PV}{RT} = \frac{3 \times 8.21}{0.0821 \times 600} = 0.5 \text{ mol}$$

그리고 $PCl_5(g)$만 존재하는 상태에서 평형에 도달하였으므로 $Cl_2(g)$와 $PCl_3(g)$는 1 : 1의 비율로 생기며, 이에 몰분율은 각각 0.40로 같다.
따라서 평형 상태에서 각 기체들의 몰분율(χ)은 다음과 같다.
$\chi_{Cl_2} = \chi_{PCl_3} = 0.4$, $\chi_{PCl_5} = 1 - \chi_{Cl_2} - \chi_{PCl_3} = 0.2$
이로부터 평형 상태에서 PCl_5, PCl_3, Cl_2의 부분압력을 구하면
$P_{Cl_2} = P_{tot} \times \chi_{Cl_2} = 3 \times 0.4 = 1.2$ atm
$P_{PCl_3} = P_{tot} \times \chi_{PCl_3} = 3 \times 0.4 = 1.2$ atm
$P_{PCl_5} = P_{tot} \times \chi_{PCl_5} = 3 \times 0.2 = 0.6$ atm

정답해설

① 평형 상태에서 PCl_5의 몰분율이 0.2이고, 기체들의 총 몰수가 0.5 몰이므로 $n_{tot} \times \chi_{PCl_5} = 0.5 \times 0.2 = 0.1$ mol

오답해설

② 평형 상수 $K_p = \dfrac{P_{Cl_2} \times P_{PCl_3}}{P_{PCl_5}} = \dfrac{1.2 \times 1.2}{0.6} = 2.4$이다.

③ 생성물인 Cl_2를 첨가하면 반응 지수 Q가 K보다 커지게 되므로, 반응은 역반응으로 진행된다.
그러므로 PCl_3의 양은 감소하게 된다.

④ PCl_5의 분해 반응은 흡열 반응이므로 온도가 증가하게 되면, 정반응으로 평형이 이동하면서 평형 상수 K_p가 커진다. 따라서 반응물인 PCl_5의 몰분율은 감소하며, 생성물인 Cl_2와 PCl_3의 몰분율은 증가한다.

⑤ 압력을 높이면 기체 몰수가 감소하는 역반응으로 평형이 이동하나, 온도가 일정하므로 평형 상수는 변하지 않는다.

14 [심화이해]   정답 ①

자료해석

첫 번째 평형 이동은 온도를 일정하게 유지한 채로 부피를 변화시켜 기체 A의 입자수가 증가하는 역반응으로 평형이 이동하였다.
계의 입자수가 작아지는 방향으로 평형이 이동하였으므로 $V_1 > V_2$이다.
두 번째 평형 이동은 부피를 일정하게 유지한 채로 온도를 변화시켜 기체 A의 입자수가 감소하는 정반응으로 평형이 이동했다.
온도가 증가하면 흡열 반응 쪽으로 평형이 이동하므로 $T_1 < T_2$이다.

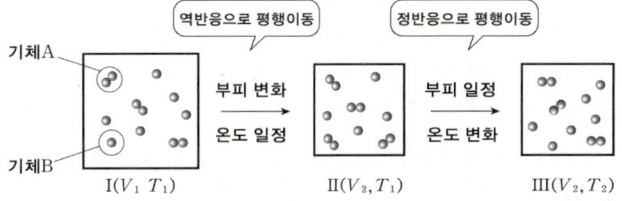

정답해설

ㄱ. 평형 Ⅰ과 Ⅱ에서는 온도가 동일하므로 평형 상수는 서로 같다. $\left(K_C = \dfrac{[B]^2}{[A]}\right)$

평형 Ⅰ의 평형상수 = 평형 Ⅱ의 평형상수

$$K_C = \dfrac{\left(\dfrac{6}{V_1}\right)^2}{\left(\dfrac{3}{V_1}\right)} = \dfrac{\left(\dfrac{4}{V_2}\right)^2}{\left(\dfrac{4}{V_2}\right)}$$

$$\therefore V_2 = \dfrac{1}{3} V_1$$

즉, 온도가 일정할 때 부피를 감소시키면 기체 몰수가 감소하는 쪽으로 평형이 이동한다.

오답해설

ㄴ. 흡열반응인 정반응으로 평형이 이동한 것으로 보아 온도가 증가하였다. ($T_1 < T_2$)

ㄷ. Ⅰ과 Ⅲ은 온도가 다르므로 평형상수는 같지 않다.
정반응이 흡열 반응이므로 평형 상수는 고온(Ⅲ)에서 더 크다.

Ⅵ. 화학 평형

15 심화이해 정답 ①

▌자료해석

초기 X가 6.0 기압 존재하고, 정반응이 진행되어 구간 AB의 평형에 도달한다. 평형 상태에서 전체 압력이 4.0 기압이므로, 평형 상태에서 각 기체의 부분 압력은 다음과 같이 계산된다.

	$2X(g)$	$\rightleftarrows$	$Y(g)$
처음	6(atm)		
반응	$-2x$(atm)		$+x$(atm)
나중	$6-2x$(atm)		x(atm)

전체 압력 $=(6-2x)+x=4$이므로 $x=2$이다.

B 지점에서 온도를 300K으로 낮추어주면, 온도 변화에 의해 기체의 압력이 작아진다. 평형 이동을 고려하지 않았을 때, 예상되는 압력은 다음과 같다.

$n = \dfrac{PV}{RT} = \dfrac{4 \times V}{330R} = \dfrac{P \times V}{330R}$, $P = \dfrac{40}{11}$ atm 이다.

300K에서 평형 압력은 3.5 atm으로 $\dfrac{40}{11}$ atm보다 작다. 따라서 온도변화 후에 기체 분자의 수가 감소했으며, 평형이 정반응으로 이동했음을 알 수 있다.

▌정답해설

ㄱ. AB 구간에서 $P_X = P_Y = 2$atm 이므로 Y의 몰분율은 0.5이다.

▌오답해설

ㄴ. BC 구간에서 정반응이 일어나므로 $\Delta G < 0$이다.

ㄷ. 처음부터 온도가 300 K였다면 X의 초기 압력은 $6 \cdot \dfrac{10}{11}$ atm 이었을 것이다. 평형에 도달한 후의 전체 압력이 3.5 atm이 되기 위한 화학양론적 관계는 아래와 같다.

	$2X(g)$	$\rightleftarrows$	$Y(g)$
처음	$6 \cdot \dfrac{10}{11}$		0
반응	$-2x$		$+x$
나중	$6 \cdot \dfrac{10}{11} - 2x$		x

$3.5 = 6 \cdot \dfrac{10}{11} - 2x + x$ $\therefore x = 6 \cdot \dfrac{10}{11} - 3.5 \simeq 2.0$

따라서 300 K에서의 X와 Y의 평형 분압 및 평형상수를 계산하면 다음과 같다.

$P_X = 6 \cdot \dfrac{10}{11} - 2x \simeq 1.5$ atm, $P_Y = x \simeq 2$ atm

$K_P = \dfrac{P_Y}{P_X^2} \simeq \dfrac{2}{1.5^2} \neq 3.5$

16 심화이해 정답 ④

자료해석
25 ℃에서 주어진 정반응은 $\Delta H° < 0$인 발열 반응이며, 평형 상수 $K > 1$이므로 자발적인 반응이다.

정답해설
④ 일정 부피 조건에 비활성기체인 Ar을 첨가하게 되더라도, 생성물과 반응물의 부분 압력은 변하지 않는다.
따라서 반응지수(Q)의 변화가 없으므로, 평형 이동은 일어나지 않는다.

오답해설
① $\Delta G° = -RT\ln K$에서 $K > 1$이므로 $\Delta G° < 0$이다. 따라서 정반응은 자발적 반응이다.
② 주어진 정반응은 $\Delta H° < 0$인 발열 반응이고 기체 몰수가 감소하여 엔트로피가 감소하는 반응이므로, $\Delta G° = \Delta H° - T\Delta S°$에서 온도가 증가하면 $\Delta G°$ 값은 커진다.
따라서 온도가 증가하여 $T > \dfrac{\Delta H°}{\Delta S°}$이면,
$\Delta G° = -RT\ln K > 0$이 되어 K는 1보다 작아진다.
③ 열역학 2법칙에 의하면 우주의 엔트로피는 항상 증가한다.
⑤ 평형 상수가 $K = 1.0 \times 10^{12}$으로 매우 크므로 일차적으로 정반응이 100% 진행된 뒤, 역반응이 진행되는 형태로 평형조건을 구할 수 있다.
일단, 2기압의 NO와 1기압의 O_2가 완전히 반응하면, 다음과 같다.

(단위: 기압)	2NO(g)	+ O_2(g)	→ 2NO_2(g)
초기	2	1	0
변화량	-2	-1	$+2$
반응 후	0	0	$+2$

다시 역반응을 고려하면,

(단위: 기압)	2NO_2(g)	→ 2NO(g)	+ O_2(g)
초기	2	0	0
변화량	$-2x$	$+2x$	$+x$
반응 후	$2-2x$	$+2x$	$+x$

주어진 정반응의 평형 상수가 $K = 1.0 \times 10^{12}$이므로, 역반응의 평형 상수는 $K = \dfrac{1}{1.0 \times 10^{12}} = 1.0 \times 10^{-12}$가 된다.

$\therefore K = \dfrac{(P_{NO})^2 \times P_{O_2}}{(P_{NO_2})^2} = \dfrac{(2x)^2 x}{(2-2x)^2} = 1.0 \times 10^{-12}$

역반응의 평형 상수가 매우 작은 것으로 볼 때, $P_{NO_2} = 2 - 2x \approx 2$로 근사할 수 있다.

$K = \dfrac{(2x)^2 x}{(2-2x)^2} \approx \dfrac{4x^3}{4} = 10^{-12}$

$\therefore x = 10^{-4}$

결국, 평형 상태일 때 각 기체들의 부분압은
$\therefore P_{NO} = 2 \times 10^{-4}$ atm, $P_{O_2} = 1 \times 10^{-4}$ atm,
 $P_{NO_2} = 2$ atm이 된다.

17
정답 ⑤

자료해석

고체 AgCl이 남아있으므로 용해평형을 포함한 모든 평형상수식이 성립한다.

$[Ag^+][Cl^-] = K_{sp}$, $\dfrac{[AgCl(aq)]}{[Ag^+][Cl^-]} = K_1$ 이므로

$[AgCl(aq)] = K_1 \times K_{sp}$ 이다.

정답해설

ㄱ. NaCl 수용액을 첨가한 용액 2는 공통이온효과에 의해 AgCl(s) 용해반응의 역반응이 우세하게 진행된다. 따라서 $Ag^+(aq)$의 농도는 용액 1이 용액 2보다 크다.

ㄴ. $[AgCl(aq)] = K_1 \times K_{sp}$로 용액 1과 2에서 같다.

ㄷ. NaCl 수용액을 첨가한 용액 2는 르샤틀리에의 원리에 의해 다음 반응의 평형이 정반응 쪽으로 치우치게 된다.

$AgCl(aq) + Cl^-(aq) \rightleftarrows AgCl_2^-(aq)$

따라서 $AgCl_2^-(aq)$의 농도는 용액 2가 용액 1보다 크다.

18
정답 ①

자료해석

AgCl로 포화된 수용액에 과량의 NH_3를 가하면 다음의 반응이 진행된다.

$AgCl(s) + 2NH_3(aq) \rightleftarrows Ag(NH_3)_2^+(aq) + Cl^-(aq)$

반응물 NH_3를 많이 가할수록 평형은 오른쪽으로 이동하여 Cl^-의 농도는 증가하고 생성물 $Ag(NH_3)_2^+$와 Cl^-의 계수비가 1:1이므로 평형에서 $[Ag(NH_3)_2^+] = [Cl^-]$이다.

따라서 주어진 그래프에서 세로축은 $[Cl^-]$로도 볼 수 있다.

정답해설

ㄱ. A에서의 Ag^+와 Cl^-의 몰농도는 순수한 물에서 AgCl의 몰용해도와 같다.

따라서 A에서 $[Ag^+] = [Cl^-] = \sqrt{K_{sp}}$가 성립한다.

오답해설

ㄴ. $[Cl^-]_C = 0.075M$이고, $[Cl^-]_B < 0.075M$이므로 $[Cl^-]_C > [Cl^-]_B$이다.

$[Ag^+] = \dfrac{K_{sp}}{[Cl^-]}$이므로, $[Ag^+]_C < [Ag^+]_B$이다.

즉, Ag^+의 농도는 C에서가 B에서보다 작다.

ㄷ. C에서 $[Ag(NH_3)_2^+]$가 0.075M이므로, $[Cl^-]$도 0.075M이다.

19

정답 ②

자료해석

KI 수용액과 $AgNO_3$ 수용액을 혼합하면, 노란색 침전 AgI가 형성된다.

$$Ag^+(aq) + I^-(aq) \rightarrow AgI(s)$$

AgI의 용해도곱 상수가 8.3×10^{-17}이므로, 위의 반응에 대한 평형 상수(K)는 $\dfrac{1}{8.3 \times 10^{-17}} \fallingdotseq 1.2 \times 10^{16}$으로 매우 크다.

AgI(s) 형성 반응에 대한 평형 상수가 매우 크므로, KI 수용액과 $AgNO_3$ 수용액을 혼합하면 Ag^+와 I^-는 두 이온 중 하나의 이온이 고갈될 때까지 AgI(s)를 형성한다고 볼 수 있다. 즉, 넣어준 Ag^+와 I^-가 AgI(s)로 되고, 생성된 난용성염 AgI의 용해도 평형을 통해 용액의 Ag^+의 몰농도를 계산할 수 있다.

정답해설

ㄷ. $V = 60$일 때

용액 A: $Ag^+ = 0.10 \times 60 = 6$ mmol,

$I^- = 0.10 \times 50 = 5$ mmol

용액 B: $Ag^+ = 0.010 \times 60 = 0.6$ mmol,

$I^- = 0.010 \times 50 = 0.5$ mmol

용액 A와 B에서 형성된 AgI의 몰수는 각각 5 mmol, 0.5 mmol이며, 용액 A에서 과량으로 존재하는 Ag^+의 몰농도($\dfrac{1}{110}$M)가 용액 B의 Ag^+의 몰농도($\dfrac{1}{1100}$M)보다 10배나 크다.

용액 A는 용액 B보다 공통 이온인 Ag^+가 10배나 많으므로 AgI의 용해도는 더 작고, AgI의 용해로 공급되는 Ag^+의 양도 작다.

그러나 AgI의 용해도곱 상수는 8.3×10^{-17}으로 매우 작으므로, AgI의 용해로 공급되는 Ag^+의 양은 공통 이온으로 존재하고 있는 Ag^+의 양에 비해 미미할 것이다.

용액에 있는 Ag^+의 농도는 용액 내에 공통 이온인 Ag^+와 AgI의 용해로 인한 Ag^+를 모두 고려한 농도이므로, Ag^+의 몰농도는 A가 B보다 크다. ($a = y_A$, $b = y_B$)

따라서 a는 b보다 크다.

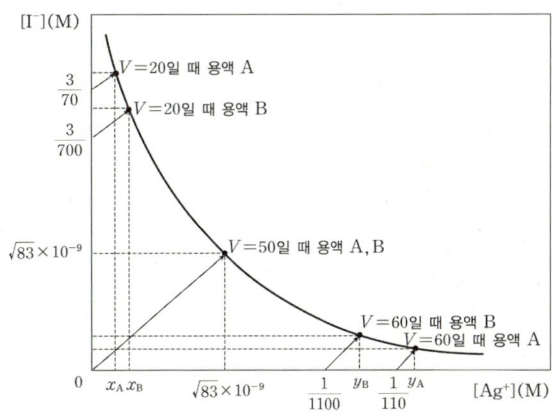

오답해설

ㄱ. $V = 20$일 때

용액 A와 B를 만들 때 혼합한 Ag^+와 I^-의 몰수를 구하면 다음과 같다.

용액 A: $Ag^+ = 0.10 \times 20 = 2$ mmol,

$I^- = 0.10 \times 50 = 5$ mmol

용액 B: $Ag^+ = 0.010 \times 20 = 0.2$ mmol,

$I^- = 0.010 \times 50 = 0.5$ mmol

용액 A와 B에서 형성된 AgI의 몰수는 각각 2 mmol, 0.2 mmol이며, 용액 A, B에는 I^-가 각각 3 mmol, 0.3 mmol 남아있다.

형성된 난용성 염 AgI는 물에 용해하며 다음과 같은 평형을 이룬다.

$$AgI(s) \rightarrow Ag^+(aq) + I^-(aq)$$

이 반응에 대한 용해도 곱(K_{sp})은 $K_{sp} = [Ag^+][I^-]$이기 때문에 공통 이온인 $I^-(aq)$가 과량으로 존재하면 $Ag^+(aq)$의 농도를 감소시키고, $I^-(aq)$의 농도가 클수록 허용되는 $Ag^+(aq)$의 농도는 작아진다.

용액 A의 I^-의 몰농도($\dfrac{3}{70}$M)가 용액 B의 I^-의 몰농도($\dfrac{3}{700}$M)보다 크므로, Ag^+의 몰농도는 A가 B보다 작다. ($a = x_A$, $b = x_B$)

따라서 a는 b보다 작다.

VI. 화학 평형

ㄴ. $V=50$일 때

용액 A: $Ag^+=0.10\times50=5$ mmol,
$I^-=0.10\times50=5$ mmol

용액 B: $Ag^+=0.010\times50=0.5$ mmol,
$I^-=0.010\times50=0.5$ mmol

용액 A와 B에서 형성된 AgI의 몰수는 각각 5 mmol, 0.5 mmol이고, 과량으로 존재하는 공통 이온이 없다. 즉, 용액 A와 B 모두 순수한 물에서 AgI의 몰 용해도를 구하는 것과 같다.

따라서 두 용액 A, B에서
$[Ag^+]=\sqrt{K_{sp}}=\sqrt{83}\times10^{-9}$M로 동일하다.

20

정답 ⑤

자료해석

옥살산칼슘이 이온화하여 생성되는 $C_2O_4^{2-}$는 약염기로 물과 반응하여, 일부는 $HC_2O_4^-$, $H_2C_2O_4$ 형태로 존재하게 된다.

$C_2O_4^{2-}(aq)+H_2O(l) \rightarrow HC_2O_4^-(aq)+OH^-(aq)$

$HC_2O_4^-(aq)+H_2O(l) \rightarrow H_2C_2O_4(aq)+OH^-(aq)$

따라서 용액의 pH는 불용성 염인 옥살산칼슘의 용해도에 영향을 줄 수 있다.

정답해설

⑤ 옥살산소듐($Na_2C_2O_4$)을 첨가하면, 공통이온 효과에 의해 옥살산칼슘(CaC_2O_4)의 용해도가 감소한다.

오답해설

① 일정한 온도에서 용해도는 용해도 평형에 의해서 결정되는 값으로, 용액 1 L당 녹을 수 있는 용질의 최대 몰수인 포화 용액의 농도가 된다. 그러므로 용매인 물을 첨가하여도 용해도는 변하지 않는다.

② $C_2O_4^{2-}$는 다음과 같이 약염기로 물과 반응하여, $HC_2O_4^-$, $H_2C_2O_4$ 형태로 존재하게 된다.

$C_2O_4^{2-}(aq)+H_2O(l) \rightarrow HC_2O_4^-(aq)+OH^-(aq)$

$HC_2O_4^-(aq)+H_2O(l) \rightarrow H_2C_2O_4(aq)+OH^-(aq)$

따라서 옥살산칼슘 포화 수용액에 묽은 염산을 첨가하면, 그 결과 $C_2O_4^{2-}$는 감소하고, $H_2C_2O_4$와 $HC_2O_4^-$가 증가하게 된다. 즉, 묽은 염산을 첨가하면 평형이 정반응으로 진행되어 옥살산칼슘의 용해도는 증가된다.

③ 불용성 염인 옥살산칼슘 수용액에 비활성 염인 $NaNO_3$를 첨가하면 이온세기가 증가하게 되고, 그 결과 활동도가 감소하여 용해도는 증가하게 된다. (이온 분위기 형성)

④ CaC_2O_4 1몰당 Ca^{2+} 1몰이 생성되므로, 용해도는 $[Ca^{2+}]$이다.

용해도=$[Ca^{2+}]=[C_2O_4^{2-}]+[HC_2O_4^-]+[H_2C_2O_4]$

21 [심화이해] 정답 ②

자료해석

용액 안에 있는 이온들의 혼합물을 분석하는 한 가지 방법은 이온을 함유한 화합물의 용해도 차를 이용하여 혼합물을 각 성분으로 분리하는 것이다. 예를 들어 납으로부터 은을 분리하려면 이들 원소의 화합물들 중에서 (1) 공통적인 음이온을 가지면서, (2) 그 용해도가 크게 다른 물질을 찾으면 된다. $AgBr(s)$, $PbBr_2(s)$가 이러한 화합물인데, $AgBr(s)$의 K_{sp}는 $PbBr_2(s)$에 비해서 매우 작으므로, 은 이온과 납 이온이 0.10 M씩 함께 녹아 있는 수용액에 브로민화 이온(Br^-)을 가하면 은 이온만을 선택적으로 분리할 수 있다.

정답해설

ㄱ. 순수한 물에서 $AgBr$의 용해도를 구하면 다음과 같다.

	$AgBr(s)$ →	$Ag^+(aq)$ +	$Br^-(aq)$
초기 조건		0	0
변화량		$+s$	$+s$
평형 상태		$+s$	$+s$

$K_{sp} = [Ag^+][Br^-] = s^2 = 4.9 \times 10^{-13}$

∴ $s = [Ag^+] = \sqrt{K_{sp}} = \sqrt{4.9 \times 10^{-13}} = 7 \times 10^{-7}$

즉, 순수한 물에서 $AgBr$의 용해도는 7×10^{-7} M이다.

ㄴ. 은 이온(Ag^+)과 납 이온(Pb^{2+})을 침전시키기 위한 Br^-의 최소 농도는 각각 다음과 같다.

Ag^+ : $K_{sp} = [Ag^+][Br^-]$

∴ $[Br^-] = \dfrac{K_{sp}}{[Ag^+]} = \dfrac{4.9 \times 10^{-13}}{0.1} = 4.9 \times 10^{-12}$ M

Pb^{2+} : $K_{sp} = [Pb^{2+}][Br^-]^2$

∴ $[Br^-] = \sqrt{\dfrac{K_{sp}}{[Pb^{2+}]}} = \sqrt{\dfrac{4.9 \times 10^{-6}}{0.1}} = 7 \times 10^{-3}$ M

따라서 은 이온과 납 이온이 0.10 M씩 함께 녹아 있는 수용액에서 Br^-의 농도가 0.0070 M이 될 때 까지는 은 이온만을 선택적으로 침전시킬 수 있다.

오답해설

ㄷ. 브로민화 은($AgBr$)과 브로민화 납($PbBr_2$)은 중성 불용성 염으로, 산인 HNO_3을 첨가하여도 용해도에 영향을 미치지 못한다. 뿐만 아니라, 질산의 이온화 생성물인 NO_3^-도 평형과 관련된 물질이 아니므로 용해도에 영향을 주지 못한다. (활동도 변화에 의한 영향은 미미하다.)

22 [심화이해] 정답 ④

자료해석

수산화 인회석과 플루오르화 인회석은 물에 용해되는 형태가 동일하므로 용해도곱 상수가 큰 것이 용해도가 크다고 단순 비교 가능하다.

정답해설

④ 평형 상수는 다음과 같다.

$$Ca_5(PO_4)_3OH \rightleftharpoons 5Ca^{2+} + 3PO_4^{3-} + OH^- \quad K_{sp1}$$

$$+) \; 5Ca^{2+} + 3PO_4^{3-} + F^- \rightleftharpoons Ca_5(PO_4)_3F \quad \dfrac{1}{K_{sp2}}$$

$$\overline{Ca_5(PO_4)_3OH + F^- \rightleftharpoons Ca_5(PO_4)_3F + OH^- \quad K}$$

$K = \dfrac{K_{sp1}}{K_{sp2}} = \dfrac{2.3 \times 10^{-59}}{3.2 \times 10^{-60}} = \dfrac{23}{3.2}$

오답해설

① 용해도곱 상수가 작은 플루오르화 인회석이 용해도가 더 작다.

② F^-, PO_4^{3-}는 각각 염기로 작용하므로 산성 용액에서 용해도가 크다.

③ 음이온이 강한 염기일수록 산성 용액에서 H^+와 쉽게 반응하여 제거되므로 용해도가 크게 증가한다. 수산화 인회석은 강염기인 OH^-를, 플루오르화 인회석은 약염기인 F^-를 해리시키므로 산성 용액에서 용해도는 플루오르화 인회석이 더 작다.

⑤ 고체는 평형 상수에 표시하지 않으므로 용해도곱 상수 식은 $K_{sp} = [Ca^{2+}]^5[PO_4^{3-}]^3[OH^-]$이다.

VI. 화학 평형

23 심화이해   정답 ⑤

자료해석

$MX_b \rightarrow M^{b+} + bX^-$ $K_{sp} = [M^{b+}][X^-]^b$

용해도 곱 상수식에 log 함수를 적용하면 다음과 같다.

$\log[M^{b+}] = -b\log[X^-] + \log K_{sp}$

따라서 기울기가 -1인 그래프가 AgBr이고 기울기가 -2인 그래프가 $PbBr_2$이다.

AgBr에 대해 b=1이고, y 절편이 -12이므로 $K_{sp} = 1.0 \times 10^{-12}$이고, $PbBr_2$에 대해 b=2이고 y 절편이 -5이므로 $K_{sp} = 1.0 \times 10^{-5}$이다.

P점은 포화 수용액 직선(왼쪽 직선)의 위에 존재하므로 P점에서 $Q > K_{sp}$이므로 침전이 존재한다.

정답해설

ㄱ. $PbBr_2$의 용해도곱 상수는 $K_{sp} = 1.0 \times 10^{-5}$이다.

ㄴ. AgBr과 $PbBr_2$ 수용액의 화학 조성이 P점일 때, 포화 수용액 직선보다 위에 존재하므로 $Q > K_{sp}$이다. 따라서 침전이 존재한다.

ㄷ. $PbCO_3$는 양이온과 음이온이 1 : 1로 존재하므로 b=1이다. 따라서 기울기가 -1이므로 AgBr 직선의 기울기와 같다.

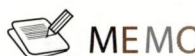

VII. 산과 염기

01
정답 ⑤

정답해설
⑤ 농도가 묽어질수록 이온화도는 증가한다.

오답해설
① NH_4^+는 NH_3에 양성자가 결합된 형태이므로 NH_3의 짝산이다.
② NH_3의 K_b가 1보다 작으므로, NH_3보다 OH^-가 강한 염기이다. ($\because$ OH^-의 K_b=1)
③ H_2O는 NH_3에 양성자를 줬으므로 브뢴스테드-로우리 산이다.
④ K_b=1.8×10^{-5}로 매우 작으므로, 평형은 역으로 치우쳐 있다. 그러므로 NH_3의 농도가 NH_4^+의 농도보다 크다.

02
정답 ⑤

자료해석
제시된 반응에서의 전자 이동을 나타내 보면 다음과 같다.

$$\begin{array}{c} CH_3 \\ H_3C \end{array}\!\!S\!:\ \begin{array}{c} Cl \\ B-Cl \\ Cl \end{array} \longrightarrow \begin{array}{c} CH_3 \\ H_3C \end{array}\!\!S\!-\!\!B\!\begin{array}{c} Cl \\ Cl \\ Cl \end{array}$$

S 원자가 가지고 있는 비공유 전자쌍을 BCl_3의 B 원자에게 줌으로써 배위 결합이 형성되었다. 즉, $(CH_3)_2S$는 비공유 전자쌍 주개인 루이스 염기로, BCl_3는 비공유 전자쌍 받개인 루이스 산으로 작용하였다.

정답해설
⑤ $(CH_3)_2SBCl_3$에서 모든 원소는 옥테트 규칙을 만족한다.

오답해설
① $(CH_3)_2S$는 비공유 전자쌍을 BCl_3에 공급했으므로 루이스 염기이다.
② 2분자가 1분자로 감소하는 반응이므로, 엔트로피는 감소한다.
③ BCl_3의 정상 끓는점이 13℃이므로, 25℃, 1 atm에서 기체로 존재한다.
④ $(CH_3)_2S$와 BCl_3는 1 : 1의 몰수비로 반응하며, 질량비로는 62.1 : 117.2가 된다.

03

정답 ②

자료해석

산, 염기 반응에서 양성자 주개는 Brönsted-Lowry 산이며, 양성자 받개는 Brönsted-Lowry 염기이다.

정답해설

② 농도가 아무리 묽더라도 산의 용액인 이상, pH는 7보다 작다.(단, 온도는 25℃로 가정) 이는 물의 자체 이온화에 의해서도 H^+가 생성되기 때문이다.

오답해설

① 약염기($K_w < K_b < 1$)의 짝산($K_w < K_a < 1$)은 물($K_a = K_w$)보다 강한 산이다.
③ 모든 지시약은 약산 또는 약염기이다. 양성자가 붙거나 떨어짐으로 인해 HOMO-LUMO 간의 간격에 변화가 생기고, 이로 인해 색이 변한다.
④ 농도가 묽을수록 이온화도가 증가한다.
⑤ 약산과 강염기로부터 생성된 염이 녹은 수용액에서는 약산의 음이온이 가수분해된다.
   즉, 강염기($K_b > 1$)의 짝산($K_a < K_w$)은 수용액에서 산으로 작용하지 못하는 반면, 약산($K_w < K_a < 1$)의 짝염기($K_w < K_b < 1$)는 염기로 작용하게 된다. 그러므로 수용액의 액성은 염기성이 되며, 25℃라면 pH가 7보다 커진다.

04

정답 ②

정답해설

② 산소의 갯수가 같은 산소산의 경우, 산소와 결합하고 있는 원소의 전기음성도가 커질수록 산의 세기가 커진다. 따라서 Br보다 Cl의 전기음성도가 더 크므로 HClO가 HBrO보다 더 강한 산이다.

오답해설

① 할로젠화 수소산인 경우, 수소와 결합한 할로젠 원소의 원자번호가 클수록 결합 에너지가 감소하여 수소 이온의 해리가 쉽다. 그러므로 HI가 HF보다 더 강한 산이다.
③ 중심 원자의 전기 음성도는 산소가 질소보다 크므로, H_3O^+가 NH_4^+보다 더 강한 산이다.
④ 같은 족의 수소산인 경우, 같은 족에서는 원자번호가 커질수록 결합세기가 약해지므로 산의 세기는 증가한다. 그러므로 H_2S가 H_2O보다 더 강한 산이다.
⑤ 중심 원소가 같은 산소산의 경우, 전기 음성도가 큰 산소 원자의 수가 많을수록 산의 세기는 증가한다.
   따라서 H_2SO_4가 H_2SO_3보다 더 강한 산이다.
   (예외: H_3PO_3는 H_3PO_4보다 더 강한 산이다.)

05

정답 ④

┃자료해석

다양성자산 H_3A의 각 단계별 이온화에 대해 계산하면 다음과 같다.

	$H_3A(aq)$	$\rightarrow$	$H_2A^-(aq)$	$+$	$H^+(aq)$
처음	1.0		0		0
반응	$-a$		$+a$		$-a$
나중	$1.0-a$		a		a

$$K_{a1} = \frac{[H_2A^-][H^+]}{[H_3A]} \simeq \frac{a^2}{1.0} = 1.0 \times 10^{-4}$$

$\therefore a = 1.0 \times 10^{-2}$

따라서 $[H_3A]=0.99$ M, $[H_2A^-]=[H^+]=1.0 \times 10^{-2}$ M이다.

	$H_2A^-(aq)$	$\rightarrow$	$HA^{2-}(aq)$	$+$	$H^+(aq)$
처음	1.0×10^{-2}		0		1.0×10^{-2}
반응	$-b$		$+b$		$+b$
나중	$1.0 \times 10^{-2}-b$		b		$1.0 \times 10^{-2}+b$

$$K_{a2} = \frac{[HA^{2-}][H^+]}{[H_2A^-]} \simeq \frac{b \times 1.0 \times 10^{-2}}{1.0 \times 10^{-2}} = 1.0 \times 10^{-8}$$

$\therefore b = 1.0 \times 10^{-8}$

따라서 $[HA^{2-}]=1.0 \times 10^{-8}$ M이다.

	$HA^{2-}(aq)$	$\rightarrow$	$A^{3-}(aq)$	$+$	$H^+(aq)$
처음	1.0×10^{-8}		0		1.0×10^{-2}
반응	$-c$		$+c$		$+c$
나중	$1.0 \times 10^{-8}-c$		c		$1.0 \times 10^{-2}+c$

$$K_{a3} = \frac{[A^{3-}][H^+]}{[HA^{2-}]} \simeq \frac{c \times 1.0 \times 10^{-2}}{1.0 \times 10^{-8}} = 1.0 \times 10^{-12}$$

$\therefore c = 1.0 \times 10^{-18}$

따라서 $[A^{3-}]=1.0 \times 10^{-18}$ M이다.

┃정답해설

④ $[A^{3-}]=1.0 \times 10^{-18}$ M이다.

06

정답 ⑤

┃자료해석

같은 농도에서 더 작은 pH를 나타내는 HB가 HA보다 더 강한 산이며, 농도가 묽어질수록 산의 이온화도는 증가하여 1에 수렴한다.

┃정답해설

⑤ 농도가 묽어질수록 HA 수용액과 HB 수용액의 pH 차이가 줄어드는 것은, 이온화도의 차이가 산의 종류에 관계없이 1로 수렴하기 때문이다.

┃오답해설

① 같은 농도에서 HB보다 HA의 pH가 더 크므로, HB가 HA보다 더 강한 산이다.

② 0.01 M HB 용액의 pH가 2이므로 $[H^+]=0.01$ M이다. 그러므로 이온화도는 1이다.

③ 농도가 아무리 묽더라도 산 수용액인 이상, pH는 7보다 작다. 이는 물의 자체 이온화에 의해서도 H^+가 생성되기 때문이다.

④ 이온화 상수는 평형 상수로, 농도에 무관하며 온도에만 의존한다.

07 정답 ①

자료해석

다양성자성산의 중간형은 양쪽성 물질로, 수용액의 액성은 산의 이온화 상수와 염기의 이온화 상수 크기를 비교하면 알 수 있다. 예를 들어 H_2CO_3의 해리를 살펴보자.

	$H_2CO_3 \rightleftharpoons$	$HCO_3^- \rightleftharpoons$	CO_3^{2-}
산 해리 상수	K_{a1}	K_{a2}	
염기 해리 상수		K_{b2}	K_{b1}
해리 상수간의 관계:	$K_{a1} \times K_{b2} = K_{a2} \times K_{b1} = K_w$		

산 이온화 상수가 더 크면 산으로 작용하는 경향이 더 크므로 수용액의 액성은 산성이 된다.

정답해설

ㄱ. HCO_3^-의 산 해리 상수와 염기 해리 상수를 비교해 보면, 염기 해리 상수가 더 크다.

HCO_3^-의 염기 해리 상수

$= K_{b2} = \dfrac{K_w}{K_{a1}} = \dfrac{10^{-14}}{4.3 \times 10^{-7}} \approx 2.3 \times 10^{-8}$

HCO_3^-의 산해리 상수 $= K_{a2} = 5.6 \times 10^{-11}$

그러므로 HCO_3^-는 산보다 염기로 작용하는 경향이 더 강하므로 용액의 액성은 염기성이다.

오답해설

ㄴ. H_2SO_4의 첫 번째 이온화 상수가 매우 크므로, $0.1M$ H_2SO_4는 모두 해리되어 $0.1M$ HSO_4^-와 $0.1M$ H^+이 생성된다.

그러나 HSO_4^-의 이온화 상수는 1.2×10^{-2}로, 일부만 이온화 되므로 $[H^+]$는 $0.2M$ 보다 작다.

ㄷ. HPO_4^{2-}의 $K_a(4.8 \times 10^{-13})$가 HCO_3^-의 $K_a(5.6 \times 10^{-11})$보다 더 작으므로, 산의 세기는 HPO_4^{2-}가 HCO_3^-보다 약한 산이다.

짝산-짝염기 관계에서 PO_4^{3-}가 CO_3^{2-}보다 강한 염기이므로 $0.1M$ Na_3PO_4 용액의 pH가 $0.1M$ Na_2CO_3 용액의 pH보다 더 높다.

08 정답 ②

정답해설

ㄷ. NaH_2PO_4 수용액에서 해리된 $H_2PO_4^-$ 이온은 다양성자산의 중간형으로 양쪽성으로 작용한다. 따라서 pH는

$pH = \dfrac{pK_{a1} + pK_{a2}}{2} = \dfrac{9.4}{2} = 4.7$이다.

오답해설

ㄱ. H_3PO_3에서 산소와 결합한 수소만 해리되므로 H_3PO_3는 이양성자 산이다. 인과 직접 결합한 수소는 이온화되지 않으므로 pK_{a3}를 갖지 않는다. 구조는 다음과 같다.

$$\begin{array}{c} H \\ | \\ H-O-P-O-H \\ \| \\ O \end{array}$$

ㄴ. H_3PO_3는 이양성자 산이므로 HPO_3^{2-}는 염기로만 작용한다. HPO_3^{2-}는 약산의 짝염기이므로 수용액은 염기성이다. 수용액의 pH는 7보다 크다.

09

정답 ①

정답해설

① H^+이 결합된 형태(HA)를 짝산, H^+이 떨어진 형태(A^-)를 짝염기라 한다. NH_4^+의 짝염기는 NH_3이다.

오답해설

② NH_4^+의 $K_a = \dfrac{K_w}{K_b} = \dfrac{1.0 \times 10^{-14}}{1.8 \times 10^{-5}}$로 H_2O의 K_w보다 큰 값이다. 따라서 NH_4^+는 H_2O보다 강산이다.

③ NH_4^+의 $K_a = \dfrac{K_w}{K_b} = \dfrac{1.0 \times 10^{-14}}{1.8 \times 10^{-5}}$이다.

④ 질량균형에 의해 $[NH_3]_0 = [NH_3] + [NH_4^+] = 0.1\,M$이다.

⑤ 전하균형에 의해 $[NH_4^+] + [H^+] = [OH^-]$이다.

10

정답 ⑤

자료해석

100 mL의 HA(aq)에 50 mL의 NaOH(aq)를 넣었을 때에 당량점이므로 농도의 비는 HA(aq):NaOH(aq)=1:2이다. NaOH(aq)=25 mL인 지점은 완충 용액이므로 이 점에서 pH=pK_a이다.

정답해설

⑤ a에 존재하는 OH^-의 몰수는 0.2 M×50 mL = 10 mmol 이므로 pOH의 값은 1보다 크다. 따라서 a에서의 pH는 13.0보다 작다.

오답해설

① $K_a = \dfrac{[H^+][A^-]}{[HA]}$, $K_w = [H^+][OH^-]$이고 적정 반응식의 평형상수는 $\dfrac{[A^-]}{[HA][OH^-]}$이므로 평형 상수는 $\dfrac{K_a}{K_w}$와 같다.

② 당량점의 NaOH(aq) 부피가 50 mL이므로 HA(aq)의 농도는 NaOH(aq) 농도의 절반이다. 따라서 HA(aq)의 농도는 0.10 M이다.

③ NaOH(aq)의 부피가 25 mL인 지점은 당량점의 절반만큼 중화가 일어난 지점으로 완충 용액이다.
완충용액에선 pH=pK_a이므로 HA의 pK_a=4.50이다.

④ $K_{In} = \dfrac{[H^+][In^-]}{[HIn]}$이므로, $\dfrac{[H^+]}{K_{In}} = \dfrac{[HIn]}{[In^-]}$이다.

$\dfrac{[H^+]}{K_{In}} = \dfrac{1.0 \times 10^{-8.66}}{1.0 \times 10^{-8.4}} = 1.0 \times 10^{-0.26} < 1$이므로,

$\dfrac{[In^-]}{[HIn]} > 1$이다.

11 정답 ⑤

자료해석

HOCl의 분율은 전체 산과 짝염기 중 이온화되지 않은 산 형태의 분율을 나타낸 것이므로 $1-\alpha$와 같다.

A점은 $\alpha=0.5$인 지점으로 $[HOCl]=[OCl^-]$이므로, $pH=pK_a$이다.

정답해설

⑤ B에 해당하는 용액은 완충 용액이므로 10배 희석해도 pH의 변화가 거의 없다.

오답해설

① HOCl의 $pK_a=7.55$이므로 짝염기인 OCl^-의 $pK_b=14-7.55=6.45$이다.

② A에 해당하는 점은 산과 짝염기가 1 : 1로 존재하는 용액이므로 가장 큰 완충 용량을 갖는다.

③ 헨더슨-하셀바흐 식으로부터 $8.55=7.55+\log\dfrac{[OCl^-]}{[HOCl]}$이 성립하므로 $\dfrac{[OCl^-]}{[HOCl]}=10$이다.

④ A에 해당하는 용액 1L에서 $[HOCl]+[OCl^-]=0.1\,M$이고, $[HOCl]=[OCl^-]=0.05\,M$이므로 몰수는 $HOCl=OCl^-=0.05\,mol=50\,mmol$이다. 여기에 HCl을 1mmol 첨가하면 다음과 같이 반응한다.

	OCl^-	+	H^+	→	$HOCl$
i	50		1		50
c	-1		-1		$+1$
e	49		0		51

혼합 용액은 완충 용액이므로 헨더슨-하셀바흐 식으로부터 pH를 계산할 수 있다.

$$pH=pK_a+\log\dfrac{[OCl^-]}{[HOCl]}=7.55+\log\dfrac{49}{51}$$

12 정답 ⑤

자료해석

이 실험은 제산제에 과량의 산(HCl)을 첨가하여 반응하고 남아 있는 HCl을 NaOH 표준 용액으로 적정하여, 제산제에 포함된 HCO_3^-의 몰수를 구하는 것이다.

이러한 분석 기법을 역적정(back titration)이라고 한다.

실험 과정을 자세히 살펴보자.

실험 (나)에서 제산제에 과량의 HCl을 넣으면 HCO_3^-는 반응하여 모두 H_2CO_3로 바뀌고, (나)의 수용액에는 남은 H^+와 H_2CO_3가 공존한다.

(다)에서 0.1M의 NaOH 표준 용액을 이용하여 (나)에 남아 있는 H^+를 모두 적정하며, 이는 페놀프탈레인 지시약으로 확인한다.

즉, (다)의 적정 과정에서 소모된 NaOH의 몰수가 곧 (나)에 남아있는 H^+의 몰수이다.

(나)에 남아 있는 H^+의 몰수=적정에 사용된 NaOH의 몰수 $=0.100\,M\times15.0\,mL=1.50\,mmol$

(가)에 넣어 준 과량의 HCl의 몰수가 $0.100\times25.0=2.50$ mmol이고, (나)에서 HCO_3^-와 반응하고 남은 H^+의 몰수가 1.50 mmol이므로 HCO_3^-와 반응한 H^+의 몰수는 1.0 mmol이다. 따라서 제산제 0.1g에 포함된 $NaHCO_3$의 몰수는 1.0 mmol이다.

정답해설

ㄱ. (나)에서 용액을 가열하는 것은 반응에서 발생하는 CO_2 기체를 제거하기 위함이다.

ㄴ. 과정 (다)에서는 (나)에 남은 H^+가 NaOH 표준 용액과 반응한다. 따라서 알짜 이온 반응식은
$H^+(aq)+OH^-(aq)\rightarrow H_2O(l)$이다.

ㄷ. 제산제 0.1g에 포함된 $NaHCO_3$의 몰수는 1.0 mmol이므로, $NaHCO_3$의 질량은 $(1.0\times10^{-3})\,mol\times84.0\,g/mol=0.084$ g이다. (자료해석 참고)

13

정답 ②

┃자료해석

아세트산은 수용액에서 다음과 같이 이온화하여 평형을 이룬다.

$$CH_3COOH + H_2O \rightleftharpoons H_3O^+ + CH_3COO^-$$

아세트산 수용액에 H_3O^+ 농도가 달라지면, 공통 이온 효과에 의해 평형은 이동한다. 즉 H_3O^+ 농도가 증가하면 역반응으로 평형이 이동하여 CH_3COO^- 평형 농도는 감소하고, H_3O^+ 농도가 감소하면 정반응으로 평형이 이동하여 CH_3COO^- 평형 농도는 증가한다.

┃정답해설

ㄱ. pH=3.4인 아세트산 수용액에 같은 pH의 완충용액을 가했으므로 pH 변화는 없다.

ㄴ. 포름산이 아세트산보다 K_a 값이 더 크므로, ㄴ 수용액의 pH는 3.4보다 작을 것이다. 따라서 ㄱ 수용액에 비해 평형은 역반응으로 이동하여 CH_3COO^- 평형 농도도 ㄱ 수용액보다 감소한다.

ㄷ. 10^{-4} M HCl 수용액의 pH는 4로, ㄷ 수용액의 pH는 3.4보다 크다.

따라서 ㄱ 수용액에 비해 평형은 정반응으로 이동하여 CH_3COO^- 평형 농도도 ㄱ 수용액보다 증가한다.

따라서 아세트산 이온의 평형 농도는 ㄴ<ㄱ<ㄷ이다.

14

정답 ②

┃자료해석

온도를 25℃라고 가정하면, $pK_b=5.9$이므로 $pK_a=8.1$이다.

pH가 7.1이므로, Tris와 $TrisH^+$의 농도 비를 구할 수 있다.

$$pH = pK_a + \log \frac{[Tris]}{[TrisH^+]}$$

$$\therefore \frac{[Tris]}{[TrisH^+]} = \frac{1}{10}$$

┃정답해설

ㄴ. $TrisH^+$의 농도는 Tris의 농도의 10배이다.

┃오답해설

ㄱ. 완충 용량은 약산과 그 짝염기의 농도가 진할수록 크다. 용액을 희석하면 농도가 감소하므로 완충 용량이 감소하게 된다.

ㄷ. 산성형인 $TrisH^+$의 농도가 염기성형인 Tris의 농도의 10배이므로, 염기에 대한 완충 효과가 산에 대한 완충 효과보다 더 크다.

15 정답 ⑤

자료해석
2가 산인 말론산 H_2A에 NaOH 수용액을 첨가하면 다음과 같은 반응이 진행된다.

$H_2A + OH^- \rightarrow HA^- + H_2O$

$HA^- + OH^- \rightarrow A^{2-} + H_2O$

한편, 완충 용량이 가장 큰 용액이 동일량의 염산을 넣었을 때 pH 변화가 가장 작다.

정답해설
말론산(H_2A) 100 mL에 NaOH 100 mL를 넣은 각 용액의 조성은 다음과 같다.

① H_2A : $0.2M \times 100\,mL = 20\,mmol$
   $+ OH^-$: $0.1M \times 100\,mL = 10\,mmol$
   ⇨ H_2A : 10 mmol , HA^- : 10 mmol

② H_2A : $0.2M \times 100\,mL = 20\,mmol$
   $+ OH^-$: $0.3M \times 100\,mL = 30\,mmol$
   ⇨ HA^- : 10 mmol , A^{2-} : 10 mmol

③ H_2A : $0.2M \times 100\,mL = 20\,mmol$
   $+ OH^-$: $0.4M \times 100\,mL = 40\,mmol$
   ⇨ A^{2-} : 20 mmol

④ H_2A : $0.4 \times 100 = 40\,mmol$
   $+ OH^-$: $0.4 \times 100 = 40\,mmol$
   ⇨ HA^- : 40 mmol

⑤ H_2A : $0.4 \times 100 = 40\,mmol$
   $+ OH^-$: $0.6 \times 100 = 60\,mmol$
   ⇨ HA^- : 20 mmol , A^{2-} : 20 mmol

이들 중 완충 용액으로 작용하는 것은 ①, ②, ⑤이며, ⑤의 완충 용량이 가장 크다.

16 정답 ②

자료해석
같은 당량으로 $C_2O_4^{2-}$에 HCl이나 $H_2C_2O_4$을 반응시키면, 넣어준 산의 세기에 관계없이 적정 반응이 완전히 진행되고 모두 주화학종이 $HC_2O_4^-$가 된다.

$C_2O_4^{2-}(aq) + H^+(aq) \rightarrow HC_2O_4^-(aq)$

$C_2O_4^{2-}(aq) + H_2C_2O_4(aq) \rightarrow 2HC_2O_4^-(aq)$

정답해설
ㄴ. pH=2.8일 때 주화학종은 $HC_2O_4^-$이고, pH=pK_{a2}=4.3일 때는 용액의 주화학종은 $HC_2O_4^-$와 $C_2O_4^{2-}$이며 거의 1 : 1로 존재한다.

2.8<pH<4.3일 때는 $HC_2O_4^-$와 $C_2O_4^{2-}$가 공존하며, $HC_2O_4^-$가 $C_2O_4^{2-}$보다 많다.

따라서 pH가 4.0인 옥살산 완충 용액에 가장 많이 존재하는 음이온은 $HC_2O_4^-$이다.

오답해설
ㄱ. 1.00 M $C_2O_4^{2-}$ 수용액과 1.00 M HCl 수용액을 같은 부피로 혼합하였으므로, $C_2O_4^{2-}$와 H^+의 몰수는 동일하고 서로 완전히 반응하여 $HC_2O_4^-$을 형성한다.

$C_2O_4^{2-}(aq) + H^+(aq) \rightarrow HC_2O_4^-(aq)$

주화학종은 $HC_2O_4^-(aq)$로

$pH = \frac{1}{2}(pK_{a1} + pK_{a2}) = \frac{1}{2}(1.3 + 4.3) = 2.8$

이다.

ㄷ. 1.00 M $C_2O_4^{2-}$ 수용액과 1.00 M $H_2C_2O_4$ 수용액을 같은 부피로 혼합하였으므로, $C_2O_4^{2-}$와 $H_2C_2O_4$의 몰수는 동일하고 서로 완전히 반응하여 $HC_2O_4^-$을 형성한다.

$C_2O_4^{2-}(aq) + H_2C_2O_4(aq) \rightarrow 2HC_2O_4^-(aq)$

주화학종은 $HC_2O_4^-(aq)$로

$pH = \frac{1}{2}(pK_{a1} + pK_{a2}) = \frac{1}{2}(1.3 + 4.3) = 2.8$

이다.

VII. 산과 염기

17 정답 ①

자료해석

산의 산 해리도가 0.5이면

$0.5 = \dfrac{[A^-]}{[HA]+[A^-]}$ 이므로 $[HA]=[A^-]$가 된다.

즉, 산 해리도가 0.5인 지점이 반당량점으로, 그 때의 pH가 곧 산의 pK_a값이다.

따라서 HA의 pK_a는 8이고, HB의 pK_a는 9이다.

정답해설

ㄱ. HA의 $K_a=10^{-8}$이고 HB의 $K_a=10^{-9}$이므로, K_a는 HA가 HB보다 크다. (자료해석 참고)

오답해설

ㄴ. NaB 수용액에서 B^-는 H_2O와 가수 분해한다.

$B^-(aq) + H_2O(l) \rightarrow HB(aq) + OH^-(aq)$

B^-의 $K_b = \dfrac{10^{-14}}{10^{-9}} = 10^{-5}$이고, $[B^-]=0.10M$이므로,

$[OH^-] = \sqrt{[B^-]K_b} = \sqrt{0.1 \times 10^{-5}} = 10^{-3}$이다.

따라서 NaB 수용액의 pOH가 3이므로 pH는 11이다.

ㄷ. HB의 $pK_a=9$이므로

$pH = pK_a + \log\dfrac{[B^-]}{[HB]}$에서 pH=10일 때 $\dfrac{[B^-]}{[HB]}=10$

즉, $[B^-]=10[HB]$이다.

따라서 HB의 산 해리도(α)는 다음과 같다.

$\alpha = \dfrac{[B^-]}{[HB]+[B^-]} = \dfrac{10[HB]}{[HB]+10[HB]} = \dfrac{10}{11}$

다른 풀이

0.1M의 NaB 수용액의 pH는 다음의 식으로 구할 수 있다.

$pH = 7 + \dfrac{1}{2}(\log[B^-]+pK_a) = 7 + \dfrac{1}{2}(\log 0.1 + 9) = 11$

18 정답 ①

자료해석

A의 용액은 1.0 L당 약산과 짝염기가 각각 1.0 mol씩 들어 있는 완충용액이므로

$pH = pK_a = 7$

따라서 완충 용액 A에 들어 있는 약산의 $pK_a=7$이다.

한편, 완충 용량은 완충용액의 pH 저항능력으로 완충 용액을 만든 산과 짝염기의 양에 의존한다. 즉, 동일한 농도라면 $\dfrac{[짝염기]}{[약산]}$ 비율이 1에 가까울수록 산과 염기에 대한 저항 능력이 모두 좋으며 완충용량이 크다. 반면 $\dfrac{[짝염기]}{[약산]}$ 비율이 일정하다면, 화학종의 농도가 클수록 완충용량이 크다.

정답해설

ㄱ. 약산의 $pK_a=7$이고, $pK_a + pK_b = 14$이므로 $pK_b=7$이다.

따라서 짝염기의 염기 해리 상수(K_b)는 1.0×10^{-7}이다.

오답해설

ㄴ. 1.0 L의 A 용액에 1.0M NaOH 1.0 L를 가하면 2.0 L의 C 용액이 된다.

A 용액 1.0 L에는 약산(HA)와 짝염기(A^-)가 각각 1.0 mol씩 있으므로, 여기에 NaOH 1.0 mol을 가하면 1.0 mol의 HA는 1.0 mol의 OH^-와 반응하여 1.0 mol의 A^-를 형성한다.

즉, 2.0L의 C 용액에는 A^-가 2.0 mol 존재한다.

A용액 (HA : 1몰, A^- : 1몰, 1L) + C 용액 (A^- : 2몰, 2L) → A+C 용액 (HA : 1몰, A^- : 3몰, 3L)

A 용액과 C 용액을 합하면 그 부피는 3 L가 되고, 그 속에는 1.0 mol의 HA와 2.0 mol의 A^-가 존재한다.

따라서 $pH = pK_a + \log\dfrac{A^-\text{의 몰수}}{HA\text{의 몰수}} = 7 + \log 3$

ㄷ. A 용액에 1.0M의 HCl 0.4 L를 가하면 1.4 L의 B 용액이 되는데, H^+는 A 용액의 약산의 짝염기와 반응하여 HA가 된다.

즉, 0.4 몰의 HCl은 0.4 몰의 A^-와 반응해서 0.4 몰의 HA를 만든다.

19

정답 ①

자료해석

적정하는데 0.1 M NaOH가 25.0 mL 사용되었으므로, HA 용액 25 mL에 들어있는 HA의 몰수는 $0.1 \times 25 = 2.5$ mmol 이다. 그리고 이 용액은 0.600 g의 HA를 녹여서 100 mL로 만든 용액에서 25 mL를 취한 것이므로, 0.600 g HA의 몰수는 $2.5 \times 4 = 10$ mmol이다.

정답해설

ㄱ. HA 0.6 g이 10 mmol이므로, HA의 몰질량은 60.0 g/mol이다.

$$M_w = \frac{w}{n} = \frac{0.6}{0.01} = 60$$

오답해설

ㄴ. (가) 용액의 농도는 0.1 M이다. 0.1 M HA 용액의 pH를 구해보면 다음과 같다.

	HA	→	H^+	+	A^-
초기 조건	0.1		0		0
변화량	$-x$		$+x$		$+x$
평형	$0.1-x$		x		x

$$K_a = 10^{-5} = \frac{x^2}{0.1-x} \approx \frac{x^2}{0.1}$$

$$\therefore x = [H^+] = \sqrt{10^{-6}} = 10^{-3}$$

즉, 용액의 pH는 3이다. 그러므로 이 용액에 메틸오렌지를 첨가하면 용액의 색은 빨간색이 된다.

ㄷ. 약산을 강염기로 적정하는 것이므로 중화점의 액성은 염기성이다. 그러므로 제시된 지시약 중에서 변색 범위가 염기성에 있는 페놀프탈레인을 사용하는 것이 가장 적절하다.

따라서 B 용액에는 1.4 몰의 HA와 0.6 몰의 A^-가 존재한다.

A, B, C 용액에 있는 화학종의 몰수와 그 부피는 다음과 같다.

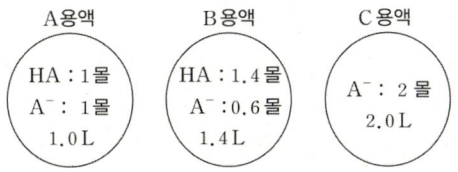

C 용액은 짝염기(A^-)만 존재하므로 완충 용액이 아니고, 약산과 그 짝염기가 함께 있는 A 용액과 B 용액이 완충 용액이다.

A 용액은 $\frac{[\text{짝염기}]}{[\text{약산}]}$ 비율이 1이며, 짝염기의 농도가 더 높으므로 B 용액에 비해 완충 용량이 더 크다.

따라서 A 용액의 완충 용량이 가장 크다.

20

정답 ⑤

자료해석

약염기를 강산으로 적정한 산·염기 적정곡선이다. 적정곡선에서 a와 b는 B_1과 B_2의 반당량점이다.

정답해설

ㄱ. 당량점에서 $[B_1] \cdot V_{B_1} = [HCl] \cdot V_{HCl}$이므로
 $[B_1] \times (50.0 \text{mL}) = (1.00\text{M}) \times (10.0 \text{mL})$이다.
 $\therefore [B_1] = 0.200\text{M}$

ㄴ. Henderson-Hasselbalch 식에 의하면
 $\text{pH} = \text{p}K_a + \log\dfrac{[B]}{[BH^+]}$ 이므로, 적정 곡선의 반당량점에서 pH 값은 짝산(BH^+)의 $\text{p}K_a$ 값에 해당한다.
 B_1과 B_2의 반당량점에서 pH 값이 같다. 따라서 두 약염기의 $\text{p}K_a$ 값이 같다.

ㄷ. 완충 용량이란 강산, 또는 강염기가 첨가될 때 완충용액이 얼마나 pH 변화를 잘 막는지에 대한 척도로, 정량적으로 $\dfrac{\Delta C_b}{\Delta \text{pH}} = \dfrac{\Delta C_a}{\Delta \text{pH}}$로 정의된다. 완충 용량은 정성적으로 적정 곡선의 기울기에 반비례한다. 기울기는 a가 b보다 크므로 완충 용량은 b가 a보다 크다.

21

정답 ②

자료해석

산의 적정 곡선에서 중요한 정보를 갖는 지점은 초기지점, 반당량점, 중화점의 세 부분이다. 반당량점은 $\text{pH} = \text{p}K_a$가 되므로 반당량점의 pH를 알면 산의 $\text{p}K_a$를 알 수 있다.

중화점은 산의 짝염기가 존재하는 수용액이다. 산이 약할수록 짝염기가 강해지므로 같은 농도에서 약한 산을 적정할수록 중화점에서의 pH가 크다.

각 산 수용액에서 반당량점과 중화점은 다음과 같다.

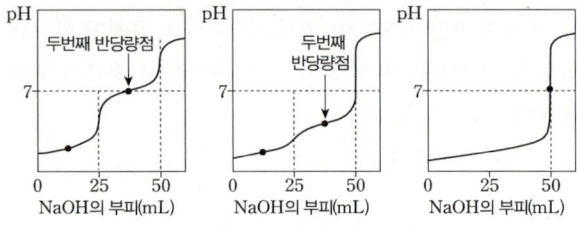

정답해설

(가)는 두 번째 반당량점에서 pH가 약 7이다. 따라서 $\text{p}K_{a2}$가 7에 가까운 H_3PO_4의 적정 곡선이다. H_3PO_4는 3가 산이므로 세번째 당량점은 NaOH(aq) 75 mL를 첨가한 지점으로 예상할 수 있으며, 문제의 그림에는 표시되지 않았다.(실제로는 K_{a3}가 매우 작아 세 번째 당량점에서는 뚜렷한 pH 변화가 관측되지 않는다.)

(나)는 두 번째 반당량점에서 pH가 7보다 작다. 따라서 $\text{p}K_{a2}$가 5에 가까운 $H_2C_2O_4$의 적정 곡선이다.

(다)는 중화점에서 pH가 약 7이다. 따라서 강한 산인 H_2SO_4의 적정 곡선이다. 중화점에 존재하는 SO_4^{2-}는 $K_b = 1.0 \times 10^{-12}$으로 매우 약한 염기이기 때문에 중화점의 pH는 7에 가깝다.

22 정답 ④

정답해설

④ pH=10은 두 번째 반당량점의 pH이다. 두 번째 당량점에서의 pH는 A^{2-}와 물과의 가수분해 반응을 이용해서 구한다.

	$A^{2-}(aq)$ + $H_2O(l)$ → $HA^{-}(aq)$ + $OH^{-}(aq)$		
초기 조건	C	0	0
변화량	$-x$	$+x$	$+x$
반응 후	$C-x$	x	x

$$K_{b1} = \frac{x^2}{C-x} \approx \frac{x^2}{C}$$

$$[OH^-] \simeq \sqrt{K_{b1}C} = \sqrt{\frac{K_w}{K_{a2}}C},$$

$$[H^+] = \frac{K_w}{[OH^-]} \simeq K_w \times \sqrt{\frac{K_{a2}}{K_w C}} = \sqrt{\frac{K_w K_{a2}}{C}}$$

$$\therefore pH \simeq 7 + \frac{1}{2}(\log C + pK_{a2}) = 7 + \frac{1}{2}(\log[A^{2-}] + pK_{a2})$$

오답해설

① 평형 상태에서는 그 양이 많든 적든, 관련된 화학종들은 모두 존재한다. 그러므로 0.1 M H_2A 수용액에는 A^{2-}가 존재한다.

② pK_{a1}=4.0이므로, 제1 반당량점의 pH=4이다. 따라서 완충용액의 성질이 관찰된다.

③ pH=7은 pK_{a1}보다는 크고 pK_{a2}보다는 작은 pH이므로 가장 농도가 큰 화학종은 중간형인 HA^-가 된다.

⑤ NaHA는 염으로 수용액에서 거의 100% 이온화 하여 HA^-로 존재하며, HA^-는 다음과 같은 평형에 의해 A^{2-}와 H_2A를 만든다.

$$HA^-(aq) + H_2O(l) \rightarrow A^{2-}(aq) + H_3O^+(aq)$$
$$K_{a2} = 10^{-10}$$

$$HA^-(aq) + H_2O(l) \rightarrow H_2A(aq) + OH^-(aq)$$
$$K_{b2} = \frac{K_w}{K_{a1}} = 10^{-10}$$

즉, 두 반응에 대한 해리상수가 같으므로, 생성되는 H_2A와 A^{2-}의 농도는 같다.

23 정답 ②

자료해석

아민 화합물 0.10 M $R-NH_2$ 수용액을 강산 0.10 M HCl 수용액으로 적정하면 아래와 같은 적정 곡선을 얻을 수 있다.

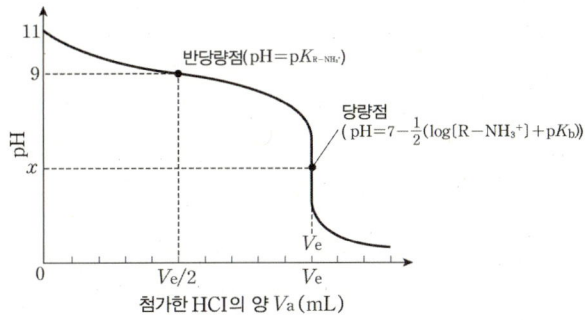

적정 이전에는 0.1 M $R-NH_2$가 주화학종으로, 다음과 같이 pH를 구할 수 있다.

$$R-NH_2(aq) + H_2O(l) \rightleftarrows R-NH_3^+(aq) + OH^-(aq)$$

$$[OH^-] = \sqrt{CK_b} = \sqrt{0.10 \times 1.0 \times 10^{-5}} = 10^{-3}$$

$$[H^+] = 10^{-11}$$이며, pH=11 (단, 온도는 25 °C로 간주한다.)

당량점에서 주화학종은 $R-NH_3^+Cl^-$가 되며, 중화점에서 pH를 구하는 공식에 대입하면 간단히 구할 수 있다.

$$pH = 7 - \frac{1}{2}(\log[R-NH_3^+Cl^-] + pK_b)$$ (단, pK_b는 염기 $R-NH_2$에 대한 값이다.)

정답해설

ㄴ. $R-NH_2$의 해리 상수 K_b가 1.0×10^{-5}이므로, 짝산 $R-NH_3^+$의 해리 상수 K_a는 1.0×10^{-9}이다.

$R-NH_2$의 짝산 $R-NH_3^+$는 다음과 같이 가수 분해된다.

	$R-NH_3^+(aq)$ + $H_2O(l)$ ⇌ $R-NH_2(aq)$ + $H_3O^+(aq)$		
초기	0.1	0	0
과정	$-x$	$+x$	$+x$
평형	$0.1-x$	x	x

$$K_a = \frac{[R-NH_2][H_3O^+]}{[R-NH_3^+]} = \frac{x^2}{0.1-x} \simeq \frac{x^2}{0.1} = 10^{-9}$$

$$\therefore x = 10^{-5}$$

따라서 0.1 M $R-NH_3^+Cl^-$의 pH는 5이다.

VII. 산과 염기

0.1 M의 $R-NH_3^+Cl^-(aq)$의 pH는 다음과 같이 계산한다.

$[H^+] = C\alpha = C\sqrt{\dfrac{K_a}{C}} = \sqrt{CK_a} = \sqrt{0.1 \times 1.0 \times 10^{-9}} = 1.0 \times 10^{-5} \left(\because \alpha = \sqrt{\dfrac{K_a}{C}}\right)$

$\therefore pH = 5$

다른 풀이

약염기 $R-NH_2$를 강산 HCl로 적정하면 다음과 같은 반응이 진행된다.

$R-NH_2(aq) + HCl(l) \rightleftharpoons R-NH_3^+Cl^-(aq)$

따라서 0.1 M의 $R-NH_3^+Cl^-(aq)$의 pH는 약염기 $R-NH_2$를 강산 HCl로 적정할 때 당량점에서의 pH와 동일하다.

$pH = 7 - \dfrac{1}{2}(\log[R-NH_3^+Cl^-] + pK_b)$ (단, pK_b는 염기 $R-NH_2$에 대한 값이다.)

$= 7 - \dfrac{1}{2}(\log(0.1) + 5)$

$= 7 - \dfrac{1}{2}(-1 + 5) = 5$

오답해설

ㄱ. 농도가 C(M)인 $R-NH_2(aq)$은 다음과 같이 해리된다.

	$R-NH_2(aq)$ + $H_2O(l)$	$\rightleftharpoons$ $R-NH_3^+(aq)$	+ $OH^-(aq)$
초기	C	0	0
과정	$-C\alpha$	$+C\alpha$	$+C\alpha$
평형	$C(1-\alpha)$	$C\alpha$	$C\alpha$

$K_b = \dfrac{[R-NH_3^+][OH^-]}{[R-NH_2]} = \dfrac{(C\alpha)^2}{C(1-\alpha)} \fallingdotseq C\alpha^2 = 0.1\alpha^2$

$= 1.0 \times 10^{-5}$

$\therefore \alpha = 1\%$

ㄷ. 0.1 M $R-NH_3^+$를 0.1 M NaOH와 반응시키면 다음과 같은 반응이 진행된다.

$R-NH_3^+(aq) + OH^-(aq) \rightleftharpoons R-NH_2(aq) + H_2O(l)$

따라서 당량점에서의 주화학종은 $R-NH_2(aq)$로 농도는 0.05 M이 되고, 수용액에서 다음과 같이 가수분해된다.

	$R-NH_2(aq)$ + $H_2O(l)$	$\rightleftharpoons$ $R-NH_3^+(aq)$	+ $OH^-(aq)$
초기	C	0	0
과정	$-C\alpha$	$+C\alpha$	$+C\alpha$
평형	$C(1-\alpha)$	$C\alpha$	$C\alpha$

$[OH^-] = C\alpha = C\sqrt{\dfrac{K_b}{C}} = \sqrt{CK_b}$

$\left(\because K_b = \dfrac{[R-NH_3^+][OH^-]}{[R-NH_2]} = \dfrac{(C\alpha)^2}{C(1-\alpha)} \fallingdotseq C\alpha^2\right)$

$= \sqrt{0.05 \times 10^{-5}}$

$[H^+] = \dfrac{10^{-14}}{[OH^-]} = \dfrac{10^{-14}}{\sqrt{0.05 \times 10^{-5}}}$

$\therefore pH = 11 - \dfrac{1}{2}\log 2$

다른 풀이

약산 0.1 M의 $R-NH_3^+$를 강염기 0.1 M NaOH로 적정했을 때 당량점에서 주화학종은 0.05 M인 $R-NH_2(aq)$로, pH는 다음과 같이 계산한다.

$pH = 7 + \dfrac{1}{2}(\log[R-NH_2] + pK_a)$

(단, pK_a는 짝산 $R-NH_3^+$에 대한 값이다.)

$pH = 7 + \dfrac{1}{2}(\log(0.05) + 9) = 11 - \dfrac{1}{2}\log 2$

24 [심화이해]   정답 ①

자료해석

산소산에서 중요한 것은 중심 원자 주위에 있는 산소 원자의 수이다. 산소산에서는 수소와 결합하지 않은 산소 수가 많을수록 산의 세기는 증가한다. 따라서 염소의 산소산들에서 산의 세기는 $HOCl < HOClO < HOClO_2 < HOClO_3$의 순서이다.

정답해설

ㄱ. K_a가 클수록 산의 세기는 강하고, 짝염기의 세기는 약하다. K_a는 NH_4^+이 $CH_3NH_3^+$보다 크므로 NH_4^+는 $CH_3NH_3^+$보다 강한 산이다. 따라서 염기도는 NH_3보다 CH_3NH_2이 더 크다. 그러므로 pH는 0.1 M NH_3이 0.1 M CH_3NH_2보다 낮다.

오답해설

ㄴ. H_2SO_4는 다음과 같이 이온화 한다.
$$H_2SO_4(aq) + H_2O(l) \rightleftharpoons HSO_4^-(aq) + H_3O^+(aq)$$
$$K_{a1} > 1$$
$$HSO_4^-(aq) + H_2O(l) \rightleftharpoons SO_4^{2-}(aq) + H_3O^+(aq)$$
$$K_{a2} = 1.2 \times 10^{-2}$$

만약 HSO_4^-가 수용액에서 염기로 작용한다면, 반응식은 다음과 같다.
$$HSO_4^-(aq) + H_2O(l) \rightleftharpoons H_2SO_4(aq) + OH^-(aq)$$

이 반응의 $K_b = \dfrac{K_w}{K_{a1}} < K_w$이므로 HSO_4^-는 수용액에서 물보다 약한 염기이고, 염기성이 없다. 따라서 $NaHSO_4$는 순수하게 약한 산으로 작용한다. $[H^+]$는 0.01 M HCl에 의해 생성된 H^+와 0.01 M HSO_4^-에 의해 생성된 H^+의 농도를 더해야 하므로 0.01 M보다 크고, pH는 2보다 작다.

ㄷ. $HClO_2$는 $HClO$보다 더 강한 산이다. 따라서 K_a는 3.5×10^{-8}보다 크다.

25 [심화이해]   정답 ⑤

자료해석

기체의 용해는 헨리 법칙을 따른다.
$$CO_2(g) \rightleftharpoons CO_2(aq), \quad K_H = \frac{[CO_2(aq)]}{P_{CO_2}}$$

용해된 CO_2는 수용액 상에서 물과 평형에 도달한다. 대기 중 CO_2의 분압이 일정하다고 가정하면 헨리 법칙으로부터 수용액상의 CO_2 농도를 계산할 수 있으므로 관련된 화학종의 평형 농도를 계산할 수 있다.

정답해설

ㄱ. 빗물에 용해된 CO_2 농도는 다음과 같다.
$$[CO_2(aq)] = K_H \times P_{CO_2} = 3.0 \times 10^{-2} \times 5.0 \times 10^{-4}$$
$$= 1.5 \times 10^{-5} \text{ M}$$

ㄴ. (가)는 두 반응의 평형 상수를 곱한 것과 같다.
$(가) = (2.0 \times 10^{-3}) \times (3.0 \times 10^{-4}) = 6.0 \times 10^{-7}$이다.

ㄷ. CO_2가 빗물에 용해되는 과정에서 H^+와 HCO_3^-가 1 : 1로 생성되므로 $[H^+] = [HCO_3^-] = x$ M라고 하면, (가)의 평형 반응식으로부터
$$\frac{[H^+][HCO_3^-]}{[CO_2]} = \frac{x^2}{1.5 \times 10^{-5}} = 6.0 \times 10^{-7}$$

$[H^+] = x = 3.0 \times 10^{-6}$ M이고, pH = 6 − log3이다.

VII. 산과 염기

26 심화이해

정답 ②

자료해석

염 수용액의 액성은 해당 염이 이온화하여 생성되는 이온들의 액성에 의해 결정된다. 즉, 염을 구성하는 이온들의 산 해리 상수와 염기 해리 상수를 구하여 비교해야 한다.
즉, $K_w = K_a \times K_b$를 이용하여 짝산과 짝염기의 해리 상수를 구한다.

정답해설

ㄴ. NH_4CN 용액에 존재하는 NH_4^+의 K_a와 CN^-의 K_b를 비교해 보면, K_b가 더 크다.

$K_b(CN^-) = \dfrac{K_w}{K_a(HCN)} = \dfrac{10^{-14}}{6.2 \times 10^{-10}} \approx 1.6 \times 10^{-5}$

$K_a(NH_4^+) = 5.6 \times 10^{-10}$

따라서 CN^-의 K_b가 NH_4^+의 K_a보다 크므로 용액의 액성은 염기성이다.

오답해설

ㄱ. MgF_2의 용해도 평형은 다음과 같다.

$MgF_2(s) \rightarrow Mg^{2+}(aq) + 2F^-(aq)$

$K_{sp} = [Mg^{2+}][F^-]^2$

F^-는 약염기이므로, 물과의 산-염기 반응에 의해 일부는 HF 형태로 존재하게 된다.

$F^-(aq) + H_2O(l) \rightarrow HF(aq) + OH^-(aq)$

염산 수용액이면 대부분의 F^-가 HF 형태로 전환된다. 용해도 평형에서 생성물이 감소하였으므로, 평형은 정반응으로 이동하고 용해도는 증가한다.
즉, MgF_2 수용액의 액성이 염기성이므로, 염산과 같은 산성 수용액에서 용해도가 증가한다.

ㄷ. HCN의 $K_a(6.2 \times 10^{-10})$이 CH_3COOH의 $K_a(1.8 \times 10^{-5})$보다 작으므로 CN^-의 K_b가 CH_3COO^-의 K_b보다 더 크다. 즉, CN^-가 더 강한 염기이므로 CH_3COONa보다 $NaCN$ 수용액의 pH가 더 높다.

27 심화이해

정답 ⑤

자료해석

$HA \rightleftharpoons H^+ + A^- \quad K_a = 10^{-3.4}$

$HB \rightleftharpoons H^+ + B^- \quad K_a = 10^{-8.4}$

실험 (가)로부터 HA의 당량을 알 수 있고, 실험 (나)로부터 HA와 HB의 당량의 합을 알 수 있다.

정답해설

ㄱ. $K_{a,HA} > K_{a,HB}$이고 HA가 먼저 반응하므로 $[A^-] > [B^-]$이다.

ㄴ. $K_{a,HA} = \dfrac{[H^+][A^-]}{[HA]} = 10^{-3.4}$,

$K_{a,HB} = \dfrac{[H^+][B^-]}{[HB]} = 10^{-8.4}$이다.

$\dfrac{[A^-]}{[HA]} = 10^3$일 때, $[H^+] = 10^{-3.4} \times \dfrac{1}{10^3} = 10^{-6.4}$이므로

$\dfrac{[B^-]}{[HB]} = 10^{-8.4} \times \dfrac{1}{10^{-6.4}} = 10^{-2}$이다.

ㄷ. 가해진 $NaOH$ 표준용액의 부피가 10mL까지는 HA와 반응하고, 이후에는 HB와 반응한다. 가해진 $NaOH$가 15 mL일 때는 HB의 반당량점 지점으로, 이때는 HA의 종말점보다 완충능력이 크다.

28 [심화이해]

정답 ③

자료해석

벤조산 용액 50.0 mL를 적정하는데 0.10 M NaOH가 40 mL 사용되었으므로, 벤조산 용액의 농도는 $0.1 \times \frac{40}{50} = 0.08$ M이다. 즉, 벤조산 용액 50.0 mL에는 $50 \times 0.08 = 4$ mmol의 벤조산이 들어 있다.

벤조산 용액 4 mmol에 NaOH 2 mmol을 첨가하면, 반당량점에 도달하므로, 적정에 필요한 0.10 M NaOH의 부피는 $0.10 \text{ M} \times V(\text{mL}) = 2$ mmol이므로 $V = 20$ mL

따라서 0.10 M NaOH 20 mL를 첨가할 때, $\frac{[C_6H_5CO_2^-]}{[C_6H_5CO_2H]} = 1$인 반당량점에 도달한다.

정답해설

③ NaOH 25.0 mL를 첨가하면 반당량점을 지났으므로 pH는 pK_a인 4.20보다 크며, $\frac{[C_6H_5CO_2^-]}{[C_6H_5CO_2H]}$는 1보다 크다.

첨가한 NaOH는 $C_6H_5CO_2H$와 반응하여 $C_6H_5CO_2^-$를 형성하므로, 넣어준 NaOH 몰수만큼 $C_6H_5CO_2H$의 몰수는 감소하고, $C_6H_5CO_2^-$의 몰수는 증가한다.

$n_{C_6H_5CO_2H} = 4 - 0.1 \times 25 = 1.5$ mmol

$n_{C_6H_5CO_2^-} = 0.1 \times 25 = 2.5$ mmol

$\therefore \frac{[C_6H_5CO_2^-]}{[C_6H_5CO_2H]} = \frac{2.5}{1.5} > 1$

오답해설

①, ④ 약산을 강염기로 적정한 것이므로, 당량점의 액성은 염기성이다. 그러므로 제시된 지시약 중 가장 적절한 것은 pK_{HIn}이 7.81로 변색범위가 pH 7.81 ± 1인 페놀레드이다.

② NaOH를 15.0 mL 첨가했을 때는 반당량점에 도달하기 전이다. 그러므로 pH는 pK_a인 4.20보다 작다.

$C_6H_5CO_2H$와 $C_6H_5CO_2^-$의 몰수는 다음과 같다.

$n_{C_6H_5CO_2H} = 4 - 0.1 \times 15 = 2.5$ mmol

$n_{C_6H_5CO_2^-} = 0.1 \times 15 = 1.5$ mmol

$\therefore pH = pK_a + \log \frac{[C_6H_5CO_2^-]}{[C_6H_5CO_2H]}$

$= 4.2 + \log \frac{1.5}{2.5} \approx 3.98$

⑤ 벤조산 용액 50.0 mL를 적정하는데 0.10 M NaOH가 40 mL 사용되었으므로, 벤조산 용액의 농도(x)는 $x \times 50 = 0.10 \times 40$으로 구할 수 있다.

따라서 벤조산 용액의 농도는 0.080 M이다.

29 정답 ③

정답해설

③ 점 B점은 완충 용액으로 10배 희석하더라도 짝산과 짝염기의 농도 비율은 변하지 않는다. 따라서 pH는 거의 변하지 않는다.

오답해설

① 점 A는 첫 번째 반당량점으로, $[H_3BO_3]=[H_2BO_3^-]$이다. 그러므로 이때의 pH는 pK_{a1}이 된다.

$$pH = pK_{a1} + \log\frac{[H_2BO_3^-]}{[H_3BO_3]} = pK_{a1} + \log 1 = pK_{a1}$$

② 점 A는 $[H_3BO_3]=[H_2BO_3^-]$이므로 그래프상에 존재하는 용액 중 완충 용량이 가장 크다.

④ 점 C는 산성형인 H_3BO_3보다 염기성 형인 $H_2BO_3^-$의 양이 더 많으므로 염기에 대한 완충 효과보다 산에 대한 완충 효과가 더 크다.

⑤ $[H_3BO_3]:[H_2BO_3^-]=1:10$인 용액의 pH는 10.2가 된다.

$$pH = pK_{a1} + \log\frac{[H_2BO_3^-]}{[H_3BO_3]}$$
$$= pK_{a1} + \log 10 = 9.2 + 1 = 10.2$$

30 정답 ③

정답해설

같은 질량(w)의 제산제가 제거할 수 있는 수소 이온의 몰수는 다음과 같다.

(가) $Mg(OH)_2$: $\dfrac{w}{58.3} \times 2$

(나) $Al(OH)_3$: $\dfrac{w}{78} \times 3$

(다) $NaHCO_3$: $\dfrac{w}{84}$

(라) $CaCO_3$: $\dfrac{w}{100.1} \times 2$

그러므로 같은 질량을 투여했을 때, 위산 제거 효과가 가장 큰 것은 (나) $Al(OH)_3$가 되며, 위산제거 효과가 가장 작은 것은 (다) $NaHCO_3$가 된다.

31 [심화이해] 정답 ④

자료해석

알라닌은 산-염기 양쪽성 물질로 다음과 같은 세 가지 형태로 존재한다.

$H_3N^+CHCH_3COOH$ $H_3N^+CHCH_3COO^-$ $H_2NCHCH_3COO^-$
  (H_2A^+)   (HA)   (A^-)

알라닌의 이온화 상수는 다음과 같다.

$$H_2A^+ \underset{K_{b2}=10^{-11.7}}{\overset{K_{a1}=10^{-2.3}}{\rightleftharpoons}} HA \underset{K_{b1}=10^{-4.1}}{\overset{K_{a2}=10^{-9.9}}{\rightleftharpoons}} A^-$$

알라닌의 이온화 평형은 2가산, H_2A^+의 이온화 평형으로 해석할 수 있다. 따라서 pH에 따른 화학종의 조성은 다음과 같다.

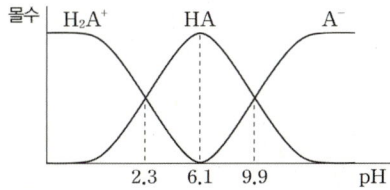

정답해설

ㄴ. H_2A^+와 A^- 사이의 평형을 고려하기 위해, 두 화학종이 같이 포함된 화학 반응의 평형식을 만들 수 있다.

$H_2A^+ + H_2O \rightleftharpoons HA + H_3O^+$ $K_{a1}=10^{-2.3}$
$HA + H_2O \rightleftharpoons A^- + H_3O^+$ $K_{a2}=10^{-9.9}$
―――――――――――――――――――――――
$H_2A^+ + 2H_2O \rightleftharpoons A^- + 2H_3O^+$ $K=K_{a1} \times K_{a2}=10^{-12.2}$

따라서 $[H_2A^+]=[A^-]$일 때 평형 상수는 다음과 같다.

$$\frac{[H_2NCHCH_3COO^-][H_3O^+]^2}{[H_3N^+CHCH_3COOH]}=[H_3O^+]^2=10^{-12.2}$$

이때 $[H_3O^+]=10^{-6.1}$이므로 pH=6.1이다.

ㄷ. $H_2A^+ + H_2O \rightleftharpoons HA + H_3O^+$, $K_{a1}=10^{-2.3}$으로부터,

$$K_{a1}=\frac{[HA][H_3O^+]}{[H_2A^+]}=10^{-2.3}$$이다.

pH=3.3에서 $[H_3O^+]=10^{-3.3}$이므로

$$K_{a1}=\frac{[HA][H_3O^+]}{[H_2A^+]}$$

$$=\frac{[HA] \times 10^{-3.3}}{[H_2A^+]}=10^{-2.3}$$

따라서 $\frac{[HA]}{[H_2A^+]}=10$이므로 HA의 농도가 H_2A^+ 농도의 10배이다.

오답해설

ㄱ. 알라닌은 수용액에서 $H_3N^+CHCH_3COO^-$ 형태로 존재하므로 알라닌 수용액은 다양성자산의 1차 이온화 형태인 HA의 수용액과 같다. 따라서 pH=6.1이다.

32 정답 ⑤

정답해설

ㄱ. 섞어준 H_2L^+와 OH^-의 몰수는 다음과 같다.

$n_{H_2L^+} = 0.1 \times 50 = 5\,\text{mmol}$

$n_{OH^-} = 0.1 \times 25 = 2.5\,\text{mmol}$

H_2L^+와 OH^-의 중화 반응에 의해 이 용액은 H_2L^+과 HL이 2.5mmol씩 들어있는 용액과 같은 형태가 된다.

$n_{H_2L^+} = 5 - 2.5 = 2.5\,\text{mmol}$

$n_{HL} = 2.5\,\text{mmol}$

이를 Henderson-Hasselbalch 식에 대입하면,

$$pH = pK_{a2} + \log\frac{[HL]}{[H_2L^+]} = pK_{a2} + \log 1 = pK_{a2} = 6$$

그러므로 이 용액의 pH는 pK_{a2}인 6이 된다.

ㄴ. 섞어준 HL과 H^+의 몰수는 다음과 같다.

$n_{HL} = 0.1 \times 25 = 2.5\,\text{mmol}$

$n_{H^+} = 0.1 \times 25 = 2.5\,\text{mmol}$

HL과 H^+의 중화 반응에 의해 이 용액은 H_2L^+가 2.5 mmol 들어 있는 용액과 같은 형태가 된다.

$n_{H_2L^+} = 2.5\,\text{mmol}$

주화학종이 다양성자성산의 중간형이 되므로 이 용액의 $pH = \frac{1}{2}(pK_{a1} + pK_{a2}) = 3.9$가 된다. 즉, 용액의 액성은 산성이다.

ㄷ. $H_2L^+ \rightleftarrows HL + H^+$ ……………… ① $pK_{a2} = 6.0$

$HL \rightleftarrows L^- + H^+$ ……………… ② $pK_{a3} = 9.0$

따라서 ①식 - ②식을 하면,

$H_2L^+ + L^- \rightleftarrows 2HL$

$\therefore pK = pK_{a2} - pK_{a3} = -3.0$

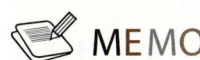

01

정답 ①

자료해석

반응 Ⅰ의 균형반응식은 다음과 같다.
$$Au(s) + 3NO_3^-(aq) + 6H^+(aq) \rightarrow Au^{3+}(aq) + 3NO_2(g) + 3H_2O(l)$$

반응 (1)에서, Au의 산화수는 반응 전 0에서 반응 후 +3으로 증가했으므로 산화되었고, N의 산화수는 +5에서 +4로 감소했으므로 환원되었다. 따라서 a와 b의 계수 비는 $a:b=1:3$이고, $c=3$이다. 반응 (2)에서 반응 전후에 산화수 변화는 없다.

정답해설

ㄴ. NO_3^-에서 N이 환원되었으므로 NO_3^-는 산화제이다.

오답해설

ㄱ. $a=1$, $b=3$이다.

ㄷ. 반응 (2)에서 Au^{3+}는 반응 후에도 산화수가 +3이므로 산화 환원 반응이 일어나지 않았다.

02

정답 ④

자료해석

반응 1, 2에서 원소별 평균 산화수는 다음과 같다.

$$\overset{+6}{S_2}\overset{-\frac{7}{4}}{O_8^{2-}} \rightarrow 2\overset{+6}{S}\overset{-\frac{7}{4}}{O_4^-}$$

$$a\overset{+6}{S}\overset{-\frac{7}{4}}{O_4^-} + b\overset{+2}{HCOOH} \rightarrow c\overset{+6}{S}\overset{-2}{O_4^{2-}} + d\overset{+4}{CO_2} + eH^+$$

정답해설

ㄴ. 탄소의 산화수는 HCOOH에서 +2, CO_2에서 +4이다.

ㄷ. SO_4^- 1몰이 SO_4^{2-}이 될 때 전자 1몰이 필요하다. HCOOH는 CO_2가 될 때 1몰 당 2몰의 전자를 방출하므로 계수비는 SO_4^- : HCOOH = 2 : 1이다.

오답해설

ㄱ. S은 원자가 전자 수가 6이므로 산화수의 최댓값은 +6이다.

그렇기에 S는 +7의 산화수는 가질 수 없다. 따라서, 반응 (1)에서 S의 산화수는 +6으로 일정하다. $S_2O_8^{2-}$는 과산화물로 산소의 평균산화수가 $-\frac{14}{8}\left(=-\frac{7}{4}\right)$이다. SO_4^-에서도 S의 산화수는 +6이고 산소의 산화수는 $-\frac{7}{4}$로 일정하다. 따라서 반응 (1)은 산화 환원 반응이 아니다. 구조식으로 나타내면 다음과 같다.

03

정답 ③

자료해석

이온 결합 화합물과 H_2SO_4가 모두 이온화한다고 생각하면, 계수가 맞춰지지 않은 알짜 이온 반응은 다음과 같다.

$IO_3^- + I^- + H^+ \rightarrow I_2 + H_2O$

산화 환원 반응은 다음과 같다.

산화 : $2I^- \rightarrow I_2 + 2e^-$

환원 : $2IO_3^- + 12H^+ + 10e^- \rightarrow I_2 + 6H_2O$

따라서 전체 알짜 이온 반응식은 다음과 같다.

$IO_3^- + 5I^- + 6H^+ \rightarrow 3I_2 + 3H_2O$

정답해설

ㄱ. 다음과 같은 순서로 산화수를 구할 수 있다.
  ① 이온 결합 물질이므로 음이온과 양이온으로 나눈다.
  $$KH(IO_3)_2 \rightarrow K^+ + H^+ + 2IO_3^-$$
  ② IO_3^- 중에서 전기 음성도가 가장 큰 산소는 -2의 산화수를 갖는다. 수소는 $+1$의 산화수를 갖는다.
  ③ 산화수의 합이 -1이 되어야 하므로, I의 산화수는 $+5$이다.

ㄷ. 전체 반응식의 계수로부터, $KH(IO_3)_2 : I_2 = 1 : 6$이다.

오답해설

ㄴ. 이동한 전자의 수는 산화수의 변화량과 같다. 아이오딘(I)의 산화수는 KI에서 -1이고, 생성물 I_2에서 0이므로 산화수의 변화량은 1이다. 반응한 따라서 I 원자 1몰당 전자 1몰이 이동한다. KI는 1몰 당 아이오딘(I) 1 몰을 포함하므로, 반응한 KI 1몰 당 이동한 전자는 1몰이다.

04

정답 ④

자료해석

제시된 (가) 반응에서 Cu와 S의 산화수 변동을 보면

Cu의 산화수 : $0 \rightarrow +2$

S의 산화수 : $+6 \rightarrow +4$

산화된 화학종은 Cu, 환원된 화학종은 H_2SO_4이다.

정답해설

ㄴ. 반응 (나)에서 Cu의 산화수는 $+2$에서 $+1$로 감소했고, I는 -1에서 $-\frac{1}{3}$로 평균산화수가 증가했으므로, 산화된 화학종은 I, 환원된 화학종은 Cu이다.

반응 (나)의 산화 반쪽 반응을 구하면
- 산화 반응
  $3I^-(aq) \rightarrow I_3^-(aq) + 2e^-$
- 환원 반응
  $CuSO_4(aq) + I^-(aq) + e^- \rightarrow CuI(s) + SO_4^{2-}(aq)$
- 전자가 소거되도록 두 반응을 더하면 완결된 전체 반응식이 얻어진다.

$3I^-(aq) \rightarrow I_3^-(aq) + 2e^-$
$+)\ 2CuSO_4(aq) + 2I^-(aq) + 2e^- \rightarrow 2CuI(s) + 2SO_4^{2-}(aq)$
$\overline{2CuSO_4(aq) + 5I^-(aq) \rightarrow 2CuI(s) + I_3^-(aq) + 2SO_4^{2-}(aq)}$

따라서 산화-환원 반쪽 반응으로 볼 때, (나)에서 I^- 5몰 당 2몰의 전자가 이동한다.

ㄷ. 반응 (다)에서 S는 $+2$에서 $+2.5$로 평균산화수가 증가했고, I의 평균산화수는 $-\frac{1}{3}$에서 -1로 감소했다.

따라서 (다)에서 $S_2O_3^{2-}$은 산화된다.

오답해설

ㄱ. 산화 반쪽 반응과 환원 반쪽 반응을 구하여 전체 반응을 완성해 보자.
- 산화 반응
  $Cu(s) + H_2SO_4(aq) \rightarrow CuSO_4(aq) + 2H^+(aq) + 2e^-$
- 환원 반응
  $H_2SO_4(aq) + 2H^+(aq) + 2e^- \rightarrow SO_2(g) + 2H_2O(l)$

05

정답 ①

자료해석

산화수란, 원자들의 산화 상태를 나타내는 것으로, 공유 결합 화합물의 경우 전기음성도가 큰 원자가 모든 결합 전자를 가질 때 각 원자가 나타낼 전하가 되며, 단원자 이온의 경우 이온의 전하가 산화 상태와 같다.
또한 화합물이라면 전체 산화수가 0이고, 다원자 이온이라면 전체 산화수가 다원자 이온의 전하량과 같다.

정답해설

ㄱ. (가) 반응에서 S의 산화수를 표기하면 다음과 같다.
$$2H_2\underset{-2}{S}(g) + 3O_2(g) \rightarrow 2\underset{+4}{S}O_2(g) + 2H_2O(l)$$
주어진 반응으로 S의 산화수가 −2에서 +4로 증가하였으므로, H_2S 1 몰당 6 몰의 전자가 이동하였다.

오답해설

ㄴ. 산화수 규칙을 적용하여 (나) 반응에서 S의 산화수를 표기하면 다음과 같다.
$$\underset{+6}{S}O_3(g) + H_2O(l) \rightarrow H_2\underset{+6}{S}O_4(g)$$
따라서 (나)에서 S의 산화수는 변화 없다.

ㄷ. 산화수 규칙에 따라 (다) 반응에서 원소들의 산화수를 표시하면 다음과 같다.
$$\underset{+2\ -1}{BaO_2}(s) + \underset{+1\ +6\ -2}{H_2SO_4}(aq) \rightarrow \underset{+2\ +6\ -2}{BaSO_4}(s) + \underset{+1\ -1}{H_2O_2}(aq)$$
반응 전 후 산화수 변동이 없으므로 (다) 반응은 산화·환원 반응이 아니다. 따라서 (다)에서 BaO_2는 환원제가 아니다.

- 전자가 소거되도록 두 반응을 더하면 완결된 전체 반응식이 얻어진다.

$$Cu(s) + H_2SO_4(aq) \rightarrow CuSO_4(aq) + 2H^+(aq) + 2e^-$$
$$+)\ H_2SO_4(aq) + 2H^+(aq) + 2e^- \rightarrow SO_2(g) + 2H_2O(l)$$
$$\overline{Cu(s) + 2H_2SO_4(aq) \rightarrow}$$
$$CuSO_4(aq) + SO_2(g) + 2H_2O(l)$$

따라서 완결된 반응 (가)는
$$Cu(s) + 2H_2SO_4(aq) \rightarrow$$
$$CuSO_4(aq) + SO_2(g) + 2H_2O(l)$$
이므로, b는 1이다.

06   정답 ④

자료해석

반응물과 생성물에서 원소들의 평균 산화수를 구하면 다음과 같다.

$C_2H_5OH + MnO_4^- \rightarrow C_2H_3O_2^- + MnO_2$

C의 산화수 : $-2 \rightarrow 0$
H의 산화수 : $+1 \rightarrow +1$
O의 산화수 : $-2 \rightarrow -2$
Mn의 산화수 : $+7 \rightarrow +4$

(1) C_2H_5OH는 산화되었고, MnO_4^-는 환원되었다. 그러므로 산화 반쪽 반응과 환원 반쪽 반응은 다음과 같다.

- 산화 반응(반쪽 반응 (가)) : $C_2H_5OH \rightarrow C_2H_3O_2^-$
- 환원 반응(반쪽 반응 (나)) : $MnO_4^- \rightarrow MnO_2$

(2) 반쪽 반응의 균형을 맞추는데, 먼저 수소와 산소를 제외한 원소의 개수를 맞춘 뒤, H_2O를 이용하여 산소의 갯수를 맞추고, 그 뒤에 수소 수를 H^+를 이용해서 맞춘다. 원자들의 개수가 다 맞았으면 전자를 이용해서 전하량을 맞춘다.

- 산화 반응 : $C_2H_5OH \rightarrow C_2H_3O_2^-$

산소 개수 ⇨ $C_2H_5OH + H_2O \rightarrow C_2H_3O_2^-$
수소 개수 ⇨ $C_2H_5OH + H_2O \rightarrow C_2H_3O_2^- + 5H^+$
전하량 ⇨ $C_2H_5OH + H_2O \rightarrow C_2H_3O_2^- + 5H^+ + 4e^-$

- 환원 반응 : $MnO_4^- \rightarrow MnO_2$

산소 개수 ⇨ $MnO_4^- \rightarrow MnO_2 + 2H_2O$
수소 개수 ⇨ $MnO_4^- + 4H^+ \rightarrow MnO_2 + 2H_2O$
전하량 ⇨ $MnO_4^- + 4H^+ + 3e^- \rightarrow MnO_2 + 2H_2O$

(3) (4) 전체 반응에 전자가 나타나지 않도록 두 반응에 적당한 숫자를 곱해서 반응을 더해서 정리하면 다음과 같다.
$3C_2H_5OH + 4MnO_4^- + H^+ \rightarrow 3C_2H_3O_2^- + 4MnO_2 + 5H_2O$

(5) 그런데 반응이 염기성 조건에서 진행되었으므로, 양쪽에 OH^-를 더해서 H^+를 소거해야 한다.

$3C_2H_5OH + 4MnO_4^- + H^+ + OH^- \rightarrow 3C_2H_3O_2^- + 4MnO_2 + 5H_2O + OH^-$

이를 정리하면 전체 반응은 다음과 같다.

$3C_2H_5OH + 4MnO_4^- \rightarrow$
$\qquad 3C_2H_3O_2^- + 4MnO_2 + 4H_2O + OH^-$

정답해설

④ 완결된 반응식에서 OH^-는 생성물에 포함되어 있다.

오답해설

① 반쪽반응 (가)는 산화반응이다.
② (a)와 (b)는 각각 5, 4이므로 (a)와 (b)의 합은 9이다.
③ 과정 (4)까지 한 결과 나타나는 반응식을 보면 1개의 H^+가 나타난다. 그러므로 과정 (5)에서는 양쪽에 1개의 OH^-를 더한다.
⑤ C_2H_5OH 1 몰당 MnO_2 $\frac{4}{3}$몰이 생성된다.

07 정답 ④

자료해석

제시된 반응은 다음과 같은 과정을 통해 완결할 수 있다.

$Sn(s) + NO_3^-(aq) \rightarrow Sn^{4+}(aq) + N_2O(g)$

Sn의 산화수 : $0 \rightarrow +4$

N의 평균산화수 : $+5 \rightarrow +1$

O의 산화수 : $-2 \rightarrow -2$

산화된 화학종은 Sn, 환원된 화학종은 NO_3^-다. 이를 바탕으로 산화 반쪽 반응과 환원 반쪽 반응을 구하여 반응을 완성한다.

- 산화 반응 : $Sn(s) \rightarrow Sn^{4+}(aq) + 4e^-$
- 환원 반응 : $NO_3^-(aq) \rightarrow N_2O(g)$

O, H 제외한 원소의 개수 ⇨ $2NO_3^-(aq) \rightarrow N_2O(g)$

산소 개수 ⇨ $2NO_3^-(aq) \rightarrow N_2O(g) + 5H_2O(l)$

수소 개수 ⇨ $2NO_3^-(aq) + 10H^+(aq) \rightarrow N_2O(g) + 5H_2O(l)$

전하량 ⇨ $2NO_3^-(aq) + 10H^+(aq) + 8e^- \rightarrow N_2O(g) + 5H_2O(l)$

- 전자가 소거되도록 두 반응을 더하면 완결된 산화-환원 반응식이 얻어진다.

$2Sn(s) \rightarrow 2Sn^{4+}(aq) + 8e^-$
$+) 2NO_3^-(aq) + 10H^+(aq) + 8e^- \rightarrow N_2O(g) + 5H_2O(l)$
$\overline{2Sn(s) + 2NO_3^-(aq) + 10H^+(aq) \rightarrow 2Sn^{4+}(aq) + N_2O(g) + 5H_2O(l)}$

정답해설

④ 균형 반응식에서 Sn과 N_2O의 계수비는 2 : 1이다.

오답해설

①, ② Sn의 산화수는 0에서 +4로 증가했으므로, Sn은 산화되었다.

③ 산화 반응에서 발생한 전자는 반드시 환원 반응에서 소모되며, 이를 산화-환원의 동시성이라한다. 그러므로 균형 반응식에는 전자가 나타나지 않는다.

⑤ 환원 반응의 반쪽 반응식은
$2NO_3^-(aq) + 10H^+(aq) + 8e^- \rightarrow N_2O(g) + 5H_2O(l)$
이다.

08 정답 ②

자료해석

전체 반응식을 완성하면 다음과 같다.

$2Cr_2O_7^{2-} + 28H^+ + 12e^- \rightleftarrows 4Cr^{3+} + 14H_2O$
$-) 3CH_3COOH + 12H^+ + 12e^- \rightleftarrows 3C_2H_5OH + 3H_2O$
$\overline{3C_2H_5OH + 2Cr_2O_7^{2-} + 16H^+ \rightarrow 3CH_3COOH + 4Cr^{3+} + 11H_2O}$

정답해설

ㄴ. C_2H_5OH의 검출과정에서 C_2H_5OH는 CH_3COOH로 변화하고, 이 과정에서 평균 산화수는 -2에서 0으로 2만큼 증가한다.

오답해설

ㄱ. C_2H_5OH 3몰 당 $Cr_2O_7^{2-}$ 2몰이 반응한다.

ㄷ. 전체 반응의 $E° = 1.36 - 0.06 = 1.30$이다.

Nernst식은 $E = E° - \dfrac{0.0592}{n} \log Q$로 평형에서

$E = 0$, $Q = K$이므로, $0 = 1.30 - \dfrac{0.0592}{12} \log K$이다.

따라서 $K = 10^{\frac{12 \times 1.30}{0.0592}}$ 이다.

09 정답 ①

자료해석

각 과정에 대한 반응식은 다음과 같다.

과정 (가) : 구리와 질산의 산화-환원 반응
$$Cu(s) + 4HNO_3(aq)$$
$$\rightarrow Cu(NO_3)_2(aq) + 2NO_2(g) + 2H_2O(l)$$

과정 (나) : pH 증가에 의한 $Cu^{2+}(aq)$의 침전반응
$$Cu(NO_3)_2(aq) + 2NaOH(aq)$$
$$\rightarrow Cu(OH)_2(s) + 2NaNO_3(aq)$$

과정 (다) : 가열에 의한 탈수반응
$$Cu(OH)_2(s) \rightarrow CuO(s) + H_2O(l)$$

과정 (라) : 금속 산화물(염기)과 황산의 산-염기 반응(중화반응)
$$CuO(s) + H_2SO_4(aq) \rightarrow CuSO_4(aq) + H_2O(l)$$

과정 (마) : Zn과 Cu^{2+}의 산화-환원 반응
$$Zn(s) + Cu^{2+}(aq) \rightarrow Cu(s) + Zn^{2+}(aq)$$

정답해설

① Cu^{2+}에 Zn을 넣었더니, Cu가 석출된 것으로 보아, $Cu^{2+}|Cu$의 환원 전위가 $Zn^{2+}|Zn$의 환원 전위보다 더 크다.

오답해설

② 전체 과정에서 구리는 Cu와 Cu^{2+}의 두 가지 산화 상태로 존재한다.
③ (가), (라)에서 Cu^{2+}는 물 분자와 배위결합을 하여 착화합물을 형성하게 되고, 그 결과 푸른색을 띠게 된다.
④ $Cu(OH)_2$에서 물이 제거되어 CuO가 되었으므로 탈수반응이다.
⑤ 중심 금속의 산화수가 작은 금속 산화물은 염기이므로, 산-염기 반응이다.

10 정답 ②

자료해석

주어진 반응식은 다음과 같다.

산화 : $Fe \rightarrow Fe^{2+} + 2e^-$

환원 : $RCl + H^+ + 2e^- \rightarrow RH + Cl^-$

전체 : $Fe + RCl + H^+ \rightarrow Fe^{2+} + RH + Cl^-$

정답해설

② 염기성 환경에서는 반응물인 H^+가 제거되므로 역반응이 우세해지고 반응의 자발성이 감소한다. 따라서 염기성 환경에서는 RCl을 효율적으로 제거하기 어렵다.

오답해설

① 주어진 반응에서 전체 전하량은 보존되어야 하므로, 전자를 포함한 완성된 반쪽 반응은 다음과 같다.
$$RCl + H^+ + 2e^- \rightarrow RH + Cl^-$$
따라서 RCl은 환원된다.
③ 철 표면에 산화철이 침착되면 반응에 참여할 수 있는 철의 표면적이 감소하므로 RCl이 제거되는 속도가 느려진다. 용존 산소의 농도가 낮을수록 산화철이 생성되지 않으므로 RCl을 효율적으로 제거할 수 있다.
④ 반응에서 철은 산화된다. 따라서 반응의 자발성을 증가시키기 위해서는 표준 환원 전위가 낮은 금속을 사용할 수 있다.
⑤ 반응 속도는 일반적으로 반응 물질 사이의 단위 시간당 충돌 횟수에 비례한다. 고체가 참여하는 반응에서 충돌은 고체의 표면에서 일어나므로 같은 질량의 고체를 사용한다면 표면적이 클수록 반응 속도가 빠르다.

VIII. 산화 환원 / 전기 화학

11 정답 ①

정답해설

- 오염된 물에 처음 첨가된 $Cr_2O_7^{2-}$의 몰수 = 0.0240 mol
- Fe^{2+}와 반응한 $Cr_2O_7^{2-}$의 몰수 = 오염된 물과 반응하고 남은 $Cr_2O_7^{2-}$의 몰수

  $Cr_2O_7^{2-}$와 Fe^{2+}는 1 : 6의 몰수비로 반응하므로, $\frac{0.12}{6}$ = 0.02 mol $Cr_2O_7^{2-}$가 Fe^{2+}와 반응하였다.

- 오염된 물과 반응한 $Cr_2O_7^{2-}$의 몰수
  = 0.0240 − 0.020 = 0.0040 mol

- 오염된 물과 반응한 $Cr_2O_7^{2-}$의 양을 산소의 양으로 환산하려면, $Cr_2O_7^{2-}$와 O_2의 환원 반응에서 이동하는 전자의 몰수, 즉 산화수 변화를 비교해야 한다.

  $Cr_2O_7^{2-} \rightarrow 2Cr^{3+}$

  Cr의 산화수가 +6에서 +3으로 감소했는데, Cr의 원자수가 2개이므로, $Cr_2O_7^{2-}$ 1 몰당 이동한 전자의 몰수는 6 몰이다.

  $O_2 \rightarrow 2O^{2-}$

  O의 산화수가 0에서 −2로 감소했는데, O의 원자수가 2개이므로, O_2 1 몰당 이동한 전자의 몰수는 4 몰이다.

  그러므로 $Cr_2O_7^{2-}$ 0.0040 mol에 대응하는 O_2의 몰수는 $0.0040 \times \frac{6}{4}$ = 0.0060 mol이 된다.

  이를 질량으로 환산하면, $0.0060 \times 32 = 192 \times 10^{-3}$ g이고, 오염된 물 1 L(1000 g)에 대한 산소의 농도를 ppm으로 나타내면 $\frac{192 \times 10^{-3}}{1000} \times 10^6 = 192$ ppm이다.

12 정답 ②

자료해석

제시된 리튬 이온 전지의 충전 및 방전에서의 각 반쪽 반응은 다음과 같다.

- 충전

산화 반쪽 반응 : xLi + C$_{흑연}$ → Li$_x$C$_{흑연}$ + xe$^-$

환원 반쪽 반응 : LiCoO$_2$ + xe$^-$ → Li$_{1-x}$CoO$_2$ + xLi

전체 반응 : LiCoO$_2$ + C$_{흑연}$ → Li$_{1-x}$CoO$_2$ + Li$_x$C$_{흑연}$

- 방전

산화 반쪽 반응: Li$_x$C$_{흑연}$ → yLi$^+$ + Li$_{x-y}$C$_{흑연}$ + ye$^-$

환원 반쪽 반응 : Li$_{1-x}$CoO$_2$ + yLi$^+$ + ye$^-$
  → Li$_{1-x+y}$CoO$_2$ + yLi

전체 반응 : Li$_{1-x}$CoO$_2$ + Li$_x$C$_{흑연}$
  → Li$_{1-x+y}$CoO$_2$ + Li$_{x-y}$C$_{흑연}$

충전될 때에는 LiCoO$_2$로부터 리튬 이온이 빠져나와서 흑연 격자 속으로 들어가며, 방전될 때에는 흑연 격자 속에 있는 리튬 이온이 빠져나와 LiCoO$_2$ 결정 속으로 들어가게 된다.

정답해설

② 알칼리금속인 리튬은 물과 매우 격렬하게 반응하므로, 물을 용매로 사용하는 것은 부적당하다.
  그러므로 전해질로는 유기 용매 또는 리튬 이온을 이동시킬 수 있는 고체 상태의 고분자 전해질을 사용해야 된다.

오답해설

① 재충전이 가능한 전지라고 했으므로 2차전지이다.

③~⑤ 충전 과정에서 리튬 이온은 전해질을 통하여 이동하여 흑연 층간에 삽입되며, 방전 시에는 역반응이 일어나 전자는 외부 회로로 이동한다.

13 정답 ②

자료해석

전지 (가)와 (나)의 반쪽 반응 및 전체 반응은 다음과 같다.

• 전지 (가)

산화 반응: $Co \to Co^{2+} + 2e^-$ $E° = 0.28$ V
환원 반응: +) $Cu^{2+} + 2e^- \to Cu$ $E° = 0.34$ V
─────────────────────────────
전체 반응: $Co + Cu^{2+} \to Co^{2+} + Cu$
    $E°_{전지} = 0.62$ V

• 전지 (나)

산화 반응: $2Hg + 2Cl^-(포화) \to Hg_2Cl_2 + 2e^-$
    $E° = -0.24$ V
환원 반응: +) $Fe^{3+} + e^- \to Fe^{2+}$ $E° = 0.77$ V
─────────────────────────────
전체 반응: $2Hg + 2Cl^-(포화) + 2Fe^{3+} \to Hg_2Cl_2 + 2Fe^{2+}$
    $E°_{전지} = 0.53$ V

정답해설

② $E_{전지} = E°_{전지} - \dfrac{RT}{nF} \ln Q \approx E°_{전지} - \dfrac{0.0592}{n} \log Q$이므로,

$E_{전지} = E°_{전지} - \dfrac{0.0592}{2} \log \dfrac{[Co^{2+}]}{[Cu^{2+}]}$

$= E°_{전지} - \dfrac{0.0592}{2} \log \dfrac{1}{0.1} = E°_{전지} - \dfrac{0.0592}{2}$

즉, 전지 전위는 $\dfrac{0.0592}{2}$ V 정도 감소한다.

오답해설

① 전지 전위는 전지 (가)가 전지 (나)보다 높다. (자료해석 참고)
③ 전지 (가)에서 Co는 Co^{2+}로 산화되므로 Co 전극의 질량(무게)은 감소한다.
④ 전지 (나)에서 Hg는 Hg_2Cl_2로 산화된다.
  (산화수 변화 : 0 → +1)
⑤ 전지 (나)에서 Pt는 반응에 참여하지 않고, 단지 전자의 이동 통로 역할만 한 것이므로 전극의 질량(무게)은 변하지 않는다.

14 정답 ③

자료해석

제시된 문제의 표를 이용하여 망간 화합물의 환원 도식표를 그리면 다음과 같다.

$MnO_4^-(aq) \xrightarrow{\Delta G_1°} MnO_2(s) \xrightarrow{\Delta G_2°} Mn^{2+}(aq)$
    $\Delta G_3°$ (전체)

$G°$는 상태 함수이므로 위의 환원 도식표에서 볼 때, 다음의 식이 성립한다.

$\Delta G_3° = \Delta G_1° + \Delta G_2°$

정답해설

ㄱ. O의 산화수가 -2이고 MnO_2에서 산화수 총합이 0이므로, Mn의 산화 상태는 $+4$이다.

ㄷ. 화학적 산소 요구량 계산에서 이용되는 원리는 다음과 같다. 화학적 산화제 소모에 관련된 전자의 총 몰수 = O_2 환원에 필요한 전자의 총 몰수 즉, MnO_4^-가 Mn^{2+}로 환원되는 데 필요한 전자 총 몰수와 O_2가 O^{2-}로 환원되는 데 소모되는 전자 총 몰수가 같다.

화학적 산소 요구량과 관련된 O_2의 환원 반응식은 $O_2 + 4e^- \to 2O^{2-}$이므로, O_2 1몰당 이동한 전자의 몰수는 4몰이다.

MnO_4^-가 Mn^{2+}로 환원되는 데 1몰의 MnO_4^-당 5몰의 전자 이동이 일어나므로, 0.20 mol의 MnO_4^-에 대응하는 O_2의 몰수를 x라 하면 다음의 식이 성립한다.

$5 \times 0.20 = 4 \times x$

$\therefore x = 0.25$ mol

그러므로 MnO_4^- 0.20 mol에 대응하는 O_2의 몰수는 0.25 mol이 된다.

오답해설

ㄴ. (가)는 반쪽 반응식의 표준 환원 전위이므로 (가)의 값은 단순히 $1.70 + 1.23$이 아니다. $E°$는 세기 성질이므로 크기 성질인 $\Delta G°$를 이용하여 계산해야 한다.

$\Delta G° = -nFE°$이므로

• $\Delta G_1° = -3F \times 1.70$
• $\Delta G_2° = -2F \times 1.23$
• $\Delta G_3° = -5F \times$ (가)이고,

VIII. 산화 환원 / 전기 화학

$\Delta G_3° = \Delta G_1° + \Delta G_2°$ 이므로, 이 식에 위의 값들을 대입하면 다음과 같다.

$-5F \times (가) = (-3F \times 1.70) + (-2F \times 1.23)$

$(가) = \dfrac{1}{5}(3 \times 1.70 + 2 \times 1.23)$

$\therefore (가) = 1.51\text{V}$

그러므로 (가)는 1.70+1.23이 아니다.

참고

반응식에 따라 표준 전위를 구하는 방식은 다음의 두 가지로 나누어 볼 수 있다.

차이점	전체 전지 반응식	반쪽 반응식
	반응식에 e^-가 없을 때	반응식에 e^-가 있을 때
반쪽 반응식 1 반쪽 반응식 2	환원 반쪽 반응식 $E_1° = E°_{환원1}$ 산화 반쪽 반응식 $E_2° = -E°_{환원2}$	환원 반쪽 반응식 $E_1° = E°_{환원1}$ 환원 반쪽 반응식 $E_2° = E°_{환원2}$
반쪽 반응식 3	전체 전지 반응식 $E_3° = E°_{전지}$	환원 반쪽 반응식 $E_3° = E°_{환원3}$
표준 전위 계산식	$E_3° = E_1° + E_2°$	$\Delta G_3° = \Delta G_1° +$ $\Delta G_2°$ 에서 $E_3° = \dfrac{n_1 E_1° + n_2 E_2°}{n_3}$

15   정답 ⑤

자료해석

네른스트 식 $E = E° - \dfrac{RT}{nF}\ln Q = E° - \dfrac{RT}{nF}\ln 10 \times \log Q$

이므로, 제시된 그래프에서 전위축 절편은 $E°$이고, 기울기는 $-\dfrac{RT}{nF}\ln 10$이다. (R, T, F는 상수)

그러므로 금속 A, B, C에 대한 그래프의 기울기가 2:1:1이므로, 금속 양이온의 전하량, (n)의 비는 1:2:2가 된다.
또한, 그래프에서도 알 수 있듯이 표준 환원 전위($E°$)의 크기를 비교하면 다음과 같다.

$E°(\text{A}^{n+}|\text{A}) > E°(\text{B}^{2n+}|\text{B}) > E°(\text{C}^{2n+}|\text{C})$

정답해설

ㄴ. A의 양이온과 B의 양이온의 산화수의 비가 1:2이므로, 1몰의 금속 A와 B를 석출하기 위해 필요한 전하량의 비는 1:2가 된다.

ㄷ. $E°(\text{A}^{n+}|\text{A}) > E°(\text{C}^{2n+}|\text{C})$이므로, 금속 A의 양이온 1M 용액에 금속 C를 넣으면 금속 C는 양이온으로 산화되어 녹아들어가고, 금속 A는 환원되어 석출된다.

오답해설

ㄱ. $E°(\text{A}^{n+}|\text{A}) > E°(\text{B}^{2n+}|\text{B})$이므로, 표준 상태에서 금속 A보다 금속 B가 더 잘 산화된다. 즉, 금속 B가 더 강한 환원제이다.

16   정답 ②

정답해설

전지표현식은 ||를 중심으로 왼쪽은 산화 전극(Anode), 오른쪽이 환원 전극(Cathode)이다.
전지 전위=(환원 전극의 환원 전위)-(산화 전극의 환원 전위)다.
각 반쪽 전지 반응과 반쪽 전지의 환원 전위를 Nernst 식으로 구하면

- 환원 전극

$$2H^+(aq) + 2e^- \rightarrow H_2(g)$$

$$E = E° - \frac{0.059}{n}\log Q = 0.000V - \frac{0.059}{2}\log\frac{P_{H_2}}{[H^+]^2}$$

- 산화 전극

$$AgCl(s) + e^- \rightarrow Ag(s) + Cl^-(aq)$$

$$E = 0.222V - \frac{0.059}{1}\log[Cl^-]$$

$$\therefore \Delta E = E(\text{환원 전극}) - E(\text{산화 전극})$$

$$= \left\{0.000V - \frac{0.059}{2}\log\frac{P_{H_2}}{[H^+]^2}\right\} - \{0.222V - 0.059\log[Cl^-]\}$$

따라서 차례대로 빈칸을 정하면 ②이 정답이다.

17   정답 ③

자료해석

갈바니 전지에서는 자발적인 산화 환원 반응이 일어나므로 $E_{전지} > 0$이다. 전지 반응과 표준 전지 전위($E°_{전지}$)는 다음과 같다.

산화 : $Cr^{2+}(aq) \rightarrow Cr^{3+}(aq) + e^-$ $E°_{산화} = +0.42$ V

환원 : $Pb^{2+}(aq) + 2e^- \rightarrow Pb(s)$ $E°_{환원} = -0.12$ V

전체 : $2Cr^{2+}(aq) + Pb^{2+}(aq) \rightarrow 2Cr^{3+}(aq) + Pb(s)$
$E°_{전지} = +0.30$ V

정답해설

ㄱ. 표준 환원 전위가 더 높은 Pb가 환원 전극이다.

ㄴ. 네른스트식, $E = E° - \frac{0.0592}{n}\log Q$이고

$Q = \frac{[Cr^{3+}]^2}{[Cr^{2+}]^2[Pb^{2+}]}$ 이다.

기전력, E는 다음과 같이 계산된다.

$$E = 0.30 - \frac{0.0592}{2}\log\frac{(0.002)^2}{(0.2)^2(0.1)}$$

$$= 0.30 - \frac{0.0592}{2}\log(10^{-3})$$

$$= 0.30 + \left(\frac{3}{2} \times 0.0592\right)$$

오답해설

ㄷ. 전지 반응이 평형에 도달하면 $\Delta G = 0$이고, $\Delta G = -nFE$로부터 $E = 0$이다.

18

정답 ④

자료해석

스위치 S를 닫으면 (가)에서는 방전이, (나)에서는 충전이 진행된다. 즉, (가)에서는 납축전지의 방전 과정이 진행되고 (나)에서는 납축전지의 충전 과정이 진행된다.

스위치를 닫을 때 각 전극에서의 반쪽 반응은 다음과 같다.

		A 전극 ⊕	환원	$PbO_2(s) + 3H^+(aq) + HSO_4^-(aq) + 2e^- \rightarrow$ $PbSO_4(s) + 2H_2O(l)$
(가) 전지	방전 진행	B 전극 ⊖	산화	$Pb(s) + HSO_4^-(aq) \rightarrow$ $PbSO_4(s) + H^+(aq) + 2e^-$
(나) 전기 분해	충전 진행	C 전극 ⊖	환원	$PbSO_4(s) + H^+(aq) + 2e^- \rightarrow$ $Pb(s) + HSO_4^-(aq)$
		D 전극 ⊕	산화	$PbSO_4(s) + 2H_2O(l) \rightarrow$ $PbO_2(s) + 3H^+(aq) + HSO_4^-(aq) + 2e^-$

정답해설

④ 전지 (나)에서는 납축전지의 충전이 일어나며 전체 반응은 다음과 같다.

$2PbSO_4(s) + 2H_2O(l) \rightarrow$
$Pb(s) + PbO_2(s) + 2H_2SO_4(aq)$

$H_2SO_4(aq)$가 생성되므로 황산 용액의 비중은 증가한다.

오답해설

① 전극 B에서는 방전 과정에서의 산화 반응이 진행된다.
② 전극 D에서는 충전 과정에서의 산화 반응이 진행되므로 전극 D에서는 $PbO_2(s)$가 생성된다.
③ 화학 전지가 방전될 때 자유에너지 감소분만큼이 전기에너지로 전환되는 것이다. 전지 (가)에서는 완전히 충전된 상태이므로 기전력 $E > 0$이고, 이에 따라 $\Delta G = -2FE < 0$이다. 즉, 전지 (가)에서 1 mol의 Pb가 소모되면 자유에너지가 $2FE$만큼 감소하는 것이다.
⑤ 반응은 (가)와 (나) 전지의 전위차가 같아질 때까지 진행되며, 이때 평형 상태가 된다.
즉, 두 전지에서의 반응이 평형에 도달하면 두 전지의 전위차는 같아진다.

19

정답 ③

자료해석

여러 가지 이온이 녹아 있는 수용액에 전극을 꽂아 전류를 흘려주면 전기 분해가 일어난다. 이 때 (−)극에서는 환원 전위가 가장 높은 물질의 환원 반응이 먼저 일어나고, (+)극에서는 환원 전위가 가장 작은 물질의 산화 반응이 먼저 일어난다. 백금 전극을 이용한 전기 분해 반응에서, 화학종의 표준 환원 전위값을 이용해 산화 전극과 환원 전극에서의 반응을 추론하고 패러데이 법칙에 의해 석출되는 금속의 양을 추론한다.

정답해설

ㄱ. 환원 전극에서 환원될 수 있는 화학종은 Ni^{2+} 및 Zn^{2+}, H_2O가 있다.

각각의 환원전위는 아래와 같다.

$E_{Ni} = -0.25 + \dfrac{0.0592}{2}\log[Ni^{2+}] = -0.25\ V$

$E_{Zn} = -0.76 + \dfrac{0.0592}{2}\log[Zn^{2+}] = -0.76\ V$

$E_{H_2O} = -0.83 + 0.0592\log[OH^-] = -0.42\ V$

따라서 이들 중 환원전위가 가장 높은 Ni^{2+}가 먼저 환원된다.

ㄴ. 산화 전극에서 산화될 수 있는 화학종은 H_2O, SO_4^{2-}이고, 이들 중 표준 환원 전위 값이 가장 작은 화학종이 산화 전극에서 선택된다. 따라서 표준 환원 전위 값이 가장 작은 H_2O가 산화 전극에서 산화된다.

오답해설

ㄷ. $Ni^{2+}(aq) + 2e^- \rightarrow Ni(s)$ 따라서, Ni^{2+} 1 몰을 환원시키기 위해 전자 2 몰이 필요하므로, $0.1F$에 해당하는 전하량에서 석출되는 금속 몰수는 0.05 몰이다.

20

정답 ②

▎자료해석

주어진 농도차전지의 양쪽 반쪽전지에서 Cu^{2+}의 농도가 같아지려면, 왼쪽에서는 산화반응이, 오른쪽에서 환원반응이 일어나야한다. 따라서 전자는 왼쪽 전극에서 오른쪽 전극으로 이동한다.

▎정답해설

② 전자는 Cu^{2+} 농도가 낮은 왼쪽에서 Cu^{2+} 농도가 높은 오른쪽으로 이동한다.

▎오답해설

① $E_0 = 0.339 - \dfrac{0.0592}{2} \log \dfrac{1}{[Cu^{2+}]_{오른쪽}}$
$- \left(0.339 - \dfrac{0.0592}{2} \log \dfrac{1}{[Cu^{2+}]_{왼쪽}} \right)$
$= -\dfrac{0.0592}{2} \log \dfrac{[Cu^{2+}]_{왼쪽}}{[Cu^{2+}]_{오른쪽}} = \left(\dfrac{0.0592}{2} \log 2 \right) V$이다.

③ 왼쪽 전극에서는 산화반응이 일어나 전자를 제공한다. 즉, 평형에 도달하면 왼쪽 반쪽 전지의 Cu^{2+} 농도는 $0.1 M$보다 크다.

④ 왼쪽 전극에서는 $Cu \rightarrow Cu^{2+} + 2e^-$의 산화반응이 일어난다. 따라서 왼쪽 전극의 질량은 전류가 흐르는 과정에서 감소한다.

⑤ 농도차전지에서는 농도가 다르다는 것이 전지전위를 만드는 유일한 이유로 $0.2 M$ Cu^{2+} 수용액 150 mL를 사용하여도 초기 기전력은 동일하다.

21

정답 ②

▎자료해석

환원 전위가 왼쪽 비커에서 더 작으므로 왼쪽 비커에서 산화 반응, 오른쪽 비커에서 환원 반응이 일어난다. 따라서 각 전극의 반응식과 전위는 다음과 같다.

산화 전극 : $Fe^{2+}(aq) \rightarrow Fe^{3+}(aq) + e^-$,
$$E° = -0.77 \text{ V}$$

환원 전극 : $Ce^{4+}(aq) + e^- \rightarrow Ce^{3+}(aq)$,
$$E° = +1.70 \text{ V}$$

$Fe^{2+}(aq) + Ce^{4+}(aq) \rightarrow Fe^{3+}(aq) + Ce^{3+}(aq)$,
$$E° = 0.93 \text{ V}$$

▎정답해설

② 비커에 물을 가해도 $\dfrac{[Fe^{3+}]}{[Fe^{2+}]}$는 변함없다. 따라서 산화전위는 동일한 값을 가지며 전체 전지의 기전력도 0.93 V로 일정하다.

▎오답해설

① 전지의 초기 기전력은 $1.70 - 0.77 = 0.93(V)$이다.

③ 왼쪽 전극이 산화 전극, 오른쪽 전극이 환원 전극이고 전자는 산화 전극에서 환원 전극으로 이동한다. 따라서 전자는 왼쪽 전극에서 오른쪽 전극으로 이동한다.

④ 산화된 Fe^{2+}의 몰수와 환원된 Fe^{3+}의 몰수, 산화된 Ce^{4+}의 몰수와 환원된 Ce^{3+} 몰수가 같으므로 평형에 도달하면 $\dfrac{[Fe^{2+}]}{[Fe^{3+}]} = \dfrac{[Ce^{4+}]}{[Ce^{3+}]}$이다.

⑤ 비커의 백금은 반응에 참여하지 않고 금속 역시 석출되지 않으므로 백금 전극 질량은 변화하지 않는다.

22

정답 ②

자료해석

갈바니 전지이므로 Ni이 산화되고, Cu^{2+}이 환원된다.

정답해설

ㄴ. 갈바니 전지이므로 $E > 0$이다. Ni은 산화 전극이고, Cu은 환원 전극이다. 따라서 전자는 산화 전극에서 환원 전극으로 이동하므로 전자는 Ni 전극에서 Cu 전극으로 이동한다.

오답해설

ㄱ. Nernst식을 이용하여 전지 Ⅰ의 기전력을 계산하면 다음과 같다.

$\Delta E° = E°(환원\ 전극) - E°(산화\ 전극)$
$= (0.35\ V) - (-0.25\ V) = 0.60\ V$

$\Delta E = \Delta E° - \dfrac{0.060}{2} \log \dfrac{[Ni^{2+}]}{[Cu^{2+}]} = 0.60V - 0.030\log(0.20)$

ㄷ. 전지 Ⅱ의 Ni 반쪽 전지에서

$Ni^{2+} + 2OH^- \rightarrow Ni(OH)_2$ 반응이 일어나 Ni^{2+}는 모두 소모되고, $[OH^-] = \dfrac{8\ mmol}{80\ mL} = 0.1\ M$이 된다.

따라서 $[Ni^{2+}] = \dfrac{K_{sp}}{[OH^-]^2} = \dfrac{K_{sp}}{(0.1)^2}$이다.

$[Cu^{2+}] = 1.00\ M$이므로 Nernst식에서

$0.99 = 0.60 - \dfrac{0.06}{2}\log\dfrac{[Ni^{2+}]}{[Cu^{2+}]} = 0.60 - 0.03\log\dfrac{K_{sp}}{(0.1)^2}$

이므로

$K_{sp} = 1.0 \times 10^{-15}$이다.

23

정답 ③

자료해석

표준 환원 전위가 낮은 AgCl전극의 Ag가 산화되고, 표준 환원 전위 값이 높은 $Ag^+\ |\ Ag$전극의 Ag가 환원된다.
제시된 전지의 반쪽 반응 및 전체 반응은 다음과 같다.

산화 반응: $Ag(s) + Cl^-(aq) \rightarrow AgCl(s) + e^-$
환원 반응: $Ag^+(aq) + e^- \rightarrow Ag(s)$
전체 반응: $Ag^+(aq) + Cl^-(aq) \rightarrow AgCl(s)$

정답해설

ㄱ. 네른스트 식을 이용하면

$E_{전지} = E°_{전지} - \dfrac{RT}{nF}\ln Q$

$\approx E°_{전지} - \dfrac{0.0592}{n}\log Q$

$= E°_{전지} - 0.0592\log \dfrac{1}{[Ag^+]_{환원전극}[Cl^-]_{산화전극}}$

$= E°_{전지} + 0.0592\log[Ag^+]_{환원전극}[Cl^-]_{산화전극}$

$= E°_{전지} + 0.0592\log[Cl^-]_{산화전극}$

전지의 전위차($E_{전지}$)가 0.602 V이고, 표준 전지 전위 ($E°_{전지}$)는 $0.799 - 0.222 = 0.577$ V이며,
$[Cl^-]_{산화전극} = a\ M$이므로

$E_{전지} = E°_{전지} + 0.0592\log[Cl^-]_{산화전극}$
$0.602 = 0.577 + 0.0592\log a$
$0.0592\log a = 0.025$

$\log a > 0$이므로 $a > 1.00$이다.

ㄴ. 전지 전위차가 0이므로, 네른스트 식에 의해서

$E_{전지} = E°_{전지} + 0.0592\log[Ag^+]_{환원전극}[Cl^-]_{산화전극}$
$0 = (0.799 - 0.222) + 0.0592\log[Ag^+]_{환원전극}[Cl^-]_{산화전극}$

$\log[Ag^+]_{환원전극}[Cl^-]_{산화전극} = \dfrac{(0.222 - 0.799)}{0.0592}$

$[Ag^+]_{환원전극} \times a = 10^{\dfrac{(0.222-0.799)}{0.0592}}$

따라서 $[Ag^+]_{환원전극} = \dfrac{10^{(0.222-0.799)/0.0592}}{a}$이면, 전위차는 0이 된다.

24
정답 ⑤

오답해설
ㄷ. 왼쪽 전지의 수용액은 KCl 포화 용액이므로, 소량의 KCl을 가하더라도 온도가 일정하게 유지되는 한 [Cl$^-$]는 일정하다.
따라서 왼쪽 전지에 소량의 고체 KCl을 가하더라도 전위차는 변함없다.

자료해석
제시된 전지의 반쪽 반응 및 전체 반응은 다음과 같다.

산화 반응: Ni(s) → Ni$^{2+}(aq)$+2e$^-$
$$E° = 0.257 \text{ V}$$

환원 반응: Pb$^{2+}(aq)$ + 2e$^-$ → Pb(s)
$$E° = -0.126 \text{ V}$$

전체 반응: Ni(s)+Pb$^{2+}(aq)$ → Ni$^{2+}(aq)$+Pb(s)
$$E°_{전지} = 0.131 \text{ V}$$

정답해설
⑤ Ni 전극이 담긴 용액에 Na$_2$S을 첨가하면 다음과 같은 반응이 진행된다.

Ni$^{2+}(aq)$+S$^{2-}(aq)$ → NiS(s)

즉, Ni^{2+}가 NiS 형태로 침전되고, Ni^{2+}의 농도는 감소한다. 그 결과 전지 전위는 증가하게 된다.

$$E_{전지} = E°_{전지} - \frac{RT}{nF} \ln \frac{[\text{Ni}^{2+}]}{[\text{Pb}^{2+}]}$$

오답해설
① 용액의 농도가 1M이므로, 초기 전지 전위는 표준 전지 전위($E°_{전지}$)와 같다. 즉, 초기 전지 전위는 0.131 V이다.

② Ni는 Ni^{2+}로 산화되어 용액으로 녹아들어가므로 Ni 전극의 질량은 반응이 진행됨에 따라 감소한다.

③ 반응은 평형 상태에 도달할 때까지 진행되며, 평형 상태에서 전지 전위는 0 V이다.

$$E_{전지} = E°_{전지} - \frac{RT}{nF} \ln K = 0$$

$$E°_{전지} = \frac{RT}{nF} \ln K \approx \frac{0.0592}{2} \log K$$

$$\therefore \log K = \frac{2E°}{0.0592} = \frac{0.262}{0.0592} \approx 4.43$$

즉, $\frac{[\text{Ni}^{2+}]}{[\text{Pb}^{2+}]}$가 평형상수인 $10^{4.43}$ 정도에 도달할 때까지 반응이 진행된다.

④ $E_{전지} = E°_{전지} - \frac{RT}{nF} \ln \frac{[\text{Ni}^{2+}]}{[\text{Pb}^{2+}]}$ 이므로, 두 용액을 같은 배수로 희석시켜도 초기 전지 전위는 일정하게 유지된다.

25 정답 ③

│자료해석

pH 7에서 제시된 각 반쪽 반응의 $E°$로부터 전체 반응의 $E°$를 구하면 다음과 같다.

산화 반응 :

cytochrome c(Fe^{2+}) → cytochrome c(Fe^{3+})+e^-
$$E° = -0.25 \text{ V}$$

환원 반응 :

pyruvate+$2H^+$+$2e^-$ → lactate $\quad E° = -0.18 \text{ V}$

전체 반응 :

2cytochrome c(Fe^{2+})+pyruvate+$2H^+$
→ 2cytochrome c(Fe^{3+})+lactate $\quad E°_{전지} = -0.43 \text{ V}$

│정답해설

③ 전체 반응의 표준 전위($E°_{전지}$)는 -0.43 V이다.

│오답해설

① 전체 반응은 전자가 2 몰 이동하는 이전자 반응이다.

② $E°_{전지} < 0$ 이므로 $K < 1$ 이다.

$$\ln K = \frac{nFE°_{전지}}{RT}, \quad K = \exp\left(\frac{nFE°_{전지}}{RT}\right)$$

④ 표준 상태이므로 $E_{전지} = E°_{전지}$ 이고, $E°_{전지} < 0$ 이므로 계의 자유 에너지는 증가한다.

$$\therefore \Delta G = \Delta G° = -nFE°_{전지} = -2 \times 96485 \times (-0.43) =$$
82977.1 J/mol ≈ 83.0 kJ/mol

⑤ $E_{전지} =$

$$E°_{전지} - \frac{RT}{2F} \ln \frac{[\text{Cytochrome c}(Fe^{3+})][\text{lactate}]}{[\text{Cytochrome c}(Fe^{2+})]^2 [H^+]^2 [\text{pyruvate}]}$$

이므로, lactate의 농도가 2배 증가하면, 전지 전위는 $\frac{RT}{2F}\ln 2$ 만큼 감소한다.

26 정답 ③

│자료해석

연료 전지의 반응은 연료로 사용하는 물질의 연소 반응과 동일하다. 단지, 산화 반응이 일어나는 곳과 환원 반응이 일어나는 곳을 분리시켜 놓음으로써 반응이 진행되는 동안 전자의 이동으로 전류가 흐르게 된다. 즉, 반응의 자유에너지 변화만큼을 전기 에너지로 전환하여 이용하는 것이다.

│정답해설

ㄷ. 수소 전지와 메테인 전지에서 연료 1 g당 내는 에너지는 다음과 같다.

수소 전지 : $\frac{286}{2} = 143 \text{ kJ/g}$

메테인 전지 : $\frac{561}{16} = 35.0625 \text{ kJ/g}$

그러므로 수소 전지가 메테인 전지보다 연료 1 g당 더 많은 에너지를 생산한다.

│오답해설

ㄱ. 메테인 전지에서 탄소의 산화수는 -4에서 $+4$로 증가한다.

$\underline{C}H_4 + 2O_2 \rightarrow \underline{C}O_2 + H_2O$
산화수: -4 $\qquad\qquad +4$

ㄴ. 메테인 전지에서 수소의 산화수는 $+1$로 일정한 반면, 수소 전지에서 수소의 산화수는 0에서 $+1$로 증가한다.

$C\underline{H}_4 + 2O_2 \rightarrow CO_2 + \underline{H}_2O$
산화수: $+1$ $\qquad\qquad +1$

$\underline{H}_2 + \frac{1}{2}O_2 \rightarrow \underline{H}_2O$
산화수: 0 $\qquad\qquad +1$

27 정답 ②

자료해석
카드뮴 전극은 환원 전극, 구리 전극은 산화 전극으로 작용하며, 전자의 이동은 다음과 같다.

$$Cu\ 전극\ \xrightarrow{e^-}\ [\ (+)\ \xrightarrow{전원공급장치}\ (-)\ ]\ \xrightarrow{e^-}\ Cd\ 전극$$

정답해설
ㄴ. Cd 전극의 질량 변화량은 다음과 같이 계산된다.

$$0.02 \times 96500C \times \frac{1\,mol\ e^-}{96500\,C} \times \frac{1\,mol\ Cd}{2\,mol\ e^-}$$
$$\times \frac{112g\ Cd}{1\,mol\ Cd} = 1.12g$$

오답해설
ㄱ. 구리 전극은 전원 장치의 (+)극에 전자를 뺏기게 되므로 산화 전극으로 작용한다.

ㄷ. 음전하는 전원 장치의 (-)극에서부터 (+)극 방향으로 이동하므로 염다리의 음이온은 구리 전극 방향으로 이동한다.

28 [심화이해] 정답 ⑤

자료해석
제시된 전지식에 해당하는 반쪽 반응 및, 전체 전지 반응은 다음과 같다.

산화 반응: $Zn(s) \rightarrow Zn^{2+}(aq) + 2e^-$
환원 반응: $Cu^{2+}(aq) + 2e^- \rightarrow Cu(s)$
전체 반응: $Zn(s) + Cu^{2+}(aq) \rightarrow Zn^{2+}(aq) + Cu(s)$

전체 반응에 대해 네른스트식을 적용하면 다음과 같다.

$$E_{전지} = E°_{전지} - \frac{RT}{2F} \ln \frac{[Zn^{2+}]}{[Cu^{2+}]}$$

정답해설
⑤ 동일한 부피의 암모니아를 과량 첨가하면, Zn^{2+}와 Cu^{2+}가 일단 모두 착화합물을 형성한 뒤, 그 착화합물의 해리에 대한 평형으로 $[Zn^{2+}]$와 $[Cu^{2+}]$를 구하면 된다.
$Zn(NH_3)_4^{2+}$보다 $Cu(NH_3)_4^{2+}$의 K_f가 더 크므로, 평형 상태에서 $[Zn^{2+}] > [Cu^{2+}]$가 된다.
그러므로 전지 전위는 감소하게 된다.

오답해설
① Na^+나 Cl^-는 반응과 무관한 화학종이므로 전압은 변하지 않는다.

② 환원 전극에 암모니아를 넣으면, Cu^{2+}가 NH_3와 착물을 형성하게 되므로, Cu^{2+}의 농도는 감소하게 된다. 그러므로 전지 전위는 감소한다.

③ 산화전극에 암모니아를 넣으면, Zn^{2+}와 NH_3가 착물을 형성하게 되므로, Zn^{2+}의 농도는 감소하고, 전지 전위는 증가한다. 여기에 다시 염산을 넣으면 NH_3가 양성자화되어 NH_4^+로 되므로, NH_3의 농도가 감소한다. 그 결과 반응물인 NH_3의 감소로 평형이 역반응으로 이동하여 Zn^{2+}의 농도가 다시 증가하게 된다. 그 결과 전지 전위는 다시 감소한다.

$$Zn^{2+} + 4NH_3 \rightleftarrows Zn(NH_3)_4^{2+}$$

④ $Zn(NH_3)_4^{2+}$와 $Cu(NH_3)_4^{2+}$의 K_f 모두 매우 크므로, 미량의 암모니아가 첨가될 경우 Zn^{2+}와 Cu^{2+}의 농도는 첨가된 NH_3의 양만큼 감소한다고 볼 수 있다. 동일한 부피의 암모니아가 첨가된 것이므로, Zn^{2+}와 Cu^{2+}의 농도는 거의 같고, 전지 전위는 변하지 않는다.

VIII. 산화 환원 / 전기 화학

29 [심화이해]   정답 ①

자료해석

주어진 반응의 산화 반쪽 반응식과 환원 반쪽 반응식은 다음과 같다.

산화 반쪽 반응식 : $C + 2O^{2-} \rightarrow CO_2 + 4e^-$

환원 반쪽 반응식 : $Al^{3+} + 3e^- \rightarrow Al$

정답해설

ㄱ. 산화 반쪽 반응식은 $C + 2O^{2-} \rightarrow CO_2 + 4e^-$ 이다.

오답해설

ㄴ. 생성된 알루미늄의 몰수는 $\dfrac{9000\,g}{27\,g/mol} = \dfrac{1000}{3}$ mol 이다.

이때 반응한 탄소의 몰수는 생성된 알루미늄의 몰수의 $\dfrac{3}{4}$ 배이므로 $\dfrac{1000}{3} \times \dfrac{3}{4} = 250$ mol 이다.

따라서 반응한 탄소의 질량은 $12\,g/mol \times 250\,mol = 3.00$ kg 이다.

ㄷ. 반응에서 이동한 전자의 몰수는 반응한 탄소의 몰수의 4배이므로 1000 mol 의 전자가 이동했다. 따라서 전체 전하량은 $1000\,mol \times 96500\,C/mol = 9.65 \times 10^7$ C 이다.

30 [심화이해]   정답 ③

자료해석

전원 공급 장치에서 나온 전자는 A 전극으로 가서 A^{2+}를 A로 환원시키게 되고, B 전극에서는 B가 B^{n+}로 산화되면서 나온 전자가 전원 공급 장치로 다시 들어간다.

정답해설

ㄱ. $30\,C = \dfrac{30}{9.65 \times 10^4} F$의 전하량에 대해 전극 A의 질량이 0.010 g 증가하였고, 주어진 환원 반응식을 통해 볼 때 $2F$의 전하량에 대해 A는 몰질량만큼 석출되므로 다음의 비례식을 쓸 수 있다.

$2F$: A의 몰질량 $= \dfrac{30}{9.65 \times 10^4} F$: 0.010

A의 몰질량 $= 2 \times 0.010 \times \dfrac{9.65 \times 10^4}{30} = \dfrac{2 \times 9.65 \times 10^4}{3000}$ g/mol 이다.

ㄴ. 같은 방식으로 $30\,C = \dfrac{30}{9.65 \times 10^4} F$의 전하량에 대해 전극 B의 질량이 0.034 g 감소하였고, 주어진 환원 반응식을 통해 볼 때 nF의 전하량이 흐를 때 B는 몰질량만큼 반응하므로

nF : B의 몰질량 $= \dfrac{30}{9.65 \times 10^4} F$: 0.034 ·········· ①

한편, 문제의 조건상 B의 몰질량 $= 1.7 \times$ A의 몰질량

$= 1.7 \times \dfrac{2 \times 9.65 \times 10^4}{3000}$ ·········· ②

②식을 ①식에 대입하면

$nF : 1.7 \times \dfrac{2 \times 9.65 \times 10^4}{3000} = \dfrac{30}{9.65 \times 10^4} F : 0.034$

∴ $n = 1$

16. 전기 화학

오답해설

ㄷ. 전해전지는 외부전압을 가해 비자발적인 반응을 일으키도록 하는 전지이다. 전해전지에서 전체전위는 (−) 값을 가지며, 이 전위의 크기보다 큰 전압(전기에너지)을 외부회로로부터 제공받아 비자발적인 화학반응이 일어나게 한다. 주어진 실험에서는 0.5 V의 직류 전원에 의해 반응이 진행되었으므로, 전해전지의 전위 크기가 0.5 V보다 작다. 전해전지의 환원전극은 A이고, 산화 전극은 B이며 A^{2+}와 B^{n+}의 농도가 1M이므로
전해전지의 전위의 크기는
$|E_A^\circ - E_B^\circ| = E_B^\circ - E_A^\circ < 0.5$ V이다.

31 [심화이해] 정답 ②

자료해석

제시된 실험 장치는 Ag 전극에서 Ag의 산화로 생성된 Ag^+이 비커 A로 유입되어 Cl^- 및 I^-와 만나서 침전이 형성되도록 설치되어 있다. 그러므로 Ag 전극이 산화 전극, Pt 전극은 환원 전극이어야 하고, 각 전극에서 일어나는 반응은 다음과 같다.

Ag 전극: $Ag \rightarrow Ag^+ + e^-$

Pt 전극: $2H_2O + 2e^- \rightarrow H_2 + 2OH^-$

정답해설

ㄱ. Ag 전극은 산화 전극이므로 전원 장치의 (+)극과 연결되어 있다.

ㄷ. Faraday의 법칙에 의해 전류의 세기와 시간을 곱하면 전하량이 되며, 전자의 몰수는 전하량에 비례한다.
$$Q = I \times t = n \times F$$
따라서 생성되는 Ag^+의 몰수도 전하량에 비례한다.

오답해설

ㄴ. AgCl보다 AgI의 K_{sp}가 더 작으므로 Cl^-보다 I^-의 침전이 먼저 일어난다.

ㄹ. Pt 전극에서 OH^-가 발생하므로 비커 B에 있는 용액의 pH는 증가하게 된다.

VIII. 산화 환원 / 전기 화학

32 심화이해

정답 ⑤

▌자료해석

두 비커에는 동일한 용액이 담겨 있으므로 환원 전극인 전극 A와 전극 C에서 동일한 반응이 일어나고, 산화 전극인 전극 B와 전극 D에서 같은 반응이 진행된다. 그리고 문제에서 산화와 환원에 관여하는 것은 Cu와 Cu^{2+} 뿐이라고 제시되어 있으므로, 각 전극에서 일어나는 반응은 다음과 같다고 볼 수 있다.

전극 A, 전극 C : $Cu^{2+} + 2e^- \rightarrow Cu$
전극 B, 전극 D : $Cu \rightarrow Cu^{2+} + 2e^-$

▌정답해설

ㄱ. 전극 A와 C는 Cu의 환원이 일어나므로 질량이 증가하고, B와 D는 Cu의 산화가 일어나므로 질량이 감소한다.

ㄷ. 두 전지는 직렬로 연결되어 있으므로, 두 전지에 흐르는 전자의 몰수는 동일하고, 전극 A와 전극 D에서 일어나는 반응은 서로 역반응 관계에 있다. 그러므로 A와 D의 질량 변화의 절댓값은 서로 같다.

ㄹ. 1 몰의 Cu^{2+}가 환원되는데 2 몰의 전자가 필요하므로, Cu 몰수의 변화량의 절댓값은 이동한 전자 몰수의 $\frac{1}{2}$이다.

▌오답해설

ㄴ. B는 Cu의 산화가 일어나므로 질량이 감소하고 C는 Cu의 환원이 일어나므로 질량이 증가한다. 여기서 일정한 값은 B와 C의 질량합이다.

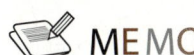

01

정답 ③

정답해설

각 경우에 존재하는 이성질체들은 다음과 같다.

- MA_5B : 이성질체 없음

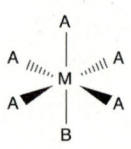

- MA_4C_2 : 기하이성질체 2개

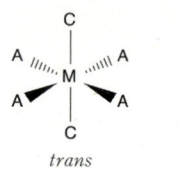 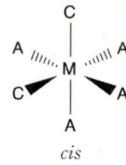
    trans   cis

- MA_3B_3 : 기하이성질체 2개

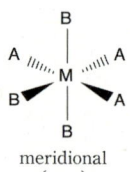
meridional   facial
(mer)   (fac)

- $MA_2B_2C_2$: 기하이성질체 5개, 거울상이성질체 1쌍

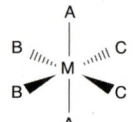 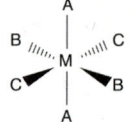 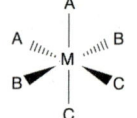

즉, (가)는 2, (나)는 5이다.

02

정답 ①

자료해석

Pt의 산화수는 K_2PtCl_6에서 +4, K_2PtCl_4에서 +2이다. K_2PtCl_4에서 Pt는 4개의 리간드에 의해 둘러싸여 있다.

정답해설

① A에서 K와 Cl 산화수가 각각 +1, −1이고 산화수 총합이 0이므로 Pt의 산화수는 4이다.

오답해설

② B에서 Pt의 배위수는 4이다.
③ C의 구조는 다음과 같다.

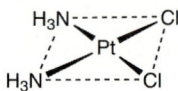

cis 구조이므로 쌍극자 모멘트는 상쇄되지 않으므로 0이 아니다.
④ D의 구조는 다음과 같다.

$\begin{pmatrix} N \\ N \end{pmatrix} Pt \begin{matrix} Cl \\ Cl \end{matrix}$

따라서 기하 이성질체는 존재하지 않는다.
⑤ Pt의 전자 배치는 $[Xe]6s^2 4f^{14} 5d^8$이고 C와 D에서 Pt의 산화수가 +2이므로 전자 배치는 $[Xe]4f^{14}5d^8$이다.

03   정답 ②

자료해설

A는 한 쌍의 거울상 이성질체가 존재하므로 2개의 입체 이성질체가 있다.(en=N⌒N)

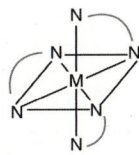 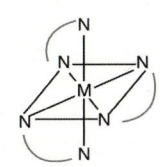

B는 두 쌍의 거울상이성질체가 존재하므로 4개의 입체 이성질체가 있다.(gly=N⌒O)

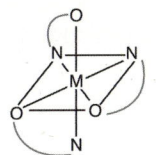 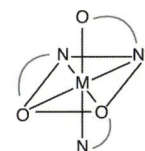

fac

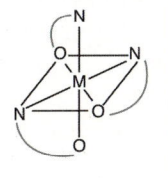 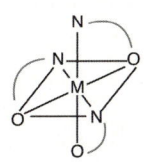

mer

정답해설

ㄴ. A, B의 모든 입체 이성질체는 광학 활성이다.

오답해설

ㄱ. B는 리간드의 구조가 대칭이 아니다. 따라서 리간드로 인해 유효한 쌍극자 모멘트를 가지게 되고 이 값이 다른 쌍극자 모멘트와 상쇄되지 않는다. 따라서 쌍극자 모멘트를 가지는 입체 이성질체를 갖는다.

ㄷ. A는 자신을 포함하여 2개의 입체이성질체를 갖는다. 그러나 B는 4개의 입체 이성질체를 갖는다.

04   정답 ②

자료해설

A : 탄소 원자가 중심 원자로 4개의 원자들과 공유 결합을 형성하는 사면체 구조의 화합물이다.

B : 중심 원자인 Pt의 산화수는 +2로, d^8의 전자 배치를 갖는다. 4배위 착화합물이 취할 수 있는 구조는 평면사각형 또는 사면체인데, 이들의 d^8의 전자 배치는 다음과 같다.

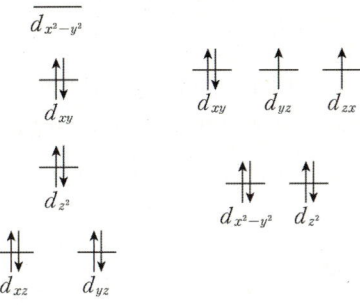

평면 사각형   사면체

홀전자 수가 0이므로 B의 구조는 평면사각형이다.

C : 중심원소인 Co의 산화수는 +2로, d^7 전자 배치를 갖는다. 4배위 착화합물이 취할 수 있는 구조는 평면사각형 또는 사면체인데, 이들의 d^7의 전자 배치는 다음과 같다.

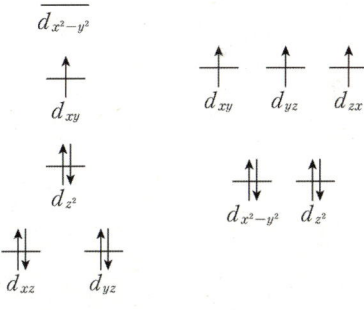

평면 사각형   사면체

홀전자 수가 3이므로 C의 구조는 사면체이다.

정답해설

② C는 중심 원자가 Co^{2+}인 사면체 착물이다.

오답해설

① B는 전이 금속의 착화합물로 결합에 d 전자들이 참여한다. Pt(Ⅱ)는 d^8 전이 금속 이온으로 8개의 d 전자와 리간드로부터 제공받는 4쌍의 전자를 합하면 총 16개의 전자를 가진다. 이에 옥텟규칙은 물론 18전자규칙도 만족하지 못한다.

③ A는 사면체 구조이므로 기하 이성질체는 존재하지 않고, 한 탄소에 4가지 다른 원자가 결합되어 있으므로 거울상이성질체가 존재한다. B는 평면 사각형 구조이므로 거울상 이성질체가 존재하지 않는다. 그리고 2 종류의 리간드가 결합되어 있으므로 cis, trans 형태의 기하 이성질체가 존재한다.

④ B와 C는 입체 구조 및 중심 원자가 다르므로 결정장 갈라짐 에너지는 같지 않다.

⑤ A와 C는 사면체 구조이므로 결합각이 109.5° 근처이다. 반면 B는 평면 사각형 구조이므로 결합각이 90° 근처이다. 그러므로 α, β, γ 중 가장 작은 것은 β이다.

05

정답 ①

자료해석

에틸렌다이아민($NH_2CH_2CH_2NH_2$, en)은 2개의 질소에 있는 고립 전자쌍을 통해 중심 금속 이온과 배위결합할 수 있으므로, 두자리 리간드이다.

입체 이성질체에서는 결합은 서로 같지만, 원자들의 공간 배열이 다르다. 입체 이성질 현상의 하나인 기하 이성질현상은 원자 또는 원자단이 고정된 고리나 결합 주위에서 위치를 달리함으로써 생긴다.

정답해설

ㄴ. $[Ni(en)_2(H_2O)_2]^{2+}$는 2개의 기하 이성질체를 갖는다.

오답해설

ㄱ. (가)는 광학 이성질체가 없다.

ㄷ. (나)에서 중심 금속 Ni은 두 자리 리간드 en 2개와 한 자리 리간드 H_2O 2개와 결합되어 있으므로 Ni의 배위수는 6이다.

06 정답 ⑤

자료해석

킬레이트인 en을 기준으로 Cl과 NH_3의 위치를 변경시켜 가면서 입체 이성질체를 찾을 수 있다.

정답해설

ㄱ. 착이온의 전하량은 +1이며, en과 NH_3는 중성인 리간드, Cl^-는 -1가 음이온인 리간드이다. 그러므로 중심 금속인 Co의 산화수는 +3이다.

ㄴ. 기하 이성질체는 아래 그림의 (A), (B), (C)의 3개가 존재한다.

ㄷ. 아래 그림의 (A)는 분자 내 거울면을 갖지 않으므로 광학 이성질체가 존재하지만, (B)와 (C)는 분자 내 거울면이 있으므로 광학 이성질체가 없다. 따라서 광학 이성질체는 아래 그림의 (D) 1개가 존재한다.

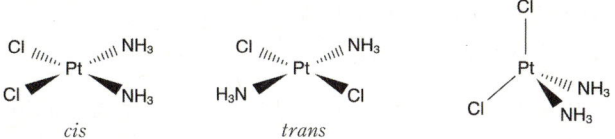

07 _{심화이해} 정답 ④

자료해석

4배위 착화합물이므로 $Pt(NH_3)_2Cl_2$는 평면 사각형과 사면체 구조가 가능하다. 그런데, $Pt(NH_3)_2Cl_2$ 2개의 기하 이성질체가 존재한다고 했으므로 $Pt(NH_3)_2Cl_2$의 구조는 평면 사각형이다.

정답해설

ㄴ. 2개의 기하 이성질체가 존재하므로 $Pt(NH_3)_2Cl_2$는 평면 사각형이다.

ㄷ. *trans* 이성질체는 쌍극자 모멘트의 벡터합이 0이 되는 무극성 물질인 반면, *cis* 이성질체는 쌍극자 모멘트의 합이 0이 아닌 극성 물질이다. 그러므로 물에 대한 용해도는 *trans* 이성질체보다 *cis* 이성질체가 더 크다.

오답해설

ㄱ. $Pt(NH_3)_2Cl_2$에서 Pt의 산화수는 +2로 d^8의 전자배치를 갖고, 평면 사각형 구조이므로 다음과 같이 전자를 배치할 수 있다.

$$\overline{d_{x^2-y^2}}$$

$$\underline{\uparrow\downarrow}\ d_{xy}$$

$$\underline{\uparrow\downarrow}\ d_{z^2}$$

$$\underline{\uparrow\downarrow}\ d_{xz} \quad \underline{\uparrow\downarrow}\ d_{yz}$$

즉, 홀전자가 없으므로, 반자기성 물질이다.

08 심화이해

정답 ③

자료해석

- 반응물: Ni^{2+}에 6개의 H_2O이 배위된 착이온
- 반응 Ⅰ: 6개의 H_2O 대신 6개의 NH_3가 배위됨
- 반응 Ⅱ: 6개의 H_2O 대신 −4가의 EDTA가 배위되면서 착이온의 전하량이 +2에서 −2로 감소
- 반응 Ⅲ: 6개의 H_2O 대신 4개의 CN^-가 배위되면서 착이온의 전하량이 +2에서 −2로 감소

정답해설

③ EDTA는 4개의 $-CO_2^-$ 부분과 2개의 질소가 가진 비공유 전자쌍을 줄 수 있으므로, 루이스 염기로 작용하여 6개의 배위결합을 형성할 수 있는 킬레이트이다. 그러므로 중심금속의 배위수는 6으로 일정하게 유지된다.

오답해설

① $[Ni(H_2O)_6]^{2+}$와 $[Ni(NH_3)_6]^{2+}$ 모두 중심금속인 Ni의 산화수는 +2로 8개의 d 전자를 갖는다. 그러므로 low spin이든 high spin이든 동일한 전자 배치를 하며 2개의 홀전자를 갖는다. 그러므로 리간드 치환 반응에 의해 홀전자의 개수는 변하지 않는다.

$[Ni(H_2O)_6]^{2+}$(고스핀) $[Ni(NH_3)_6]^{2+}$(저스핀)

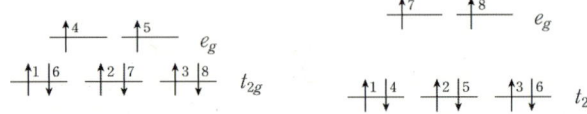

② 반응 2에서 EDTA 1개가 금속과 결합하면서 6개의 H_2O이 떨어져 나왔으므로 전체 입자수가 늘어난다. 따라서 엔트로피는 증가한다.

④ 반응물인 $[Ni(H_2O)_6]^{2+}$에서 Ni의 산화수는 +2이다. 생성물인 $[Ni(CN)_4]^{2-}$에서 −1가의 전하를 갖는 CN^- 4개와 결합했는데 착이온의 전체 전하가 −2이므로, Ni의 산화수는 +2이다. 즉, 반응 Ⅲ에서 중심 금속의 산화수는 +2로 일정하게 유지된다.

⑤ $[Ni(EDTA)]^{2-}$에는 그림과 같이 서로 겹치지 않는 거울상이성질체(광학 이성질체)가 존재한다.

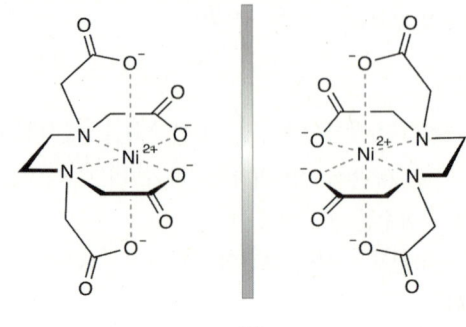

거울

09 정답 ⑤

정답해설

ㄱ. 철과 산소의 결합은 산소가 리간드로 작용하여 비공유전자를 제공하는 형태의 배위결합이므로 산소는 루이스염기, 철은 루이스산으로 작용한다.

ㄴ. 5배위의 헴은 −2가의 4자리 킬레이트 리간드(porphyrin)와 중성인 히스티딘의 이미다졸 링과 결합하여 전체적으로 중성인 착화합물을 형성하고 있다. 그러므로 철의 산화수는 +2이고, 6개의 d 전자를 가지고 있다. 즉, d 궤도함수의 전자 배치는 d^6이 된다.

ㄷ. 철과 산소의 결합에 대해 루이스 구조를 그려보면 다음과 같다.

즉, Fe와 결합하고 있는 산소 원자의 입체수는 3이고, 1개의 비공유 전자쌍을 가지고 있으므로, 결합 형태는 굽은형이 된다.

10 정답 ④

자료해석

각 과정에 대한 반응식은 다음과 같다.

(가) → (나): $CuCl_2(aq)$에 소량의 $NH_3(aq)$를 가하면, pH 증가에 따른 $Cu^{2+}(aq)$의 침전 반응이 진행된다.

$CuCl_2(aq) + 2NH_3(aq) + 2H_2O(l) \rightarrow$
$\quad Cu(OH)_2(s) + 2NH_4Cl(aq)$

(나) → (다): $Cu(OH)_2(s)$에 다량의 $NH_3(aq)$를 가하면, 착이온 $[Cu(NH_3)_4]^{2+}$가 형성된다.

$Cu(OH)_2(s) + 4NH_3(aq) \rightarrow$
$\quad [Cu(NH_3)_4]^{2+}(aq) + 2OH^-(aq)$

정답해설

ㄴ. (나)에서의 침전은 $Cu(OH)_2$이다. (자료해석 참고)

ㄷ. (다)에서의 주 생성 착이온은 $[Cu(NH_3)_4]^{2+}$이므로 쌍극자 모멘트는 0이다.

오답해설

ㄱ. $Cu^{2+}(aq)$는 H_2O가 리간드로 배위 결합하여 착이온 $[Cu(H_2O)_6]^{2+}$를 형성한다. 따라서 Cu^{2+}의 배위수는 6이다.

11 정답 ④

자료해석

$Ni^{2+} + 6NH_3 \rightleftharpoons [Ni(NH_3)_6]^{2+}$

$[Ni(NH_3)_6]^{2+} + 3en \rightleftharpoons [Ni(en)_3]^{2+} + 6NH_3$

$[Ni(NH_3)_6]^{2+} + 2trien \rightleftharpoons [Ni(trien)_2]^{2+} + 6NH_3$

K_f도 평형상수이므로, 반응의 $\Delta H°$, $\Delta S°$, 그리고 온도의 영향을 받는다. 3개의 착물 모두 중심 금속 이온과 리간드로 작용하는 것이 질소 원자라는 점이 모두 동일하므로, $\Delta H°$는 큰 차이가 없을 것이다.

반면, 위의 반응식을 통해 알 수 있듯이 각 반응의 경우 분자 수의 변화가 다르므로 $\Delta S°$는 차이를 보일 것이다. 즉, $\Delta S°$는 $[Ni(NH_3)_6]^{2+}$의 생성 반응에서 가장 작고, 그 다음은 $[Ni(en)_3]^{2+}$의 생성 반응, $[Ni(trien)_2]^{2+}$의 생성 반응에서 가장 크다.

따라서 이들의 생성 상수의 크기를 비교하면 다음과 같다.

$K_f([Ni(NH_3)_6]^{2+}) < K_f([Ni(en)_3]^{2+}) < K_f([Ni(trien)_2]^{2+})$

이처럼 구조가 비슷한 단일 자리 리간드에 비해 킬레이트에 대한 착물의 생성 상수가 더 큰 것을 킬레이트 효과라고 한다.

정답해설

ㄱ. 킬레이트 효과에 의해 $[Ni(trien)_2]^{2+}$의 생성 상수인 (가)는 $[Ni(en)_3]^{2+}$의 생성 상수인 4.1×10^{17}보다 크다.

ㄴ. $[Ni(en)_3]^{2+}$는 다음과 같이 한 쌍의 거울상이성질체(광학 이성질체)가 존재한다.

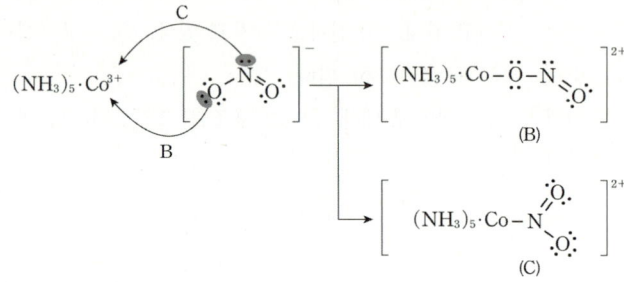

오답해설

ㄷ. K_f의 차이는 엔탈피 변화가 아닌 엔트로피 변화 차이 때문이다.

12 정답 ②

자료해석

착이온 A~C에서 NH_3, H_2O는 중성 리간드이고 NO_2^-는 1가 음이온이다. B의 리간드 (ONO)는 NO_2^-의 산소 부분이 중심 금속과 결합한 상태이다. 따라서 중심 금속은 A~C에서 모두 Co^{3+}로 d^6 착물이다.

B와 C는 각각 NO_2^-와 다음과 같은 결합을 갖는다.

정답해설

② Co의 산화수는 A~C에서 모두 +3으로 같다.

오답해설

① 최대 흡수 파장이 B>C이므로 결정장 갈라짐은 B<C이다. 따라서 B가 반자성이면 C도 반자성이다.

③ B는 Co−O 결합을 갖지만 C는 Co−N 결합을 갖는다. 서로 다른 화학 결합을 갖는 이성질체이므로 B와 C는 구조 이성질체이다.

④ C에서 NO_2^-의 N은 sp^2 혼성 오비탈을 갖는다. 결합각은 약 120°이다.

⑤ B의 −ONO에서 N은 2개의 공유결합과 1개의 비공유 전자쌍을 가지므로 sp^2 혼성 오비탈을 갖는다.

13

정답 ⑤

정답해설

직선형 구조의 착물에서는 리간드가 z축 상에 존재한다. 팔면체 배열에서 xy 평면상의 네 리간드를 제거한다고 가정하면, z축 상의 두 리간드만 남아 선형 배열을 형성한다. 따라서 선형 착물의 경우 d_{z^2}만이 리간드를 직접 향하게 되고 이로 인해 d_{z^2}의 에너지가 가장 높다. 그러므로 각각에 해당하는 오비탈은 (가)=d_{z^2}, (나)=d_{yz}, (다)=$d_{x^2-y^2}$이다.

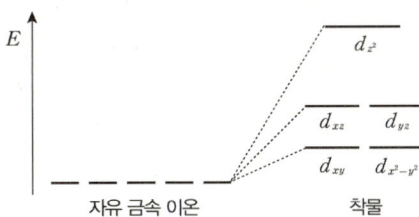

14

정답 ③

자료해석

(가)~(다)의 d 오비탈 에너지 준위와 전자 배치는 다음과 같다. (나)는 (다)보다 최대 흡수 파장이 짧으므로 결정장 갈라짐은 (나)가 더 크다. (다)가 저스핀 화합물이므로 결정장 갈라짐이 더 큰 (나)도 저스핀 화합물이다.

	(가)	(나)	(다)
d 오비탈 전자 수	7	6	6
d 오비탈 전자배치	↑ ↑ ↑ ↑↓ ↑↓	— — ↑↓ ↑↓ ↑↓	— — ↑↓ ↑↓ ↑↓
자성	상자성	반자성	반자성

정답해설

③ (가)는 사면체 구조를 가지므로 팔면체 구조 화합물보다 결정장 갈라짐 에너지가 작고 최대 흡수 파장은 크다. c는 600보다 큰 값을 갖는다.

오답해설

① (가)는 사면체 구조를 가지므로 고스핀 화합물이다. 상자성을 띤다.
② (다)가 반자성이고, (나)는 (다)보다 결정장 갈라짐이 큰 화합물이므로 (다)도 반자성이다.
④ (나)는 All-cis 형태의 이성질체이므로 광학 이성질체가 존재한다.
⑤ (나)의 결정장 갈라짐이 (다)보다 큰 것으로 보아 en은 NH_3보다 강한장 리간드이다.

15

정답 ④

정답해설

팔면체 리간드 배열에서 z축 상의 두 점전하를 제거하면 사각 평면리간드 배열이 되므로, 사각 평면 착물에 있어서 d_{z^2}의 에너지는 크게 낮아지고 남아있는 네 개의 점전하를 향하고 있는 $d_{x^2-y^2}$의 에너지는 제일 높게 될 것이다.

따라서 (가)는 $d_{x^2-y^2}$, (나)는 d_{xy}, (다)는 d_{z^2}이다.

16

정답 ①

자료해석

결정장 이론은 리간드의 비공유 전자쌍과 d 오비탈의 전자가 서로 반발하기 때문에 d 오비탈의 에너지 준위가 높아진다고 설명한다. 따라서 리간드의 결합 방향에 전자가 존재할 확률이 높은 오비탈은 에너지 준위가 높다.

정답해설

ML_6에서 z축 방향의 리간드를 제거하였으므로 z축 방향에 전자가 존재할 확률이 높은 오비탈은 에너지 준위가 낮아진다. 따라서 A는 d_{z^2}과 $d_{x^2-y^2}$ 중에서 d_{z^2} 오비탈이고, C는 $d_{x^2-y^2}$이다. d_{xy}, d_{yz}, d_{zx} 중에서 z축 방향에서 전자가 존재할 확률이 비교적 높은 오비탈은 d_{yz}, d_{zx}이므로 두 오비탈은 에너지 준위가 낮아진다. 따라서 B는 d_{xy}이다.

17   정답 ③

▌자료해석

- $[MnCl_6]^{3-}$와 $[Mn(CN)_6]^{3-}$에서 중심 금속 Mn의 산화수는 +3으로, d^4 전자배치를 한다. 한편, $[MnCl_6]^{3-}$의 홀전자가 $[Mn(CN)_6]^{3-}$의 홀전자보다 많으므로, 전자는 high spin 전자배치를 하고 후자는 low spin 전자배치를 할 것이다.

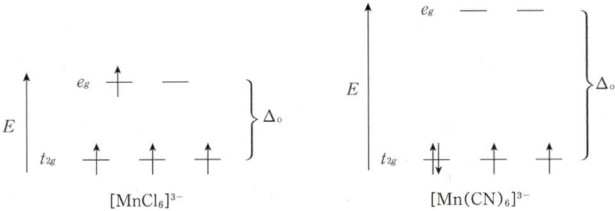

- $[Fe(H_2O)_6]^{3+}$와 $[Fe(CN)_6]^{3-}$에서 중심 금속 Fe의 산화수는 +3으로, d^5 전자배치를 한다.
한편, $[Fe(H_2O)_6]^{3+}$의 홀전자가 $[Fe(CN)_6]^{3-}$의 홀전자보다 많으므로, 전자는 high spin 전자배치를 하고 후자는 low spin 전자배치를 할 것이다.

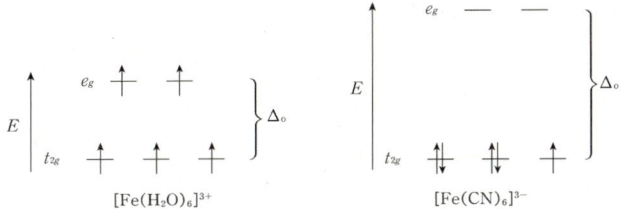

▌정답해설

ㄱ. 주어진 자료를 통해 리간드의 분광화학적 계열 순서를 추론하면 $Cl^- < CN^-$, $H_2O < CN^-$가 된다. 따라서 CN^-가 가장 강한 장 리간드이다.

ㄷ. 홀전자가 많을수록 상자성을 크게 나타내므로, $[Fe(H_2O)_6]^{3+}$의 상자성이 가장 크다.

▌오답해설

ㄴ. 홀전자가 가장 적은 것은 $[Fe(CN)_6]^{3-}$로, 1개의 홀전자를 갖는다.

18   정답 ②

▌정답해설

ㄷ. 다른 조건(중심 금속의 종류, 산화수, 그리고 배위수)은 같고 리간드만 H_2O, NH_3로 다른 $[Co(H_2O)_6]^{2+}$와 $[Co(NH_3)_6]^{2+}$의 결정장 갈라짐 에너지를 비교해 보면 $[Co(NH_3)_6]^{2+}$의 결정장 갈라짐 에너지가 더 크다. 그러므로 H_2O보다 NH_3가 더 강한장 리간드이다.
마찬가지로, 다른 조건(중심 금속의 종류, 산화수, 그리고 배위수)은 같고 리간드만 H_2O와 F^-로 다른 $[Cr(H_2O)_6]^{3+}$와 $[CrF_6]^{3-}$의 결정장 갈라짐 에너지를 비교해 보면 $[Cr(H_2O)_6]^{3+}$의 결정장 갈라짐 에너지가 더 크다. 그러므로 H_2O가 F^-보다 더 강한장 리간드이다.
따라서, 분광화학적 계열의 순서는 $NH_3 > H_2O > F^-$이다.

▌오답해설

ㄱ. $[Co(NH_3)_6]^{2+}$에서 Co의 산화수는 +2로, 7개의 d전자를 갖는다. d^7에서 저스핀인 경우와 고스핀인 경우의 전자배치는 다음과 같다.

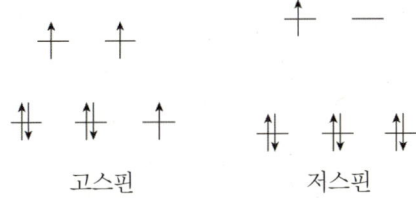

즉, 저스핀과 고스핀 모두 홀전자를 갖게 된다. 그러므로 $[Co(NH_3)_6]^{2+}$는 상자성 물질이다.

ㄴ. $[Co(NH_3)_4]^{2+}$은 4배위의 사면체 착물이다. 사면체 착물의 결정장 갈라짐 에너지(Δ_t)는 팔면체 착물의 결정장 갈라짐 에너지(Δ_o)에 비해 작다. (다른 조건이 같은 경우 $\Delta_t = \dfrac{4}{9}\Delta_o$)

그러므로 (가)는 10200보다 작다.

19
정답 ②

자료해석
산화수가 +2인데, 6개의 d 전자(d^6)를 가지고 있으므로, 중심 금속으로 가능한 원소는 Fe, Ru, Os 등이 있다. 그리고 d^6인데 반자기성이 되려면 저스핀 착물, 즉 강한장 리간드와 결합한 착물이어야 한다.

정답해설
② 보기 중에서 제시된 조건을 모두 만족하는 것은 Fe^{2+}가 강한장 리간드인 CN^-와 착물을 형성한 $[Fe(CN)_6]^{4-}$이다.

오답해설
①, ③, ④, ⑤에서 중심금속의 산화수, d 전자의 개수와 전자 배치, 자기적 성질은 다음과 같다.

화학종	중심금속의 산화수	d 전자 개수	전자배치	자기적 성질
$[MnF_6]^{3-}$	+3	4		상자성
$[Fe(H_2O)_6]^{2+}$	+2	6		상자성
$[Co(CN)_6]^{4-}$	+2	7		상자성
$[Co(H_2O)_6]^{2+}$	+2	7		상자성

20
정답 ④

자료해석
한 자리 리간드 n개와 배위 결합을 형성했으므로 M의 배위수는 n이다. K_f 값은 평형 상수로서 평형 상태에서 착물이 얼마나 많이 안정적으로 존재할 수 있는가를 나타내는 척도로 삼을 수 있다.

정답해설
자기적 성질은 상자기성과 반자기성으로 나눠질 것이다. 이를 구분하는 기준은 전자 배치 상 홀전자가 존재하는가의 여부로 결정된다. 홀전자가 있으면 상자기성을 나타내고, 그렇지 않을 경우 반자기성을 나타낸다.

배위 화합물에서의 전자 배치를 결정하기 위해서는 배위수(ㄱ)를 통해 착물의 에너지 준위 구조를 알아야 하고, 리간드의 종류(ㄴ)를 통해 강한 장/약한 장으로 구분하여 고스핀 전자 배치를 형성하는지 저스핀 배치를 하는지 알아야 한다. 마지막으로 중심 금속(M)의 산화수(ㄹ)를 통해 전자수를 파악하여 하나씩 전자를 채워 전자 배치를 완성한다.

오답해설
ㄷ. 생성 상수(K_f)는 자기적 성질을 결정하는 직접적인 요인이 아니며, 평형 상태에서 착물이 어느 정도 존재하게 되는지 그에 따라 착물의 안정성이 어느 정도인지를 결정하는 요인이다.

21 [심화이해]   정답 ①

▮ 정답해설

① (가)에서는 $Co^{2+} + 2OH^- \rightarrow Co(OH)_2$ 반응에 의해 $Co(OH)_2(s)$ 침전물이 생성된다.

▮ 오답해설

② (가)와 (나)에서 Co의 산화수는 +2로 같다.

③ (나)에서 (다)로 되는 반응에서 Co의 산화수는 +2에서 +3으로 증가한다.

④ 중심금속의 산화수가 동일할 때 강한 장 리간드일수록 결정장 갈라짐이 크다.
$[Co(NH_3)_6]^{2+}$의 결정장 갈라짐이 $[Co(H_2O)_6]^{2+}$보다 크므로, NH_3가 H_2O보다 강한 장 리간드이다.

⑤ 결정장 갈라짐은 중심금속의 산화수가 클수록 크다.
$[Co(NH_3)_6]^{3+}$가 $[Co(NH_3)_6]^{2+}$에 비해 중심금속의 산화수가 크므로 a는 10200보다 크다.

22 [심화이해]   정답 ②

▮ 정답해설

ㄴ. $[L_3CoOH_2]^{2+}$의 산 해리 상수 K_a를 이용하면 pH 7에서 $[L_3CoOH_2]^{2+}$와 $[L_3CoOH]^+$의 크기를 비교할 수 있다.

$K_a = \dfrac{[L_3CoOH]^+[H^+]}{[L_3CoOH_2]^{2+}}$ 에서 $\dfrac{[L_3CoOH]^+}{[L_3CoOH_2]^{2+}}$ 에 대해 풀면,

$\dfrac{[L_3CoOH]^+}{[L_3CoOH_2]^{2+}} = \dfrac{K_a}{[H^+]} = \dfrac{1.0 \times 10^{-8}}{10^{-7}} = \dfrac{1}{10}$

따라서 pH 7에서 농도는 $[L_3CoOH_2]^{2+}$이 $[L_3CoOH]^+$보다 크다.

▮ 오답해설

ㄱ. $[L_3CoOH]^+$에서 중심 금속 Co는 3개의 중성 리간드 L과 1개의 OH^-가 결합하고 있는 사면체 착이온이다.
착이온의 전체 전하가 (+1)이므로 Co의 산화수는 +2이고, 7개의 d 전자를 가지고 있다.
사면체착물에서 d^7의 전자 배치는 다음과 같다.

$\uparrow \quad \uparrow \quad \uparrow$
$d_{xy} \quad d_{yz} \quad d_{zx}$

$\uparrow\downarrow \quad \uparrow\downarrow$
$d_{x^2-y^2} \quad d_{z^2}$

따라서 $[L_3CoOH]^+$은 3개의 홀전자를 가지며, 상자기성이다.

ㄷ. 단계 Ⅱ에서 $[L_3CoOH]^+$은 비공유 전자쌍 주개이므로 루이스 염기이다.

23 정답 ⑤

정답해설

ㄱ. 각 코발트 화합물의 표준 환원 전위 값을 비교해보면, $[Co(H_2O)_6]^{3+}$는 $E° = 1.82V$
$[Co(NH_3)_6]^{3+}$는 $E° = 0.11V$이다.
따라서 $[Co(H_2O)_6]^{3+}$의 환원 전위 값이 더 크므로 $[Co(H_2O)_6]^{3+}$가 환원되려는 경향이 $[Co(NH_3)_6]^{3+}$보다 더 크다. 따라서 $[Co(NH_3)_6]^{3+}$가 $[Co(H_2O)_6]^{3+}$보다 더 강한 산화제이다.

ㄴ. 전체 과정을 다음과 같이 해석할 수 있다.

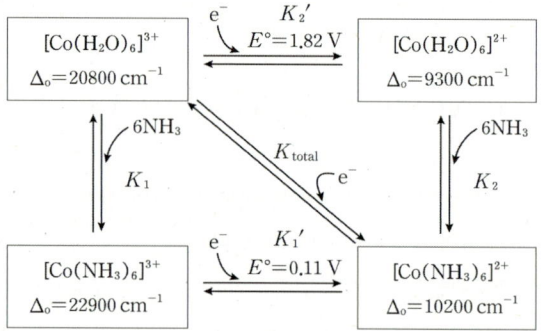

전체 반응에 대해서 $K_{total} = K_1 \times K_1' = K_2 \times K_2'$이고, $\ln K = \dfrac{nF}{RT}E°$로부터 $K_1' < K_2'$이므로 $K_1 > K_2$이다.

ㄷ. $[Co(H_2O)_6]^{3+}$의 d 전자는 6개이다. $[Co(H_2O)_6]^{3+}$는 반자성이므로 팔면체장에서 전자 배치는 t_{2g}^6이다. $[Co(H_2O)_6]^{3+}$는 결정장 갈라짐(Δ_o)이 $20800\ cm^{-1}$인데 저스핀 전자 배치를 갖는다. $[Co(NH_3)_6]^{3+}$의 결정장 갈라짐(Δ_o)이 $22900\ cm^{-1}$이므로 강한 장이고, 팔면체장에서 전자 배치 t_{2g}^6이다. 따라서 $[Co(NH_3)_6]^{3+}$는 반자기성이다.

24 정답 ⑤

자료해석

배위 착물들의 색깔은 d 전자가 차 있는 준위에서 비어 있는 d 준위로의 들뜸에 의해 나타난다. (d-d 전이) 결정장 갈라짐 에너지(Δ)는 착물의 광학 흡수 스펙트럼으로부터 직접 측정할 수 있으며 다음과 같은 식이 성립한다.

$$\Delta = h\nu = \dfrac{hc}{\lambda_{max}}$$

(가장 강한 흡수 파장 : λ_{max}, 결정장 갈라짐 에너지 : Δ) 에너지는 파장에 반비례하기 때문에, 작은 결정장 갈라짐을 갖는 물질들은 가시광선 스펙트럼의 붉은색 끝 방향의 더 긴 파장의 빛을 흡수하고, 큰 결정장 갈라짐을 갖는 물질들은 스펙트럼의 푸른색 끝 방향에 해당하는 더 짧은 파장의 빛을 흡수한다. 즉, 물질은 흡수된 파장의 보색이 되는 색을 띠게 된다. 문제에서 리간드 치환반응의 결과 생성되는 A와 B의 색깔은 다음과 같다.

배위화합물	A	B
색깔	자주색	노란색

따라서 A의 최대 흡수 파장의 빛은 자주색의 보색인 녹색 파장의 빛이며, B의 최대 흡수 파장의 빛은 파란색으로, B의 최대 흡수 파장이 더 짧다.

정답해설

ㄴ. 전기적으로 중성을 띠는 A에 비해 이온인 B가 물에 대한 용해도가 더 크다.

ㄷ. 물질이 가시광선 영역 내의 특정 파장의 빛을 흡수하면, 그 물질의 색은 흡수된 파장을 제외한 가시광선 파장들에 의해 결정된다. 즉 일반적으로 물질은 흡수된 파장의 보색이 되는 색깔을 나타낸다. 착물이 특정 파장의 가시광선을 흡수하는 이유는 갈라진 d 궤도함수 사이를 d 전자가 이동하는 데에서 찾아볼 수 있다. 즉, d 궤도함수의 갈라짐 폭에 따라 착이온의 색깔도 달라진다.
A는 자주색을 띠므로 최대 흡수 파장의 빛은 자주색의 보색인 녹색 파장의 빛이다. 반면 B는 노란색을 띠므로 최대 흡수 파장의 빛은 파랑색으로, A가 최대로 흡수한 빛의 파장에 비해 짧다. 따라서 결정장 갈라짐(Δ_o)은 B가 A보다 크다.

18. 결정장 이론

오답해설

ㄱ. 입체 이성질 현상의 하나인 기하 이성질현상은 원자 또는 원자단이 고정된 고리나 결합 주위에서 위치를 달리함으로써 생긴다. 예를 들면, 사각평면 구조의 $Pt(NH_3)_2Cl_2$의 경우, Pt-Cl 결합이 90° 각도로 이웃에 위치하거나 180° 각도로 서로 반대 위치에 있을 수 있다.

똑같은 원자 사이에 같은 결합을 가지지만, 중심 금속과 리간드 결합은 서로 다른 공간 배향을 갖는 화합물이 바로 기하 이성질체라고 한다.

리간드 $acac^-$는 두 개의 O 원자 사이의 거리가 비교적 짧기 때문에, O 원자는 언제나 팔면체의 이웃 모퉁이로 걸쳐진다. 따라서 $Cr(acac)_3$은 기하 이성질체는 존재하지 않고, 거울상이성질체(광학 이성질체)만 1쌍 존재한다.

거울

25 [심화이해] 정답 ⑤

자료해석

X와 Y가 중성 리간드이므로, $[CoX_6]^{3+}$와 $[CoY_6]^{3+}$에서 Co의 산화수는 +3이다.

$[CoX_6]^{3+}$의 다른 조건(중심 금속의 종류, 산화수, 그리고 배위수)은 같고 리간드만 X, Y로 다른 $[CoX_6]^{3+}$와 $[CoY_6]^{3+}$의 결정장 갈라짐 에너지를 비교해 보면 $[CoY_6]^{3+}$의 결정장 갈라짐 에너지가 더 크다.

따라서 X보다 Y가 더 강한장 리간드이다.

정답해설

ㄱ. $[CoX_6]^{2+}$와 $[CoY_6]^{2+}$는 다른 조건(중심 금속의 종류, 산화수, 그리고 배위수)은 모두 같고 리간드만 X, Y로 다르다.

그런데 X보다 Y가 더 강한장 리간드이므로 (가)는 9200보다 크다.

ㄴ. 착이온 $[CoX_6]^{3+}$가 반자성을 띠므로 Co^{3+}는 홀전자가 없는 저스핀(low spin) 전자 배치를 한다.

따라서 X보다 강한장 리간드인 Y가 결합된 $[CoY_6]^{3+}$도 저스핀(low spin) 전자 배치를 하며, 반자기성을 띤다.

ㄷ. 중심 금속 이온의 전하가 증가하면 결정장 갈라짐 에너지의 크기도 증가한다.

다른 조건은 같고 중심 금속 Co의 산화수가 다른 $[CoX_6]^{3+}$와 $[CoX_6]^{2+}$의 결정장 갈라짐 에너지를 비교하면 알 수 있다.

$[CoX_6]^{3+}$와 달리 $[CoX_6]^{2+}$은 결정장 갈라짐 에너지가 작아 고스핀(high spin) 전자 배치를 하며, 중심 금속의 홀전자 수는 3개가 된다.

$[CoX_6]^{2+}$(고스핀) $[CoX_6]^{3+}$(저스핀)

26 정답 ⑤

자료해석

착화합물은 결정장 갈라짐 에너지에 해당하는 빛을 흡수하게 된다. 그러므로 다음과 같은 관계가 성립한다.

$$\Delta = h\nu = h\frac{c}{\lambda_{max}}$$

즉, 결정장 갈라짐 에너지가 클수록 λ_{max}는 짧아진다. 화합물 A의 최대 흡수 파장(λ_{max})이 가장 짧고, 화합물 C의 최대 흡수 파장(λ_{max})이 가장 길다. 그러므로 세 화합물의 결정장 갈라짐 에너지의 크기를 비교하면 다음과 같다.

$$A > [Co(NH_3)_5(ONO)]Cl_2 > C$$

정답해설

ㄱ. $CoCl_2 \cdot 6H_2O$에서 Co의 산화수는 +2이다.
$[Co(NH_3)_5Cl]Cl_2$은 -1의 전하를 갖는 Cl^- 3개와 결합하고 있으며, 착화합물 전체 전하는 0이므로 Co의 산화수는 +3이다.
따라서 과정 I에서 Co^{2+}는 Co^{3+}로 산화되었다.

ㄴ. NO_2^-는 π^* 오비탈을 가지므로, 강한장 리간드로 작용하여 결정장 갈라짐을 크게 하는 리간드이다. 따라서 NO_2^-가 결합된 착물이 약한장 리간드인 Cl^-가 결합된 경우에 비해 결정장 갈라짐 에너지가 더 크고, λ_{max}는 더 짧다. 그러므로 A는 $[Co(NH_3)_5(NO_2)]Cl_2$,
B는 $[Co(NH_3)_5Cl]Cl_2$이다.

ㄷ. NH_3와 Cl^-는 한 자리 리간드이고, NO_2^-의 경우 리간드로 작용할 수 있는 곳은 두 곳 이지만, 킬레이트가 될 수 없는 한자리 리간드(ambi-dentate ligand)이다. 그러므로 세 화합물 모두 중심 금속의 배위수는 6으로 같다.

27 정답 ①

자료해석

$[M(NH_3)_6]Cl_2$에서 M의 산화수는 +2이고, 다른 화합물들에서 M의 산화수는 +3이다.
$M(NH_3)_4Cl_3$ 1몰에 과량의 $AgNO_3$를 가했을 때, 1몰의 AgCl이 침전되는 것으로부터, 1몰의 $M(NH_3)_4Cl_3$가 물에 녹으면 1몰의 Cl^-을 방출한다는 것을 알 수 있다. 그러므로 3개의 Cl중 2개는 리간드로 배위결합을 하고 있다.
즉, $M(NH_3)_4Cl_3$의 화학식은 $[M(NH_3)_4Cl_2]Cl$이다.

정답해설

ㄱ. $[M(NH_3)_6]Cl_3$는 반자성 물질이므로 홀전자가 존재하지 않으며, $[M(NH_3)_6]Cl_2$와는 중심 금속의 산화수 차이가 1이다. 즉, $[M(NH_3)_6]Cl_2$는 $[M(NH_3)_6]Cl_3$보다 전자 수가 1개 더 많으므로, 홀전자를 가질 수밖에 없다. 그러므로 $[M(NH_3)_6]Cl_2$는 상자성 물질이 된다.
좀 더 구체적으로 살펴보면, $[M(NH_3)_6]Cl_3$의 중심 금속 M^{3+}가 홀전자가 없으므로 d^6의 전자 배치를 한다.
$[M(NH_3)_6]Cl_2$는 중심 금속 이온의 산화수가 +2이므로 d^7의 전자 배치를 하고, 상자성 물질이 된다.

ㄴ. $[M(NH_3)_6]Cl_2$와 $[M(NH_3)_6]Cl_3$를 비교해 보면 단지 산화수가 +2에서 +3으로 증가함에 따라 결정장 갈라짐 에너지는 122.6 kJ/mol에서 275.1 kJ/mol로 증가했다. 즉, 산화수가 증가하면 결정장 갈라짐 에너지(Δ_o)는 커진다는 추론이 가능하다.

오답해설

ㄷ. $[M(NH_3)_4Cl_2]^+$는 다음과 같이 cis와 trans 형태의 기하 이성질체가 존재한다.

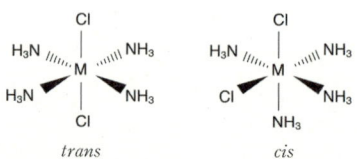

trans   cis

ㄹ. 리간드의 배위 능력은 분광 화학적 계열에서 리간드의 세기와 같은 의미이다. 따라서 결정장 갈라짐 에너지가 클수록 배위 능력도 크다고 할 수 있다. $[M(NH_3)_6]Cl_3$와 $[M(NH_3)_5Cl]Cl_2$ 결정장 갈라짐 에너지를 비교해 보면,

[M(NH$_3$)$_6$]Cl$_3$의 결정장 갈라짐 에너지가 더 크다. 그러므로 NH$_3$가 Cl$^-$보다 강한장 리간드이다. 즉, 리간드의 배위능력은 NH$_3$>Cl$^-$이다.

01

정답 ⑤

정답해설

⑤ 시약병에서 꺼내는 순간 시약은 오염될 수 있다는 것을 항상 고려해야 한다. 그러므로 질량을 달고 약숟가락에 남은 시약이라고 해도 절대 시약병에 다시 넣으면 안 된다. 약간 남는 시약을 아끼려고 다시 시약병에 넣게 되면, 시약병 내에 담긴 시약 전체를 다 버리게 될 수 있다.

오답해설

① 미지 시약에는 어떤 유독한 성분이 있을지 모르므로 냄새를 맡으려고 해서는 안 된다. 뿐만 아니라 꼭 미지 시약이 아니더라도 실험에 사용하는 시약의 냄새나 맛을 보는 것은 원칙적으로 하지 말아야 한다.

② 황산의 용해 과정은 매우 격렬한 발열반응이다. 그러므로 황산을 희석할 때에는 반드시 물에 진한 황산을 넣어야 한다. 만약 진한 황산에 물을 넣게 되면, 용해반응이 황산과 물의 계면에 국한되어 일어나 과열현상이 일어나고, 결과적으로 액체가 끓어서 튀게 되므로 위험하다.

③ 액체시약을 비커에 따를 때에는 액체가 직접 바닥에 닿지 않고, 비커 벽을 따라 흘러내려야 한다(꼭 유리막대를 쓰지는 않더라도). 이는 액체 시약이 직접 바닥에 닿도록 따르면 시약이 튀게될 수 있기 때문이다.

④ 수은의 증기는 대단히 유독하다. 그러므로 황을 뿌려서 수은과 황이 불용성염인 황화수은을 형성하도록 한 뒤, 수거하여 폐기한다.

02

정답 ⑤

자료해석

EDTA는 금속이온과 1:1로 반응하여 착물을 형성하며 이를 이용하여 시료에 존재하는 금속이온을 정량할 수 있다. 주어진 실험은 EDTA를 과량으로 첨가하여 Ni^{2+}과 반응하고 남은 EDTA를 Mg^{2+}로 적정하여 Ni^{2+}의 농도를 결정하는 역적정 실험이다.

당량점 이전의 용액에는 과량의 EDTA가 존재하므로 Mg^{2+}은 모두 EDTA와 착물을 형성하게 된다. 당량점 이후에는 EDTA보다 많은 양의 Mg^{2+}가 존재하므로, 여분의 Mg^{2+}는 EBT 지시약과 반응하여 반응의 종말점을 알 수 있게 한다.

정답해설

⑤ 수용액 시료의 Ni^{2+} 농도는 다음과 같다.

$$\frac{0.05 \times 30 - 0.05 \times 10}{20} = \frac{0.05 \times 20}{20} \text{M}$$이다.

오답해설

① EDTA는 금속이온과 1:1로 반응하여 착물을 형성하므로 Ni^{2+}와 EDTA는 1:1로 결합한다.

② EDTA와 착물 형성상수가 Mg^{2+}이 Ni^{2+}보다 크다면, 과정 (다)에서 $Ni\,EDTA + Mg^{2+} \rightarrow Mg\,EDTA + Ni^{2+}$와 같은 반응이 일어나, Ni^{2+}과 반응하고 남은 EDTA의 정확한 정량이 불가능하게 된다. 따라서 EDTA와 착물 형성상수는 Ni^{2+}이 Mg^{2+}보다 크다.

③ EBT가 EDTA보다 Mg^{2+}에 강하게 결합한다면, Mg^{2+}를 넣자마자 색이 변할 것이므로 반응의 종말점을 확인할 수 없다.

따라서 Mg^{2+}과의 착물 형성상수는 EDTA가 EBT보다 크다.

④ 당량점 이후에는 Mg^{2+}가 EBT 지시약과 반응하여 자주색으로 용액의 색이 변화하여 반응의 종말점을 알 수 있게 한다.

03

정답 ⑤

자료해석

과정 (나)~(라)를 통해 삼각 플라스크 내부에는 기체 상태의 시료만 존재하게 된다. 이후 실온으로 낮추면 시료는 모두 액화된다.

(마)에서 측정된 질량은 삼각 플라스크와 액체 시료의 질량 합이므로, (마)의 질량에서 (가)의 질량을 뺀 것이 액체 시료의 질량이다. 따라서 액체 시료의 질량은 0.326 g이다.

정답해설

⑤ 분자량은 $M=\dfrac{wRT}{PV}$ 로 계산할 수 있다.

따라서 시료의 분자량은

$$\dfrac{0.326\,\text{g} \times (0.082\,\text{atm·L/mol·K}) \times (273+90)\,\text{K}}{0.993\,\text{atm} \times 0.3045\,\text{L}}$$ 이다.

오답해설

① 끓을 때의 증기압력은 대기압과 같으므로 (라)에서 플라스크 내부의 압력은 0.993 atm이다.

② 과정 (마)에서 물기를 완전히 닦지 않으면 측정된 액체 시료의 질량이 증가하므로 분자량이 더 큰 값으로 계산된다.

③ 과정 (나)~(라)에서 플라스크 내부의 액체시료가 증발하여 기체 상태 시료가 채워졌으므로 (바)에서 응축된 액체는 시료이다.

④ 주어진 조건에서 시료 기체의 밀도는

$\dfrac{\text{질량}}{\text{부피}} = \dfrac{0.326}{304.5}$ g/mL 이다.

04

정답 ⑤

자료해석

마그네슘은 반응성이 큰 금속으로 공기 중에서 표면이 산화된 상태로 존재한다. (나)는 마그네슘 표면의 산화마그네슘을 제거하기 위한 과정이다.

마그네슘의 산화 반응은 발열 반응이므로 (마)에서 용액이 식을 때까지 기다린다. 용액이 식은 후 기체의 온도는 실험실 온도와 같다고 가정할 수 있다.

(바)에서 실린더 안과 밖의 수면 높이가 서로 같으면 실린더 안과 밖 기체의 압력이 서로 같다.

정답해설

⑤ 실린더 안에 있는 기체의 압력은 대기압과 같으므로 758 mmHg이다. 그러나 실린더 내부에는 수소 기체와 수증기가 같이 존재하므로, 수소 기체의 압력은 (대기압-수증기의 압력)으로 계산해야 한다.

$$P_{H_2} = (758-20)\,\text{mmHg}$$

실험 결과로부터 계산된 R값은

$$\dfrac{(758-20) \times 0.0252}{0.00100 \times 295}\,\text{L·mmHg·mol}^{-1}\text{K}^{-1}$$ 이다.

오답해설

① 화학 반응식은 다음과 같다.

$$Mg(s) + 2H^+(aq) \rightleftarrows Mg^{2+}(aq) + H_2(g)$$

Mg 1몰 당 발생하는 H_2 기체는 1몰이다.

② (a)는 금속 표면의 산화마그네슘을 제거하기 위한 과정이다.

③ (b)는 기체의 온도가 실험실 온도와 같아지도록 하기 위한 것이다. (b) 과정을 거치면 기체의 온도를 측정하기 위해 용기 내부에 온도계를 별도로 설치할 필요가 없다.

④ (c)는 눈금 실린더 내부 기체의 압력을 대기압과 같아지게 하기 위해서이다. 실린더 안과 밖의 수면 높이가 다르면 수면의 높이차에 해당하는 압력이 생기기 때문에 기체의 압력이 대기압과 같지 않다.

05   정답 ⑤

자료해석

반응 속도(v) $\propto \dfrac{1}{시간(t)}$ 이므로, 실험 1~3의 속도비는 $\dfrac{1}{50} : \dfrac{1}{100} : \dfrac{1}{200}$ 이다.

즉, 실험 1~3의 반응 속도비는 4 : 2 : 1이다.

실험 1과 2를 비교하면, I^-(KI)의 농도가 2배가 될 때 반응 속도는 2배가 되므로, I^-에 대해서는 1차 반응이다.

같은 방식으로 실험 1과 3을 비교하면 $S_2O_8^{2-}$(($NH_4)_2S_2O_8$)의 농도가 2배가 될 때 반응 속도가 4배가 되므로, $S_2O_8^{2-}$에 대한 차수는 2차이다.

따라서 반응 속도식은 $v = k[I^-][S_2O_8^{2-}]^2$이다.

두 반응식의 계수 비교에서 각 물질의 몰수 비는
$S_2O_8^{2-} : I^- : I_2 : S_2O_3^{2-} = 1 : 2 : 1 : 2$이고, 각 실험 조건에서 사용한 물질의 몰수를 비교하면 다음과 같다.

실험	I^- 몰수	$S_2O_8^{2-}$ 몰수	$S_2O_3^{2-}$ 몰수
1	4 mmol	2 mmol	
2	2 mmol	2 mmol	0.05 mmol
3	4 mmol	1 mmol	

따라서 $S_2O_3^{2-}$가 한계 시약이다.

정답해설

⑤ 0.010M의 $Na_2S_2O_3$를 10.0mL 사용하면 $S_2O_3^{2-}$의 몰수는 0.10 mmol이다. 한계 시약인 $S_2O_3^{2-}$의 몰수가 2배가 되면 반응 (A)에서 I_2가 2배 생성될 때까지 반응 (B)는 계속 진행된다.
따라서 청색이 나타낼 때까지의 시간은 길어진다.

오답해설

① 과정 (다)에서 용액 1, 2 각 20.0mL씩과 10.0mL의 $Na_2S_2O_3$ 용액을 섞었으므로, 용액의 총 부피는 50.0mL이다.

(나)에서 준비한 $S_2O_3^{2-}$의 몰수는 0.05 mmol이므로, 과정 (다)에서 $S_2O_3^{2-}$의 초기 농도는
$\dfrac{0.050\ \text{mmol}}{50.0\ \text{mL}} = 0.0010\text{M}$이다.

② 화학 반응식의 계수비로 몰수비를 구한다.

계수비	$S_2O_8^{2-}$	I_2	$S_2O_3^{2-}$
반응 (A)	1 :	1	
반응 (B)		1 :	2
몰수비	1 :	1 :	2

따라서 청색이 나타날 때까지 반응한 $S_2O_8^{2-}$의 몰수는 소진된 $S_2O_3^{2-}$ 몰수의 $\dfrac{1}{2}$이다.

③ 실험 1에서 준비한 I^-와 $S_2O_8^{2-}$의 몰수는 각각 4 mmol, 2 mmol이므로 반응 (A)에서 생성되는 I_2의 몰수는 2 mmol이다.

과정 (나)에서 준비한 $S_2O_3^{2-}$의 몰수는 0.05 mmol이므로, 반응 (B)에서 한계 반응물은 $S_2O_3^{2-}$이다.(자료해석 참고)

실험 1에서 청색이 나타날 때까지 걸린 시간은 50 s이고, 소진한 $S_2O_3^{2-}$의 농도는 0.0010M이므로

$-\dfrac{\Delta[S_2O_3^{2-}]}{\Delta t} = \dfrac{0.0010\ \text{M}}{50\text{s}} = 2.0 \times 10^{-5}\ \text{M/s}$이다.

반응 속도비는 계수비와 같으므로, $S_2O_8^{2-}$와 $S_2O_3^{2-}$의 평균 반응 속도의 관계는 다음과 같다.

$-\dfrac{\Delta[S_2O_8^{2-}]}{\Delta t} = -\dfrac{1}{2}\dfrac{\Delta[S_2O_3^{2-}]}{\Delta t}$

$\therefore \dfrac{\Delta[S_2O_8^{2-}]}{\Delta t} = \dfrac{1}{2} \times (2.0 \times 10^{-5}\ \text{M/s}) = 1.0 \times 10^{-5}\ \text{M/s}$

따라서 실험 1의 평균 반응 속도($-\Delta[S_2O_8^{2-}]/\Delta t$)는 1.0×10^{-5} M/s이다.

④ 반응 (A)의 반응 속도식은 $v = k[I^-][S_2O_8^{2-}]^2$이다.
(자료해석 참고)

06

정답 ⑤

▌자료해석

이 실험은 (나)의 용액 20 mL 속에 각각 x, y mmol이 들어있는 HCO_3^-와 CO_3^{2-}를 분석하는 것이다.

실험 (다)에서 혼합 시료에 HCl을 넣으면, y mmol의 HCl은 CO_3^{2-}와 반응하여 HCO_3^-로 전환된다.

$(x+y)$ mmol로 늘어난 HCO_3^-은 다시 HCl과 적정 반응하며, HCO_3^-와 HCl의 적정은 브로모크레졸 그린 지시약으로 확인할 수 있다.

총 소모된 HCl의 양이 $0.100 \times 28 = 2.80$ mmol이므로 $y+(x+y)=x+2y=2.8$이다.

실험 (라)~(바)에서는 혼합 시료 속에 과량의 NaOH 수용액을 첨가하여 용액 내에 존재하는 HCO_3^-를 모두 CO_3^{2-}로 바꾼 후, 늘어난 CO_3^{2-}를 과량의 Ba^{2+}로 모두 $BaCO_3$로 침전시킨다. 그러면 최종 용액에 남아있는 염기는 HCO_3^-를 모두 CO_3^{2-}로 바꾼 후 남은 NaOH이다.

▌정답해설

⑤ (라)에서 초기 넣어준 NaOH의 양은 $0.100 \times 40 = 4.00$ mmol이다.

넣어준 NaOH 중에서 x mmol은 HCO_3^-와 반응하여 CO_3^{2-}를 형성하는데 쓰이고, 남은 NaOH는 (바)에서 0.100 M의 HCl과 적정 반응을 한다.

종말점까지 들어간 HCl 몰수가 2.80 mmol이므로, 남은 NaOH의 몰수도 2.80 mmol이 된다.

$4-x=2.80$

∴ $x=1.20$ mmol, $y=0.80$ mmol (자료해석 참고)

따라서 (나)의 용액 20mL에 HCO_3^-가 1.20 mmol이 들어있으므로 $[HCO_3^-] = \dfrac{1.20 \times 10^{-3}}{20.0 \times 10^{-3}} = 0.0600$ M이다.

▌오답해설

① (다)에서 $NaHCO_3$, Na_2CO_3 혼합 용액에 HCl을 첨가하면 먼저 CO_3^{2-}가 모두 HCO_3^-로 바뀌고, 늘어난 HCO_3^-와 HCl의 적정에서는 브로모크레졸 그린으로 종말점을 알 수 있다.

따라서 (다)에서의 적정 반응은

$CO_3^{2-} + H^+ \rightarrow HCO_3^-$ 와 $HCO_3^- + H^+ \rightarrow H_2CO_3$이다.

② (라)에 첨가한 과량의 NaOH는 용액 내에 존재하는 HCO_3^-와 중화 반응을 하여, HCO_3^-를 모두 CO_3^{2-}로 바꾼다.

$HCO_3^- + OH^- \rightarrow H_2O + CO_3^{2-}$

③ (라)의 최종 용액에는 기존 혼합 시료에 있었던 CO_3^{2-}와, (라)에서 넣어준 과량의 NaOH로 인해 HCO_3^-가 바뀐 CO_3^{2-}, HCO_3^-와 중화 반응 후 남은 NaOH가 존재한다. 이때 용액 속의 CO_3^{2-}는 (마)에서 넣어준 과량의 Ba^{2+}와 충분히 반응하여 모두 $BaCO_3$라는 흰색 침전을 형성한다.

④ (라)에서 HCO_3^-와 중화 반응 후 남은 NaOH는 (바)에서 HCl 표준 용액과 중화반응을 한다.

따라서 (바)의 적정 반응은 $H^+ + OH^- \rightarrow H_2O$이다.

07

정답 ④

자료해석

AgNO₃ 수용액을 Cl⁻이 존재하는 미지 시료 수용액에 넣으면 Ag⁺와 Cl⁻가 1:1로 반응하여 흰색의 AgCl 침전을 형성한다. Cl⁻의 침전 형성이 완결된 후에 생성되는 침전은 용액 내의 다른 음이온과 Ag⁺의 결합으로 형성된 침전이다.

정답해설

ㄴ. Cl⁻의 침전이 완료 되면 용액 내에 존재하는 음이온은 CrO_4^{2-}이다. 그러므로 Cl⁻가 모두 침전된 뒤에 생성되는 침전은 Ag⁺와 CrO_4^{2-}가 만나서 형성되는 Ag_2CrO_4라고 볼 수 있다. 참고로 이 실험에서 CrO_4^{2-}는 붉은색 침전인 Ag_2CrO_4을 형성함으로써 이 적정의 지시약 역할을 한다.

ㄷ. 미지 시료 50.0 mL가 0.10 M AgNO₃ 25.0 mL와 반응했으므로, 미지 시료에 존재하는 Cl⁻의 농도는 다음과 같이 구할 수 있다.

$n_{Ag^+} = n_{Cl^-}$

$0.1 \times 25 = [Cl^-] \times 50$

$\therefore [Cl^-] = 0.1 \times \dfrac{25}{50} = 0.05 = 5.0 \times 10^{-2}$ M

즉, 미지 시료 수용액의 Cl⁻ 농도는 5.0×10^{-2} M이다.

오답해설

ㄱ. BaCl₂는 가용성 염이므로 Ba²⁺를 이용하여 Cl⁻를 침전 적정할 수 없다. 오히려 이 경우에는 Ba²⁺가 CrO_4^{2-}와 만나서 BaCrO₄의 침전이 형성된다.

08

정답 ⑤

자료해석

- 화학식량 : HCl 1mol의 질량을 의미한다.
- 함량 : 37.7%(w/w)는 weight by weight로서 질량 퍼센트 농도를 의미한다. 즉, 시약병 속의 염산 100 g 중에는 37.7 g의 HCl이 용해되어 있다.

정답해설

용액을 희석해도 용질의 몰수는 일정하다. 염산의 몰농도를 C, 사용한 부피를 V라고 한다면,

$0.10 \times 500 = C \times V \quad \therefore V = \dfrac{50}{C}$ mL

그러므로 필요한 부피를 구하려면 염산 시약의 몰농도 C를 알아야 한다. 몰농도는 용액 1L에 녹아 있는 용질의 몰수이다. 주어진 함량(퍼센트농도)은 용액 100 g당 녹아있는 용질의 질량으로, 이를 몰수로 바꾸기 위해서 용질의 화학식량이 필요하다.

또한 용액의 질량을 용액의 부피로 바꾸기 위해서 용액의 밀도도 알아야 한다.

즉, 용질의 화학식량을 M_w(g/mol), 용액의 밀도를 d(g/mL), 용액의 질량 퍼센트 농도를 a라고 할 때, 몰농도(C)는

$C = \dfrac{\dfrac{a}{M_w}}{\dfrac{100}{d} \times \dfrac{1}{1000}} = \dfrac{10ad}{M_w}$

로 나타낼 수 있다.

09 정답 ①

정답해설

계산에서 유효숫자를 맞출 때, 덧셈과 뺄셈에서는 유효숫자의 자리수를 맞추고 곱셈과 나눗셈에서는 유효숫자의 개수를 맞춘다.

금 조각의 질량 : 21.2530 g
금 조각의 부피 : 16.1−15.0=1.1 mL

밀도 $d=\dfrac{w}{V}$ 이므로

$$d=\dfrac{21.2530}{1.1}=19.320909\cdots \text{g/mL}$$

분자의 유효숫자는 6개 이지만, 분모의 유효숫자가 2개이므로 밀도의 유효숫자는 2개가 되어야 한다. 그러므로 금의 밀도는 $19\text{g/mL}=19\text{g/cm}^3$이 된다.

10  정답 ①

자료해석

스테아르산(stearic acid)은 총 18개의 탄소를 가지고 있다. 16개의 메틸렌기($-CH_2$)의 한쪽 끝에는 극성인 카복실기($-COOH$)가, 다른 한 쪽 끝에는 비극성인 메틸기($-CH_3$)가 연결된 구조이다.

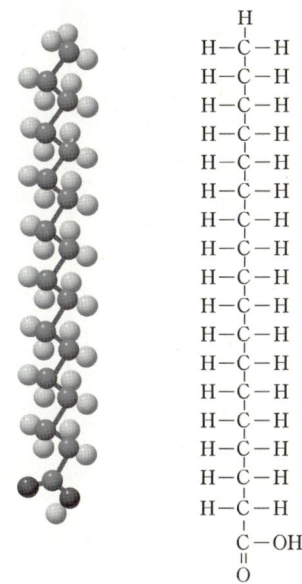

스테아르산을 헥세인에 녹여 물 위에 떨어뜨리면 극성을 가진 카복실기는 물에 잘 달라붙지만 무극성인 탄화수소 사슬은 물과 잘 접촉하지 않으려는 경향이 있다.

따라서 물 위의 헥세인이 모두 증발하면 스테아르산의 카복실기는 물 쪽으로 향하고 탄화수소 사슬은 물 층 위로 서 있는 단분자층, 즉, 단층막(monolayer)이 형성된다.

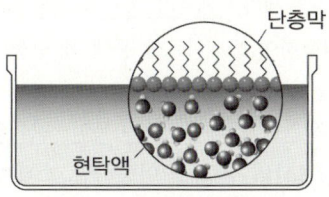

앞에서 이미 언급한 바와 같이 스테아르산 분자는 18개의 탄소 원자가 연결되어 있다. 이 원자들이 서로 연결된 작은 입방체라고 가정하여 탄소 입방체의 한 모서리의 길이를 구할 수 있고, 모서리 길이의 세제곱은 탄소 원자의 부피가 된다.

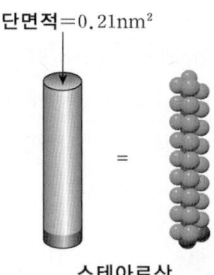

단면적=0.21nm²

스테아르산

탄소 1몰의 평균 질량은 12.011 g이고, 탄소 원자가 촘촘히 쌓여서 만들어진 다이아몬드의 밀도(3.51 g/cm³)를 이용하면 탄소 원자 1 몰이 차지하는 몰 부피(V_{mol})를 쉽게 계산할 수 있다.

다이아몬드는 촘촘히 쌓은 탄소 원자가 입방체로 되어 있다고 가정한다.

아보가드로수가 차지하는 부피는 바로 1 몰의 부피이므로 아보가드로수는 다음 계산으로부터 얻을 수 있다.

$$N_A = \frac{\text{몰부피}(\text{cm}^3/\text{mol})}{\text{원자부피}(\text{cm}^3/\text{atom})} = \text{원자 개수/mol}$$

정답해설

스테아르산의 성질인 지성과 단분자층이라는 성질을 이용하여 실험을 구성한 것으로, 전체적인 흐름 및 계산법은 다음과 같다.

1) 헥산 1.00 mL를 그에 해당하는 헥산의 방울 수로 나누어 <u>헥산 한 방울의 부피</u>를 구한다.
2) 스테아르산 용액을 한 방울씩 떨어뜨려 페트리 접시에 단분자막이 형성되도록 한다.(단분자막의 표면적은 원으로 가정하며, 방울수를 센다.) <u>페트리 접시의 내부 지름</u>을 이용하여 비례식을 활용하여 스테아르산 용액 한 방울이 덮은 단층막의 표면적을 구한다.
3) <u>스테아르산의 농도(스테아르산을 녹인 헥산 용액의 단위 부피당 스테아르산의 질량)</u>를 이용하면, 스테아르산 용액 한 방울의 부피(=헥산 한 방울의 부피)를 알고 있으므로, 비례식으로 스테아르산 용액 한 방울속의 스테아르산만의 질량을 구한다.
4) 실험 3)에서 구한 스테아르산만의 질량과 실험상 주어진 스테아르산의 밀도를 이용하여 스테아르산만의 부피를 구한다.
5) 4)에서 구한 부피를 실험 2)에서 구한 <u>스테아르산의 단면적</u>으로 나누어주면 스테아르산 단층막의 두께를 구할 수 있다.

6) 앞에서 이미 언급한 바와 같이 스테아르산 분자는 18개의 탄소 원자가 연결되어 있다. 이 원자들이 서로 연결된 작은 정육면체라고 가정하여 탄소 입방체의 한 모서리의 길이를 구할 수 있고, 모서리 길이의 세제곱은 탄소 원자 1개의 부피가 된다.
7) 탄소 원자 1몰의 평균 질량을 다이아몬드의 밀도로 나누어 주면 탄소 원자 1몰의 부피를 얻을 수 있다.
8) 탄소 원자 1몰의 부피를 탄소 원자 하나의 부피로 나누어주면 아보가드로 수(N_A)를 계산할 수 있다.

$$N_A = \frac{\text{몰부피}(\text{cm}^3/\text{mol})}{\text{원자부피}(\text{cm}^3/\text{atom})} = \text{원자 개수/mol}$$

따라서, 이 실험으로 아보가드로수를 결정할 때 필요 없는 것은 ①번 헥산의 몰질량이다.

11 [심화이해]   정답 ③

자료해석

과정 (2)에서 Ca^{2+}는 $C_2O_4^{2-}$와 반응하여 $Ca(C_2O_4)$ 형태로 침전된다. 과정 (3)에서 침전을 소량의 찬물로 씻어 주는 것은 침전에 묻어있는 불순물(과량의 $C_2O_4^{2-}$)을 제거하기 위함이다. 과정 (4)에서 $Ca(C_2O_4)$는 다시 용해되어 Ca^{2+}와 $H_2C_2O_4$를 형성한다.

그리고 이 과정에서 형성된 $H_2C_2O_4$를 과정 (5)에서 MnO_4^-를 이용하여 적정한다. 이를 통해 과정 (4)에서 형성된 $H_2C_2O_4$의 몰수를 알 수 있으며, 과정 (2)에서 Ca^{2+}와 $C_2O_4^{2-}$는 1:1로 침전을 형성하므로 $H_2C_2O_4$의 몰수는 Ca^{2+}의 몰수와 같다.

제시된 실험 결과로부터 미지 시료에 존재하는 Ca^{2+}의 농도는 다음과 같이 구할 수 있다.

1 mM MnO_4^-가 12.0 mL 사용되었으므로, $H_2C_2O_4$의 몰수는 다음과 같다.

$$n_{H_2C_2O_2} = \frac{5}{2} n_{MnO_4^-} = \frac{5}{2} \times (1 \text{ mM}) \times (12.0 \text{ mL}) = 30 \text{ } \mu mol$$

그러므로 미지 시료 10.0 mL에 들어있는 Ca^{2+}의 몰수도 30 μmol이 되고, 미지 시료의 Ca^{2+} 농도는 $\frac{30 \text{ } \mu mol}{10 \text{ mL}} = 3$ mM 이 된다.

정답해설

③ Ca^{2+}와 $C_2O_4^{2-}$는 1:1로 반응하여 침전을 형성하며, 과정 (4)에서 형성되는 $H_2C_2O_4$의 몰수는 침전에 들어있는 $C_2O_4^{2-}$의 몰수와 같다. 그러므로 적정된 $H_2C_2O_4$의 몰수는 Ca^{2+}의 몰수와 같다.

오답해설

① 침전을 여과하고, 세척하는 과정에서 침전을 형성하고 남은 $C_2O_4^{2-}$이 제거된다.

② 반응 Ⅱ를 보면 수소를 제외한 원소들(C, O, Mn)에 대해서는 균형이 맞춰져 있다. 그러므로 a는 수소의 개수만 고려하면 된다.

반응물에는 (10+a) 개의 H가 존재하는 반면, 생성물에는 16개의 H가 존재한다. 그러므로 a는 6이다.

④ Mn의 산화수는 MnO_4^-에서 Mn^{2+}로 되면서 +7에서 +2로 감소하였다. 그러므로 적정 반응에서 MnO_4^-는 환원되었다.

⑤ MnO_4^-는 보라색이고, Mn^{2+}는 무색이다. 그러므로 당량점 이전까지 용액의 색은 무색이지만, 당량점 이후부터 용액의 색은 MnO_4^-의 색인 보라색으로 변하게 된다. 즉, MnO_4^-는 그 자체로 지시약 역할을 한다.

12 정답 ②

자료해석

EDTA는 금속 이온과 1:1로 반응하여 착물을 형성하며, 이를 이용하여 시료에 존재하는 금속 이온을 정량할 수 있다.

과정 (1)에서 미지 시료에 포함되어 있는 Ni^{2+}는 과량의 EDTA와 모두 반응하여 NiEDTA를 형성하게 되고, 남게 된 EDTA의 양은 과정 (4)에서 Zn^{2+}로 적정하여 결정한다. 실험에서 사용한 지시약인 자이레놀 오렌지도 금속과 착물을 형성할 수 있는 리간드로, 금속과 결합된 형태와 자유롭게 존재하는 상태에서의 색이 다른 물질이다.

당량점 이전의 용액에는 과량의 EDTA가 존재하므로, 금속 이온은 모두 EDTA와 착물을 형성하게 된다. 그러므로 당량점 이전의 용액의 색은 금속과 착물을 형성하지 않은 상태로 존재하는 자이레놀 오렌지의 색이 된다. (연두색)

당량점이 이후에는 EDTA보다 많은 양의 금속 이온(Zn^{2+})이 존재하므로, 금속 이온(Zn^{2+})이 자이레놀 오렌지와 착물을 형성하게 되고, 용액의 색은 금속이온과 착물을 형성한 자이레놀 오렌지의 색이 된다.(자주색)

제시된 실험 결과로부터 미지 시료에 존재하는 Ni^{2+}의 농도는 다음과 같이 구할 수 있다.

- 처음 넣어준 EDTA의 몰 수 : $0.05 \times 20 = 1$ mmol
- Ni^{2+}와 반응하고 남은 EDTA의 몰 수 : $0.02 \times 10 = 0.2$ mmol
- 미지 시료 10.0 mL에 들어 있는 Ni^{2+}의 몰 수 : $1 - 0.2 = 0.8$ mmol
- 미지 시료에 존재하는 Ni^{2+}의 농도 : $\frac{0.8}{10} = 0.080$ M

정답해설

② 용액의 Ni^{2+}는 EDTA와 착물을 형성하고 있으며, 용액이 나타내는 연두색은 금속과 착물을 형성하지 않고 존재하는 자이레놀 오렌지의 색이다.(자료해석)

오답해설

① 분석하고자 하는 시료보다 과량의 물질을 첨가한 뒤, 남은 물질의 양을 결정함으로써 분석하고자 하는 시료의 양을 간접적으로 결정하는 역적정이므로, 과정 (1)에서 넣은 EDTA의 몰수는 Ni^{2+}의 몰수보다 과량 들어가야 한다.

③ 당량점이 지난 후 용액의 색이 자주색으로 바뀌는 것은 용액에 존재하는 Zn^{2+}와 자이레놀 오렌지가 착물을 형성하기 때문이다.

④ 과정 (4)에서 용액에 첨가되는 Zn^{2+}는 일단 EDTA와 먼저 반응을 한 뒤, EDTA가 모두 소모되면 자이레놀 오렌지와 착물을 형성하였다. 즉, Zn^{2+}는 자이레놀 오렌지보다 EDTA와 더 착물을 잘 형성한 것이므로, 착물 형성 상수는 EDTA가 더 크다.

EDTA 적정에서 사용하는 금속 이온 지시약(자이레놀 오렌지 등)과 금속 이온간의 착물 형성 상수는 금속 이온과 EDTA의 착물 형성 상수보다 작아야지만 적정이 가능하다. 만약 EDTA보다 금속 이온 지시약과의 착물 형성 상수가 더 크다면, 금속 이온은 일단 지시약과 먼저 반응한 뒤 EDTA와 반응하게 되므로, 정량이 불가능해진다.

⑤ 시료 중의 Ni^{2+} 농도는 0.080 M이다.

13 [심화이해] 정답 ④

▌자료해석
재결정은 용질의 온도에 따른 용해도 차이를 이용한 물질의 정제법으로, 재결정에 사용할 용매는 온도에 따른 용해도 차이가 클수록 좋다.

▌정답해설
④ 천천히 냉각시키는 것은 급속한 냉각에 따른 과냉각을 방지하고 순수한 고체 결정핵을 얻기 위함이다. 석출되는 양은 특정 온도 사이의 용해도 차이에 의해 결정되는 양이며, 냉각 속도와는 무관하다.

▌오답해설
① 제시된 용매들 중 온도에 따른 용해도 차이가 가장 큰 것은 물이므로, 물이 살리실산의 재결정에 가장 적절한 용매이다.
② (나)에서 5.00 g의 시료를 모두 살리실산으로 보고 살리실산 5.00g을 모두 용해시킬 수 있을 만큼의 용매를 가했는데도 용해되지 않는 침전물은 불순물이 대부분인 것으로 보는 것이 타당하다. 그러므로 여과하여 걸러내는 것이 적절하다.
③ 고체는 유리 표면에 흡착이 잘 된다. 그러므로 결정이 잘 생성되지 않을 때, 비커 안의 벽을 긁어 주면 비커 내벽에 흡착되어 있던 고체 조각이 결정핵의 역할을 하여 석출되는 물질의 결정화를 촉진시키게 된다. 경우에 따라서는 소량의 순수한 살리실산 결정을 용액에 첨가하여 결정핵으로 사용하기도 한다.
⑤ 여과장치를 통해 거른 결정의 표면에 묻어있을 수 있는 불순물을 제거하기 위해 소량의 차가운 용매로 세척해 준다.

14 [심화이해] 정답 ③

▌자료해석
NaOH는 조해성이 있어 공기 중의 수분을 흡수할 뿐만 아니라, 강한 염기로 공기 중의 CO_2를 흡수하기 때문에 무게를 정확히 측정할 수 없다. 그러므로 대략적인 농도의 수용액을 만든 뒤, 1차 표준물질인 KHP나 옥살산을 이용하여 정확한 농도를 결정해야 한다. 이 과정을 "표준화"라고 한다.

▌정답해설
③ 증류수를 끓여서 사용하는 것은 녹아 있는 CO_2를 제거하기 위함이다. CO_2가 녹아 있게 되면, NaOH의 일부가 CO_2와의 반응으로 중화되므로, 처음 예상했던 것보다 NaOH 수용액의 농도는 묽어진다.

▌오답해설
① NaOH는 수분을 잘 흡수하는 조해성 물질이므로 질량(무게)를 정확히 측정하기 어렵다.
② 증류수 60 g에 NaOH 60 g을 녹이면 용액의 무게백분율은 $\frac{60}{60+60} \times 100 = 50\%$이다.
④ (가) 용액 5.3 mL에 대해서
 • 용액의 무게 : 5.3 mL × 1.5 g/mL = 7.95 g
 • NaOH의 질량 : 7.95 g × 0.5 = 3.975 g
 • NaOH의 몰 수 : $\frac{3.975 g}{40 g/mol}$ = 0.099375 mol ≈ 0.1 mol

그러므로 희석된 용액의 몰농도는 $\frac{0.1}{1} = 0.1 M$ 정도가 된다.

⑤ 유리의 주성분은 비금속인 Si의 산화물인 SiO_2로 산성 물질이다. NaOH는 강한 염기이므로 산성 물질인 유리와 반응하여 유리를 부식시킬 수 있고, 장기간 보관하면 농도도 묽어진다. 이런 점 때문에 NaOH 수용액은 유리에 장기간 보관하지 않으며, 장기간의 보관이 필요하다면 보통 폴리에틸렌으로 된 용기를 이용한다.

15

정답 ③

자료해석

실험의 목적은 수산화 칼슘($Ca(OH)_2(s)$)의 용해도곱 상수(K_{sp})를 측정하는 것이다.

$Ca(OH)_2(s)$는 다음과 같은 평형에 도달하므로, 평형에서 OH^-의 농도를 측정하면, $Ca(OH)_2(s)$의 K_{sp}를 알 수 있다.

$$Ca(OH)_2(s) \rightleftharpoons Ca^{2+}(aq) + 2OH^-(aq)$$

평형 상수를 측정하기 위해서는 평형 상태에서의 농도를 알아야하므로 (나)에서 충분한 시간을 두어 평형에 도달할 때까지 기다린 후 실험을 진행해야 한다.

(마)에서 OH^-를 적정할 때 $Ca(OH)_2(s)$ 고체가 남아 있으면 다음과 같은 반응이 진행된다.

$$Ca(OH)_2(s) + 2H^+(aq) \rightarrow Ca^{2+}(aq) + 2H_2O(l)$$

이 반응의 평형 상수, $K = K_{sp} \times \left(\dfrac{1}{K_w}\right)^2$로 1보다 매우 크므로, 100% 진행된다고 생각할 수 있다. 따라서 적정을 진행하기 전에 침전되어 남아있는 $Ca(OH)_2(s)$를 모두 제거하기 위해 과정 (다)를 진행한다.

시료 1, 2의 (나)에서 평형 상태 농도는 각각 다음과 같다.

[시료 1]

	$Ca(OH)_2(s)$	$\rightleftharpoons$	$Ca^{2+}(aq)$	+	$2OH^-(aq)$
처음	(1g)				
반응	$-s_1$		$+s_1$		$+2s_1$
나중			s_1		$2s_1$

[시료 2]

	$Ca(OH)_2(s)$	$\rightleftharpoons$	$Ca^{2+}(aq)$	+	$2OH^-(aq)$
처음	(1g)				0.025
반응	$-s_2$		$+s_2$		$+2s_2$
나중			s_2		$0.025 + 2s_2$

정답해설

③ 시료 2에서 소모된 HCl의 부피가 y(mL)이므로 소모된 H^+는 $0.1y$ mmol이다. 따라서 시료 2에서 $Ca(OH)_2(s)$의 용해 반응이 평형에 도달했을 때 (라)에서 취한 25 mL의 용액 안에 존재하는 OH^-는 $0.1y$ mmol이다. 평형 상태 농도로부터, 다음과 같은 관계식이 성립한다.

$$0.1y \text{ mmol} = \dfrac{(0.025 + 2s_2)\,\text{mol}}{1\,\text{L}} \times 25\,\text{mL}$$

따라서 평형 상태에서 각 화합물의 농도와 K_{sp}는 다음과 같다.

$$[OH^-] = (0.025 + 2s_2) = \dfrac{0.1y}{25}\,(M)$$

$$[Ca^{2+}] = s_2 = \dfrac{1}{2}\left(\dfrac{0.1y}{25} - 0.025\right)(M)$$

$$K_{sp} = [Ca^{2+}][OH^-]^2 = \dfrac{1}{2}\left(\dfrac{0.1y}{25} - 0.025\right)\left(\dfrac{0.1y}{25}\right)^2$$

오답해설

① 시료 2는 시료 1에 NaOH를 첨가한 것과 같다. 따라서 OH^-의 몰수는 시료 2에서 더 많으므로 중화점까지 필요한 HCl의 부피는 시료 2에서 더 많다.

② $Ca(OH)_2$의 용해도는 NaOH를 첨가하면 감소하므로 시료 2에서 더 작다.

④ $Ca(OH)_2$의 용해도는 NaOH를 첨가하면 감소하므로 과정 (가)에서 NaOH의 농도를 2배로 증가시키면 용해되는 $Ca(OH)_2$의 양은 감소한다. 따라서 과정 (나)에서 녹지 않고 남는 고체의 양은 증가한다.

⑤ 과정 (나)에서 $Ca(OH)_2$의 양을 증가시켜도 용해되는 $Ca(OH)_2$의 양은 변하지 않으므로 적정에 소비되는 HCl의 양은 달라지지 않는다.

16 심화이해 정답 ④

정답해설

과정 (가)에서 비커에 증류수, 0.025M, 0.050M, 0.10M NaOH 용액을 넣은 뒤, 과정 (나)에서 각각의 비커에 과량의 $Ca(OH)_2$를 넣은 뒤, 충분히 반응을 진행시켜 평형에 도달하도록 한다. 그러면 다음과 같이 $Ca(OH)_2$의 해리가 진행된다.

$$Ca(OH)_2(s) \rightarrow Ca^{2+}(aq) + 2OH^-(aq)$$

평형상태에 도달하면 $K_{sp} = [Ca^{2+}][OH^-]^2$를 만족하게 된다. 평형상태의 용액에 산-염기 적정을 이용하여 $[OH^-]$를 구할 수 있으며, 평형상태에서의 $[OH^-]$와 과정 (가)에서 사용한 용액의 $[OH^-]$ 차이는 $Ca(OH)_2$의 해리를 통해 만들어진 OH^-라고 볼 수 있다. 그러므로 이 차이를 이용하여 용액의 $[Ca^{2+}]$를 구할 수 있다.

$$[Ca^{2+}] = \frac{[OH^-]_{평형상태} - [OH^-]_{과정(가)}}{2}$$

그런데 과정 (나)의 용액에는 과량의 $Ca(OH)_2(s)$가 존재하므로, $Ca(OH)_2(s)$를 제거하지 않은 상태 그대로 적정한다면, $Ca(OH)_2$로 인해 평형상태보다 $[OH^-]$가 높게 측정된다. 이 점 때문에 과정 (다)에서 뷰흐너 깔때기를 이용하여 용액의 고체를 제거한 후 거른 액을 새 비커에 보관하고, 그 용액을 그대로 염산 표준 용액으로 적정하면 평형상태에서의 $[OH^-]$를 구할 수 있다. 즉, 과정 (라)는 생략하고, 과정 (다) 뒤에 바로 과정 (마)로 넘어가야 한다.

이 실험에서 적정을 통해 알고자 하는 것은 평형 상태에서 $[OH^-]$의 농도이다. 그런데 문제에서 제시된 것처럼 과정 (라)에서 플라스크 벽에 묻은 용액을 증류수로 세척한 뒤, 세척액을 거른 액과 합하게 되면, 거른 액이 희석되어 농도가 묽어진다. 즉, 과정 (라)를 수행한 뒤에 적정을 하게 되면, 평형상태도 아닌 아무런 의미 없는 용액의 $[OH^-]$를 구하게 될 뿐이고, 이를 이용하여 $[Ca^{2+}]$ 및 $Ca(OH)_2$의 K_{sp}를 구하는 것은 불가능하다.

17 심화이해 정답 ⑤

자료해석

(가) KIO_3 용액의 농도는 $\frac{2.50 \times 10^{-3} \text{ mol}}{0.25 \text{ L}} = 0.0100 \text{M}$이다.

(나) (가)에서 만든 용액 50.0 mL에 포함된 IO_3^-의 몰수는 $0.0100 \text{M} \times 50\text{mL} = 0.5\text{mmol}$이다. 또한 KI의 분자량이 166g/mol이므로 가해준 KI의 몰수는 $\frac{2\text{g}}{166\text{g/mol}} \simeq 0.012\text{mol}$이고, 황산의 몰수는 $1\text{M} \times 0.01\text{L} = 0.01\text{mol}$이다. 따라서 첫 번째 반응의 한계 반응물은 IO_3^-이고, 이때 생성되는 I_3^-의 몰수는 $0.5\text{mmol} \times 3 = 1.5\text{mmol}$이다.

(다), (라) 두 번째 반응식에서 I_3^-와 $S_2O_3^{2-}$는 1:2의 몰수비로 반응하므로, 반응이 종결되는데 필요한 $S_2O_3^{2-}$의 몰수는 $1.5\text{mmol} \times 2 = 3\text{mmol}$이다. 따라서 반응에 사용된 싸이오황산나트륨 용액의 농도는 $\frac{3\text{ mmol}}{12.5\text{ mL}} = 0.24\text{M}$이다.

정답해설

⑤ 싸이오황산나트륨 용액의 농도는 0.240M이다.

오답해설

① (가)에서 KIO_3 수용액의 농도는 0.0100M이다.

② K^+ 이온은 반응에 참여하지 않는 구경꾼 이온이고, I^-가 반응에 참여하므로 NaI를 대신 사용할 수 있다.

③ 0.5M 황산 10mL 안에 포함된 수소 이온의 몰수는 최소 $0.5\text{M} \times 10\text{mL} = 5\text{mmol}$이다.

따라서 여전히 한계반응물은 IO_3^-이므로 실험 결과는 동일하다.

④ 두 번째 반응을 통해 용액 안에 존재하는 I_3^-가 없어지므로 용액의 색은 무색으로 변한다.

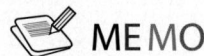

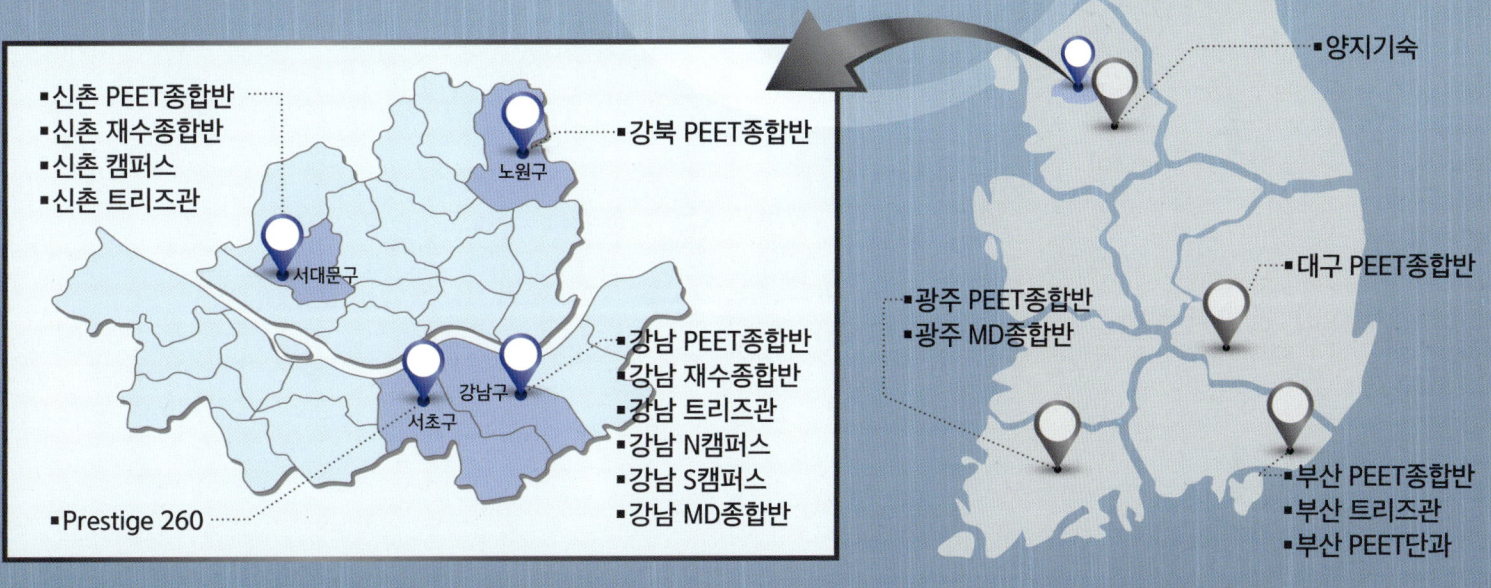

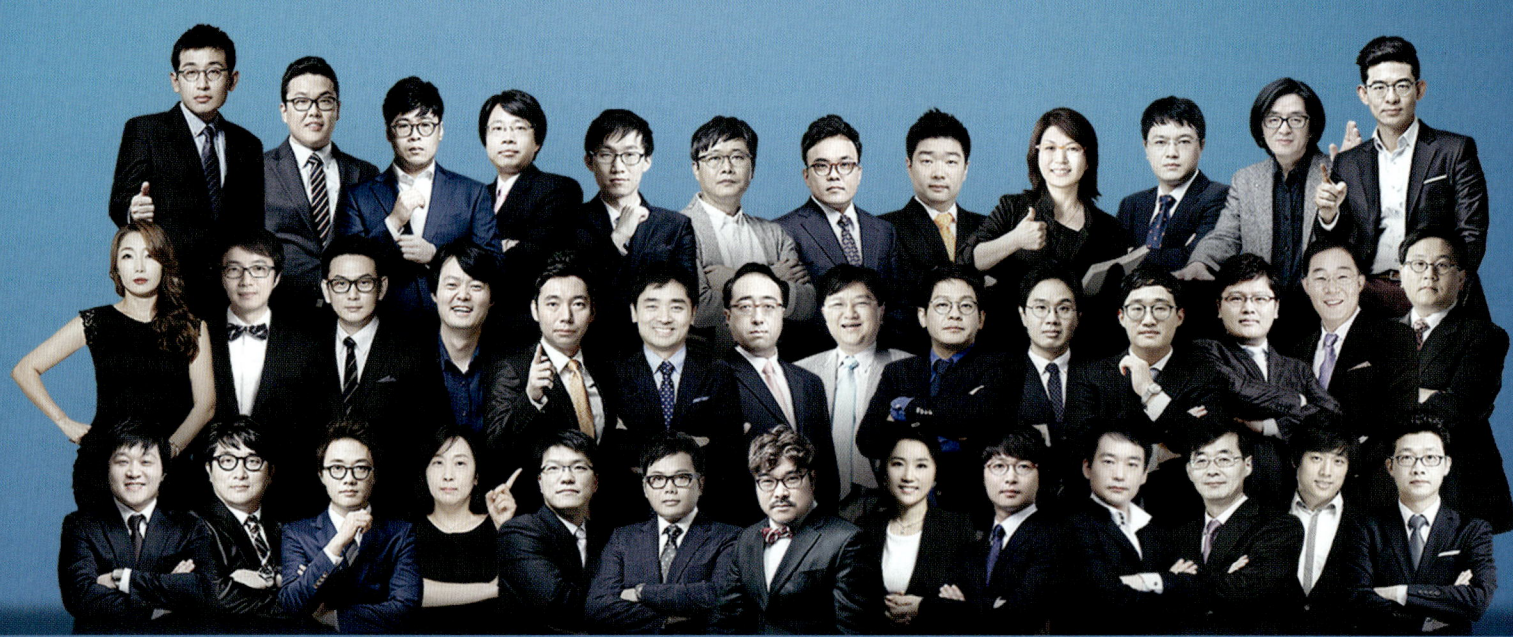

'합격'이 목표라면 알아야 할 정보도, 준비해야 할 전략도 달라야 합니다.
메가엠디 인강, 1위가 만들면 다릅니다.

전략으로 완성하는 맞춤 대상별 ZONE

Black Label Zone
특정 과목의 학습성취도가 이미 확보되어 있고, 최상위권을 목표로 하는 PEET 수험생을 위한 PEET 고득점 목표, 고난도 강좌들을 확인할 수 있는 섹션

White Label Zone
약대 진학이 목표인 PEET 초시생을 위해 PEET 시험의 기본과 학과수업까지 모두 커버하는 강좌를 확인 할 수 있는 섹션

Rebuilding Zone
재도전 수험생이 가장 혼동하는 영역별 핵심이론 특강과 메가엠디 출신 합격생이 전하는 멘토링 영상을 무료로 제공하고, N수생 전용강좌를 확인할 수 있는 섹션

유료강좌를 무료로 체험하는 Special FREE ZONE

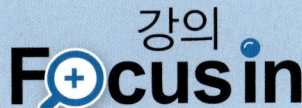

맛보기 강의만으로 강좌 구매를 결정하기 어려웠다면? 메가엠디에서 유료로 판매되고 있는 강좌에서 선별한 무료공개 강의와 교재 파일을 FREE 체험 가능한 섹션
(※체험 후 무료공개 기간 내 해당 강좌 구매 시 10% 지원 쿠폰 제공)

무료특강
메가엠디 전문 강사진의 영역별 파트, 또는 수험생에게 유익한 꿀팁 무료특강을 무제한 수강할 수 있는 섹션

온라인 강의 그 이상의 것을 제공하다! 관리서비스의 진화

수강생 밀착관리
전 강사 교수카페 운영으로 교수님과 수강생의 1:1 학습Q&A, FAQ+, 학습자료 제공 등으로 수강생 밀착관리를 통한 학습케어시스템 구축

축적된 합격생의 합격노하우
메가엠디 출신의 MDP 전국 수석 1등 스토리를 제공하여 과목별 학습법부터 수험생활 팁 등의 다양한 정보 제공

MDP 분석/전략 Report
변경된 입시제도, 과목별 출제경향, 채점결과 및 합격자 분석 등의 다양한 분석자료 제공

'품'나는 혜택! 메가엠디 Premium Membership

멤버십 회원이 누리는 혜택, 올패스 수강자라면 누구나 기대하셔도 좋습니다

● 학습 지원 서비스
- 기프티콘 이용 포인트 제공
- 수강기간 연장권 제공
- 수강 중 강의 배수 연장
- 전국모의고사 무료 응시
- 메가엠디 대표 교재 증정
- 멤버십 전용 온라인 상담실 운영

● 부가 서비스
- 교재 배송비 무료
- 배송 지연 보상 서비스
- 합격수기집 제공
- 설명회 우선 입장 혜택
- 1:1 배치 상담을 위한 멤버십 Day

● 보상 혜택
- 합격 시, 멤버십 가입비 환급
- 본고사 성적에 따라 장학금 차등 지급

● Secret 멤버십 + 추가 혜택 이벤트
(메가엠디 홈페이지에서 확인하실 수 있습니다.)

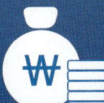  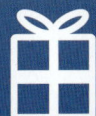

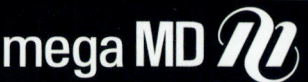

역대 누적 신청인원 174,500명

megaMD

메·가·엠·디
전국모의고사

2018학년도 전국모의고사도 역시 메가엠디입니다!

고득점을 향한 필수관문
메가엠디 전국모의고사

본고사와 동일한 6개 지역 시행
본고사와 유사한 프리미엄 고사장 운영
실전 경험으로 본고사 대비!

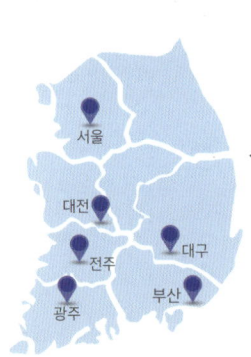

PEET 본고사
시행 지역

시행지역 일치 =

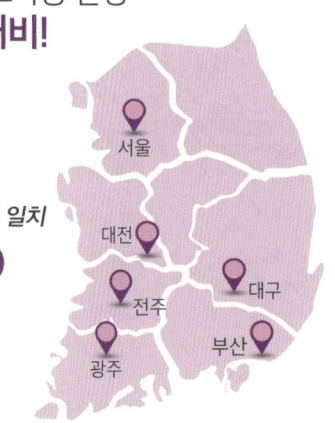

메가엠디 전국모의고사
시행 지역

완벽한 성적분석으로
개인별 학습전략 수립
응시할수록 점수 상승!

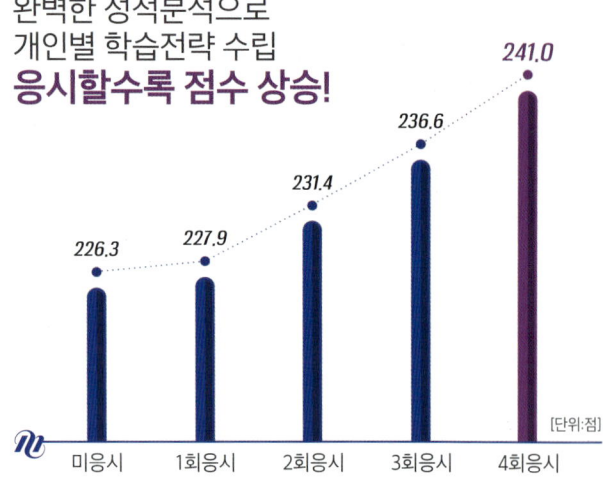

메가엠디 전국모의고사 응시횟수에 따른
본고사 표준점수 총점 평균

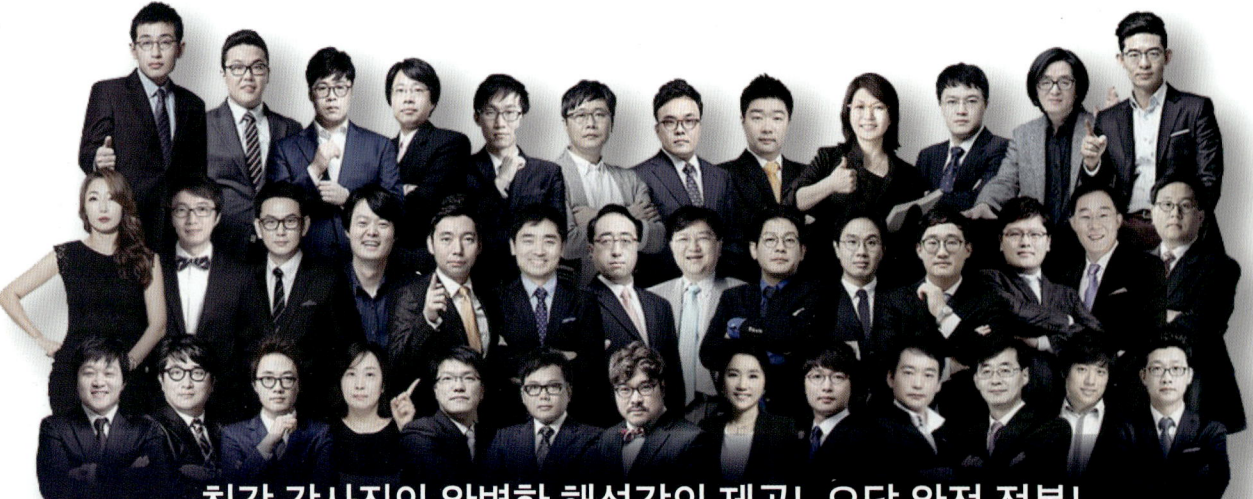

최강 강사진의 완벽한 해설강의 제공! 오답 완전 정복!